成都市卫生健康统计资料汇编

2001—2020

成都市卫生健康信息中心　编

主　　编	窦丰满				
副　主　编	余芳雪	张孝英			
编　写　人　员	贾曙光	余芳雪	张孝英	何卓远	
	胡婷婷	青　杰	栗　慧	熊智明	
	郭小林	韩　旭	姚海波	刘　捷	
	杨　颖	程　渝	孔晓岚	成　柠	
主　　审	潘惊萍	张菊英			
副　主　审	贾曙光				
审　　核	尹代红	辛　珏	钟　鸣	李　勤	
	余　艳	严冬梅			

参与编写单位　成都市卫生健康信息中心
四川省卫生健康信息中心
成都市第二人民医院
成都市第三人民医院
成都市妇女儿童中心医院
成都中医药大学附属医院
成都市龙泉驿区妇幼保健院

U0205845

西南交通大学出版社
·成都·

图书在版编目（CIP）数据

成都市卫生健康统计资料汇编：2001—2020 / 成都市卫生健康信息中心编. — 成都：西南交通大学出版社，2023.8

ISBN 978-7-5643-9436-3

Ⅰ. ①成… Ⅱ. ①成… Ⅲ. ①卫生工作－统计资料－汇编－成都－2001－2020 Ⅳ. ①R199.2

中国国家版本馆 CIP 数据核字（2023）第 150738 号

数字资料汇编（2001—2020）

Chengdushi Weisheng Jiankang Tongji Ziliao Huibian
（2001—2020）

成都市卫生健康统计资料汇编
（2001—2020）

成都市卫生健康信息中心　编

责 任 编 辑	张文越
封 面 设 计	吴　兵
出 版 发 行	西南交通大学出版社 （四川省成都市金牛区二环路北一段 111 号 西南交通大学创新大厦 21 楼）
发行部电话	028-87600564　028-87600533
邮 政 编 码	610031
网　　　址	http://www.xnjdcbs.com
印　　　刷	成都蜀通印务有限责任公司
成 品 尺 寸	210 mm × 295 mm
印　　　张	31.5
字　　　数	952 千
版　　　次	2023 年 8 月第 1 版
印　　　次	2023 年 8 月第 1 次
书　　　号	ISBN 978-7-5643-9436-3
定　　　价	320.00 元

编写说明

《成都市卫生健康统计资料汇编（2001—2020）》是一部反映成都市卫生健康事业发展和居民健康状况的统计资料汇编。本书根据属地化管理的原则较系统地收录了 2001 年至 2020 年成都市 23 个区（市）县的卫生健康统计数据，并按经济类型、机构类别、机构等级、床位规模等要素对统计指标进行了分类展示。

一、内容编排

全书分为 8 个部分，即医疗卫生机构、卫生人员、卫生设施、卫生经费、医疗服务、基层医疗卫生服务、城乡居民健康相关指标，另附有 2001 年至 2020 年成都市行政区划调整情况。

二、资料来源

1. 2001 年数据来源于《二○○一年成都市卫生信息资料汇编》。

2. 2002 年至 2020 年医疗卫生机构、卫生人员、卫生设施、卫生经费、医疗服务、基层医疗卫生服务数据主要来源于四川省卫生健康统计数据综合采集与决策支持系统，为医疗卫生单位按照《国家卫生健康统计调查制度》和《四川省卫生健康统计调查制度》填报的最终统计数据。2013 年起将原人口和计划生育委员会主管的计划生育技术服务机构纳入统计。

3. 城乡居民健康相关指标，来源于《成都市卫生健康业发展统计公报》。

4. 统计数据上报方式：2001 年，采用纸质报表逐级汇总上报；2002 年至 2008 年，采用光盘数据上报；2009 年至 2020 年，采用联网直报。

三、统计口径

1. 卫生部于 2009 年修订《国家卫生统计调查制度》，调整了医疗卫生机构和卫生人员的统计口径。从 2010 年起，村卫生室的机构、人员及诊疗人次分别计入医疗卫生机构总数、卫生人员总数、总诊疗人次数中。

2. 卫生部于 2012 年修订《全国卫生统计调查制度》，按照最新《医院会计制度》《基层医疗卫生机构会计制度》调整了医疗卫生机构收入、支出指标。从 2012 年起，医疗卫生机构收入、支出数据均按照新会计制度调整。

3. 书中涉及每千人口指标（如每千人口卫生技术人员、每千人口医疗卫生机构床位等），无特殊说明均按四川省统计局提供的常住人口数计算。

五、符号使用说明

表中空格表示无数据或为分支机构（数据计入其上级机构）；"—"表示数据不详或无法计算，"*"表示表下有注解。

编　者
2023 年 7 月

目　　录

一、2001 年卫生事业发展情况

简要说明

1. 本部分主要介绍了全市 2001 年的医疗卫生事业发展情况，由于统计指标口径变化、统计数据收集方式变更导致历史数据溯源难度较大（2002 年起四川省启用"四川省卫生健康统计数据综合采集与决策支持系统"收集数据）等因素，故将该年数据单独列出。

2. 本部分数据来源于按照《全国卫生统计报表制度（1996）》采集的 2001 年成都市医疗卫生机构统计数据。

主要指标解释

1. **医疗卫生机构**：从卫生健康行政部门取得"医疗机构执业许可证""中医诊所备案证""计划生育技术服务许可证"或从民政、工商行政、机构编制管理部门取得法人单位登记证书，为社会提供医疗服务、公共卫生服务或从事医学科研和在职培训等工作的单位。

2. **床位数**：年底或月末固定实有床位数，包括正规床、简易床、监护床、超过半年加床、正在消毒和修理床位、因扩建或大修而停用床位。不包括产科新生儿床、接产室待产床、库存床、观察床、临时加床和病人家属陪侍床。

3. **卫生技术人员**：包括执业医师、执业助理医师、注册护士、药师（士）、检验及影像技师（士）、卫生监督员和见习医（药、护、技）师（士）等卫生专业人员，也包括从事临床或监督工作并同时从事管理工作的人员（如院长、书记等）。

4. **执业医师**：具有"医师执业证"及其"级别"为"执业医师"且实际从事医疗、预防保健工作的人员，不包括实际从事管理工作的执业医师。执业医师类别分为临床、中医、口腔和公共卫生四类。

5. **执业助理医师**：具有"医师执业证"及其"级别"为"执业助理医师"且实际从事医疗、预防保健工作的人员，不包括实际从事管理工作的执业医师。执业医师类别分为临床、中医、口腔和公共卫生四类。

6. **注册护士**：包括截至当年年底已取得注册证书的在编、聘用、合同制护士，换证护士。不包括首次注册尚未拿到证书的护士。护理专业毕业生在没有取得注册护士证书之前，计入"其他卫生技术人员"。

表 1-1　2001 年成都市卫生事业发展情况

机构类别	卫生机构数	床位数	总资产(万元)	负债(万元)	总收入(万元)	总诊疗人次数	门诊人次数(万人次)	急诊人次数(万人次)	入院人数	病床使用率(%)
成都市		39 893	279 043	69 635.96	183 240.13					
医　院	186	25 629				1 858.33	1 656.05	133.61	494 261	65.84
其中：综合医院		17 683								
中医医院	28	2 842								
中西医结合医院	1	523								
专科医院	8	4 581								
基层医疗卫生机构		6 829								
卫生院	380	6 829				983.38	943.88	31.74	224 347	41.73
其中：乡镇卫生院										
社区卫生服务中心(站)										
其中：社区卫生服务中心										
专业公共卫生机构		653								
急救中心（站）	1									
采供血机构	8	0								
妇幼保健院（所、站）	18	603								
专科疾病防治院（所、站）										
疾病预防控制中心（防疫站）	25	50								
卫生监督所（局）		0								
健康教育所（站、中心）	4	0								
计划生育技术服务中心（站）	22	0								

表 1-2 2001 年成都市卫生人员配置情况

分　类	2001
卫生人员	69 256
卫生技术人员	53 331
执业（助理）医师	25 167
执业医师	21 227
全科医生	0
注册护士	15 375
药师（士）	4 739
技师（士）	3 889
其他	4 161
其他技术人员	2 645
管理人员	6 096
工勤技能人员	7 184
乡村医生	4 800
卫生员	1 022

表 1-3　2001 年成都市各区（市）县卫生人员配置情况

地　区	卫生人员数	卫生技术人员数	执业（助理）医师数	注册护士数
成都市	69 256	53 331	25 167	15 375
四川天府新区				
成都东部新区				
成都高新区				
锦江区	7 009	4 752	2 537	1 350
青羊区	9 129	6 528	2 876	2 375
金牛区	7 887	5 735	2 734	1 683
武侯区	8 251	6 064	2 814	1 984
成华区	4 998	4 084	2 091	1 279
龙泉驿区	2 652	2 005	836	679
青白江区	1 593	1 380	652	435
新都区	2 691	2 164	924	592
温江区	2 360	1 823	799	540
双流区	3 182	2 651	1 294	649
郫都区	2 206	1 915	898	514
新津区	1 304	1 119	503	261
简阳市	0	0	0	0
都江堰市	3 401	2 639	1 113	767
彭州市	2 673	2 192	1 001	379
邛崃市	2 161	1 922	1 013	408
崇州市	2 459	1 997	992	484
金堂县	2 605	2 102	1 030	504
大邑县	1 822	1 532	692	326
蒲江县	873	727	368	166

注：2016 年起四川天府新区、成都高新区举列，简阳市划归成都市代管；2020 成都东部新区成立，后同。

二、医疗卫生机构

简要说明

1. 本部分主要介绍成都市及其 23 个区（市）县 2002—2020 年历年医疗卫生机构数量，主要包括各级各类医院、基层医疗卫生机构、专业公共卫生机构（含计划生育技术服务机构）、其他医疗卫生机构；医院等级情况，按经济类型分组的医院、妇保院数；按床位数分组的医院数等。

2. 本部分数据来源于四川省卫生健康统计数据综合采集与决策支持系统年报数据库。

3. 统计分类。按经济类型分为公立（国有、集体）、民营（联营、私营和其他）。

4. 统计口径。医疗卫生机构的数量为卫生健康行政部门或工商、民政部门登记注册数；根据国家卫生统计调查制度，部队医院不纳入地方统计，本书中有关卫生资源、医疗服务量等数据均不包括驻蓉部队医院有关情况。

主要指标解释

1. **医疗卫生机构**：从卫生健康行政部门取得"医疗机构执业许可证""中医诊所备案证""计划生育技术服务许可证"或从民政、工商行政、机构编制管理部门取得法人单位登记证书，为社会提供医疗服务、公共卫生服务或从事医学科研和在职培训等工作的单位。

2. **医院**：包括综合医院、中医医院、中西医结合医院、民族医院、各类专科医院和护理院，不包括专科疾病防治院、妇幼保健院和疗养院，包括医学院校附属医院。

3. **公立医院**：包括登记注册类型为国有和集体的医院。

4. **民营医院**：登记注册类型为国有和集体以外的医院，包括私营、联营、股份合作（有限）、台港澳合资合作、中外合资合作等医院。

5. **基层医疗卫生机构**：包括社区卫生服务中心（站）、乡镇（街道）卫生院、村卫生室、门诊部、诊所（医务室）、护理站、护理中心。

6. **专业公共卫生机构**：包括疾病预防控制中心、专科疾病防治机构、妇幼保健机构（含妇幼保健计划生育服务中心）、健康教育机构、急救中心（站）、采供血机构、卫生监督机构、取得"医疗机构执业许可证"或"计划生育技术服务证"的计划生育技术服务机构。

7. **其他医疗卫生机构**：包括疗养院、康复医疗机构、安宁疗护中心、临床检验中心、医学科研机构、医学在职教育机构、卫生监督（监测、检测）机构、医学考试中心、农村改水中心、人才交流中心、统计信息中心等卫生事业单位。

8. **医院等级**：由卫生健康主管部门评定（以证书为准），级别分为一、二、三级、未定级；等次分为甲等、乙等、丙等、未定等，以医院等级评审结果为依据，未通过医院等级评审的医院填写"未定级"。

表 2-1 2002—2020 年成都市各类

分　类	2002	2003	2004	2005	2006	2007	2008	2009	2010
成都市	**8 151**	**7 725**	**7 771**	**7 719**	**7 594**	**7 021**	**6 804**	**6 917**	**7 194**
医　院	287	290	306	309	319	312	297	310	344
综合医院	213	216	231	227	230	222	206	214	233
中医医院	27	27	26	29	31	30	29	26	26
中西医结合医院	3	2	2	4	3	3	3	3	2
民族医院	0	0	0	0	0	0	0	0	0
专科医院	43	44	46	48	54	56	58	66	83
护理院	1	1	1	1	1	1	1	1	0
基层医疗卫生机构	7 765	7 346	7 370	7 315	7 175	6 618	6 417	6 520	6 760
护理站	0	0	0	0	0	0	0	0	0
社区卫生服务中心（站）	83	88	93	144	115	132	139	146	189
社区卫生服务中心	42	48	60	55	92	88	91	95	99
社区卫生服务站	41	40	33	89	23	44	48	51	90
卫生院	376	363	350	329	314	283	261	252	250
门诊部	189	176	117	114	110	102	87	96	119
诊所	3 687	3 247	3 157	3 104	3 095	2 791	2 812	2 874	3 002
卫生所（室）	162	145	157	152	152	112	105	107	114
医务室	256	218	218	211	194	184	168	181	181
中小学卫生保健所	0	0	0	0	0	1	1	0	0
村卫生室	3 012	3 109	3 278	3 261	3 195	3 013	2 844	2 864	2 905
专业公共卫生机构	79	71	75	76	83	78	77	76	76
急救中心（站）	2	2	2	2	2	1	1	1	1
采供血机构	8	8	8	5	3	1	1	1	1
妇幼保健院（所、站）	20	20	19	19	21	21	21	21	21
专科疾病防治院（所、站）	17	12	10	9	9	8	8	8	8
疾病预防控制中心（防疫站）	21	22	22	22	22	23	23	22	22
卫生监督所（局）	1	4	11	16	23	24	23	23	23
健康教育所（站、中心）	4	0	0	0	0	0	0	0	0
计划生育技术服务中心（站）	6	3	3	3	3	0	0	0	0
其他卫生机构	20	18	20	19	17	13	13	11	14
疗养院	6	6	6	5	5	4	4	2	3
医学科学研究机构	8	8	10	10	8	4	4	4	4
医学在职培训机构	2	3	3	3	3	4	4	4	4
临床检验中心（所、站）	1	0	0	0	0	0	0	0	2
其他卫生事业机构	3	1	1	1	1	1	1	1	1

医疗卫生机构数

2011	2012	2013	2014	2015	2016	2017	2018	2019	2020
7 401	**7 605**	**7 976**	**8 190**	**8 481**	**9 853**	**10 183**	**10 755**	**12 121**	**11 954**
408	439	476	499	524	574	596	605	629	630
278	293	317	336	345	372	383	363	373	371
30	31	33	36	43	46	49	50	57	61
3	5	6	7	9	8	7	10	9	10
0	0	0	0	0	0	0	1	1	3
97	110	120	120	127	148	156	180	186	183
0	0	0	0	0	0	1	1	3	2
6 903	7 074	7 386	7 575	7 845	9 179	9 500	10 060	11 355	11 173
0	0	0	0	0	0	0	0	2	6
278	289	284	273	263	256	253	244	253	255
98	102	103	108	105	117	123	123	127	139
180	187	181	165	158	139	130	121	126	116
251	246	248	247	244	292	292	286	280	264
170	221	219	229	234	236	259	364	556	625
2 906	2 949	3 251	3 470	3 752	4 148	4 531	5 070	6 269	6 410
151	138	145	140	129	116	76	72	71	62
191	183	182	174	172	186	185	151	194	185
1	1	1	1	1	1	1	2	3	1
2 955	3 047	3 056	3 041	3 050	3 944	3 903	3 871	3 727	3 365
76	77	100	100	97	81	71	71	76	76
1	1	1	1	1	1	2	2	4	2
1	1	1	1	1	2	2	2	3	5
21	21	21	21	21	22	22	21	21	21
8	8	6	6	6	4	4	5	4	2
22	22	22	22	22	23	23	23	24	25
23	23	22	22	22	19	18	18	18	19
0	1	1	1	1	1	0	0	0	0
0	0	26	26	23	9	0	0	2	2
14	15	14	16	15	19	16	19	61	75
3	2	1	1	1	0	0	0	1	1
4	4	4	4	4	4	5	5	6	6
3	3	3	3	2	2	2	2	1	1
3	3	3	4	4	5	5	6	34	36
1	3	3	4	4	8	4	6	19	31

表 2-2-1　2002—2020 年四川天府新区

分　类	2002	2003	2004	2005	2006	2007	2008	2009	2010
总　计									
医　院									
综合医院									
中医医院									
中西医结合医院									
民族医院									
专科医院									
护理院									
基层医疗卫生机构									
护理站									
社区卫生服务中心（站）									
社区卫生服务中心									
社区卫生服务站									
卫生院									
门诊部									
诊所									
卫生所（室）									
医务室									
中小学卫生保健所									
村卫生室									
专业公共卫生机构									
急救中心（站）									
采供血机构									
妇幼保健院（所、站）									
专科疾病防治院（所、站）									
疾病预防控制中心（防疫站）									
卫生监督所（局）									
健康教育所（站、中心）									
计划生育技术服务中心（站）									
其他卫生机构									
疗养院									
医学科学研究机构									
医学在职培训机构									
临床检验中心（所、站）									
其他卫生事业机构									

注：2016年起四川天府新区单列，后同。

医疗卫生机构数

2011	2012	2013	2014	2015	2016	2017	2018	2019	2020
					248	**276**	**316**	**397**	**408**
					16	16	18	15	15
					13	13	13	10	10
					0	0	0	1	1
					1	1	2	1	1
					0	0	0	0	0
					2	2	3	3	3
					0	0	0	0	0
					229	260	298	380	389
					0	0	0	0	1
					1	1	2	3	3
					1	1	2	3	3
					0	0	0	0	0
					12	12	11	11	11
					4	5	6	12	18
					98	128	163	239	254
					2	2	2	1	0
					4	4	4	6	6
					1	1	2	2	0
					107	107	108	106	96
					3	0	0	2	2
					0	0	0	0	0
					0	0	0	0	0
					0	0	0	0	0
					0	0	0	0	0
					0	0	0	1	1
					0	0	0	0	0
					0	0	0	0	0
					3	0	0	1	1
					0	0	0	0	2
					0	0	0	0	0
					0	0	0	0	0
					0	0	0	0	0
					0	0	0	0	1
					0	0	0	0	1

表 2-2-2　2002—2020 年成都东部新区

分　类	2002	2003	2004	2005	2006	2007	2008	2009	2010
总　计									
医　院									
综合医院									
中医医院									
中西医结合医院									
民族医院									
专科医院									
护理院									
基层医疗卫生机构									
护理站									
社区卫生服务中心（站）									
社区卫生服务中心									
社区卫生服务站									
卫生院									
门诊部									
诊所									
卫生所（室）									
医务室									
中小学卫生保健所									
村卫生室									
专业公共卫生机构									
急救中心（站）									
采供血机构									
妇幼保健院（所、站）									
专科疾病防治院（所、站）									
疾病预防控制中心（防疫站）									
卫生监督所（局）									
健康教育所（站、中心）									
计划生育技术服务中心（站）									
其他卫生机构									
疗养院									
医学科学研究机构									
医学在职培训机构									
临床检验中心（所、站）									
其他卫生事业机构									

注：2020 年成都东部新区成立，后同。

医疗卫生机构数

2011	2012	2013	2014	2015	2016	2017	2018	2019	2020
									374
									4
									4
									0
									0
									0
									0
									370
									0
									1
									1
									0
									21
									0
									40
									2
									1
									0
									305
									0
									0
									0
									0
									0
									0
									0
									0
									0
									0
									0
									0
									0

表 2-2-3　2002—2020 年成都高新区

分　类	2002	2003	2004	2005	2006	2007	2008	2009	2010
总　计									
医　院									
综合医院									
中医医院									
中西医结合医院									
民族医院									
专科医院									
护理院									
基层医疗卫生机构									
护理站									
社区卫生服务中心（站）									
社区卫生服务中心									
社区卫生服务站									
卫生院									
门诊部									
诊所									
卫生所（室）									
医务室									
中小学卫生保健所									
村卫生室									
专业公共卫生机构									
急救中心（站）									
采供血机构									
妇幼保健院（所、站）									
专科疾病防治院（所、站）									
疾病预防控制中心（防疫站）									
卫生监督所（局）									
健康教育所（站、中心）									
计划生育技术服务中心（站）									
其他卫生机构									
疗养院									
医学科学研究机构									
医学在职培训机构									
临床检验中心（所、站）									
其他卫生事业机构									

注：2016 年起成都高新区单列，后同。

医疗卫生机构数

2011	2012	2013	2014	2015	2016	2017	2018	2019	2020
					148	**432**	**458**	**759**	**569**
					21	25	28	32	29
					15	19	16	18	15
					0	0	0	1	1
					1	1	1	1	1
					0	0	0	0	0
					5	5	11	12	12
					0	0	0	0	0
					124	404	426	706	515
					0	0	0	0	0
					18	19	19	21	20
					8	9	9	10	10
					10	10	10	11	10
					0	12	12	12	0
					17	29	46	90	111
					68	140	148	378	357
					1	1	1	2	2
					7	9	9	17	15
					0	0	0	0	0
					13	194	191	186	10
					0	0	0	1	2
					0	0	0	1	1
					0	0	0	0	0
					0	0	0	0	0
					0	0	0	0	0
					0	0	0	0	1
					0	0	0	0	0
					0	0	0	0	0
					0	0	0	0	0
					3	3	4	20	23
					0	0	0	0	0
					0	0	0	0	0
					0	0	0	0	0
					3	3	4	20	21
					0	0	0	0	2

表 2-2-4　2002—2020 年锦江区

分　类	2002	2003	2004	2005	2006	2007	2008	2009	2010
总　　计	411	404	372	370	371	369	326	325	327
医　院	19	18	23	20	18	18	17	17	19
综合医院	10	11	16	13	10	11	10	10	12
中医医院	4	2	2	2	2	2	2	2	2
中西医结合医院	0	0	0	0	1	0	0	0	0
民族医院	0	0	0	0	0	0	0	0	0
专科医院	5	5	5	5	5	5	5	5	5
护理院	0	0	0	0	0	0	0	0	0
基层医疗卫生机构	385	379	343	344	346	344	303	302	302
护理站	0	0	0	0	0	0	0	0	0
社区卫生服务中心（站）	8	8	11	11	15	15	15	15	15
社区卫生服务中心	8	8	10	10	15	11	11	11	11
社区卫生服务站	0	0	1	1	0	4	4	4	4
卫生院	2	2	2	2	2	2	2	2	2
门诊部	13	11	12	12	10	8	5	5	6
诊所	292	290	285	286	286	286	263	262	261
卫生所（室）	18	17	8	8	8	8	5	5	5
医务室	34	33	25	25	25	25	13	13	13
中小学卫生保健所	0	0	0	0	0	0	0	0	0
村卫生室	18	18	0	0	0	0	0	0	0
专业公共卫生机构	5	6	5	5	6	6	5	5	5
急救中心（站）	0	0	0	0	0	0	0	0	0
采供血机构	0	0	0	0	0	0	0	0	0
妇幼保健院（所、站）	1	1	0	0	1	1	1	1	1
专科疾病防治院（所、站）	1	1	1	1	1	1	1	1	1
疾病预防控制中心（防疫站）	2	2	2	2	2	2	1	1	1
卫生监督所（局）	1	2	2	2	2	2	2	2	2
健康教育所（站、中心）	0	0	0	0	0	0	0	0	0
计划生育技术服务中心（站）	0	0	0	0	0	0	0	0	0
其他卫生机构	2	1	1	1	1	1	1	1	1
疗养院	1	1	1	1	1	1	1	1	1
医学科学研究机构	1	0	0	0	0	0	0	0	0
医学在职培训机构	0	0	0	0	0	0	0	0	0
临床检验中心（所、站）	0	0	0	0	0	0	0	0	0
其他卫生事业机构	0	0	0	0	0	0	0	0	0

医疗卫生机构数

2011	2012	2013	2014	2015	2016	2017	2018	2019	2020
314	**323**	**376**	**374**	**362**	**366**	**363**	**393**	**563**	**569**
19	23	23	23	25	29	28	27	29	30
12	14	14	15	15	16	15	13	14	15
2	2	2	2	3	4	4	4	4	5
0	0	0	0	0	0	0	0	0	0
0	0	0	0	0	0	0	0	0	0
5	7	7	6	7	9	9	10	11	10
0	0	0	0	0	0	0	0	0	0
289	295	347	346	332	333	332	363	531	535
0	0	0	0	0	0	0	0	1	0
15	16	16	16	16	17	18	16	16	16
8	8	8	8	8	13	17	16	15	15
7	8	8	8	8	4	1	0	1	1
2	2	2	2	2	0	0	0	0	0
6	12	11	10	8	13	11	22	47	45
249	248	301	301	288	285	285	307	457	465
5	5	5	5	5	5	5	5	1	1
12	12	12	12	13	13	13	13	9	8
0	0	0	0	0	0	0	0	0	0
0	0	0	0	0	0	0	0	0	0
5	5	6	5	5	4	3	3	3	3
0	0	0	0	0	0	0	0	0	0
0	0	0	0	0	0	0	0	0	0
1	1	1	1	1	1	1	1	1	1
1	1	1	1	1	0	0	0	0	0
1	1	1	1	1	1	1	1	1	1
2	2	2	1	1	1	1	1	1	1
0	0	0	0	0	0	0	0	0	0
0	0	1	1	1	1	0	0	0	0
1	0	0	0	0	0	0	0	0	1
1	0	0	0	0	0	0	0	0	0
0	0	0	0	0	0	0	0	0	0
0	0	0	0	0	0	0	0	0	0
0	0	0	0	0	0	0	0	0	0
0	0	0	0	0	0	0	0	0	1

表 2-2-5　2002—2020 年青羊区

分　类	2002	2003	2004	2005	2006	2007	2008	2009	2010
总　计	364	370	430	428	443	320	320	323	328
医　院	35	38	39	39	41	38	38	39	40
综合医院	29	31	32	30	29	25	23	21	22
中医医院	1	1	0	0	0	0	0	1	1
中西医结合医院	0	0	0	0	0	1	1	1	0
民族医院	0	0	0	0	0	0	0	0	0
专科医院	5	6	7	9	12	12	14	16	17
护理院	0	0	0	0	0	0	0	0	0
基层医疗卫生机构	316	318	376	375	389	272	272	274	278
护理站	0	0	0	0	0	0	0	0	0
社区卫生服务中心（站）	8	8	11	9	21	27	27	28	30
社区卫生服务中心	8	8	11	8	9	9	9	10	10
社区卫生服务站	0	0	0	1	12	18	18	18	20
卫生院	0	0	2	0	0	0	0	0	0
门诊部	22	22	30	31	30	22	22	23	25
诊所	233	235	274	276	279	198	198	198	198
卫生所（室）	15	14	14	14	14	6	6	6	6
医务室	18	19	25	25	25	19	19	19	19
中小学卫生保健所	0	0	0	0	0	0	0	0	0
村卫生室	20	20	20	20	20	0	0	0	0
专业公共卫生机构	7	8	9	8	7	6	6	6	6
急救中心（站）	1	1	1	0	0	0	0	0	0
采供血机构	0	0	0	0	0	0	0	0	0
妇幼保健院（所、站）	2	2	2	2	2	2	2	2	2
专科疾病防治院（所、站）	2	2	2	2	2	2	2	2	2
疾病预防控制中心（防疫站）	2	2	2	2	1	1	1	1	1
卫生监督所（局）	0	1	2	2	2	1	1	1	1
健康教育所（站、中心）	0	0	0	0	0	0	0	0	0
计划生育技术服务中心（站）	0	0	0	0	0	0	0	0	0
其他卫生机构	6	6	6	6	6	4	4	4	4
疗养院	0	0	0	0	0	0	0	0	0
医学科学研究机构	5	5	5	5	5	3	3	3	3
医学在职培训机构	0	0	0	0	0	0	0	0	0
临床检验中心（所、站）	0	0	0	0	0	0	0	0	0
其他卫生事业机构	1	1	1	1	1	1	1	1	1

医疗卫生机构数

2011	2012	2013	2014	2015	2016	2017	2018	2019	2020
340	**343**	**340**	**411**	**507**	**506**	**516**	**569**	**695**	**674**
40	41	40	44	46	45	45	45	51	51
21	19	19	20	19	18	18	17	23	24
1	2	2	3	4	4	4	2	2	4
0	0	0	1	1	1	0	0	0	2
0	0	0	0	0	0	0	0	0	0
18	20	19	20	22	22	23	26	26	21
0	0	0	0	0	0	0	0	0	0
290	292	290	357	451	452	462	514	631	611
0	0	0	0	0	0	0	0	0	1
33	33	30	29	30	29	30	23	23	23
10	10	11	11	11	11	11	11	11	11
23	23	19	18	19	18	19	12	12	12
0	0	0	0	0	0	0	0	0	0
30	32	33	36	42	43	47	73	88	86
202	202	202	265	347	348	353	403	505	487
6	6	6	6	7	7	7	4	4	4
19	19	19	21	25	25	25	11	11	10
0	0	0	0	0	0	0	0	0	0
0	0	0	0	0	0	0	0	0	0
6	6	6	7	7	5	5	4	4	4
0	0	0	0	0	0	0	0	0	0
0	0	0	0	0	0	0	0	0	0
2	2	2	2	2	2	2	1	1	1
2	2	0	0	0	0	0	0	0	0
1	1	1	1	1	1	1	1	1	1
1	1	1	2	2	2	2	2	2	2
0	0	0	0	0	0	0	0	0	0
0	0	2	2	2	0	0	0	0	0
4	4	4	3	3	4	4	6	9	8
0	0	0	0	0	0	0	0	0	0
3	3	3	3	3	3	3	3	4	4
0	0	0	0	0	0	0	0	0	0
0	0	0	0	0	0	0	0	0	0
1	1	1	0	0	1	1	3	5	4

表 2-2-6　2002—2020 年金牛区

分　类	2002	2003	2004	2005	2006	2007	2008	2009	2010
总　计	694	649	639	593	585	586	543	551	550
医　院	35	37	39	38	39	38	37	39	39
综合医院	27	29	29	28	27	25	24	26	26
中医医院	4	4	4	4	4	4	4	3	4
中西医结合医院	0	0	0	0	0	0	0	0	0
民族医院	0	0	0	0	0	0	0	0	0
专科医院	3	3	5	5	7	8	8	9	9
护理院	1	1	1	1	1	1	1	1	0
基层医疗卫生机构	654	606	593	548	539	541	499	505	505
护理站	0	0	0	0	0	0	0	0	0
社区卫生服务中心（站）	31	31	20	21	21	22	22	22	22
社区卫生服务中心	13	13	19	14	14	13	13	13	13
社区卫生服务站	18	18	1	7	7	9	9	9	9
卫生院	3	3	3	2	0	0	0	0	0
门诊部	36	29	26	27	25	26	27	28	30
诊所	497	463	462	423	418	418	408	412	411
卫生所（室）	30	26	27	25	24	26	28	28	27
医务室	25	19	16	13	14	14	14	15	15
中小学卫生保健所	0	0	0	0	0	0	0	0	0
村卫生室	32	35	39	37	37	35	0	0	0
专业公共卫生机构	3	5	6	6	6	6	6	6	6
急救中心（站）	0	0	0	0	0	0	0	0	0
采供血机构	0	0	0	0	0	0	0	0	0
妇幼保健院（所、站）	1	2	2	2	2	2	2	2	2
专科疾病防治院（所、站）	1	1	0	0	0	0	0	0	0
疾病预防控制中心（防疫站）	1	2	2	2	2	2	2	2	2
卫生监督所（局）	0	0	2	2	2	2	2	2	2
健康教育所（站、中心）	0	0	0	0	0	0	0	0	0
计划生育技术服务中心（站）	0	0	0	0	0	0	0	0	0
其他卫生机构	2	1	1	1	1	1	1	1	0
疗养院	0	0	0	0	0	0	0	0	0
医学科学研究机构	1	1	1	1	1	1	1	1	0
医学在职培训机构	0	0	0	0	0	0	0	0	0
临床检验中心（所、站）	1	0	0	0	0	0	0	0	0
其他卫生事业机构	0	0	0	0	0	0	0	0	0

医疗卫生机构数

2011	2012	2013	2014	2015	2016	2017	2018	2019	2020
571	**614**	**662**	**706**	**700**	**692**	**634**	**669**	**742**	**741**
43	43	42	43	44	42	46	46	47	45
24	24	22	23	24	23	24	23	24	22
4	4	4	4	5	5	5	6	7	8
1	1	1	1	1	0	0	0	0	0
0	0	0	0	0	0	0	0	0	0
14	14	15	15	14	14	17	17	16	15
0	0	0	0	0	0	0	0	0	0
522	565	615	658	651	646	584	619	689	690
0	0	0	0	0	0	0	0	0	0
22	23	23	23	25	25	23	23	23	24
12	12	12	13	14	14	14	14	14	14
10	11	11	10	11	11	9	9	9	10
0	0	0	0	0	0	0	0	0	0
37	45	43	46	43	38	37	52	56	57
422	456	509	549	544	544	515	534	595	594
26	25	25	25	25	25	3	3	2	2
15	16	15	15	14	14	6	7	13	13
0	0	0	0	0	0	0	0	0	0
0	0	0	0	0	0	0	0	0	0
6	6	5	5	5	4	4	4	4	4
0	0	0	0	0	0	0	0	0	0
0	0	0	0	0	0	0	0	0	0
2	2	1	1	1	1	1	1	1	1
0	0	0	0	0	0	0	0	0	0
2	2	2	2	2	2	2	2	2	2
2	2	1	1	1	1	1	1	1	1
0	0	0	0	0	0	0	0	0	0
0	0	1	1	1	0	0	0	0	0
0	0	0	0	0	0	0	0	2	2
0	0	0	0	0	0	0	0	0	0
0	0	0	0	0	0	0	0	0	0
0	0	0	0	0	0	0	0	0	0
0	0	0	0	0	0	0	0	2	2
0	0	0	0	0	0	0	0	0	0

表 2-2-7　2002—2020 年武侯区

分　类	2002	2003	2004	2005	2006	2007	2008	2009	2010
总　计	**659**	**643**	**695**	**671**	**614**	**631**	**630**	**655**	**843**
医　院	41	42	44	48	50	47	47	46	58
综合医院	30	28	33	37	37	34	35	33	36
中医医院	1	1	0	3	3	3	3	3	3
中西医结合医院	0	0	0	0	0	0	0	0	0
民族医院	0	0	0	0	0	0	0	0	0
专科医院	10	13	11	8	10	10	9	10	19
护理院	0	0	0	0	0	0	0	0	0
基层医疗卫生机构	613	598	646	618	556	576	574	601	776
护理站	0	0	0	0	0	0	0	0	0
社区卫生服务中心（站）	7	9	9	9	21	21	21	21	44
社区卫生服务中心	6	7	7	7	18	16	17	16	18
社区卫生服务站	1	2	2	2	3	5	4	5	26
卫生院	6	6	4	4	4	0	0	0	0
门诊部	23	24	22	17	16	5	3	6	9
诊所	475	478	528	540	476	508	508	524	652
卫生所（室）	24	16	16	16	13	13	13	14	16
医务室	41	29	31	31	25	29	29	35	39
中小学卫生保健所	0	0	0	0	0	0	0	0	0
村卫生室	37	36	36	1	1	0	0	1	16
专业公共卫生机构	4	2	2	4	7	8	9	8	8
急救中心（站）	0	0	0	1	1	0	0	0	0
采供血机构	1	1	1	1	1	1	1	1	1
妇幼保健院（所、站）	1	0	0	0	1	1	1	1	1
专科疾病防治院（所、站）	1	0	0	0	0	0	0	0	0
疾病预防控制中心（防疫站）	1	1	1	1	2	3	4	3	3
卫生监督所（局）	0	0	0	1	2	3	3	3	3
健康教育所（站、中心）	0	0	0	0	0	0	0	0	0
计划生育技术服务中心（站）	0	0	0	0	0	0	0	0	0
其他卫生机构	1	1	3	1	1	0	0	0	1
疗养院	0	0	0	0	0	0	0	0	0
医学科学研究机构	0	1	3	1	1	0	0	0	0
医学在职培训机构	0	0	0	0	0	0	0	0	0
临床检验中心（所、站）	0	0	0	0	0	0	0	0	1
其他卫生事业机构	1	0	0	0	0	0	0	0	0

医疗卫生机构数

2011	2012	2013	2014	2015	2016	2017	2018	2019	2020
731	763	791	857	934	815	846	896	984	913
75	84	85	85	88	77	79	81	85	85
49	55	55	55	55	41	44	40	41	40
3	3	2	3	4	5	6	7	6	6
0	1	2	2	2	1	1	1	1	1
0	0	0	0	0	0	0	1	1	2
23	25	26	25	27	30	28	32	35	35
0	0	0	0	0	0	0	0	1	1
646	669	694	758	832	727	757	805	884	811
0	0	0	0	0	0	0	0	0	0
44	45	45	47	47	29	29	29	30	28
18	18	18	20	20	12	13	13	13	13
26	27	27	27	27	17	16	16	17	15
0	0	0	0	0	0	0	0	0	0
24	31	36	44	44	40	47	71	92	95
515	532	556	609	685	627	654	677	736	667
24	24	24	24	23	20	16	17	15	14
21	21	19	20	20	11	11	11	11	7
0	0	0	0	0	0	0	0	0	0
18	16	14	14	13	0	0	0	0	0
8	8	10	10	10	8	7	7	8	8
0	0	0	0	0	0	0	0	0	0
1	1	1	1	1	1	1	1	1	1
1	1	2	2	2	2	2	2	2	2
0	0	0	0	0	0	0	0	0	0
3	3	3	3	3	3	3	3	3	3
3	3	3	3	3	2	1	1	1	1
0	0	0	0	0	0	0	0	0	0
0	0	1	1	1	0	0	0	1	1
2	2	2	4	4	3	3	3	7	9
0	0	0	0	0	0	0	0	0	0
0	0	0	0	0	0	1	1	1	1
0	0	0	0	0	0	0	0	0	0
2	2	2	3	3	1	1	1	3	3
0	0	0	1	1	2	1	1	3	5

表 2-2-8　2002—2020 年成华区

分　类	2002	2003	2004	2005	2006	2007	2008	2009	2010
总　计	605	518	548	549	556	374	425	476	479
医　院	37	33	32	33	35	34	28	30	30
综合医院	33	29	27	27	30	29	23	25	25
中医医院	1	2	2	1	2	2	2	2	1
中西医结合医院	3	2	2	3	2	2	2	2	2
民族医院	0	0	0	0	0	0	0	0	0
专科医院	0	0	1	2	1	1	1	1	2
护理院	0	0	0	0	0	0	0	0	0
基层医疗卫生机构	564	481	511	512	518	337	394	443	444
护理站	0	0	0	0	0	0	0	0	0
社区卫生服务中心（站）	7	12	12	11	15	16	16	16	17
社区卫生服务中心	7	12	12	11	14	13	13	13	14
社区卫生服务站	0	0	0	0	1	3	3	3	3
卫生院	4	4	0	0	0	0	0	0	0
门诊部	8	5	0	0	1	0	0	0	0
诊所	476	403	440	443	443	278	368	407	407
卫生所（室）	13	9	13	11	12	5	5	8	8
医务室	7	9	7	7	7	5	5	12	12
中小学卫生保健所	0	0	0	0	0	0	0	0	0
村卫生室	49	39	39	40	40	33	0	0	0
专业公共卫生机构	2	2	3	3	3	3	3	3	3
急救中心（站）	0	0	0	0	0	0	0	0	0
采供血机构	0	0	0	0	0	0	0	0	0
妇幼保健院（所、站）	1	1	1	1	1	1	1	1	1
专科疾病防治院（所、站）	0	0	0	0	0	0	0	0	0
疾病预防控制中心（防疫站）	1	1	1	1	1	1	1	1	1
卫生监督所（局）	0	0	1	1	1	1	1	1	1
健康教育所（站、中心）	0	0	0	0	0	0	0	0	0
计划生育技术服务中心（站）	0	0	0	0	0	0	0	0	0
其他卫生机构	2	2	2	1	0	0	0	0	2
疗养院	2	2	2	1	0	0	0	0	0
医学科学研究机构	0	0	0	0	0	0	0	0	1
医学在职培训机构	0	0	0	0	0	0	0	0	0
临床检验中心（所、站）	0	0	0	0	0	0	0	0	1
其他卫生事业机构	0	0	0	0	0	0	0	0	0

医疗卫生机构数

2011	2012	2013	2014	2015	2016	2017	2018	2019	2020
496	**505**	**507**	**503**	**496**	**511**	**543**	**603**	**663**	**688**
29	28	28	33	36	40	41	46	48	50
24	23	24	28	31	33	34	35	35	36
1	1	1	1	1	1	1	1	2	1
2	2	1	1	0	0	0	0	0	0
0	0	0	0	0	0	0	0	0	1
2	2	2	3	4	6	6	10	11	11
0	0	0	0	0	0	0	0	0	1
462	472	473	464	454	465	497	552	609	631
0	0	0	0	0	0	0	0	1	2
35	42	41	39	37	30	29	30	28	25
14	14	14	14	13	13	13	13	13	11
21	28	27	25	24	17	16	17	15	14
0	0	0	0	0	0	0	0	0	0
0	19	16	13	12	10	10	15	38	39
407	404	410	405	395	416	450	500	534	557
8	0	3	3	4	3	2	1	1	1
12	7	3	4	6	6	6	6	7	7
0	0	0	0	0	0	0	0	0	0
0	0	0	0	0	0	0	0	0	0
3	3	4	4	4	4	3	3	3	3
0	0	0	0	0	0	0	0	0	0
0	0	0	0	0	0	0	0	0	0
1	1	1	1	1	1	1	1	1	1
0	0	0	0	0	0	0	0	0	0
1	1	1	1	1	1	1	1	1	1
1	1	1	1	1	1	1	1	1	1
0	0	0	0	0	0	0	0	0	0
0	0	1	1	1	1	0	0	0	0
2	2	2	2	2	2	2	2	3	4
0	0	0	0	0	0	0	0	1	1
1	1	1	1	1	1	1	1	1	1
0	0	0	0	0	0	0	0	0	0
1	1	1	1	1	1	1	1	1	1
0	0	0	0	0	0	0	0	0	1

表 2-2-9 2002—2020 年龙泉驿区

分　类	2002	2003	2004	2005	2006	2007	2008	2009	2010
总　　计	265	250	239	242	223	217	206	216	226
医　　院	13	14	16	15	16	15	12	14	19
综合医院	10	11	13	12	12	11	9	11	15
中医医院	1	1	1	1	2	2	1	1	1
中西医结合医院	0	0	0	0	0	0	0	0	0
民族医院	0	0	0	0	0	0	0	0	0
专科医院	2	2	2	2	2	2	2	2	3
护理院	0	0	0	0	0	0	0	0	0
基层医疗卫生机构	250	234	221	225	204	199	191	199	204
护理站	0	0	0	0	0	0	0	0	0
社区卫生服务中心（站）	2	2	1	1	2	2	2	5	5
社区卫生服务中心	0	0	0	0	2	2	2	3	3
社区卫生服务站	2	2	1	1	0	0	0	2	2
卫生院	19	19	19	17	12	12	12	12	12
门诊部	3	3	2	3	2	2	2	4	7
诊所	68	54	47	49	48	53	55	56	58
卫生所（室）	11	10	10	10	8	8	7	7	7
医务室	10	11	11	13	7	4	4	4	5
中小学卫生保健所	0	0	0	0	0	0	0	0	0
村卫生室	137	135	131	132	125	118	109	111	110
专业公共卫生机构	2	2	2	2	3	3	3	3	3
急救中心（站）	0	0	0	0	0	0	0	0	0
采供血机构	0	0	0	0	0	0	0	0	0
妇幼保健院（所、站）	1	1	1	1	1	1	1	1	1
专科疾病防治院（所、站）	0	0	0	0	0	0	0	0	0
疾病预防控制中心（防疫站）	1	1	1	1	1	1	1	1	1
卫生监督所（局）	0	0	0	0	1	1	1	1	1
健康教育所（站、中心）	0	0	0	0	0	0	0	0	0
计划生育技术服务中心（站）	0	0	0	0	0	0	0	0	0
其他卫生机构	0	0	0	0	0	0	0	0	0
疗养院	0	0	0	0	0	0	0	0	0
医学科学研究机构	0	0	0	0	0	0	0	0	0
医学在职培训机构	0	0	0	0	0	0	0	0	0
临床检验中心（所、站）	0	0	0	0	0	0	0	0	0
其他卫生事业机构	0	0	0	0	0	0	0	0	0

医疗卫生机构数

2011	2012	2013	2014	2015	2016	2017	2018	2019	2020
245	**265**	**289**	**300**	**339**	**360**	**409**	**489**	**516**	**539**
19	23	24	24	24	25	25	23	24	25
15	19	21	22	22	23	24	22	23	23
1	1	1	1	1	1	1	1	1	1
0	0	0	0	0	0	0	0	0	0
0	0	0	0	0	0	0	0	0	0
3	3	2	1	1	1	0	0	0	1
0	0	0	0	0	0	0	0	0	0
223	237	259	269	308	328	381	463	488	507
0	0	0	0	0	0	0	0	0	0
8	11	11	13	13	9	9	9	9	9
4	7	7	8	8	7	7	7	7	7
4	4	4	5	5	2	2	2	2	2
12	9	9	9	9	9	9	8	8	7
9	12	14	15	18	20	22	25	28	36
64	77	93	99	136	158	212	301	328	356
7	6	8	8	6	5	5	5	5	5
12	11	11	12	13	13	13	13	14	11
0	0	0	0	0	0	0	0	0	0
111	111	113	113	113	114	111	102	96	83
3	3	4	4	4	4	3	3	3	3
0	0	0	0	0	0	0	0	0	0
0	0	0	0	0	0	0	0	0	0
1	1	1	1	1	1	1	1	1	1
0	0	0	0	0	0	0	0	0	0
1	1	1	1	1	1	1	1	1	1
1	1	1	1	1	1	1	1	1	1
0	0	0	0	0	0	0	0	0	0
0	0	1	1	1	1	0	0	0	0
0	2	2	3	3	3	0	0	1	4
0	0	0	0	0	0	0	0	0	0
0	0	0	0	0	0	0	0	0	0
0	0	0	0	0	0	0	0	0	0
0	0	0	0	0	0	0	0	1	1
0	2	2	3	3	3	0	0	0	3

表 2-2-10　2002—2020 年青白江区

分　类	2002	2003	2004	2005	2006	2007	2008	2009	2010
总　计	215	215	212	206	199	204	204	202	222
医　院	6	5	5	5	5	4	4	4	9
综合医院	5	4	4	4	4	3	3	3	8
中医医院	1	1	1	1	1	1	1	1	1
中西医结合医院	0	0	0	0	0	0	0	0	0
民族医院	0	0	0	0	0	0	0	0	0
专科医院	0	0	0	0	0	0	0	0	0
护理院	0	0	0	0	0	0	0	0	0
基层医疗卫生机构	205	206	203	196	189	195	195	193	208
护理站	0	0	0	0	0	0	0	0	0
社区卫生服务中心（站）	0	0	0	0	0	5	5	6	6
社区卫生服务中心	0	0	0	0	0	2	2	3	3
社区卫生服务站	0	0	0	0	0	3	3	3	3
卫生院	16	16	16	13	13	11	11	10	9
门诊部	0	4	4	2	2	2	2	2	2
诊所	39	37	14	16	19	21	21	25	25
卫生所（室）	3	0	17	19	18	19	19	19	16
医务室	0	0	0	0	0	0	0	0	0
中小学卫生保健所	0	0	0	0	0	0	0	0	0
村卫生室	147	149	152	146	137	137	137	131	150
专业公共卫生机构	3	3	3	4	4	4	4	4	4
急救中心（站）	0	0	0	0	0	0	0	0	0
采供血机构	0	0	0	0	0	0	0	0	0
妇幼保健院（所、站）	1	1	1	1	1	1	1	1	1
专科疾病防治院（所、站）	1	1	1	1	1	1	1	1	1
疾病预防控制中心（防疫站）	1	1	1	1	1	1	1	1	1
卫生监督所（局）	0	0	0	1	1	1	1	1	1
健康教育所（站、中心）	0	0	0	0	0	0	0	0	0
计划生育技术服务中心（站）	0	0	0	0	0	0	0	0	0
其他卫生机构	1	1	1	1	1	1	1	1	1
疗养院	0	0	0	0	0	0	0	0	0
医学科学研究机构	0	0	0	0	0	0	0	0	0
医学在职培训机构	1	1	1	1	1	1	1	1	1
临床检验中心（所、站）	0	0	0	0	0	0	0	0	0
其他卫生事业机构	0	0	0	0	0	0	0	0	0

医疗卫生机构数

2011	2012	2013	2014	2015	2016	2017	2018	2019	2020
227	**234**	**251**	**263**	**268**	**254**	**248**	**252**	**243**	**241**
9	10	11	11	12	12	11	11	13	13
8	8	8	8	9	9	8	8	8	8
1	1	1	1	1	1	1	1	1	1
0	0	0	0	0	0	0	0	0	0
0	0	0	0	0	0	0	0	0	0
0	1	2	2	2	2	2	2	4	4
0	0	0	0	0	0	0	0	0	0
213	219	234	246	252	238	233	236	226	225
0	0	0	0	0	0	0	0	0	0
6	6	5	4	4	3	3	3	3	2
2	2	2	2	2	2	2	2	2	2
4	4	3	2	2	1	1	1	1	0
9	9	9	9	9	9	9	9	9	9
3	4	5	5	4	4	5	5	5	5
27	36	46	63	68	70	74	80	75	79
30	29	30	31	30	19	12	12	8	7
3	3	3	3	3	4	5	4	4	4
0	0	0	0	0	0	0	0	0	0
135	132	136	131	134	129	125	123	122	119
4	4	5	5	4	4	4	5	4	3
0	0	0	0	0	0	0	0	0	0
0	0	0	0	0	0	0	0	0	0
1	1	1	1	1	1	1	1	1	1
1	1	1	1	1	1	1	2	1	0
1	1	1	1	1	1	1	1	1	1
1	1	1	1	1	1	1	1	1	1
0	0	0	0	0	0	0	0	0	0
0	0	1	1	0	0	0	0	0	0
1	1	1	1	0	0	0	0	0	0
0	0	0	0	0	0	0	0	0	0
0	0	0	0	0	0	0	0	0	0
1	1	1	1	0	0	0	0	0	0
0	0	0	0	0	0	0	0	0	0
0	0	0	0	0	0	0	0	0	0

表 2-2-11　2002—2020 年新都区

分　类	2002	2003	2004	2005	2006	2007	2008	2009	2010
总　计	410	424	419	430	428	428	431	427	406
医　院	15	14	12	11	12	14	14	19	15
综合医院	13	12	10	10	11	13	13	18	13
中医医院	2	2	2	1	1	1	1	1	1
中西医结合医院	0	0	0	0	0	0	0	0	0
民族医院	0	0	0	0	0	0	0	0	0
专科医院	0	0	0	0	0	0	0	0	1
护理院	0	0	0	0	0	0	0	0	0
基层医疗卫生机构	387	403	399	411	409	408	411	403	385
护理站	0	0	0	0	0	0	0	0	0
社区卫生服务中心（站）	0	0	0	0	4	4	6	6	6
社区卫生服务中心	0	0	0	0	4	2	2	2	2
社区卫生服务站	0	0	0	0	0	2	4	4	4
卫生院	22	23	22	24	23	22	22	16	16
门诊部	0	0	0	0	0	0	0	0	0
诊所	78	78	79	80	73	73	73	73	56
卫生所（室）	5	5	6	6	6	5	5	5	10
医务室	21	21	21	21	22	23	23	23	17
中小学卫生保健所	0	0	0	0	0	0	0	0	0
村卫生室	261	276	271	280	281	281	282	280	280
专业公共卫生机构	5	4	5	5	4	4	4	4	4
急救中心（站）	0	0	0	0	0	0	0	0	0
采供血机构	1	1	1	1	0	0	0	0	0
妇幼保健院（所、站）	1	1	1	1	1	1	1	1	1
专科疾病防治院（所、站）	1	1	1	1	1	1	1	1	1
疾病预防控制中心（防疫站）	1	1	1	1	1	1	1	1	1
卫生监督所（局）	0	0	1	1	1	1	1	1	1
健康教育所（站、中心）	0	0	0	0	0	0	0	0	0
计划生育技术服务中心（站）	1	0	0	0	0	0	0	0	0
其他卫生机构	3	3	3	3	3	2	2	1	2
疗养院	1	1	1	1	1	1	1	0	1
医学科学研究机构	1	1	1	1	1	0	0	0	0
医学在职培训机构	1	1	1	1	1	1	1	1	1
临床检验中心（所、站）	0	0	0	0	0	0	0	0	0
其他卫生事业机构	0	0	0	0	0	0	0	0	0

医疗卫生机构数

2011	2012	2013	2014	2015	2016	2017	2018	2019	2020
434	**427**	**444**	**465**	**477**	**589**	**619**	**659**	**710**	**675**
16	16	18	22	22	26	26	25	25	25
14	14	15	18	18	20	20	19	18	19
1	1	1	1	1	1	1	1	2	2
0	0	0	0	0	0	0	0	0	0
0	0	0	0	0	0	0	0	0	0
1	1	2	3	3	5	5	5	5	4
0	0	0	0	0	0	0	0	0	0
412	404	418	435	447	557	588	629	680	645
0	0	0	0	0	0	0	0	0	0
6	6	7	8	7	6	6	7	7	6
3	3	3	4	3	3	3	3	4	4
3	3	4	4	4	3	3	4	3	2
12	12	12	11	11	11	11	11	11	11
0	0	0	0	0	0	0	0	9	9
86	80	93	118	130	247	276	320	357	351
18	17	17	13	13	12	5	4	3	1
9	8	8	4	4	4	3	0	5	3
0	0	0	0	0	0	0	0	1	1
281	281	281	281	282	277	287	287	287	263
4	5	6	6	6	4	3	3	3	3
0	0	0	0	0	0	0	0	0	0
0	0	0	0	0	0	0	0	0	0
1	1	1	1	1	1	1	1	1	1
1	1	1	1	1	0	0	0	0	0
1	1	1	1	1	1	1	1	1	1
1	1	1	1	1	1	1	1	1	1
0	1	1	1	1	1	0	0	0	0
0	0	1	1	1	0	0	0	0	0
2	2	2	2	2	2	2	2	2	2
1	1	1	1	1	0	0	0	0	0
0	0	0	0	0	0	0	0	0	0
1	1	1	1	1	1	1	1	0	0
0	0	0	0	0	0	0	0	0	0
0	0	0	0	0	1	1	1	2	2

表 2-2-12　2002—2020 年温江区

分　类	2002	2003	2004	2005	2006	2007	2008	2009	2010
总　计	**336**	**340**	**300**	**296**	**332**	**289**	**290**	**288**	**276**
医　院	6	6	6	7	8	8	8	8	9
综合医院	5	5	5	6	7	7	7	7	8
中医医院	1	1	1	1	1	1	1	1	1
中西医结合医院	0	0	0	0	0	0	0	0	0
民族医院	0	0	0	0	0	0	0	0	0
专科医院	0	0	0	0	0	0	0	0	0
护理院	0	0	0	0	0	0	0	0	0
基层医疗卫生机构	325	331	290	286	321	278	279	277	264
护理站	0	0	0	0	0	0	0	0	0
社区卫生服务中心（站）	0	0	0	5	2	2	2	2	10
社区卫生服务中心	0	0	0	4	2	2	2	2	5
社区卫生服务站	0	0	0	1	0	0	0	0	5
卫生院	15	15	15	6	9	9	9	9	6
门诊部	4	4	4	2	2	2	2	2	2
诊所	137	136	107	107	108	95	101	99	81
卫生所（室）	2	2	2	2	2	3	3	3	3
医务室	11	11	5	10	10	9	9	9	9
中小学卫生保健所	0	0	0	0	0	0	0	0	0
村卫生室	156	163	157	154	188	158	153	153	153
专业公共卫生机构	4	3	4	3	3	3	3	3	3
急救中心（站）	0	0	0	0	0	0	0	0	0
采供血机构	1	1	1	0	0	0	0	0	0
妇幼保健院（所、站）	1	1	1	1	1	1	1	1	1
专科疾病防治院（所、站）	0	0	0	0	0	0	0	0	0
疾病预防控制中心（防疫站）	1	1	1	1	1	1	1	1	1
卫生监督所（局）	0	0	1	1	1	1	1	1	1
健康教育所（站、中心）	0	0	0	0	0	0	0	0	0
计划生育技术服务中心（站）	1	0	0	0	0	0	0	0	0
其他卫生机构	1	0	0	0	0	0	0	0	0
疗养院	1	0	0	0	0	0	0	0	0
医学科学研究机构	0	0	0	0	0	0	0	0	0
医学在职培训机构	0	0	0	0	0	0	0	0	0
临床检验中心（所、站）	0	0	0	0	0	0	0	0	0
其他卫生事业机构	0	0	0	0	0	0	0	0	0

医疗卫生机构数

2011	2012	2013	2014	2015	2016	2017	2018	2019	2020
281	**283**	**320**	**324**	**326**	**335**	**378**	**409**	**513**	**573**
9	12	13	15	21	22	21	24	26	26
8	10	11	13	17	18	17	19	20	20
1	1	1	1	1	1	1	1	1	1
0	0	0	0	0	0	0	0	0	0
0	0	0	0	0	0	0	0	0	0
0	1	1	1	3	3	3	4	5	5
0	0	0	0	0	0	0	0	0	0
269	268	303	305	301	310	354	382	477	536
0	0	0	0	0	0	0	0	0	2
17	17	16	16	13	14	14	13	14	15
6	6	6	6	5	5	5	4	5	5
11	11	10	10	8	9	9	9	9	10
11	11	11	11	10	10	10	10	8	8
2	1	1	1	1	1	1	1	12	18
79	79	112	115	115	123	164	194	280	331
2	2	2	2	2	2	2	2	3	3
6	6	8	8	8	8	10	10	12	11
0	0	0	0	0	0	0	0	0	0
152	152	153	152	152	152	153	152	148	148
3	3	4	4	4	3	3	3	3	3
0	0	0	0	0	0	0	0	0	0
0	0	0	0	0	0	0	0	0	0
1	1	1	1	1	1	1	1	1	1
0	0	0	0	0	0	0	0	0	0
1	1	1	1	1	1	1	1	1	1
1	1	1	1	1	1	1	1	1	1
0	0	0	0	0	0	0	0	0	0
0	0	1	1	1	0	0	0	0	0
0	0	0	0	0	0	0	0	7	8
0	0	0	0	0	0	0	0	0	0
0	0	0	0	0	0	0	0	0	0
0	0	0	0	0	0	0	0	0	0
0	0	0	0	0	0	0	0	6	6
0	0	0	0	0	0	0	0	1	2

表 2-2-13　2002—2020 年双流区

分　类	2002	2003	2004	2005	2006	2007	2008	2009	2010
总　计	561	557	554	550	551	452	434	455	441
医　院	12	9	8	6	8	15	15	15	18
综合医院	10	7	6	3	6	12	12	13	14
中医医院	2	2	2	2	2	2	2	1	1
中西医结合医院	0	0	0	1	0	0	0	0	0
民族医院	0	0	0	0	0	0	0	0	0
专科医院	0	0	0	0	0	1	1	1	3
护理院	0	0	0	0	0	0	0	0	0
基层医疗卫生机构	545	544	542	539	539	432	414	435	418
护理站	0	0	0	0	0	0	0	0	0
社区卫生服务中心（站）	0	0	0	0	1	1	4	4	3
社区卫生服务中心	0	0	0	0	1	1	4	4	3
社区卫生服务站	0	0	0	0	0	0	0	0	0
卫生院	30	30	28	26	25	25	20	21	21
门诊部	2	1	1	0	0	4	4	8	10
诊所	199	199	199	199	199	153	144	149	145
卫生所（室）	5	5	5	5	5	6	1	2	2
医务室	6	6	6	6	6	9	7	13	12
中小学卫生保健所	0	0	0	0	0	1	1	0	0
村卫生室	303	303	303	303	303	233	233	238	225
专业公共卫生机构	4	4	4	4	4	4	4	4	4
急救中心（站）	1	1	1	1	1	1	1	1	1
采供血机构	0	0	0	0	0	0	0	0	0
妇幼保健院（所、站）	1	1	1	1	1	1	1	1	1
专科疾病防治院（所、站）	1	1	0	0	0	0	0	0	0
疾病预防控制中心（防疫站）	1	1	1	1	1	1	1	1	1
卫生监督所（局）	0	0	1	1	1	1	1	1	1
健康教育所（站、中心）	0	0	0	0	0	0	0	0	0
计划生育技术服务中心（站）	0	0	0	0	0	0	0	0	0
其他卫生机构	0	0	0	1	0	1	1	1	1
疗养院	0	0	0	0	0	0	0	0	0
医学科学研究机构	0	0	0	1	0	0	0	0	0
医学在职培训机构	0	0	0	0	0	1	1	1	1
临床检验中心（所、站）	0	0	0	0	0	0	0	0	0
其他卫生事业机构	0	0	0	0	0	0	0	0	0

医疗卫生机构数

2011	2012	2013	2014	2015	2016	2017	2018	2019	2020
448	**438**	**537**	**549**	**554**	**365**	**460**	**493**	**584**	**598**
19	19	34	39	41	27	29	28	27	27
15	15	24	28	29	19	21	19	18	19
1	1	1	2	2	2	2	2	2	2
0	0	0	0	1	0	0	1	1	1
0	0	0	0	0	0	0	0	0	0
3	3	9	9	9	6	5	5	5	5
0	0	0	0	0	0	1	1	1	0
424	414	494	501	504	333	427	461	553	567
0	0	0	0	0	0	0	0	0	0
3	3	4	4	3	6	6	6	6	8
3	3	4	4	3	6	6	6	6	8
0	0	0	0	0	0	0	0	0	0
21	21	21	21	21	6	6	6	6	4
9	10	11	12	13	7	11	13	19	36
149	147	223	230	238	193	275	307	394	391
2	2	2	2	2	1	3	3	2	2
12	11	13	13	13	11	16	16	16	16
1	1	1	1	1	0	0	0	0	0
227	219	219	218	213	109	110	110	110	110
4	4	8	8	8	4	3	3	3	3
1	1	1	1	1	1	1	1	1	1
0	0	0	0	0	0	0	0	0	0
1	1	1	1	1	1	1	1	1	1
0	0	0	0	0	0	0	0	0	0
1	1	1	1	1	1	1	1	1	1
1	1	1	1	1	0	0	0	0	0
0	0	0	0	0	0	0	0	0	0
0	0	4	4	4	1	0	0	0	0
1	1	1	1	1	1	1	1	1	1
0	0	0	0	0	0	0	0	0	0
0	0	0	0	0	0	0	0	0	0
1	1	1	1	1	1	1	1	1	1
0	0	0	0	0	0	0	0	0	0
0	0	0	0	0	0	0	0	0	0

表 2-2-14　2002—2020 年郫都区

分　类	2002	2003	2004	2005	2006	2007	2008	2009	2010
总　计	363	342	343	350	314	292	282	285	300
医　院	7	7	7	8	8	8	8	8	8
综合医院	6	6	6	6	6	6	6	6	6
中医医院	1	1	1	1	1	1	1	1	1
中西医结合医院	0	0	0	0	0	0	0	0	0
民族医院	0	0	0	0	0	0	0	0	0
专科医院	0	0	0	1	1	1	1	1	1
护理院	0	0	0	0	0	0	0	0	0
基层医疗卫生机构	352	331	332	337	302	280	270	273	288
护理站	0	0	0	0	0	0	0	0	0
社区卫生服务中心（站）	4	2	8	9	2	2	1	3	2
社区卫生服务中心	0	0	1	1	2	2	1	3	2
社区卫生服务站	4	2	7	8	0	0	0	0	0
卫生院	18	18	16	16	15	15	13	12	15
门诊部	6	5	4	3	4	3	2	1	4
诊所	137	125	106	109	114	110	99	99	106
卫生所（室）	2	2	1	1	1	1	1	1	0
医务室	3	2	6	6	1	1	1	1	1
中小学卫生保健所	0	0	0	0	0	0	0	0	0
村卫生室	182	177	191	193	165	148	153	156	160
专业公共卫生机构	4	3	3	3	3	3	3	3	3
急救中心（站）	0	0	0	0	0	0	0	0	0
采供血机构	0	0	0	0	0	0	0	0	0
妇幼保健院（所、站）	1	1	1	1	1	1	1	1	1
专科疾病防治院（所、站）	1	0	0	0	0	0	0	0	0
疾病预防控制中心（防疫站）	1	1	1	1	1	1	1	1	1
卫生监督所（局）	0	1	1	1	1	1	1	1	1
健康教育所（站、中心）	1	0	0	0	0	0	0	0	0
计划生育技术服务中心（站）	0	0	0	0	0	0	0	0	0
其他卫生机构	0	1	1	2	1	1	1	1	1
疗养院	0	0	0	0	0	0	0	0	0
医学科学研究机构	0	0	0	1	0	0	0	0	0
医学在职培训机构	0	1	1	1	1	1	1	1	1
临床检验中心（所、站）	0	0	0	0	0	0	0	0	0
其他卫生事业机构	0	0	0	0	0	0	0	0	0

医疗卫生机构数

2011	2012	2013	2014	2015	2016	2017	2018	2019	2020
395	**400**	**403**	**400**	**422**	**445**	**439**	**445**	**566**	**607**
16	19	20	20	19	18	20	19	20	22
13	16	17	17	16	15	17	16	17	17
1	1	2	2	2	2	2	2	2	2
0	0	0	0	0	0	0	0	0	0
0	0	0	0	0	0	0	0	0	0
2	2	1	1	1	1	1	1	1	3
0	0	0	0	0	0	0	0	0	0
376	378	379	376	399	424	416	423	540	579
0	0	0	0	0	0	0	0	0	0
12	11	11	11	11	11	9	7	8	9
2	2	2	2	2	2	2	2	2	2
10	9	9	9	9	9	7	5	6	7
12	12	12	12	12	12	12	12	12	12
14	19	18	16	20	15	12	13	22	28
123	126	132	143	161	190	189	202	300	335
8	8	8	7	5	5	5	5	6	6
29	27	28	17	18	18	19	15	22	23
0	0	0	0	0	0	0	0	0	0
178	175	170	170	172	173	170	169	170	166
3	3	4	4	4	3	3	3	3	3
0	0	0	0	0	0	0	0	0	0
0	0	0	0	0	0	0	0	0	0
1	1	1	1	1	1	1	1	1	1
0	0	0	0	0	0	0	0	0	0
1	1	1	1	1	1	1	1	1	1
1	1	1	1	1	1	1	1	1	1
0	0	0	0	0	0	0	0	0	0
0	0	1	1	1	0	0	0	0	0
0	0	0	0	0	0	0	0	3	3
0	0	0	0	0	0	0	0	0	0
0	0	0	0	0	0	0	0	0	0
0	0	0	0	0	0	0	0	0	0
0	0	0	0	0	0	0	0	1	1
0	0	0	0	0	0	0	0	2	2

表 2-2-15　2002—2020 年新津区

分　类	2002	2003	2004	2005	2006	2007	2008	2009	2010
总　计	167	205	207	205	205	209	203	196	193
医　院	3	3	6	6	6	6	6	6	6
综合医院	1	1	4	4	4	4	4	4	4
中医医院	1	1	1	1	1	1	1	1	1
中西医结合医院	0	0	0	0	0	0	0	0	0
民族医院	0	0	0	0	0	0	0	0	0
专科医院	1	1	1	1	1	1	1	1	1
护理院	0	0	0	0	0	0	0	0	0
基层医疗卫生机构	160	198	197	196	195	199	193	186	183
护理站	0	0	0	0	0	0	0	0	0
社区卫生服务中心（站）	0	0	0	0	2	2	2	2	2
社区卫生服务中心	0	0	0	0	2	2	2	2	2
社区卫生服务站	0	0	0	0	0	0	0	0	0
卫生院	15	15	15	15	12	12	12	12	12
门诊部	3	3	3	1	2	2	2	2	2
诊所	55	57	35	36	35	38	34	30	29
卫生所（室）	2	2	2	2	2	2	2	1	1
医务室	10	8	8	8	8	4	4	5	4
中小学卫生保健所	0	0	0	0	0	0	0	0	0
村卫生室	75	113	134	134	134	139	137	134	133
专业公共卫生机构	4	4	4	3	4	4	4	4	4
急救中心（站）	0	0	0	0	0	0	0	0	0
采供血机构	1	1	1	0	0	0	0	0	0
妇幼保健院（所、站）	1	1	1	1	1	1	1	1	1
专科疾病防治院（所、站）	1	1	1	1	1	1	1	1	1
疾病预防控制中心（防疫站）	1	1	1	1	1	1	1	1	1
卫生监督所（局）	0	0	0	0	1	1	1	1	1
健康教育所（站、中心）	0	0	0	0	0	0	0	0	0
计划生育技术服务中心（站）	0	0	0	0	0	0	0	0	0
其他卫生机构	0	0	0	0	0	0	0	0	0
疗养院	0	0	0	0	0	0	0	0	0
医学科学研究机构	0	0	0	0	0	0	0	0	0
医学在职培训机构	0	0	0	0	0	0	0	0	0
临床检验中心（所、站）	0	0	0	0	0	0	0	0	0
其他卫生事业机构	0	0	0	0	0	0	0	0	0

医疗卫生机构数

2011	2012	2013	2014	2015	2016	2017	2018	2019	2020
193	**195**	**190**	**175**	**182**	**170**	**171**	**175**	**171**	**170**
8	8	8	8	8	8	9	10	10	10
6	6	6	6	6	6	6	6	6	6
1	1	1	1	1	1	1	1	1	1
0	0	0	0	0	0	0	0	0	0
0	0	0	0	0	0	0	0	0	0
1	1	1	1	1	1	2	3	3	3
0	0	0	0	0	0	0	0	0	0
181	183	177	162	169	157	158	161	157	155
0	0	0	0	0	0	0	0	0	0
18	20	20	12	7	7	7	6	2	2
2	2	2	2	2	2	2	2	2	2
16	18	18	10	5	5	5	4	0	0
11	11	11	11	11	11	11	11	11	11
2	3	3	3	3	1	1	0	1	3
30	31	34	35	41	48	48	55	61	64
1	1	2	2	2	2	2	2	2	1
3	3	4	5	5	5	5	4	3	4
0	0	0	0	0	0	0	0	0	0
116	114	103	94	100	83	84	83	77	70
4	4	5	5	5	5	4	4	4	4
0	0	0	0	0	0	0	0	0	0
0	0	0	0	0	0	0	0	0	0
1	1	1	1	1	1	1	1	1	1
1	1	1	1	1	1	1	1	1	1
1	1	1	1	1	1	1	1	1	1
1	1	1	1	1	1	1	1	1	1
0	0	0	0	0	0	0	0	0	0
0	0	1	1	1	1	0	0	0	0
0	0	0	0	0	0	0	0	0	1
0	0	0	0	0	0	0	0	0	0
0	0	0	0	0	0	0	0	0	0
0	0	0	0	0	0	0	0	0	0
0	0	0	0	0	0	0	0	0	0
0	0	0	0	0	0	0	0	0	1

表 2-2-16　2002—2020 年简阳市

分　类	2002	2003	2004	2005	2006	2007	2008	2009	2010
总　计	—	—	—	—	—	—	—	—	—
医　院	—	—	—	—	—	—	—	—	—
综合医院	—	—	—	—	—	—	—	—	—
中医医院	—	—	—	—	—	—	—	—	—
中西医结合医院	—	—	—	—	—	—	—	—	—
民族医院	—	—	—	—	—	—	—	—	—
专科医院	—	—	—	—	—	—	—	—	—
护理院	—	—	—	—	—	—	—	—	—
基层医疗卫生机构	—	—	—	—	—	—	—	—	—
护理站	—	—	—	—	—	—	—	—	—
社区卫生服务中心（站）	—	—	—	—	—	—	—	—	—
社区卫生服务中心	—	—	—	—	—	—	—	—	—
社区卫生服务站	—	—	—	—	—	—	—	—	—
卫生院	—	—	—	—	—	—	—	—	—
门诊部	—	—	—	—	—	—	—	—	—
诊所	—	—	—	—	—	—	—	—	—
卫生所（室）	—	—	—	—	—	—	—	—	—
医务室	—	—	—	—	—	—	—	—	—
中小学卫生保健所	—	—	—	—	—	—	—	—	—
村卫生室	—	—	—	—	—	—	—	—	—
专业公共卫生机构	—	—	—	—	—	—	—	—	—
急救中心（站）	—	—	—	—	—	—	—	—	—
采供血机构	—	—	—	—	—	—	—	—	—
妇幼保健院（所、站）	—	—	—	—	—	—	—	—	—
专科疾病防治院（所、站）	—	—	—	—	—	—	—	—	—
疾病预防控制中心（防疫站）	—	—	—	—	—	—	—	—	—
卫生监督所（局）	—	—	—	—	—	—	—	—	—
健康教育所（站、中心）	—	—	—	—	—	—	—	—	—
计划生育技术服务中心（站）	—	—	—	—	—	—	—	—	—
其他卫生机构	—	—	—	—	—	—	—	—	—
疗养院	—	—	—	—	—	—	—	—	—
医学科学研究机构	—	—	—	—	—	—	—	—	—
医学在职培训机构	—	—	—	—	—	—	—	—	—
临床检验中心（所、站）	—	—	—	—	—	—	—	—	—
其他卫生事业机构	—	—	—	—	—	—	—	—	—

注：2016 年起简阳市划归成都市代管，后同。

医疗卫生机构数

2011	2012	2013	2014	2015	2016	2017	2018	2019	2020
—	—	—	—	—	**1 168**	**983**	**992**	**997**	**545**
—	—	—	—	—	20	18	16	16	12
—	—	—	—	—	17	15	11	11	7
—	—	—	—	—	1	1	1	1	1
—	—	—	—	—	0	0	0	0	0
—	—	—	—	—	0	0	0	0	0
—	—	—	—	—	2	2	4	4	4
—	—	—	—	—	0	0	0	0	0
—	—	—	—	—	1 144	961	972	976	527
—	—	—	—	—	0	0	0	0	0
—	—	—	—	—	4	4	4	4	4
—	—	—	—	—	4	4	4	4	4
—	—	—	—	—	0	0	0	0	0
—	—	—	—	—	55	43	43	43	33
—	—	—	—	—	0	0	1	3	4
—	—	—	—	—	145	163	183	191	169
—	—	—	—	—	2	1	1	4	1
—	—	—	—	—	16	13	6	8	9
—	—	—	—	—	0	0	0	0	0
—	—	—	—	—	922	737	734	723	307
—	—	—	—	—	3	3	3	4	5
—	—	—	—	—	0	0	0	0	0
—	—	—	—	—	0	0	0	0	1
—	—	—	—	—	1	1	1	1	1
—	—	—	—	—	0	0	0	1	1
—	—	—	—	—	1	1	1	1	1
—	—	—	—	—	1	1	1	1	1
—	—	—	—	—	0	0	0	0	0
—	—	—	—	—	0	0	0	0	0
—	—	—	—	—	1	1	1	1	1
—	—	—	—	—	0	0	0	0	0
—	—	—	—	—	0	0	0	0	0
—	—	—	—	—	0	0	0	0	0
—	—	—	—	—	0	0	0	0	0
—	—	—	—	—	1	1	1	1	1

表 2-2-17　2002—2020 年都江堰市

分　类	2002	2003	2004	2005	2006	2007	2008	2009	2010
总　计	331	329	340	357	357	358	352	339	338
医　院	14	14	17	18	17	18	17	18	17
综合医院	7	9	10	10	9	9	8	8	7
中医医院	1	2	3	4	3	3	3	1	1
中西医结合医院	0	0	0	0	0	0	0	0	0
民族医院	0	0	0	0	0	0	0	0	0
专科医院	6	3	4	4	5	6	6	9	9
护理院	0	0	0	0	0	0	0	0	0
基层医疗卫生机构	314	311	319	334	334	336	331	317	317
护理站	0	0	0	0	0	0	0	0	0
社区卫生服务中心（站）	0	0	0	22	3	3	3	3	3
社区卫生服务中心	0	0	0	0	3	3	3	3	3
社区卫生服务站	0	0	0	22	0	0	0	0	0
卫生院	26	24	24	24	24	22	22	22	22
门诊部	2	0	0	0	0	0	0	0	0
诊所	101	120	120	125	139	139	139	127	127
卫生所（室）	5	2	5	2	8	8	8	8	8
医务室	30	15	20	13	11	11	11	10	10
中小学卫生保健所	0	0	0	0	0	0	0	0	0
村卫生室	150	150	150	148	149	153	148	147	147
专业公共卫生机构	3	3	3	4	4	3	3	3	3
急救中心（站）	0	0	0	0	0	0	0	0	0
采供血机构	1	1	1	1	1	0	0	0	0
妇幼保健院（所、站）	1	1	1	1	1	1	1	1	1
专科疾病防治院（所、站）	0	0	0	0	0	0	0	0	0
疾病预防控制中心（防疫站）	1	1	1	1	1	1	1	1	1
卫生监督所（局）	0	0	0	1	1	1	1	1	1
健康教育所（站、中心）	0	0	0	0	0	0	0	0	0
计划生育技术服务中心（站）	0	0	0	0	0	0	0	0	0
其他卫生机构	0	1	1	1	2	1	1	1	1
疗养院	0	1	1	1	2	1	1	1	1
医学科学研究机构	0	0	0	0	0	0	0	0	0
医学在职培训机构	0	0	0	0	0	0	0	0	0
临床检验中心（所、站）	0	0	0	0	0	0	0	0	0
其他卫生事业机构	0	0	0	0	0	0	0	0	0

医疗卫生机构数

2011	2012	2013	2014	2015	2016	2017	2018	2019	2020
384	**400**	**417**	**414**	**460**	**442**	**446**	**472**	**465**	**468**
19	21	26	25	26	28	30	32	33	33
8	7	8	8	8	8	8	9	11	13
1	1	1	1	2	2	2	2	4	4
0	0	0	0	0	0	0	0	0	0
0	0	0	0	0	0	0	0	0	0
10	13	17	16	16	18	20	21	18	16
0	0	0	0	0	0	0	0	0	0
361	375	384	382	430	410	412	436	428	431
0	0	0	0	0	0	0	0	0	0
32	31	35	35	35	33	33	34	39	33
4	4	4	4	4	4	4	5	5	5
28	27	31	31	31	29	29	29	34	28
23	23	23	23	22	22	22	21	21	21
0	1	0	0	0	0	0	0	5	4
127	126	126	127	193	169	171	196	171	182
8	7	7	7	0	0	0	0	1	1
10	10	10	10	0	0	0	0	9	9
0	0	0	0	0	0	0	0	0	0
161	177	183	180	180	186	186	185	182	181
3	3	7	7	4	4	4	4	4	4
0	0	0	0	0	0	0	0	0	0
0	0	0	0	0	1	1	1	1	1
1	1	1	1	1	1	1	1	1	1
0	0	0	0	0	0	0	0	0	0
1	1	1	1	1	1	1	1	1	1
1	1	1	1	1	1	1	1	1	1
0	0	0	0	0	0	0	0	0	0
0	0	4	4	1	0	0	0	0	0
1	1	0	0	0	0	0	0	0	0
1	1	0	0	0	0	0	0	0	0
0	0	0	0	0	0	0	0	0	0
0	0	0	0	0	0	0	0	0	0
0	0	0	0	0	0	0	0	0	0
0	0	0	0	0	0	0	0	0	0

表 2-2-18   2002—2020 年彭州市

分　类	2002	2003	2004	2005	2006	2007	2008	2009	2010
总　计	**410**	**467**	**466**	**478**	**467**	**420**	**439**	**442**	**447**
医　院	9	16	17	19	20	16	13	13	16
综合医院	7	12	13	14	15	12	9	9	11
中医医院	1	1	1	1	1	1	1	1	1
中西医结合医院	0	0	0	0	0	0	0	0	0
民族医院	0	0	0	0	0	0	0	0	0
专科医院	1	3	3	4	4	3	3	3	4
护理院	0	0	0	0	0	0	0	0	0
基层医疗卫生机构	394	446	444	453	442	400	422	425	427
护理站	0	0	0	0	0	0	0	0	0
社区卫生服务中心（站）	0	0	0	1	0	2	2	2	2
社区卫生服务中心	0	0	0	0	0	2	2	2	2
社区卫生服务站	0	0	0	1	0	0	0	0	0
卫生院	34	30	27	25	23	19	19	19	19
门诊部	0	0	1	1	1	1	1	1	1
诊所	25	59	66	77	78	72	74	81	85
卫生所（室）	10	4	2	2	2	1	2	0	0
医务室	1	4	5	5	5	5	5	3	0
中小学卫生保健所	0	0	0	0	0	0	0	0	0
村卫生室	324	349	343	342	333	300	319	319	320
专业公共卫生机构	7	5	5	6	5	4	4	4	4
急救中心（站）	0	0	0	0	0	0	0	0	0
采供血机构	1	1	1	1	0	0	0	0	0
妇幼保健院（所、站）	1	1	1	1	1	1	1	1	1
专科疾病防治院（所、站）	2	1	1	1	1	1	1	1	1
疾病预防控制中心（防疫站）	1	1	1	1	1	1	1	1	1
卫生监督所（局）	0	0	0	1	1	1	1	1	1
健康教育所（站、中心）	1	0	0	0	0	0	0	0	0
计划生育技术服务中心（站）	1	1	1	1	1	0	0	0	0
其他卫生机构	0	0	0	0	0	0	0	0	0
疗养院	0	0	0	0	0	0	0	0	0
医学科学研究机构	0	0	0	0	0	0	0	0	0
医学在职培训机构	0	0	0	0	0	0	0	0	0
临床检验中心（所、站）	0	0	0	0	0	0	0	0	0
其他卫生事业机构	0	0	0	0	0	0	0	0	0

医疗卫生机构数

2011	2012	2013	2014	2015	2016	2017	2018	2019	2020
497	**497**	**501**	**486**	**491**	**494**	**510**	**530**	**539**	**561**
27	27	30	29	29	30	31	31	31	33
16	16	17	16	15	16	16	16	16	17
6	6	7	7	8	8	9	9	9	9
0	0	2	2	2	2	2	2	2	2
0	0	0	0	0	0	0	0	0	0
5	5	4	4	4	4	4	4	4	5
0	0	0	0	0	0	0	0	0	0
466	466	466	452	457	461	476	496	500	521
0	0	0	0	0	0	0	0	0	0
2	2	2	2	2	3	3	3	3	3
2	2	2	2	2	3	3	3	3	3
0	0	0	0	0	0	0	0	0	0
19	19	19	19	19	19	19	19	19	19
4	4	4	3	3	3	3	3	6	7
84	84	84	72	73	77	91	115	125	146
0	0	0	0	0	0	0	0	0	0
0	0	0	0	0	0	0	0	0	1
0	0	0	0	0	0	0	0	0	0
357	357	357	356	360	359	360	356	347	345
4	4	5	5	5	3	3	3	5	3
0	0	0	0	0	0	0	0	1	0
0	0	0	0	0	0	0	0	1	1
1	1	1	1	1	1	1	1	1	1
1	1	1	1	1	1	1	1	1	0
1	1	1	1	1	1	1	1	1	1
1	1	1	1	1	0	0	0	0	0
0	0	0	0	0	0	0	0	0	0
0	0	1	1	1	0	0	0	0	0
0	0	0	0	0	0	0	0	3	4
0	0	0	0	0	0	0	0	0	0
0	0	0	0	0	0	0	0	0	0
0	0	0	0	0	0	0	0	0	0
0	0	0	0	0	0	0	0	0	0
0	0	0	0	0	0	0	0	3	4

表 2-2-19　2002—2020 年邛崃市

分　类	2002	2003	2004	2005	2006	2007	2008	2009	2010
总　计	**486**	**468**	**469**	**381**	**347**	**428**	**382**	**383**	**387**
医　院	6	6	6	6	6	2	2	2	2
综合医院	4	4	4	4	4	1	1	1	1
中医医院	1	1	1	2	2	1	1	1	1
中西医结合医院	0	0	0	0	0	0	0	0	0
民族医院	0	0	0	0	0	0	0	0	0
专科医院	1	1	1	0	0	0	0	0	0
护理院	0	0	0	0	0	0	0	0	0
基层医疗卫生机构	475	458	459	372	337	423	377	378	382
护理站	0	0	0	0	0	0	0	0	0
社区卫生服务中心（站）	0	0	0	0	2	2	2	2	2
社区卫生服务中心	0	0	0	0	2	2	2	2	2
社区卫生服务站	0	0	0	0	0	0	0	0	0
卫生院	41	41	41	41	39	32	25	24	24
门诊部	4	4	4	0	0	0	0	0	0
诊所	185	168	158	80	85	91	93	93	93
卫生所（室）	0	0	0	0	0	0	0	0	0
医务室	5	5	5	0	0	0	0	0	0
中小学卫生保健所	0	0	0	0	0	0	0	0	0
村卫生室	240	240	251	251	211	298	257	259	263
专业公共卫生机构	5	4	4	3	4	3	3	3	3
急救中心（站）	0	0	0	0	0	0	0	0	0
采供血机构	1	1	1	0	0	0	0	0	0
妇幼保健院（所、站）	1	1	1	1	1	1	1	1	1
专科疾病防治院（所、站）	1	0	0	0	0	0	0	0	0
疾病预防控制中心（防疫站）	1	1	1	1	1	1	1	1	1
卫生监督所（局）	0	0	0	0	1	1	1	1	1
健康教育所（站、中心）	0	0	0	0	0	0	0	0	0
计划生育技术服务中心（站）	1	1	1	1	1	0	0	0	0
其他卫生机构	0	0	0	0	0	0	0	0	0
疗养院	0	0	0	0	0	0	0	0	0
医学科学研究机构	0	0	0	0	0	0	0	0	0
医学在职培训机构	0	0	0	0	0	0	0	0	0
临床检验中心（所、站）	0	0	0	0	0	0	0	0	0
其他卫生事业机构	0	0	0	0	0	0	0	0	0

医疗卫生机构数

2011	2012	2013	2014	2015	2016	2017	2018	2019	2020
404	**399**	**409**	**415**	**424**	**408**	**394**	**410**	**426**	**446**
16	16	21	21	21	19	20	20	20	21
15	15	20	20	20	18	18	17	16	17
1	1	1	1	1	1	1	1	2	2
0	0	0	0	0	0	0	0	0	0
0	0	0	0	0	0	0	0	0	0
0	0	0	0	0	0	1	2	2	2
0	0	0	0	0	0	0	0	0	0
385	380	384	390	398	386	371	387	403	422
0	0	0	0	0	0	0	0	0	0
3	3	2	2	2	1	1	1	1	1
3	3	2	2	2	1	1	1	1	1
0	0	0	0	0	0	0	0	0	0
23	23	24	24	24	23	23	23	22	22
4	4	4	6	6	5	5	6	6	7
85	80	86	92	100	99	95	116	132	155
0	0	0	0	0	0	0	1	1	0
0	0	0	0	0	0	0	0	0	0
0	0	0	0	0	0	0	0	0	0
270	270	268	266	266	258	247	240	241	237
3	3	4	4	5	3	3	3	3	3
0	0	0	0	0	0	0	0	0	0
0	0	0	0	0	0	0	0	0	0
1	1	1	1	1	1	1	1	1	1
0	0	0	0	0	0	0	0	0	0
1	1	1	1	1	1	1	1	1	1
1	1	1	1	1	1	1	1	1	1
0	0	0	0	0	0	0	0	0	0
0	0	1	1	2	0	0	0	0	0
0	0	0	0	0	0	0	0	0	0
0	0	0	0	0	0	0	0	0	0
0	0	0	0	0	0	0	0	0	0
0	0	0	0	0	0	0	0	0	0
0	0	0	0	0	0	0	0	0	0
0	0	0	0	0	0	0	0	0	0

表 2-2-20 2002—2020 年崇州市

分　类	2002	2003	2004	2005	2006	2007	2008	2009	2010
总　计	599	494	499	500	502	352	345	341	374
医　院	11	11	11	12	11	11	11	10	15
综合医院	4	4	6	6	6	6	6	5	10
中医医院	1	1	1	1	1	1	1	1	1
中西医结合医院	0	0	0	0	0	0	0	0	0
民族医院	0	0	0	0	0	0	0	0	0
专科医院	6	6	4	5	4	4	4	4	4
护理院	0	0	0	0	0	0	0	0	0
基层医疗卫生机构	584	480	485	485	487	338	331	328	356
护理站	0	0	0	0	0	0	0	0	0
社区卫生服务中心（站）	0	0	0	0	2	2	3	3	7
社区卫生服务中心	0	0	0	0	2	2	2	2	2
社区卫生服务站	0	0	0	0	0	0	1	1	5
卫生院	34	34	34	34	34	32	31	31	31
门诊部	1	0	0	0	0	0	0	0	2
诊所	211	95	96	96	96	88	85	84	96
卫生所（室）	14	31	29	29	29	0	0	0	4
医务室	9	8	8	8	8	7	7	7	6
中小学卫生保健所	0	0	0	0	0	0	0	0	0
村卫生室	315	312	318	318	318	209	205	203	210
专业公共卫生机构	4	3	3	3	4	3	3	3	3
急救中心（站）	0	0	0	0	0	0	0	0	0
采供血机构	0	0	0	0	0	0	0	0	0
妇幼保健院（所、站）	1	1	1	1	1	1	1	1	1
专科疾病防治院（所、站）	0	0	0	0	0	0	0	0	0
疾病预防控制中心（防疫站）	1	1	1	1	1	1	1	1	1
卫生监督所（局）	0	0	0	0	1	1	1	1	1
健康教育所（站、中心）	1	0	0	0	0	0	0	0	0
计划生育技术服务中心（站）	1	1	1	1	1	0	0	0	0
其他卫生机构	0	0	0	0	0	0	0	0	0
疗养院	0	0	0	0	0	0	0	0	0
医学科学研究机构	0	0	0	0	0	0	0	0	0
医学在职培训机构	0	0	0	0	0	0	0	0	0
临床检验中心（所、站）	0	0	0	0	0	0	0	0	0
其他卫生事业机构	0	0	0	0	0	0	0	0	0

医疗卫生机构数

2011	2012	2013	2014	2015	2016	2017	2018	2019	2020
381	**388**	**389**	**391**	**392**	**391**	**391**	**394**	**507**	**512**
17	17	17	18	20	23	28	29	31	29
11	11	11	13	16	18	20	19	19	16
1	1	1	1	1	1	2	3	3	3
0	0	0	0	0	0	0	1	1	1
0	0	0	0	0	0	0	0	0	0
5	5	5	4	3	4	6	6	7	9
0	0	0	0	0	0	0	0	1	0
361	368	368	369	368	366	361	363	472	479
0	0	0	0	0	0	0	0	0	0
10	7	7	7	6	6	5	5	8	11
2	2	2	2	2	2	2	2	2	6
8	5	5	5	4	4	3	3	6	5
32	31	31	31	31	30	30	30	29	25
2	3	3	3	3	2	2	3	5	5
92	87	87	87	87	87	83	84	184	193
4	4	4	4	4	4	4	4	10	9
6	6	6	6	6	6	6	6	6	6
0	0	0	0	0	0	0	0	0	0
215	230	230	231	231	231	231	231	230	230
3	3	4	4	4	2	2	2	3	3
0	0	0	0	0	0	0	0	0	0
0	0	0	0	0	0	0	0	0	0
1	1	1	1	1	1	1	1	1	1
0	0	0	0	0	0	0	0	0	0
1	1	1	1	1	1	1	1	1	1
1	1	1	1	1	0	0	0	1	1
0	0	0	0	0	0	0	0	0	0
0	0	1	1	1	0	0	0	0	0
0	0	0	0	0	0	0	0	1	1
0	0	0	0	0	0	0	0	0	0
0	0	0	0	0	0	0	0	0	0
0	0	0	0	0	0	0	0	0	0
0	0	0	0	0	0	0	0	0	0
0	0	0	0	0	0	0	0	1	1

表 2-2-21　2002—2020 年金堂县

分　类	2002	2003	2004	2005	2006	2007	2008	2009	2010
总　计	537	526	402	478	462	453	432	432	466
医　院	8	8	9	9	10	10	10	11	12
综合医院	7	7	7	7	8	8	8	8	8
中医医院	1	1	1	1	1	1	1	1	1
中西医结合医院	0	0	0	0	0	0	0	0	0
民族医院	0	0	0	0	0	0	0	0	0
专科医院	0	0	1	1	1	1	1	2	3
护理院	0	0	0	0	0	0	0	0	0
基层医疗卫生机构	525	514	389	465	448	440	419	418	451
护理站	0	0	0	0	0	0	0	0	0
社区卫生服务中心（站）	16	16	21	45	0	1	3	3	10
社区卫生服务中心	0	0	0	0	0	1	1	1	1
社区卫生服务站	16	16	21	45	0	0	2	2	9
卫生院	37	29	28	28	28	25	23	23	23
门诊部	62	61	4	15	15	25	15	14	13
诊所	138	137	32	53	90	62	60	59	83
卫生所（室）	0	0	0	0	0	0	0	0	0
医务室	14	14	12	13	13	15	13	12	15
中小学卫生保健所	0	0	0	0	0	0	0	0	0
村卫生室	258	257	292	311	302	312	305	307	307
专业公共卫生机构	4	4	4	4	4	3	3	3	3
急救中心（站）	0	0	0	0	0	0	0	0	0
采供血机构	1	1	1	1	1	0	0	0	0
妇幼保健院（所、站）	1	1	1	1	1	1	1	1	1
专科疾病防治院（所、站）	1	1	1	0	0	0	0	0	0
疾病预防控制中心（防疫站）	1	1	1	1	1	1	1	1	1
卫生监督所（局）	0	0	0	1	1	1	1	1	1
健康教育所（站、中心）	0	0	0	0	0	0	0	0	0
计划生育技术服务中心（站）	0	0	0	0	0	0	0	0	0
其他卫生机构	0	0	0	0	0	0	0	0	0
疗养院	0	0	0	0	0	0	0	0	0
医学科学研究机构	0	0	0	0	0	0	0	0	0
医学在职培训机构	0	0	0	0	0	0	0	0	0
临床检验中心（所、站）	0	0	0	0	0	0	0	0	0
其他卫生事业机构	0	0	0	0	0	0	0	0	0

医疗卫生机构数

2011	2012	2013	2014	2015	2016	2017	2018	2019	2020
463	**521**	**516**	**520**	**516**	**517**	**516**	**522**	**476**	**474**
13	14	14	16	20	23	24	22	21	20
8	8	8	8	8	8	8	7	7	7
1	1	1	1	1	1	1	1	1	1
0	0	0	0	2	2	2	2	2	1
0	0	0	0	0	0	0	0	0	0
4	5	5	7	9	12	13	12	11	11
0	0	0	0	0	0	0	0	0	0
447	504	498	500	492	491	489	497	452	450
0	0	0	0	0	0	0	0	0	0
9	10	6	2	2	1	1	1	2	5
0	1	1	1	1	1	1	1	2	5
9	9	5	1	1	0	0	0	0	0
24	23	23	23	23	23	23	23	21	18
13	10	6	6	4	3	2	3	3	3
82	75	75	75	69	74	76	84	110	108
0	0	0	0	0	0	0	0	0	0
14	15	15	15	15	11	11	7	10	10
0	0	0	0	0	0	0	0	0	0
305	371	373	379	379	379	376	379	306	306
3	3	4	4	4	3	3	3	2	4
0	0	0	0	0	0	0	0	0	0
0	0	0	0	0	0	0	0	0	1
1	1	1	1	1	1	1	1	1	1
0	0	0	0	0	0	0	0	0	0
1	1	1	1	1	1	1	1	1	1
1	1	1	1	1	1	1	1	0	1
0	0	0	0	0	0	0	0	0	0
0	0	1	1	1	0	0	0	0	0
0	0	0	0	0	0	0	0	1	0
0	0	0	0	0	0	0	0	0	0
0	0	0	0	0	0	0	0	0	0
0	0	0	0	0	0	0	0	0	0
0	0	0	0	0	0	0	0	0	0
0	0	0	0	0	0	0	0	1	0

表 2-2-22 2002—2020 年大邑县

分　类	2002	2003	2004	2005	2006	2007	2008	2009	2010
总　计	572	378	489	488	490	493	425	442	447
医　院	8	7	7	7	7	8	8	9	10
综合医院	4	5	5	5	4	5	4	5	6
中医医院	1	1	1	1	2	2	2	2	2
中西医结合医院	0	0	0	0	0	0	0	0	0
民族医院	0	0	0	0	0	0	0	0	0
专科医院	3	1	1	1	1	1	2	2	2
护理院	0	0	0	0	0	0	0	0	0
基层医疗卫生机构	556	367	478	477	478	479	412	429	433
护理站	0	0	0	0	0	0	0	0	0
社区卫生服务中心（站）	0	0	0	0	1	1	1	1	1
社区卫生服务中心	0	0	0	0	1	1	1	1	1
社区卫生服务站	0	0	0	0	0	0	0	0	0
卫生院	33	33	33	33	33	32	28	27	26
门诊部	0	0	0	0	0	0	0	0	6
诊所	308	97	94	93	93	90	77	74	72
卫生所（室）	3	0	0	0	0	0	0	0	0
医务室	4	0	0	0	0	0	0	0	0
中小学卫生保健所	0	0	0	0	0	0	0	0	0
村卫生室	208	237	351	351	351	356	306	327	328
专业公共卫生机构	6	3	3	3	4	5	4	4	4
急救中心（站）	0	0	0	0	0	0	0	0	0
采供血机构	0	0	0	0	0	0	0	0	0
妇幼保健院（所、站）	1	1	1	1	1	1	1	1	1
专科疾病防治院（所、站）	2	1	1	1	1	1	1	1	1
疾病预防控制中心（防疫站）	1	1	1	1	1	1	1	1	1
卫生监督所（局）	0	0	0	0	1	2	1	1	1
健康教育所（站、中心）	1	0	0	0	0	0	0	0	0
计划生育技术服务中心（站）	1	0	0	0	0	0	0	0	0
其他卫生机构	2	1	1	1	1	1	1	0	0
疗养院	1	1	1	1	1	1	1	0	0
医学科学研究机构	0	0	0	0	0	0	0	0	0
医学在职培训机构	0	0	0	0	0	0	0	0	0
临床检验中心（所、站）	0	0	0	0	0	0	0	0	0
其他卫生事业机构	1	0	0	0	0	0	0	0	0

医疗卫生机构数

2011	2012	2013	2014	2015	2016	2017	2018	2019	2020
453	**448**	**459**	**459**	**454**	**455**	**428**	**428**	**436**	**443**
12	14	16	17	16	17	17	17	18	18
10	11	13	14	13	14	14	14	15	14
1	1	2	2	3	3	3	3	3	3
0	1	0	0	0	0	0	0	0	0
0	0	0	0	0	0	0	0	0	0
1	1	1	1	0	0	0	0	0	1
0	0	0	0	0	0	0	0	0	0
437	430	438	437	433	433	407	408	415	422
0	0	0	0	0	0	0	0	0	0
1	1	1	1	1	1	1	1	1	2
1	1	1	1	1	1	1	1	1	2
0	0	0	0	0	0	0	0	0	0
27	27	28	28	28	28	28	25	25	24
11	11	10	8	8	8	7	3	3	3
66	62	56	57	55	57	60	69	84	99
1	1	1	0	0	0	0	0	0	0
5	5	5	6	6	7	7	6	7	7
0	0	0	0	0	0	0	0	0	0
326	323	337	337	335	332	304	304	295	287
4	4	5	5	5	5	4	3	3	3
0	0	0	0	0	0	0	0	0	0
0	0	0	0	0	0	0	0	0	0
1	1	1	1	1	1	1	1	1	1
1	1	1	1	1	1	1	0	0	0
1	1	1	1	1	1	1	1	1	1
1	1	1	1	1	1	1	1	1	1
0	0	0	0	0	0	0	0	0	0
0	0	1	1	1	1	0	0	0	0
0	0	0	0	0	0	0	0	0	0
0	0	0	0	0	0	0	0	0	0
0	0	0	0	0	0	0	0	0	0
0	0	0	0	0	0	0	0	0	0
0	0	0	0	0	0	0	0	0	0

表 2-2-23　2002—2020 年蒲江县

分　类	2002	2003	2004	2005	2006	2007	2008	2009	2010
总　计	166	146	148	147	148	146	135	139	144
医　院	2	2	2	2	2	2	2	2	2
综合医院	1	1	1	1	1	1	1	1	1
中医医院	1	1	1	1	1	1	1	1	1
中西医结合医院	0	0	0	0	0	0	0	0	0
民族医院	0	0	0	0	0	0	0	0	0
专科医院	0	0	0	0	0	0	0	0	0
护理院	0	0	0	0	0	0	0	0	0
基层医疗卫生机构	161	141	143	142	142	141	130	134	139
护理站	0	0	0	0	0	0	0	0	0
社区卫生服务中心（站）	0	0	0	0	1	2	2	2	2
社区卫生服务中心	0	0	0	0	1	2	2	2	2
社区卫生服务站	0	0	0	0	0	0	0	0	0
卫生院	21	21	21	19	18	13	12	12	12
门诊部	0	0	0	0	0	0	0	0	0
诊所	33	16	15	16	16	18	12	22	17
卫生所（室）	0	0	0	0	0	1	0	0	1
医务室	7	4	7	7	7	4	4	0	4
中小学卫生保健所	0	0	0	0	0	0	0	0	0
村卫生室	100	100	100	100	100	103	100	98	103
专业公共卫生机构	3	3	3	3	4	3	3	3	3
急救中心（站）	0	0	0	0	0	0	0	0	0
采供血机构	0	0	0	0	0	0	0	0	0
妇幼保健院（所、站）	1	1	1	1	1	1	1	1	1
专科疾病防治院（所、站）	1	1	1	1	1	0	0	0	0
疾病预防控制中心（防疫站）	1	1	1	1	1	1	1	1	1
卫生监督所（局）	0	0	0	0	1	1	1	1	1
健康教育所（站、中心）	0	0	0	0	0	0	0	0	0
计划生育技术服务中心（站）	0	0	0	0	0	0	0	0	0
其他卫生机构	0	0	0	0	0	0	0	0	0
疗养院	0	0	0	0	0	0	0	0	0
医学科学研究机构	0	0	0	0	0	0	0	0	0
医学在职培训机构	0	0	0	0	0	0	0	0	0
临床检验中心（所、站）	0	0	0	0	0	0	0	0	0
其他卫生事业机构	0	0	0	0	0	0	0	0	0

医疗卫生机构数

2011	2012	2013	2014	2015	2016	2017	2018	2019	2020
144	**162**	**175**	**178**	**177**	**174**	**181**	**181**	**169**	**166**
2	4	6	6	6	6	7	8	7	7
1	2	4	4	4	4	4	4	3	2
1	1	1	1	1	1	1	1	1	2
0	0	0	0	0	0	0	0	0	0
0	0	0	0	0	0	0	0	0	0
0	1	1	1	1	1	2	3	3	3
0	0	0	0	0	0	0	0	0	0
139	155	165	168	167	165	170	169	158	155
0	0	0	0	0	0	0	0	0	0
2	2	2	2	2	2	2	2	2	5
2	2	2	2	2	2	2	2	2	5
0	0	0	0	0	0	0	0	0	0
13	13	13	13	12	12	12	12	12	8
0	0	1	2	2	2	2	3	6	6
17	17	26	28	27	25	29	32	33	30
1	1	1	1	1	1	1	0	0	0
3	3	3	3	3	3	3	3	4	4
0	0	0	0	0	0	0	0	0	0
103	119	119	119	120	120	121	117	101	102
3	3	4	4	4	3	4	4	4	3
0	0	0	0	0	0	1	1	1	0
0	0	0	0	0	0	0	0	0	0
1	1	1	1	1	1	1	1	1	1
0	0	0	0	0	0	0	0	0	0
1	1	1	1	1	1	1	1	1	1
1	1	1	1	1	1	1	1	1	1
0	0	0	0	0	0	0	0	0	0
0	0	1	1	1	0	0	0	0	0
0	0	0	0	0	0	0	0	0	1
0	0	0	0	0	0	0	0	0	0
0	0	0	0	0	0	0	0	0	0
0	0	0	0	0	0	0	0	0	0
0	0	0	0	0	0	0	0	0	0
0	0	0	0	0	0	0	0	0	1

表 2-3 2002—2020 年成都市医院数、妇保院、专科疾病防治院机构数（按经济类型/等级分）

分　类	2002	2003	2004	2005	2006	2007	2008	2009	2010	2011	2012	2013	2014	2015	2016	2017	2018	2019	2020
总　计	308	312	328	331	343	334	320	333	367	431	462	498	521	546	596	618	628	650	651
按经济类型分																			
公　立	250	248	245	241	240	212	192	191	191	189	187	182	187	185	181	176	167	169	168
民　营	58	64	83	90	103	122	128	142	176	242	275	316	334	361	415	442	461	481	483
按机构等级分																			
三级机构	10	16	14	14	17	14	15	17	16	21	31	39	45	52	57	61	67	74	91
二级机构	76	63	60	67	82	91	90	82	75	82	91	92	93	101	115	119	125	130	164
一级机构	33	34	23	27	28	47	39	45	47	64	63	64	66	72	63	67	64	65	119
未定级	189	199	231	223	216	182	176	189	229	264	277	303	317	321	361	371	372	381	277
按机构类别分																			
综合医院	213	216	231	227	230	222	206	214	233	278	293	317	336	345	372	383	363	373	371
三级	4	7	7	6	6	7	7	9	9	13	17	18	21	22	25	25	29	33	37
甲　等	3	5	5	5	5	6	6	8	7	7	7	7	8	9	9	9	14	14	17
乙　等	1	2	2	1	1	1	1	1	2	6	10	11	13	13	16	16	15	15	14
未定等	0	0	0	0	0	0	0	0	0	0	0	0	0	0	0	0	0	4	6
二级	58	44	36	44	52	57	55	54	49	51	51	57	54	56	65	67	62	65	77
甲　等	26	28	26	29	34	35	37	38	38	35	33	32	30	34	35	37	32	31	31
乙　等	30	14	10	15	17	12	11	10	10	13	15	17	16	14	21	19	17	20	24
丙　等	2	1	0	0	0	1	0	0	0	0	0	0	0	0	0	0	0	0	0
未定等	0	0	0	0	1	7	7	6	1	3	3	8	8	8	9	11	13	14	22
一级及未定级	151	165	188	177	172	158	144	151	175	214	225	242	261	267	282	291	272	275	257
中医医院	30	29	28	33	34	33	32	29	28	33	36	39	43	52	54	56	61	67	74
三级	1	1	1	2	4	3	3	3	3	3	4	10	11	11	12	13	13	13	19
甲　等	1	1	1	1	3	1	2	2	2	2	3	4	5	5	5	5	5	11	14
乙　等	0	0	0	1	1	2	1	1	1	1	1	6	6	6	7	7	7	1	5
未定等	0	0	0	0	0	0	0	0	0	0	0	0	0	0	1	1	1	1	0
二级	13	12	11	11	14	16	16	15	14	15	17	12	17	21	21	22	23	24	24
甲　等	7	8	6	6	9	8	8	8	8	8	11	5	15	19	19	19	18	19	12
乙　等	6	4	5	5	5	6	6	6	5	6	5	2	2	2	2	2	2	3	4
丙　等	0	0	0	0	0	0	0	0	0	0	0	0	0	0	0	0	0	0	0

续表2-3

分 类	2002	2003	2004	2005	2006	2007	2008	2009	2010	2011	2012	2013	2014	2015	2016	2017	2018	2019	2020
未定等	0	0	0	0	0	1	2	1	1	1	1	2	0	0	0	1	3	2	8
一级及未定级	16	16	16	20	16	14	13	11	11	15	15	17	15	20	21	21	25	30	31
专科医院	43	44	46	48	54	56	58	66	83	97	110	120	120	127	148	156	180	186	183
三级	5	6	4	4	5	3	3	4	3	3	6	6	7	7	7	8	10	13	19
甲　等	4	6	4	3	4	3	3	4	3	3	6	6	7	7	7	7	7	7	7
乙　等	1	0	0	1	1	0	0	0	0	0	0	0	0	0	0	0	1	1	2
未定等	0	0	0	0	0	0	0	0	0	0	0	0	0	0	0	1	2	5	10
二级	5	6	6	7	7	11	10	6	6	9	13	12	11	15	20	23	33	35	58
甲　等	2	2	2	2	2	3	4	4	3	6	9	9	8	7	11	11	13	13	11
乙　等	2	3	3	4	4	3	2	1	1	0	1	1	1	1	0	0	1	1	6
丙　等	1	1	1	1	1	1	1	0	0	0	0	0	0	0	0	0	0	0	0
未定等	0	0	0	0	0	3	2	1	2	3	3	2	2	7	9	12	19	21	41
一级及未定级	33	32	36	37	42	42	45	56	74	85	91	102	102	105	121	125	137	138	106
妇幼保健院	19	20	19	19	21	20	21	21	21	21	21	21	21	21	22	22	21	21	21
三级	0	2	2	2	2	1	2	1	1	2	4	5	6	12	13	15	15	15	16
甲　等	0	1	1	1	1	1	1	1	1	1	2	2	2	2	2	2	1	1	1
乙　等	0	1	1	1	1	0	1	0	0	1	2	3	4	10	11	13	14	14	15
未定等	0	0	0	0	0	0	0	0	0	0	0	0	0	0	0	0	0	0	0
二级	0	1	6	5	8	6	8	7	6	7	10	11	11	9	9	7	6	6	5
甲　等	0	0	2	2	4	3	5	5	6	7	10	10	10	9	9	7	6	6	5
乙　等	0	1	4	3	3	3	3	2	0	0	0	1	1	0	0	0	0	0	0
丙　等	0	0	0	0	0	0	0	0	0	0	0	0	0	0	0	0	0	0	0
未定等	0	0	0	0	1	0	0	0	0	0	0	0	0	0	0	0	0	0	0
一级及未定级	19	17	11	12	11	13	11	13	14	12	7	5	4	0	0	0	0	0	0
专科疾病防治院	2	2	3	3	3	2	2	2	2	2	2	1	1	1	0	0	2	0	0
护理院	1	1	1	1	1	1	1	1	0	0	0	0	0	0	0	1	1	3	2

表 2-3-1　2002—2020 年四川天府新区医院数、妇保院、专科疾病防治院机构数（按经济类型/等级分）

分　类	2002	2003	2004	2005	2006	2007	2008	2009	2010	2011	2012	2013	2014	2015	2016	2017	2018	2019	2020
总　计															**16**	**16**	**18**	**15**	**15**
按经济类型分																			
公　立															2	2	2	2	2
民　营															14	14	16	13	13
按机构等级分																			
三级机构															1	1	1	2	2
二级机构															1	1	1	0	0
一级机构															1	1	1	1	6
未定级															13	13	15	12	7
按机构类别分																			
综合医院															13	13	13	10	10
三级															1	1	1	2	2
甲　等															0	0	0	0	0
乙　等															1	1	1	1	1
未定等															0	0	0	1	1
二级															1	1	1	0	0
甲　等															1	1	1	0	0
乙　等															0	0	0	0	0
丙　等															0	0	0	0	0
未定等															0	0	0	0	0
一级及未定级															11	11	11	8	8
中医医院															1	1	2	2	2
三级															0	0	0	0	0
甲　等															0	0	0	0	0
乙　等															0	0	0	0	0
未定等															0	0	0	0	0
二级															0	0	0	0	0
甲　等															0	0	0	0	0
乙　等															0	0	0	0	0
丙　等															0	0	0	0	0

续表 2-3-1

分　类	2002	2003	2004	2005	2006	2007	2008	2009	2010	2011	2012	2013	2014	2015	2016	2017	2018	2019	2020
未定等															0	0	0	0	0
一级及未定级															1	1	2	2	2
专科医院															2	2	3	3	3
三级															0	0	0	0	0
甲　等															0	0	0	0	0
乙　等															0	0	0	0	0
未定等															0	0	0	0	0
二级															0	0	0	0	0
甲　等															0	0	0	0	0
乙　等															0	0	0	0	0
丙　等															0	0	0	0	0
未定等															0	0	0	0	0
一级及未定级															2	2	3	3	3
妇幼保健院															0	0	0	0	0
三级															0	0	0	0	0
甲　等															0	0	0	0	0
乙　等															0	0	0	0	0
未定等															0	0	0	0	0
二级															0	0	0	0	0
甲　等															0	0	0	0	0
乙　等															0	0	0	0	0
丙　等															0	0	0	0	0
未定等															0	0	0	0	0
一级及未定级															0	0	0	0	0
专科疾病防治院															0	0	0	0	0
护理院															0	0	0	0	0

表 2-3-2　2002—2020 年成都东部新区医院数、妇保院、专科疾病防治院机构数（按经济类型/等级分）

分　类	2002	2003	2004	2005	2006	2007	2008	2009	2010	2011	2012	2013	2014	2015	2016	2017	2018	2019	2020
总　计																			**4**
按经济类型分																			
公　立																			1
民　营																			3
按机构等级分																			
三级机构																			0
二级机构																			0
一级机构																			0
未定级																			4
按机构类别分																			
综合医院																			4
三级																			0
甲　等																			0
乙　等																			0
未定等																			0
二级																			0
甲　等																			0
乙　等																			0
丙　等																			0
未定等																			0
一级及未定级																			4
中医医院																			0
三级																			0
甲　等																			0
乙　等																			0
未定等																			0
二级																			0
甲　等																			0
乙　等																			0
丙　等																			0

续表 2-3-2

分　类	2002	2003	2004	2005	2006	2007	2008	2009	2010	2011	2012	2013	2014	2015	2016	2017	2018	2019	2020
未定等																			0
一级及未定级																			0
专科医院																			0
三级																			0
甲　等																			0
乙　等																			0
未定等																			0
二级																			0
甲　等																			0
乙　等																			0
丙　等																			0
未定等																			0
一级及未定级																			0
妇幼保健院																			0
三级																			0
甲　等																			0
乙　等																			0
未定等																			0
二级																			0
甲　等																			0
乙　等																			0
丙　等																			0
未定等																			0
一级及未定级																			0
专科疾病防治院																			0
护理院																			0

表 2-3-3　2002—2020 年成都高新区医院数、妇保院、专科疾病防治院机构数（按经济类型/等级分）

分　类	2002	2003	2004	2005	2006	2007	2008	2009	2010	2011	2012	2013	2014	2015	2016	2017	2018	2019	2020
总　计															**21**	**25**	**28**	**32**	**29**
按经济类型分																			
公　立															3	4	2	2	2
民　营															18	21	26	30	27
按机构等级分																			
三级机构															1	1	3	4	4
二级机构															3	4	5	5	6
一级机构															2	0	1	1	1
未定级															15	20	19	22	18
按机构类别分																			
综合医院															15	19	16	18	15
三级															0	0	0	0	1
甲　等															0	0	0	0	0
乙　等															0	0	0	0	0
未定等															0	0	0	0	1
二级															2	3	4	4	5
甲　等															0	0	0	0	0
乙　等															1	2	1	1	1
丙　等															0	0	0	0	0
未定等															1	1	3	3	4
一级及未定级															13	16	12	14	9
中医医院															1	1	1	2	2
三级															1	1	1	1	1
甲　等															1	1	1	1	1
乙　等															0	0	0	0	0
未定等															0	0	0	0	0
二级															0	0	0	0	0
甲　等															0	0	0	0	0
乙　等															0	0	0	0	0
丙　等															0	0	0	0	0

续表 2-3-3

分 类	2002	2003	2004	2005	2006	2007	2008	2009	2010	2011	2012	2013	2014	2015	2016	2017	2018	2019	2020
未定等															0	0	0	0	0
一级及未定级															0	0	0	1	1
专科医院															5	5	11	12	12
三级															0	0	2	3	2
甲　等															0	0	0	0	0
乙　等															0	0	1	1	0
未定等															0	0	1	2	2
二级															1	1	1	1	1
甲　等															0	1	1	1	1
乙　等															0	0	0	0	0
丙　等															0	0	0	0	0
未定等															1	0	0	0	0
一级及未定级															4	4	8	8	9
妇幼保健院															0	0	0	0	0
三级															0	0	0	0	0
甲　等															0	0	0	0	0
乙　等															0	0	0	0	0
未定等															0	0	0	0	0
二级															0	0	0	0	0
甲　等															0	0	0	0	0
乙　等															0	0	0	0	0
丙　等															0	0	0	0	0
未定等															0	0	0	0	0
一级及未定级															0	0	0	0	0
专科疾病防治院															0	0	0	0	0
护理院															0	0	0	0	0

表 2-3-4　2002—2020 年锦江区医院数、妇保院、专科疾病防治院机构数（按经济类型/等级分）

分　类	2002	2003	2004	2005	2006	2007	2008	2009	2010	2011	2012	2013	2014	2015	2016	2017	2018	2019	2020
总　计	21	20	24	21	20	20	19	19	21	21	25	25	25	27	30	29	28	30	31
按经济类型分																			
公　立	17	15	14	14	15	12	11	11	12	12	10	10	10	10	8	5	5	5	5
民　营	4	5	10	7	5	8	8	8	9	9	15	15	15	17	22	24	23	25	26
按机构等级分																			
三级机构	2	3	2	2	3	2	1	1	1	1	2	3	4	5	5	5	5	6	6
二级机构	4	1	3	3	5	5	7	4	3	3	6	5	5	5	7	6	7	7	14
一级机构	0	0	0	0	2	1	1	1	0	0	0	0	0	0	0	0	0	0	9
未定级	15	16	19	16	10	12	10	13	17	17	17	17	16	17	18	18	16	17	2
按机构类别分																			
综合医院	10	11	16	13	10	11	10	10	12	12	14	14	15	15	16	15	13	14	15
三级	1	2	2	2	1	2	1	1	1	1	1	1	1	2	2	2	2	3	3
甲　等	1	2	2	2	1	2	1	1	1	1	1	1	1	1	1	1	2	2	2
乙　等	0	0	0	0	0	0	0	0	0	0	0	0	1	1	1	1	0	0	0
未定等	0	0	0	0	0	0	0	0	0	0	0	0	0	0	0	0	0	1	1
二级	2	1	1	1	2	2	2	1	1	1	2	2	1	1	3	3	3	3	4
甲　等	2	1	1	1	1	1	1	1	1	1	1	1	0	0	1	1	1	1	1
乙　等	0	0	0	0	1	0	0	0	0	0	0	1	1	1	2	2	2	2	2
丙　等	0	0	0	0	0	0	0	0	0	0	0	0	0	0	0	0	0	0	0
未定等	0	0	0	0	0	1	1	0	0	0	0	0	0	0	0	0	0	0	1
一级及未定级	7	8	13	10	7	7	7	8	10	10	11	11	12	12	11	10	8	8	8
中医医院	4	2	2	2	3	2	2	2	2	2	2	2	2	3	4	4	4	4	5
三级	0	0	0	0	1	0	0	0	0	0	0	1	1	1	1	1	1	1	1
甲　等	0	0	0	0	1	0	0	0	0	0	0	0	0	0	0	0	0	1	1
乙　等	0	0	0	0	0	0	0	0	0	0	0	1	1	1	1	1	1	0	0
未定等	0	0	0	0	0	0	0	0	0	0	0	0	0	0	0	0	0	0	0
二级	1	0	0	0	0	0	0	0	0	0	1	0	1	2	2	2	2	2	2
甲　等	1	0	0	0	0	0	0	0	0	0	1	0	1	1	1	1	1	1	1
乙　等	0	0	0	0	0	0	0	0	0	0	0	0	0	1	1	1	1	0	0
丙　等	0	0	0	0	0	0	0	0	0	0	0	0	0	0	0	0	0	0	0

续表 2-3-4

分　类	2002	2003	2004	2005	2006	2007	2008	2009	2010	2011	2012	2013	2014	2015	2016	2017	2018	2019	2020
未定等	0	0	0	0	0	0	0	0	0	0	0	0	0	0	0	0	0	0	0
一级及未定级	3	2	2	2	2	2	2	2	2	2	1	1	0	0	1	1	1	1	2
专科医院	5	5	5	5	5	5	5	5	5	5	7	7	6	7	9	9	10	11	10
三级	1	1	0	0	1	0	0	0	0	0	1	1	1	1	1	1	1	1	1
甲　等	0	1	0	0	1	0	0	0	0	0	1	1	1	1	1	1	1	1	1
乙　等	1	0	0	0	0	0	0	0	0	0	0	0	0	0	0	0	0	0	0
未定等	0	0	0	0	0	0	0	0	0	0	0	0	0	0	0	0	0	0	0
二级	1	0	1	2	2	2	3	2	1	1	2	2	2	2	2	1	2	2	8
甲　等	0	0	0	0	0	1	2	2	1	1	2	2	2	2	2	1	1	2	2
乙　等	1	0	1	2	2	1	1	0	0	0	0	0	0	0	0	0	0	0	0
丙　等	0	0	0	0	0	0	0	0	0	0	0	0	0	0	0	0	0	0	0
未定等	0	0	0	0	0	0	0	0	0	0	0	0	0	0	0	0	1	0	6
一级及未定级	3	4	4	3	2	3	2	3	4	4	4	4	3	4	6	7	7	8	1
妇幼保健院	1	1	0	0	1	1	1	1	1	1	1	1	1	1	1	1	1	1	1
三级	0	0	0	0	0	0	0	0	0	0	0	0	0	1	1	1	1	1	1
甲　等	0	0	0	0	0	0	0	0	0	0	0	0	0	0	0	0	0	0	0
乙　等	0	0	0	0	0	0	0	0	0	0	0	0	0	1	1	1	1	1	1
未定等	0	0	0	0	0	0	0	0	0	0	0	0	0	0	0	0	0	0	0
二级	0	0	0	0	1	0	1	1	1	1	1	1	1	0	0	0	0	0	0
甲　等	0	0	0	0	0	0	1	1	1	1	1	1	1	0	0	0	0	0	0
乙　等	0	0	0	0	1	0	0	0	0	0	0	0	0	0	0	0	0	0	0
丙　等	0	0	0	0	0	0	0	0	0	0	0	0	0	0	0	0	0	0	0
未定等	0	0	0	0	0	0	0	0	0	0	0	0	0	0	0	0	0	0	0
一级及未定级	1	1	0	0	0	1	0	0	0	0	0	0	0	0	0	0	0	0	0
专科疾病防治院	1	1	1	1	1	1	1	1	1	1	1	1	1	1	0	0	0	0	0
护理院	0	0	0	0	0	0	0	0	0	0	0	0	0	0	0	0	0	0	0

表 2-3-5　2002—2020 年青羊区医院数、妇保院、专科疾病防治院机构数（按经济类型/等级分）

分 类	2002	2003	2004	2005	2006	2007	2008	2009	2010	2011	2012	2013	2014	2015	2016	2017	2018	2019	2020
总　计	38	41	43	43	45	41	41	42	43	43	44	42	46	48	47	47	46	52	52
按经济类型分																			
公　立	29	29	28	24	24	18	18	19	19	20	20	19	21	20	18	17	15	17	17
民　营	9	12	15	19	21	23	23	23	24	23	24	23	25	28	29	30	31	35	35
按机构等级分																			
三级机构	1	3	3	4	4	3	3	3	3	3	5	5	6	6	6	6	6	7	9
二级机构	9	5	2	3	5	7	5	5	6	8	6	6	6	7	8	9	11	12	21
一级机构	2	2	0	0	2	2	2	2	2	2	2	2	3	2	1	0	0	0	4
未定级	26	31	38	36	34	29	31	32	32	30	31	29	31	33	32	32	29	33	18
按机构类别分																			
综合医院	29	31	32	30	29	25	23	21	22	21	19	19	20	19	18	18	17	23	24
三级	1	2	2	2	2	2	2	2	2	3	3	3	3	3	3	3	3	3	3
甲　等	1	2	2	2	2	2	2	2	2	2	2	2	2	2	2	3	3	3	3
乙　等	0	0	0	0	0	0	0	0	0	1	1	1	1	1	1	0	0	0	0
未定等	0	0	0	0	0	0	0	0	0	0	0	0	0	0	0	0	0	0	0
二级	8	4	1	2	3	5	4	3	4	5	2	2	2	2	2	2	3	4	6
甲　等	4	3	1	1	2	3	3	3	3	3	1	1	1	1	1	1	1	1	1
乙　等	4	1	0	1	0	0	0	0	1	1	1	1	1	1	1	1	1	1	4
丙　等	0	0	0	0	0	0	0	0	0	0	0	0	0	0	0	0	0	0	0
未定等	0	0	0	0	1	2	1	0	0	1	0	0	0	0	0	0	1	2	1
一级及未定级	20	25	29	26	24	18	17	16	16	14	14	14	15	14	13	13	11	16	15
中医医院	1	1	0	0	0	1	1	2	1	1	2	2	4	5	5	4	2	2	6
三级	0	0	0	0	0	0	0	0	0	0	0	0	1	1	1	1	1	1	2
甲　等	0	0	0	0	0	0	0	0	0	0	0	0	1	1	1	1	1	1	1
乙　等	0	0	0	0	0	0	0	0	0	0	0	0	0	0	0	0	0	0	1
未定等	0	0	0	0	0	0	0	0	0	0	0	0	0	0	0	0	0	0	0
二级	1	0	0	0	0	0	0	1	1	1	1	1	1	2	2	2	1	1	4
甲　等	0	0	0	0	0	0	0	0	0	0	0	1	1	2	2	2	1	1	0
乙　等	1	0	0	0	0	0	0	0	0	0	0	0	0	0	0	0	0	0	0
丙　等	0	0	0	0	0	0	0	0	0	0	0	0	0	0	0	0	0	0	0

续表 2-3-5

分 类	2002	2003	2004	2005	2006	2007	2008	2009	2010	2011	2012	2013	2014	2015	2016	2017	2018	2019	2020
未定等	0	0	0	0	0	0	0	1	1	1	1	1	0	0	0	0	0	0	4
一级及未定级	0	1	0	0	0	1	1	1	0	0	1	1	2	2	2	1	0	0	0
专科医院	5	6	7	9	12	12	14	16	17	18	20	19	20	22	22	23	26	26	21
三级	0	0	0	1	1	0	0	0	0	0	1	1	1	1	1	1	2	3	4
甲 等	0	0	0	0	0	0	0	0	0	0	1	1	1	1	1	1	1	1	1
乙 等	0	0	0	1	1	0	0	0	0	0	0	0	0	0	0	0	0	0	1
未定等	0	0	0	0	0	0	0	0	0	0	0	0	0	0	0	0	1	2	2
二级	0	1	0	0	0	1	0	0	0	1	2	2	2	2	3	4	6	6	10
甲 等	0	1	0	0	0	0	0	0	0	1	2	2	2	2	3	3	4	4	3
乙 等	0	0	0	0	0	1	0	0	0	0	0	0	0	0	0	0	0	0	0
丙 等	0	0	0	0	0	0	0	0	0	0	0	0	0	0	0	0	0	0	0
未定等	0	0	0	0	0	0	0	0	0	0	0	0	0	0	0	1	2	2	7
一级及未定级	5	5	7	8	11	11	14	16	17	17	17	16	17	19	18	18	18	17	7
妇幼保健院	2	2	2	2	2	2	2	2	2	2	2	2	2	2	2	2	1	1	1
三级	0	1	1	1	1	1	1	1	1	1	1	1	1	1	1	1	0	0	0
甲 等	0	1	1	1	1	1	1	1	1	1	1	1	1	1	1	1	0	0	0
乙 等	0	0	0	0	0	0	0	0	0	0	0	0	0	0	0	0	0	0	0
未定等	0	0	0	0	0	0	0	0	0	0	0	0	0	0	0	0	0	0	0
二级	0	0	1	1	1	1	1	1	1	1	1	1	1	1	1	1	1	1	1
甲 等	0	0	0	0	0	0	0	0	1	1	1	1	1	1	1	1	1	1	1
乙 等	0	0	1	1	1	1	1	1	0	0	0	0	0	0	0	0	0	0	0
丙 等	0	0	0	0	0	0	0	0	0	0	0	0	0	0	0	0	0	0	0
未定等	0	0	0	0	0	0	0	0	0	0	0	0	0	0	0	0	0	0	0
一级及未定级	2	1	0	0	0	0	0	0	0	0	0	0	0	0	0	0	0	0	0
专科疾病防治院	1	1	2	2	2	1	1	1	1	1	1	0	0	0	0	0	0	0	0
护理院	0	0	0	0	0	0	0	0	0	0	0	0	0	0	0	0	0	0	0

表 2-3-6　2002—2020 年金牛区医院数、妇保院、专科疾病防治院机构数（按经济类型/等级分）

分　类	2002	2003	2004	2005	2006	2007	2008	2009	2010	2011	2012	2013	2014	2015	2016	2017	2018	2019	2020
总　计	36	39	41	40	41	40	39	41	41	45	45	43	44	45	43	47	47	48	46
按经济类型分																			
公　立	29	31	31	30	28	25	24	24	24	22	21	17	17	17	16	17	16	16	14
民　营	7	8	10	10	13	15	15	17	17	23	24	26	27	28	27	30	31	32	32
按机构等级分																			
三级机构	3	4	3	3	3	2	3	3	2	2	4	3	4	5	5	6	5	6	7
二级机构	9	8	10	12	12	14	13	10	10	10	10	12	11	10	9	9	10	9	14
一级机构	2	0	0	0	0	2	0	0	0	0	0	0	0	0	0	0	0	1	2
未定级	22	27	28	25	26	22	23	28	29	33	31	28	29	30	29	32	32	32	23
按机构类别分																			
综合医院	27	29	29	28	27	25	24	26	26	24	24	22	23	24	23	24	23	24	22
三级	1	1	1	1	1	1	1	1	1	1	1	1	2	2	2	2	2	2	2
甲　等	0	0	0	0	0	0	0	1	1	1	1	1	1	1	1	1	1	1	1
乙　等	1	1	1	1	1	1	1	0	0	0	0	0	1	1	1	1	1	1	1
未定等	0	0	0	0	0	0	0	0	0	0	0	0	0	0	0	0	0	0	0
二级	8	6	7	8	8	8	8	8	7	7	7	8	6	6	6	6	6	6	6
甲　等	3	5	5	5	6	5	6	7	7	6	7	7	6	6	6	6	6	6	5
乙　等	5	1	2	3	2	2	2	0	0	1	0	0	0	0	0	0	0	0	0
丙　等	0	0	0	0	0	0	0	0	0	0	0	0	0	0	0	0	0	0	0
未定等	0	0	0	0	0	1	0	1	0	0	0	1	0	0	0	0	0	0	1
一级及未定级	18	22	21	19	18	16	15	17	18	16	16	13	15	16	15	16	15	16	14
中医医院	4	4	4	4	4	4	4	3	4	5	5	5	5	6	5	5	6	7	8
三级	1	1	1	1	1	1	1	1	1	1	1	1	1	1	1	1	1	1	1
甲　等	1	1	1	1	1	1	1	1	1	1	1	1	1	1	1	1	1	1	1
乙　等	0	0	0	0	0	0	0	0	0	0	0	0	0	0	0	0	0	0	0
未定等	0	0	0	0	0	0	0	0	0	0	0	0	0	0	0	0	0	0	0
二级	0	0	1	1	1	1	1	1	1	1	1	2	3	3	3	3	3	3	4
甲　等	0	0	0	0	0	0	0	0	0	0	0	0	3	3	3	3	3	3	3
乙　等	0	0	1	1	1	1	1	1	1	1	1	1	0	0	0	0	0	0	0
丙　等	0	0	0	0	0	0	0	0	0	0	0	0	0	0	0	0	0	0	0

续表 2-3-6

分 类	2002	2003	2004	2005	2006	2007	2008	2009	2010	2011	2012	2013	2014	2015	2016	2017	2018	2019	2020
未定等	0	0	0	0	0	0	0	0	0	0	0	1	0	0	0	0	0	0	1
一级及未定级	3	3	2	2	2	2	2	1	2	3	3	2	1	2	1	1	2	3	3
专科医院	3	3	5	5	7	8	8	9	9	14	14	15	15	14	14	17	17	16	15
三级	1	1	0	0	0	0	0	1	0	0	1	1	1	1	1	2	1	2	3
甲 等	1	1	0	0	0	0	0	1	0	0	1	1	1	1	1	1	1	1	1
乙 等	0	0	0	0	0	0	0	0	0	0	0	0	0	0	0	0	0	0	0
未定等	0	0	0	0	0	0	0	0	0	0	0	0	0	0	0	1	0	1	2
二级	1	2	1	2	2	4	3	0	1	1	1	1	1	1	0	0	1	0	4
甲 等	0	0	0	0	0	0	0	0	0	0	0	0	0	0	0	0	1	0	0
乙 等	1	2	1	2	2	1	1	0	0	0	0	0	0	0	0	0	0	0	0
丙 等	0	0	0	0	0	0	0	0	0	0	0	0	0	0	0	0	0	0	0
未定等	0	0	0	0	0	3	2	0	1	1	1	1	1	1	0	0	0	0	4
一级及未定级	1	0	4	3	5	4	5	8	8	13	12	13	13	12	13	15	15	14	8
妇幼保健院	1	2	2	2	2	2	2	2	2	2	1	1	1	1	1	1	1	1	1
三级	0	1	1	1	1	0	1	0	0	0	1	0	0	1	1	1	1	1	1
甲 等	0	0	0	0	0	0	0	0	0	0	1	0	0	0	0	0	0	0	0
乙 等	0	1	1	1	1	0	1	0	0	0	0	0	0	1	1	1	1	1	1
未定等	0	0	0	0	0	0	0	0	0	0	0	0	0	0	0	0	0	0	0
二级	0	0	1	1	1	1	1	1	1	1	1	1	1	0	0	0	0	0	0
甲 等	0	0	0	0	1	1	1	1	1	1	1	1	1	0	0	0	0	0	0
乙 等	0	0	1	1	0	0	0	0	0	0	0	0	0	0	0	0	0	0	0
丙 等	0	0	0	0	0	0	0	0	0	0	0	0	0	0	0	0	0	0	0
未定等	0	0	0	0	0	0	0	0	0	0	0	0	0	0	0	0	0	0	0
一级及未定级	1	1	0	0	0	1	0	1	1	1	0	0	0	0	0	0	0	0	0
专科疾病防治院	0	0	0	0	0	0	0	0	0	0	0	0	0	0	0	0	0	0	0
护理院	1	1	1	1	1	1	1	1	0	0	0	0	0	0	0	0	0	0	0

表 2-3-7　　2002—2020 年武侯区医院数、妇保院、专科疾病防治院机构数（按经济类型/等级分）

分 类	2002	2003	2004	2005	2006	2007	2008	2009	2010	2011	2012	2013	2014	2015	2016	2017	2018	2019	2020
总 计	**42**	**42**	**44**	**48**	**51**	**48**	**48**	**47**	**59**	**76**	**85**	**87**	**87**	**90**	**79**	**81**	**83**	**87**	**87**
按经济类型分																			
公 立	29	26	27	28	29	23	20	20	19	23	23	22	23	24	21	23	22	22	23
民 营	13	16	17	20	22	25	28	27	40	53	62	65	64	66	58	58	61	65	64
按机构等级分																			
三级机构	4	6	6	5	6	6	7	7	7	8	9	11	12	14	12	13	13	14	16
二级机构	6	6	5	5	5	6	6	7	8	9	11	11	11	12	16	17	16	18	18
一级机构	1	9	9	5	6	3	3	3	2	2	3	4	4	2	2	2	3	2	4
未定级	31	21	24	33	34	33	32	30	42	57	62	61	60	59	49	49	51	53	49
按机构类别分																			
综合医院	30	28	33	37	37	34	35	33	36	49	55	55	55	55	41	44	40	41	40
三级	1	2	2	1	1	1	2	2	2	3	3	4	4	5	4	4	4	5	4
甲　等	1	1	1	1	1	1	2	2	2	2	1	1	1	2	1	1	3	3	3
乙　等	0	1	1	0	0	0	0	0	0	1	2	3	3	3	3	3	1	1	0
未定等	0	0	0	0	0	0	0	0	0	0	0	0	0	0	0	0	0	1	1
二级	3	3	3	3	3	3	3	4	7	6	6	7	7	6	8	8	7	8	11
甲　等	3	3	3	2	2	2	2	3	4	4	4	3	4	4	5	5	4	4	4
乙　等	0	0	0	1	1	0	0	0	3	2	2	2	1	1	1	1	1	2	3
丙　等	0	0	0	0	0	0	0	0	0	0	0	0	0	0	0	0	0	0	0
未定等	0	0	0	0	0	1	0	1	0	0	0	2	2	1	2	2	2	2	4
一级及未定级	26	23	28	33	33	30	30	27	27	40	46	44	44	44	29	32	29	28	25
中医医院	1	1	0	3	3	3	3	3	3	3	4	4	5	6	6	7	9	8	9
三级	0	0	0	1	2	2	2	2	2	2	3	3	3	3	2	3	3	3	3
甲　等	0	0	0	0	1	0	1	1	1	1	2	3	3	2	2	2	2	2	3
乙　等	0	0	0	1	1	2	1	1	1	1	1	0	0	0	0	0	0	0	0
未定等	0	0	0	0	0	0	0	0	0	0	0	0	0	0	0	0	1	1	0
二级	1	1	0	1	1	1	1	1	0	0	0	0	2	2	2	2	2	2	2
甲　等	1	1	0	0	0	0	0	0	0	0	0	0	2	2	2	2	2	2	1
乙　等	0	0	0	1	1	1	1	1	0	0	0	0	0	0	0	0	0	0	0
丙　等	0	0	0	0	0	0	0	0	0	0	0	0	0	0	0	0	0	0	0
未定等	0	0	0	0	0	0	0	0	0	0	0	0	0	0	0	0	0	0	1
一级及未定级	0	0	0	1	0	0	0	0	1	1	1	1	0	1	2	2	4	3	4

续表 2-3-7

分 类	2002	2003	2004	2005	2006	2007	2008	2009	2010	2011	2012	2013	2014	2015	2016	2017	2018	2019	2020
专科医院	10	13	11	8	10	10	9	10	19	23	25	26	25	27	30	28	32	35	35
三级	3	4	4	3	3	3	3	3	3	3	3	3	4	4	4	4	4	4	7
甲 等	3	4	4	3	3	3	3	3	3	3	3	3	4	4	4	4	4	4	4
乙 等	0	0	0	0	0	0	0	0	0	0	0	0	0	0	0	0	0	0	0
未定等	0	0	0	0	0	0	0	0	0	0	0	0	0	0	0	0	0	0	3
二级	2	2	2	1	1	1	1	1	1	3	4	3	1	4	6	7	7	8	5
甲 等	2	1	1	1	1	1	1	1	1	2	3	3	1	1	1	1	1	1	1
乙 等	0	1	1	0	0	0	0	0	0	0	0	0	0	0	0	0	0	0	1
丙 等	0	0	0	0	0	0	0	0	0	0	0	0	0	0	0	0	0	0	0
未定等	0	0	0	0	0	0	0	0	0	1	1	0	0	3	5	6	6	7	3
一级及未定级	5	7	5	4	6	6	5	6	15	17	18	20	20	19	20	17	21	23	23
妇幼保健院	1	0	0	0	1	1	1	1	1	1	1	2	2	2	2	2	2	2	2
三级	0	0	0	0	0	0	0	0	0	0	1	1	2	2	2	2	2	2	2
甲 等	0	0	0	0	0	0	0	0	0	0	1	1	1	1	1	1	1	1	1
乙 等	0	0	0	0	0	0	0	0	0	0	0	0	1	1	1	1	1	1	1
未定等	0	0	0	0	0	0	0	0	0	0	0	0	0	0	0	0	0	0	0
二级	0	0	0	0	0	1	1	1	0	0	1	1	1	0	0	0	0	0	0
甲 等	0	0	0	0	0	0	0	0	0	0	1	1	1	0	0	0	0	0	0
乙 等	0	0	0	0	0	1	1	1	0	0	0	0	0	0	0	0	0	0	0
丙 等	0	0	0	0	0	0	0	0	0	0	0	0	0	0	0	0	0	0	0
未定等	0	0	0	0	0	0	0	0	0	0	0	0	0	0	0	0	0	0	0
一级及未定级	1	0	0	0	1	0	0	0	1	1	0	0	0	0	0	0	0	0	0
专科疾病防治院	0	0	0	0	0	0	0	0	0	0	0	0	0	0	0	0	0	0	0
护理院	0	0	0	0	0	0	0	0	0	0	0	0	0	0	0	0	0	1	1

表 2-3-8 2002—2020 年成华区医院数、妇保院、专科疾病防治院机构数（按经济类型/等级分）

分 类	2002	2003	2004	2005	2006	2007	2008	2009	2010	2011	2012	2013	2014	2015	2016	2017	2018	2019	2020
总 计	38	34	33	34	36	35	29	31	31	30	29	29	34	37	41	42	47	49	51
按经济类型分																			
公 立	31	30	26	27	26	25	20	20	20	18	18	18	20	19	14	13	12	12	11
民 营	7	4	7	7	10	10	9	11	11	12	11	11	14	18	27	29	35	37	40
按机构等级分																			
三级机构	0	0	0	0	0	0	0	0	1	2	2	2	2	2	2	2	2	2	5
二级机构	10	6	4	0	3	7	7	7	3	3	4	5	5	5	5	5	5	5	8
一级机构	6	5	0	0	0	8	4	5	5	4	4	3	3	2	0	0	0	0	0
未定级	22	23	29	34	33	20	18	19	22	21	19	19	24	28	34	35	40	42	38
按机构类别分																			
综合医院	33	29	27	27	30	29	23	25	25	24	23	24	28	31	33	34	35	35	36
三级	0	0	0	0	0	0	0	0	1	2	2	2	2	2	2	2	2	2	4
甲 等	0	0	0	0	0	0	0	0	0	0	0	0	1	1	1	1	2	2	2
乙 等	0	0	0	0	0	0	0	0	1	2	2	2	1	1	1	1	0	0	1
未定等	0	0	0	0	0	0	0	0	0	0	0	0	0	0	0	0	0	0	1
二级	10	6	4	0	2	7	7	7	3	3	4	4	4	4	4	4	4	4	4
甲 等	3	3	3	0	1	3	4	4	3	3	3	3	3	3	3	3	3	3	2
乙 等	7	1	1	0	1	0	0	0	0	0	1	1	1	1	1	1	1	1	1
丙 等	0	0	0	0	0	0	0	1	0	0	0	0	0	0	0	0	0	0	0
未定等	0	0	0	0	0	2	3	3	0	0	0	0	0	0	0	0	0	0	1
一级及未定级	23	23	23	27	28	22	16	18	21	19	17	18	22	25	27	28	29	29	28
中医医院	4	4	4	4	4	4	4	4	3	3	3	2	2	1	1	1	1	2	2
三级	0	0	0	0	0	0	0	0	0	0	0	0	0	0	0	0	0	0	0
甲 等	0	0	0	0	0	0	0	0	0	0	0	0	0	0	0	0	0	0	0
乙 等	0	0	0	0	0	0	0	0	0	0	0	0	0	0	0	0	0	0	0
未定等	0	0	0	0	0	0	0	0	0	0	0	0	0	0	0	0	0	0	0
二级	0	0	0	0	0	0	0	0	0	0	0	0	0	0	0	0	0	0	0
甲 等	0	0	0	0	0	0	0	0	0	0	0	0	0	0	0	0	0	0	0
乙 等	0	0	0	0	0	0	0	0	0	0	0	0	0	0	0	0	0	0	0
丙 等	0	0	0	0	0	0	0	0	0	0	0	0	0	0	0	0	0	0	0

续表 2-3-8

分　类	2002	2003	2004	2005	2006	2007	2008	2009	2010	2011	2012	2013	2014	2015	2016	2017	2018	2019	2020
未定等	0	0	0	0	0	0	0	0	0	0	0	0	0	0	0	0	0	0	0
一级及未定级	4	4	4	4	4	4	4	4	3	3	3	2	2	1	1	1	1	2	2
专科医院	0	0	1	2	1	1	1	1	2	2	2	2	3	4	6	6	10	11	11
三级	0	0	0	0	0	0	0	0	0	0	0	0	0	0	0	0	0	0	1
甲　等	0	0	0	0	0	0	0	0	0	0	0	0	0	0	0	0	0	0	0
乙　等	0	0	0	0	0	0	0	0	0	0	0	0	0	0	0	0	0	0	0
未定等	0	0	0	0	0	0	0	0	0	0	0	0	0	0	0	0	0	0	1
二级	0	0	0	0	0	0	0	0	0	0	0	0	0	0	0	0	0	0	3
甲　等	0	0	0	0	0	0	0	0	0	0	0	0	0	0	0	0	0	0	0
乙　等	0	0	0	0	0	0	0	0	0	0	0	0	0	0	0	0	0	0	0
丙　等	0	0	0	0	0	0	0	0	0	0	0	0	0	0	0	0	0	0	0
未定等	0	0	0	0	0	0	0	0	0	0	0	0	0	0	0	0	0	0	3
一级及未定级	0	0	1	2	1	1	1	1	2	2	2	2	3	4	6	6	10	11	7
妇幼保健院	1	1	1	1	1	1	1	1	1	1	1	1	1	1	1	1	1	1	1
三级	0	0	0	0	0	0	0	0	0	0	0	0	0	0	0	0	0	0	0
甲　等	0	0	0	0	0	0	0	0	0	0	0	0	0	0	0	0	0	0	0
乙　等	0	0	0	0	0	0	0	0	0	0	0	0	0	0	0	0	0	0	0
未定等	0	0	0	0	0	0	0	0	0	0	0	0	0	0	0	0	0	0	0
二级	0	0	0	0	1	0	0	0	0	0	0	1	1	1	1	1	1	1	1
甲　等	0	0	0	0	0	0	0	0	0	0	0	1	1	1	1	1	1	1	1
乙　等	0	0	0	0	0	0	0	0	0	0	0	0	0	0	0	0	0	0	0
丙　等	0	0	0	0	0	0	0	0	0	0	0	0	0	0	0	0	0	0	0
未定等	0	0	0	0	1	0	0	0	0	0	0	0	0	0	0	0	0	0	0
一级及未定级	1	1	1	1	0	1	1	1	1	1	1	0	0	0	0	0	0	0	0
专科疾病防治院	0	0	0	0	0	0	0	0	0	0	0	0	0	0	0	0	0	0	0
护理院	0	0	0	0	0	0	0	0	0	0	0	0	0	0	0	0	0	0	1

表 2-3-9 　2002—2020 年龙泉驿区医院数、妇保院、专科疾病防治院机构数（按经济类型/等级分）

分　类	2002	2003	2004	2005	2006	2007	2008	2009	2010	2011	2012	2013	2014	2015	2016	2017	2018	2019	2020
总　计	14	15	17	16	17	16	13	15	20	20	24	25	25	25	26	26	24	25	26
按经济类型分																			
公　立	11	10	14	14	14	13	10	11	14	9	9	10	9	9	10	10	10	11	11
民　营	3	5	3	2	3	3	3	4	6	11	15	15	16	16	16	16	14	14	15
按机构等级分																			
三级机构	0	0	0	0	0	0	0	1	0	0	0	0	0	1	1	1	2	2	2
二级机构	4	4	0	5	6	4	3	3	3	4	5	5	5	7	7	7	6	7	6
一级机构	5	8	0	4	3	7	6	7	12	11	12	11	11	9	13	13	11	11	12
未定级	5	3	17	7	8	5	4	4	5	5	7	9	9	8	5	5	5	5	6
按机构类别分																			
综合医院	10	11	13	12	12	11	9	11	15	15	19	21	22	22	23	24	22	23	23
三级	0	0	0	0	0	0	1	0	0	0	0	0	0	0	0	0	1	1	1
甲　等	0	0	0	0	0	0	1	0	0	0	0	0	0	0	0	0	0	0	0
乙　等	0	0	0	0	0	0	0	0	0	0	0	0	0	0	0	0	1	1	1
未定等	0	0	0	0	0	0	0	0	0	0	0	0	0	0	0	0	0	0	0
二级	3	3	0	5	5	3	2	2	2	3	4	4	4	6	6	6	5	6	5
甲　等	1	1	0	4	4	2	2	2	2	2	2	2	2	3	3	3	2	2	3
乙　等	0	2	0	1	1	1	0	0	0	1	2	2	2	2	2	2	2	3	1
丙　等	2	0	0	0	0	0	0	0	0	0	0	0	0	0	0	0	0	0	0
未定等	0	0	0	0	0	0	0	0	0	0	0	0	0	1	1	1	1	1	1
一级及未定级	7	8	13	7	7	8	7	8	13	12	15	17	18	16	17	18	16	16	17
中医医院	1	1	1	1	2	2	1	1	1	1	1	1	1	1	1	1	1	1	1
三级	0	0	0	0	0	0	0	0	0	0	0	0	0	0	0	0	0	0	0
甲　等	0	0	0	0	0	0	0	0	0	0	0	0	0	0	0	0	0	0	0
乙　等	0	0	0	0	0	0	0	0	0	0	0	0	0	0	0	0	0	0	0
未定等	0	0	0	0	0	0	0	0	0	0	0	0	0	0	0	0	0	0	0
二级	1	1	0	0	1	1	1	1	1	1	1	1	1	1	1	1	1	1	1
甲　等	1	1	0	0	1	1	1	1	1	1	1	1	1	1	1	1	1	1	1
乙　等	0	0	0	0	0	0	0	0	0	0	0	0	0	0	0	0	0	0	0
丙　等	0	0	0	0	0	0	0	0	0	0	0	0	0	0	0	0	0	0	0
未定等	0	0	0	0	0	0	0	0	0	0	0	0	0	0	0	0	0	0	0
一级及未定级	0	0	1	1	1	1	0	0	0	0	0	0	0	0	0	0	0	0	0

续表 2-3-9

分　类	2002	2003	2004	2005	2006	2007	2008	2009	2010	2011	2012	2013	2014	2015	2016	2017	2018	2019	2020
专科医院	2	2	2	2	2	2	2	2	3	3	3	2	1	1	1	0	0	0	1
三级	0	0	0	0	0	0	0	0	0	0	0	0	0	0	0	0	0	0	0
甲　等	0	0	0	0	0	0	0	0	0	0	0	0	0	0	0	0	0	0	0
乙　等	0	0	0	0	0	0	0	0	0	0	0	0	0	0	0	0	0	0	0
未定等	0	0	0	0	0	0	0	0	0	0	0	0	0	0	0	0	0	0	0
二级	0	0	0	0	0	0	0	0	0	0	0	0	0	0	0	0	0	0	0
甲　等	0	0	0	0	0	0	0	0	0	0	0	0	0	0	0	0	0	0	0
乙　等	0	0	0	0	0	0	0	0	0	0	0	0	0	0	0	0	0	0	0
丙　等	0	0	0	0	0	0	0	0	0	0	0	0	0	0	0	0	0	0	0
未定等	0	0	0	0	0	0	0	0	0	0	0	0	0	0	0	0	0	0	0
一级及未定级	2	2	2	2	2	2	2	2	3	3	3	2	1	1	1	0	0	0	1
妇幼保健院	1	1	1	1	1	1	1	1	1	1	1	1	1	1	1	1	1	1	1
三级	0	0	0	0	0	0	0	0	0	0	0	0	0	1	1	1	1	1	1
甲　等	0	0	0	0	0	0	0	0	0	0	0	0	0	0	0	0	0	0	0
乙　等	0	0	0	0	0	0	0	0	0	0	0	0	0	1	1	1	1	1	1
未定等	0	0	0	0	0	0	0	0	0	0	0	0	0	0	0	0	0	0	0
二级	0	0	0	0	0	0	0	0	0	0	0	0	0	0	0	0	0	0	0
甲　等	0	0	0	0	0	0	0	0	0	0	0	0	0	0	0	0	0	0	0
乙　等	0	0	0	0	0	0	0	0	0	0	0	0	0	0	0	0	0	0	0
丙　等	0	0	0	0	0	0	0	0	0	0	0	0	0	0	0	0	0	0	0
未定等	0	0	0	0	0	0	0	0	0	0	0	0	0	0	0	0	0	0	0
一级及未定级	1	1	1	1	1	1	1	1	1	1	1	1	1	0	0	0	0	0	0
专科疾病防治院	0	0	0	0	0	0	0	0	0	0	0	0	0	0	0	0	0	0	0
护理院	0	0	0	0	0	0	0	0	0	0	0	0	0	0	0	0	0	0	0

表 2-3-10　2002—2020 年青白江区医院数、妇保院、专科疾病防治院机构数（按经济类型/等级分）

分　类	2002	2003	2004	2005	2006	2007	2008	2009	2010	2011	2012	2013	2014	2015	2016	2017	2018	2019	2020
总　计	7	6	6	6	6	5	5	5	10	10	11	12	12	13	13	12	13	14	14
按经济类型分																			
公　立	7	6	6	6	6	5	5	4	4	4	4	4	4	4	4	3	4	4	4
民　营	0	0	0	0	0	0	0	1	6	6	7	8	8	9	9	9	9	10	10
按机构等级分																			
三级机构	0	0	0	0	0	0	0	0	0	0	0	0	0	0	0	0	2	2	2
二级机构	3	2	1	2	2	3	3	2	2	2	3	3	3	5	5	5	4	4	5
一级机构	4	1	2	1	1	1	1	1	1	3	3	3	3	2	2	0	0	0	0
未定级	0	3	3	3	3	1	1	2	7	5	5	6	6	6	6	7	7	8	7
按机构类别分																			
综合医院	5	4	4	4	4	3	3	3	8	8	8	8	8	9	9	8	8	8	8
三级	0	0	0	0	0	0	0	0	0	0	0	0	0	0	0	0	1	1	1
甲　等	0	0	0	0	0	0	0	0	0	0	0	0	0	0	0	0	0	0	0
乙　等	0	0	0	0	0	0	0	0	0	0	0	0	0	0	0	0	1	1	1
未定等	0	0	0	0	0	0	0	0	0	0	0	0	0	0	0	0	0	0	0
二级	3	2	1	2	2	2	2	2	2	2	2	2	2	2	2	2	2	2	2
甲　等	0	0	1	1	1	1	1	1	1	1	1	1	1	1	1	1	0	0	0
乙　等	3	2	0	1	1	1	1	1	0	0	0	0	0	0	0	0	0	0	1
丙　等	0	0	0	0	0	0	0	0	0	0	0	0	0	0	0	0	0	0	0
未定等	0	0	0	0	0	0	0	0	1	1	1	1	1	1	1	1	2	2	1
一级及未定级	2	2	3	2	2	1	1	1	6	6	6	6	6	7	7	6	5	5	5
中医医院	1	1	1	1	1	1	1	1	1	1	1	1	1	1	1	1	1	1	1
三级	0	0	0	0	0	0	0	0	0	0	0	0	0	0	0	0	0	0	0
甲　等	0	0	0	0	0	0	0	0	0	0	0	0	0	0	0	0	0	0	0
乙　等	0	0	0	0	0	0	0	0	0	0	0	0	0	0	0	0	0	0	0
未定等	0	0	0	0	0	0	0	0	0	0	0	0	0	0	0	0	0	0	0
二级	0	0	0	0	0	1	1	0	0	0	1	1	1	1	1	1	1	1	1
甲　等	0	0	0	0	0	0	0	0	0	0	0	0	0	1	1	1	1	1	1
乙　等	0	0	0	0	0	0	0	0	0	0	1	1	1	0	0	0	0	0	0
丙　等	0	0	0	0	0	0	0	0	0	0	0	0	0	0	0	0	0	0	0
未定等	0	0	0	0	0	0	0	0	0	0	0	0	0	0	0	0	0	0	0
一级及未定级	1	1	1	1	1	1	0	0	1	1	1	0	0	0	0	0	0	0	0

续表 2-3-10

分 类	2002	2003	2004	2005	2006	2007	2008	2009	2010	2011	2012	2013	2014	2015	2016	2017	2018	2019	2020
专科医院	0	0	0	0	0	0	0	0	0	0	1	2	2	2	2	2	2	4	4
三级	0	0	0	0	0	0	0	0	0	0	0	0	0	0	0	0	0	0	0
甲　等	0	0	0	0	0	0	0	0	0	0	0	0	0	0	0	0	0	0	0
乙　等	0	0	0	0	0	0	0	0	0	0	0	0	0	0	0	0	0	0	0
未定等	0	0	0	0	0	0	0	0	0	0	0	0	0	0	0	0	0	0	0
二级	0	0	0	0	0	0	0	0	0	0	0	0	0	1	1	1	1	1	2
甲　等	0	0	0	0	0	0	0	0	0	0	0	0	0	0	0	0	0	0	0
乙　等	0	0	0	0	0	0	0	0	0	0	0	0	0	0	0	0	0	0	0
丙　等	0	0	0	0	0	0	0	0	0	0	0	0	0	0	0	0	0	0	0
未定等	0	0	0	0	0	0	0	0	0	0	0	0	0	1	1	1	1	1	2
一级及未定级	0	0	0	0	0	0	0	0	0	0	1	2	2	1	1	1	1	3	2
妇幼保健院	1	1	1	1	1	1	1	1	1	1	1	1	1	1	1	1	1	1	1
三级	0	0	0	0	0	0	0	0	0	0	0	0	0	0	0	0	1	1	1
甲　等	0	0	0	0	0	0	0	0	0	0	0	0	0	0	0	0	0	0	0
乙　等	0	0	0	0	0	0	0	0	0	0	0	0	0	0	0	0	1	1	1
未定等	0	0	0	0	0	0	0	0	0	0	0	0	0	0	0	0	0	0	0
二级	0	0	0	0	0	0	0	0	0	0	0	0	0	1	1	1	0	0	0
甲　等	0	0	0	0	0	0	0	0	0	0	0	0	0	1	1	1	0	0	0
乙　等	0	0	0	0	0	0	0	0	0	0	0	0	0	0	0	0	0	0	0
丙　等	0	0	0	0	0	0	0	0	0	0	0	0	0	0	0	0	0	0	0
未定等	0	0	0	0	0	0	0	0	0	0	0	0	0	0	0	0	0	0	0
一级及未定级	1	1	1	1	1	1	1	1	1	1	1	1	1	0	0	0	0	0	0
专科疾病防治院	0	0	0	0	0	0	0	0	0	0	0	0	0	0	0	0	1	0	0
护理院	0	0	0	0	0	0	0	0	0	0	0	0	0	0	0	0	0	0	0

表 2-3-11　2002—2020 年新都区医院数、妇保院、专科疾病防治院机构数（按经济类型/等级分）

分类	2002	2003	2004	2005	2006	2007	2008	2009	2010	2011	2012	2013	2014	2015	2016	2017	2018	2019	2020
总　计	16	15	13	12	13	15	15	20	16	17	17	19	23	23	27	27	26	26	26
按经济类型分																			
公　立	16	15	13	11	12	11	10	10	6	6	6	6	7	7	9	9	9	9	9
民　营	0	0	0	1	1	4	5	10	10	11	11	13	16	16	18	18	17	17	17
按机构等级分																			
三级机构	0	0	0	0	1	1	1	1	1	1	1	3	3	3	4	4	4	4	4
二级机构	3	3	2	3	3	3	3	4	4	5	5	5	6	6	5	6	6	6	6
一级机构	4	2	1	1	1	4	4	9	8	8	8	9	10	10	10	10	9	8	13
未定级	9	10	10	8	8	7	7	6	3	3	3	2	4	4	8	7	7	8	3
按机构类别分																			
综合医院	13	12	10	10	11	13	13	18	13	14	14	15	18	18	20	20	19	18	19
三级	0	0	0	0	1	1	1	1	1	1	1	1	1	1	2	2	2	2	2
甲　等	0	0	0	0	1	1	1	1	1	1	1	1	1	1	1	1	1	1	1
乙　等	0	0	0	0	0	0	0	0	0	0	0	0	0	0	1	1	1	1	1
未定等	0	0	0	0	0	0	0	0	0	0	0	0	0	0	0	0	0	0	0
二级	2	2	1	2	2	2	2	3	2	2	2	4	5	5	4	5	5	5	5
甲　等	1	1	1	2	2	2	2	2	2	2	2	2	2	2	1	2	2	2	3
乙　等	1	1	0	0	0	0	0	1	0	0	0	0	0	1	2	2	2	3	2
丙　等	0	0	0	0	0	0	0	0	0	0	0	0	0	0	0	0	0	0	0
未定等	0	0	0	0	0	0	0	0	0	0	0	0	3	2	1	1	1	0	0
一级及未定级	11	10	9	8	8	10	10	14	10	11	11	10	12	12	14	13	12	11	12
中医医院	2	2	2	1	1	1	1	1	1	1	1	1	1	1	1	1	1	2	2
三级	0	0	0	0	0	0	0	0	0	0	0	1	1	1	1	1	1	1	1
甲　等	0	0	0	0	0	0	0	0	0	0	0	0	0	0	0	0	0	1	1
乙　等	0	0	0	0	0	0	0	0	0	0	0	1	1	1	1	1	1	0	0
未定等	0	0	0	0	0	0	0	0	0	0	0	0	0	0	0	0	0	0	0
二级	1	1	1	1	1	1	1	1	1	1	1	1	0	0	0	0	0	0	0
甲　等	1	1	1	1	1	1	1	1	1	1	1	1	0	0	0	0	0	0	0
乙　等	0	0	0	0	0	0	0	0	0	0	0	0	0	0	0	0	0	0	0
丙　等	0	0	0	0	0	0	0	0	0	0	0	0	0	0	0	0	0	0	0
未定等	0	0	0	0	0	0	0	0	0	0	0	0	0	0	0	0	0	0	0
一级及未定级	1	1	1	0	0	0	0	0	0	0	0	0	0	0	0	0	0	1	1

续表 2-3-11

分 类	2002	2003	2004	2005	2006	2007	2008	2009	2010	2011	2012	2013	2014	2015	2016	2017	2018	2019	2020
专科医院	0	0	0	0	0	0	0	0	1	1	1	2	3	3	5	5	5	5	4
三级	0	0	0	0	0	0	0	0	0	0	0	0	0	0	0	0	0	0	0
甲　等	0	0	0	0	0	0	0	0	0	0	0	0	0	0	0	0	0	0	0
乙　等	0	0	0	0	0	0	0	0	0	0	0	0	0	0	0	0	0	0	0
未定等	0	0	0	0	0	0	0	0	0	0	0	0	0	0	0	0	0	0	0
二级	0	0	0	0	0	0	0	0	1	1	1	1	1	1	1	1	1	1	1
甲　等	0	0	0	0	0	0	0	0	0	0	0	0	0	0	0	0	0	0	0
乙　等	0	0	0	0	0	0	0	0	0	0	0	0	0	0	0	0	0	0	0
丙　等	0	0	0	0	0	0	0	0	0	0	0	0	0	0	0	0	0	0	0
未定等	0	0	0	0	0	0	0	0	1	1	1	1	1	1	1	1	1	1	1
一级及未定级	0	0	0	0	0	0	0	0	0	0	0	1	2	2	4	4	4	4	3
妇幼保健院	1	1	1	1	1	1	1	1	1	1	1	1	1	1	1	1	1	1	1
三级	0	0	0	0	0	0	0	0	0	0	0	1	1	1	1	1	1	1	1
甲　等	0	0	0	0	0	0	0	0	0	0	0	0	0	0	0	0	0	0	0
乙　等	0	0	0	0	0	0	0	0	0	0	0	1	1	1	1	1	1	1	1
未定等	0	0	0	0	0	0	0	0	0	0	0	0	0	0	0	0	0	0	0
二级	0	0	0	0	0	0	0	0	0	1	1	0	0	0	0	0	0	0	0
甲　等	0	0	0	0	0	0	0	0	0	1	1	0	0	0	0	0	0	0	0
乙　等	0	0	0	0	0	0	0	0	0	0	0	0	0	0	0	0	0	0	0
丙　等	0	0	0	0	0	0	0	0	0	0	0	0	0	0	0	0	0	0	0
未定等	0	0	0	0	0	0	0	0	0	0	0	0	0	0	0	0	0	0	0
一级及未定级	1	1	1	1	1	1	1	1	1	0	0	0	0	0	0	0	0	0	0
专科疾病防治院	0	0	0	0	0	0	0	0	0	0	0	0	0	0	0	0	0	0	0
护理院	0	0	0	0	0	0	0	0	0	0	0	0	0	0	0	0	0	0	0

表 2-3-12　2002—2020 年温江区医院数、妇保院、专科疾病防治院机构数（按经济类型/等级分）

分　类	2002	2003	2004	2005	2006	2007	2008	2009	2010	2011	2012	2013	2014	2015	2016	2017	2018	2019	2020
总　计	7	7	7	8	9	9	9	9	10	10	13	14	16	22	23	22	25	27	27
按经济类型分																			
公　立	7	7	7	7	6	6	6	6	7	7	7	7	7	8	6	7	8	8	8
民　营	0	0	0	1	3	3	3	3	3	3	6	7	9	14	17	15	17	19	19
按机构等级分																			
三级机构	0	0	0	0	0	0	0	1	1	1	1	1	1	1	2	3	3	4	4
二级机构	4	3	5	5	4	4	4	3	2	2	3	3	3	3	3	2	2	2	2
一级机构	0	0	1	1	1	1	1	1	1	1	0	0	0	0	0	0	0	0	0
未定级	3	4	1	2	4	4	4	4	6	6	9	10	12	18	18	17	20	21	21
按机构类别分																			
综合医院	5	5	5	6	7	7	7	7	8	8	10	11	13	17	18	17	19	20	20
三级	0	0	0	0	0	0	0	1	1	1	1	1	1	1	2	2	2	3	3
甲　等	0	0	0	0	0	0	0	0	0	0	1	1	1	1	1	1	1	1	1
乙　等	0	0	0	0	0	0	0	1	1	1	0	0	0	0	1	1	1	1	1
未定等	0	0	0	0	0	0	0	0	0	0	0	0	0	0	0	0	0	1	1
二级	3	2	4	4	3	3	3	2	1	1	1	1	1	1	0	0	0	0	0
甲　等	1	1	2	2	2	2	2	1	1	1	1	1	1	1	0	0	0	0	0
乙　等	2	1	2	2	1	1	1	1	0	0	0	0	0	0	0	0	0	0	0
丙　等	0	0	0	0	0	0	0	0	0	0	0	0	0	0	0	0	0	0	0
未定等	0	0	0	0	0	0	0	0	0	0	0	0	0	0	0	0	0	0	0
一级及未定级	2	3	1	2	4	4	4	4	6	6	8	9	11	15	16	15	17	17	17
中医医院	1	1	1	1	1	1	1	1	1	1	1	1	1	1	1	1	1	1	1
三级	0	0	0	0	0	0	0	0	0	0	0	0	0	0	0	0	0	0	0
甲　等	0	0	0	0	0	0	0	0	0	0	0	0	0	0	0	0	0	0	0
乙　等	0	0	0	0	0	0	0	0	0	0	0	0	0	0	0	0	0	0	0
未定等	0	0	0	0	0	0	0	0	0	0	0	0	0	0	0	0	0	0	0
二级	1	1	1	1	1	1	1	1	1	1	1	1	1	1	1	1	1	1	1
甲　等	0	0	0	0	0	0	0	0	0	0	0	0	1	1	1	1	1	1	1
乙　等	1	1	1	1	1	1	1	1	1	1	1	1	0	0	0	0	0	0	0
丙　等	0	0	0	0	0	0	0	0	0	0	0	0	0	0	0	0	0	0	0
未定等	0	0	0	0	0	0	0	0	0	0	0	0	0	0	0	0	0	0	0
一级及未定级	0	0	0	0	0	0	0	0	0	0	0	0	0	0	0	0	0	0	0

续表 2-3-12

分 类	2002	2003	2004	2005	2006	2007	2008	2009	2010	2011	2012	2013	2014	2015	2016	2017	2018	2019	2020
专科医院	0	0	0	0	0	0	0	0	0	0	1	1	1	3	3	3	4	5	5
三级	0	0	0	0	0	0	0	0	0	0	0	0	0	0	0	0	0	0	0
甲 等	0	0	0	0	0	0	0	0	0	0	0	0	0	0	0	0	0	0	0
乙 等	0	0	0	0	0	0	0	0	0	0	0	0	0	0	0	0	0	0	0
未定等	0	0	0	0	0	0	0	0	0	0	0	0	0	0	0	0	0	0	0
二级	0	0	0	0	0	0	0	0	0	0	0	0	0	0	1	1	1	1	1
甲 等	0	0	0	0	0	0	0	0	0	0	0	0	0	0	1	1	1	1	1
乙 等	0	0	0	0	0	0	0	0	0	0	0	0	0	0	0	0	0	0	0
丙 等	0	0	0	0	0	0	0	0	0	0	0	0	0	0	0	0	0	0	0
未定等	0	0	0	0	0	0	0	0	0	0	0	0	0	0	0	0	0	0	0
一级及未定级	0	0	0	0	0	0	0	0	0	0	1	1	1	3	2	2	3	4	4
妇幼保健院	1	1	1	1	1	1	1	1	1	1	1	1	1	1	1	1	1	1	1
三级	0	0	0	0	0	0	0	0	0	0	0	0	0	0	0	1	1	1	1
甲 等	0	0	0	0	0	0	0	0	0	0	0	0	0	0	0	0	0	0	0
乙 等	0	0	0	0	0	0	0	0	0	0	0	0	0	0	0	1	1	1	1
未定等	0	0	0	0	0	0	0	0	0	0	0	0	0	0	0	0	0	0	0
二级	0	0	0	0	0	0	0	0	0	0	1	1	1	1	1	0	0	0	0
甲 等	0	0	0	0	0	0	0	0	0	0	1	1	1	1	1	0	0	0	0
乙 等	0	0	0	0	0	0	0	0	0	0	0	0	0	0	0	0	0	0	0
丙 等	0	0	0	0	0	0	0	0	0	0	0	0	0	0	0	0	0	0	0
未定等	0	0	0	0	0	0	0	0	0	0	0	0	0	0	0	0	0	0	0
一级及未定级	1	1	1	1	1	1	1	1	1	1	0	0	0	0	0	0	0	0	0
专科疾病防治院	0	0	0	0	0	0	0	0	0	0	0	0	0	0	0	0	0	0	0
护理院	0	0	0	0	0	0	0	0	0	0	0	0	0	0	0	0	0	0	0

表 2-3-13　2002—2020 年双流区医院数、妇保院、专科疾病防治院机构数（按经济类型/等级分）

分　类	2002	2003	2004	2005	2006	2007	2008	2009	2010	2011	2012	2013	2014	2015	2016	2017	2018	2019	2020
总　计	13	10	9	7	9	16	16	16	19	20	20	35	40	42	28	30	29	28	28
按经济类型分																			
公　立	13	10	9	7	9	11	10	9	9	9	9	9	9	9	7	8	7	7	8
民　营	0	0	0	0	0	5	6	7	10	11	11	26	31	33	21	22	22	21	20
按机构等级分																			
三级机构	0	0	0	0	0	0	0	0	0	1	2	3	4	4	3	3	3	3	5
二级机构	3	4	0	0	3	5	5	5	4	3	3	2	2	3	2	2	2	2	3
一级机构	2	2	0	0	1	2	2	1	1	1	0	0	3	12	10	10	9	9	16
未定级	8	4	9	7	5	9	9	10	14	15	15	30	31	23	13	15	15	14	4
按机构类别分																			
综合医院	10	7	6	3	6	12	12	13	14	15	15	24	28	29	19	21	19	18	19
三级	0	0	0	0	0	0	0	0	0	1	2	2	2	2	1	1	1	1	3
甲　等	0	0	0	0	0	0	0	0	0	0	0	0	0	0	0	0	0	0	0
乙　等	0	0	0	0	0	0	0	0	0	1	2	2	2	2	1	1	1	1	3
未定等	0	0	0	0	0	0	0	0	0	0	0	0	0	0	0	0	0	0	0
二级	2	3	0	0	2	4	4	4	3	2	1	1	2	3	2	2	2	2	2
甲　等	0	2	0	0	2	3	3	3	3	2	1	1	1	1	0	1	1	1	0
乙　等	2	1	0	0	0	0	0	0	0	0	0	0	0	0	0	0	0	0	0
丙　等	0	0	0	0	0	0	0	0	0	0	0	0	0	0	0	0	0	0	0
未定等	0	0	0	0	0	1	1	1	0	0	0	0	1	2	2	1	1	1	2
一级及未定级	8	4	6	3	4	8	8	9	11	12	12	21	24	24	16	18	16	15	14
中医医院	2	2	2	3	2	2	2	1	1	1	1	1	2	3	2	2	3	3	3
三级	0	0	0	0	0	0	0	0	0	0	0	1	1	1	1	1	1	1	1
甲　等	0	0	0	0	0	0	0	0	0	0	0	0	0	0	0	0	0	1	1
乙　等	0	0	0	0	0	0	0	0	0	0	0	1	1	1	1	1	1	0	0
未定等	0	0	0	0	0	0	0	0	0	0	0	0	0	0	0	0	0	0	0
二级	1	1	0	0	1	1	1	1	1	1	1	0	0	0	0	0	0	0	0
甲　等	0	0	0	0	1	1	1	1	1	1	1	0	0	0	0	0	0	0	0
乙　等	1	1	0	0	0	0	0	0	0	0	0	0	0	0	0	0	0	0	0
丙　等	0	0	0	0	0	0	0	0	0	0	0	0	0	0	0	0	0	0	0
未定等	0	0	0	0	0	0	0	0	0	0	0	0	0	0	0	0	0	0	0
一级及未定级	1	1	2	3	1	1	1	0	0	0	0	0	1	2	1	1	2	2	2

分 类	2002	2003	2004	2005	2006	2007	2008	2009	2010	2011	2012	2013	2014	2015	2016	2017	2018	2019	2020
专科医院	0	0	0	0	0	1	1	1	3	3	3	9	9	9	6	5	5	5	5
三级	0	0	0	0	0	0	0	0	0	0	0	0	0	0	0	0	0	0	0
甲 等	0	0	0	0	0	0	0	0	0	0	0	0	0	0	0	0	0	0	0
乙 等	0	0	0	0	0	0	0	0	0	0	0	0	0	0	0	0	0	0	0
未定等	0	0	0	0	0	0	0	0	0	0	0	0	0	0	0	0	0	0	0
二级	0	0	0	0	0	0	0	0	0	0	0	0	0	0	0	0	0	0	1
甲 等	0	0	0	0	0	0	0	0	0	0	0	0	0	0	0	0	0	0	0
乙 等	0	0	0	0	0	0	0	0	0	0	0	0	0	0	0	0	0	0	0
丙 等	0	0	0	0	0	0	0	0	0	0	0	0	0	0	0	0	0	0	0
未定等	0	0	0	0	0	0	0	0	0	0	0	0	0	0	0	0	0	0	1
一级及未定级	0	0	0	0	0	1	1	1	3	3	3	9	9	9	6	5	5	5	4
妇幼保健院	1	1	1	1	1	1	1	1	1	1	1	1	1	1	1	1	1	1	1
三级	0	0	0	0	0	0	0	0	0	0	0	0	1	1	1	1	1	1	1
甲 等	0	0	0	0	0	0	0	0	0	0	0	0	0	0	0	0	0	0	0
乙 等	0	0	0	0	0	0	0	0	0	0	0	0	1	1	1	1	1	1	1
未定等	0	0	0	0	0	0	0	0	0	0	0	0	0	0	0	0	0	0	0
二级	0	0	0	0	0	0	0	0	0	0	1	1	0	0	0	0	0	0	0
甲 等	0	0	0	0	0	0	0	0	0	0	1	1	0	0	0	0	0	0	0
乙 等	0	0	0	0	0	0	0	0	0	0	0	0	0	0	0	0	0	0	0
丙 等	0	0	0	0	0	0	0	0	0	0	0	0	0	0	0	0	0	0	0
未定等	0	0	0	0	0	0	0	0	0	0	0	0	0	0	0	0	0	0	0
一级及未定级	1	1	1	1	1	1	1	1	1	1	0	0	0	0	0	0	0	0	0
专科疾病防治院	0	0	0	0	0	0	0	0	0	0	0	0	0	0	0	0	0	0	0
护理院	0	0	0	0	0	0	0	0	0	0	0	0	0	0	0	0	1	1	0

表 2-3-14　2002—2020 年郫都区医院数、妇保院、专科疾病防治院机构数（按经济类型/等级分）

分　类	2002	2003	2004	2005	2006	2007	2008	2009	2010	2011	2012	2013	2014	2015	2016	2017	2018	2019	2020
总　计	8	8	8	9	9	9	9	9	9	17	20	21	21	20	19	21	20	21	23
按经济类型分																			
公　立	8	8	8	9	9	9	7	7	7	9	8	8	8	9	8	6	6	6	6
民　营	0	0	0	0	0	0	2	2	2	8	12	13	13	11	11	15	14	15	17
按机构等级分																			
三级机构	0	0	0	0	0	0	0	0	0	0	0	1	2	2	3	3	3	3	3
二级机构	3	2	4	5	5	5	5	5	5	5	5	4	5	5	4	4	4	4	4
一级机构	1	2	1	3	3	1	1	1	1	2	2	2	0	0	0	0	0	0	0
未定级	4	4	3	1	1	3	3	3	3	10	13	14	14	13	12	14	13	14	16
按机构类别分																			
综合医院	6	6	6	6	6	6	6	6	6	13	16	17	17	16	15	17	16	17	17
三级	0	0	0	0	0	0	0	0	0	0	0	0	1	1	1	1	1	1	1
甲　等	0	0	0	0	0	0	0	0	0	0	0	0	0	0	0	0	0	0	1
乙　等	0	0	0	0	0	0	0	0	0	0	0	0	1	1	1	1	1	1	0
未定等	0	0	0	0	0	0	0	0	0	0	0	0	0	0	0	0	0	0	0
二级	2	1	3	4	4	4	4	4	4	4	4	4	3	3	3	3	3	3	3
甲　等	2	1	1	2	2	2	2	2	2	2	2	2	1	1	1	1	2	2	2
乙　等	0	0	2	2	2	2	2	2	2	2	2	2	2	2	2	2	1	1	1
丙　等	0	0	0	0	0	0	0	0	0	0	0	0	0	0	0	0	0	0	0
未定等	0	0	0	0	0	0	0	0	0	0	0	0	0	0	0	0	0	0	0
一级及未定级	4	5	3	2	2	2	2	2	2	9	12	13	13	12	11	13	12	13	13
中医医院	1	1	1	1	1	1	1	1	1	1	1	2	2	2	2	2	2	2	2
三级	0	0	0	0	0	0	0	0	0	0	0	0	1	1	1	1	1	1	1
甲　等	0	0	0	0	0	0	0	0	0	0	0	0	0	0	0	0	0	1	1
乙　等	0	0	0	0	0	0	0	0	0	0	0	1	1	1	1	1	1	0	0
未定等	0	0	0	0	0	0	0	0	0	0	0	0	0	0	0	0	0	0	0
二级	1	1	1	1	1	1	1	1	1	1	1	1	0	1	1	1	1	1	1
甲　等	1	1	1	1	1	1	1	1	1	1	1	1	1	1	1	1	1	1	1
乙　等	0	0	0	0	0	0	0	0	0	0	0	0	0	0	0	0	0	0	0
丙　等	0	0	0	0	0	0	0	0	0	0	0	0	0	0	0	0	0	0	0
未定等	0	0	0	0	0	0	0	0	0	0	0	0	0	0	0	0	0	0	0
一级及未定级	0	0	0	0	0	0	0	0	0	0	0	1	0	0	0	0	0	0	0

续表 2-3-14

分　类	2002	2003	2004	2005	2006	2007	2008	2009	2010	2011	2012	2013	2014	2015	2016	2017	2018	2019	2020
专科医院	0	0	0	1	1	1	1	1	1	2	2	1	1	1	1	1	1	1	3
三级	0	0	0	0	0	0	0	0	0	0	0	0	0	0	0	0	0	0	0
甲　等	0	0	0	0	0	0	0	0	0	0	0	0	0	0	0	0	0	0	0
乙　等	0	0	0	0	0	0	0	0	0	0	0	0	0	0	0	0	0	0	0
未定等	0	0	0	0	0	0	0	0	0	0	0	0	0	0	0	0	0	0	0
二级	0	0	0	0	0	0	0	0	0	0	0	0	0	0	0	0	0	0	0
甲　等	0	0	0	0	0	0	0	0	0	0	0	0	0	0	0	0	0	0	0
乙　等	0	0	0	0	0	0	0	0	0	0	0	0	0	0	0	0	0	0	0
丙　等	0	0	0	0	0	0	0	0	0	0	0	0	0	0	0	0	0	0	0
未定等	0	0	0	0	0	0	0	0	0	0	0	0	0	0	0	0	0	0	0
一级及未定级	0	0	0	1	1	1	1	1	1	2	2	1	1	1	1	1	1	1	3
妇幼保健院	1	1	1	1	1	1	1	1	1	1	1	1	1	1	1	1	1	1	1
三级	0	0	0	0	0	0	0	0	0	0	0	0	0	0	1	1	1	1	1
甲　等	0	0	0	0	0	0	0	0	0	0	0	0	0	0	0	0	0	0	0
乙　等	0	0	0	0	0	0	0	0	0	0	0	0	0	0	1	1	1	1	1
未定等	0	0	0	0	0	0	0	0	0	0	0	0	0	0	0	0	0	0	0
二级	0	0	0	0	0	0	0	0	0	0	0	1	1	0	0	0	0	0	0
甲　等	0	0	0	0	0	0	0	0	0	0	0	1	1	0	0	0	0	0	0
乙　等	0	0	0	0	0	0	0	0	0	0	0	0	0	0	0	0	0	0	0
丙　等	0	0	0	0	0	0	0	0	0	0	0	0	0	0	0	0	0	0	0
未定等	0	0	0	0	0	0	0	0	0	0	0	0	0	0	0	0	0	0	0
一级及未定级	1	1	1	1	1	1	1	1	1	1	1	0	0	0	0	0	0	0	0
专科疾病防治院	0	0	0	0	0	0	0	0	0	0	0	0	0	0	0	0	0	0	0
护理院	0	0	0	0	0	0	0	0	0	0	0	0	0	0	0	0	0	0	0

表 2-3-15 2002—2020 年新津区医院数、妇保院、专科疾病防治院机构数（按经济类型/等级分）

分　类	2002	2003	2004	2005	2006	2007	2008	2009	2010	2011	2012	2013	2014	2015	2016	2017	2018	2019	2020
总　　计	4	4	7	7	7	7	7	7	7	9	9	9	9	9	9	9	10	11	11	11
按经济类型分																			
公　立	4	4	4	4	4	4	4	4	4	4	4	4	4	4	4	4	4	4	4
民　营	0	0	3	3	3	3	3	3	3	5	5	5	5	5	5	6	7	7	7
按机构等级分																			
三级机构	0	0	0	0	0	0	0	0	0	0	0	0	0	0	0	0	0	0	1
二级机构	2	2	2	2	2	2	2	2	2	2	2	2	3	4	4	4	5	5	6
一级机构	0	1	1	2	2	2	2	2	2	2	2	3	2	1	1	1	0	0	3
未定级	2	1	4	3	3	3	3	3	3	5	5	4	4	4	4	4	6	6	1
按机构类别分																			
综合医院	1	1	4	4	4	4	4	4	4	6	6	6	6	6	6	6	6	6	6
三级	0	0	0	0	0	0	0	0	0	0	0	0	0	0	0	0	0	0	0
甲　等	0	0	0	0	0	0	0	0	0	0	0	0	0	0	0	0	0	0	0
乙　等	0	0	0	0	0	0	0	0	0	0	0	0	0	0	0	0	0	0	0
未定等	0	0	0	0	0	0	0	0	0	0	0	0	0	0	0	0	0	0	0
二级	1	1	1	1	1	1	1	1	1	1	1	1	2	2	2	2	2	2	3
甲　等	0	0	0	0	0	0	0	0	1	1	1	1	1	1	1	1	1	1	1
乙　等	1	1	1	1	1	1	1	1	0	0	0	0	1	1	1	1	1	1	2
丙　等	0	0	0	0	0	0	0	0	0	0	0	0	0	0	0	0	0	0	0
未定等	0	0	0	0	0	0	0	0	0	0	0	1	1	0	0	0	0	0	0
一级及未定级	0	0	3	3	3	3	3	3	3	5	5	5	4	4	4	4	4	4	3
中医医院	1	1	1	1	1	1	1	1	1	1	1	1	1	1	1	1	1	1	1
三级	0	0	0	0	0	0	0	0	0	0	0	0	0	0	0	0	0	0	1
甲　等	0	0	0	0	0	0	0	0	0	0	0	0	0	0	0	0	0	0	0
乙　等	0	0	0	0	0	0	0	0	0	0	0	0	0	0	0	0	0	0	1
未定等	0	0	0	0	0	0	0	0	0	0	0	0	0	0	0	0	0	0	0
二级	1	1	1	1	1	1	1	1	1	1	1	1	1	1	1	1	1	1	0
甲　等	0	0	0	1	1	0	0	0	0	0	0	1	1	1	1	1	1	1	0
乙　等	1	1	1	0	0	1	1	1	1	1	1	0	0	0	0	0	0	0	0
丙　等	0	0	0	0	0	0	0	0	0	0	0	0	0	0	0	0	0	0	0

续表 2-3-15

分 类	2002	2003	2004	2005	2006	2007	2008	2009	2010	2011	2012	2013	2014	2015	2016	2017	2018	2019	2020
未定等	0	0	0	0	0	0	0	0	0	0	0	0	0	0	0	0	0	0	0
一级及未定级	0	0	0	0	0	0	0	0	0	0	0	0	0	0	0	0	0	0	0
专科医院	1	1	1	1	1	1	1	1	1	1	1	1	1	1	1	2	3	3	3
三级	0	0	0	0	0	0	0	0	0	0	0	0	0	0	0	0	0	0	0
甲　等	0	0	0	0	0	0	0	0	0	0	0	0	0	0	0	0	0	0	0
乙　等	0	0	0	0	0	0	0	0	0	0	0	0	0	0	0	0	0	0	0
未定等	0	0	0	0	0	0	0	0	0	0	0	0	0	0	0	0	0	0	0
二级	0	0	0	0	0	0	0	0	0	0	0	0	0	0	0	0	1	1	2
甲　等	0	0	0	0	0	0	0	0	0	0	0	0	0	0	0	0	0	0	0
乙　等	0	0	0	0	0	0	0	0	0	0	0	0	0	0	0	0	1	1	1
丙　等	0	0	0	0	0	0	0	0	0	0	0	0	0	0	0	0	0	0	0
未定等	0	0	0	0	0	0	0	0	0	0	0	0	0	0	0	0	0	0	1
一级及未定级	1	1	1	1	1	1	1	1	1	1	1	1	1	1	1	2	2	2	1
妇幼保健院	1	1	1	1	1	1	1	1	1	1	1	1	1	1	1	1	1	1	1
三级	0	0	0	0	0	0	0	0	0	0	0	0	0	0	0	0	0	0	0
甲　等	0	0	0	0	0	0	0	0	0	0	0	0	0	0	0	0	0	0	0
乙　等	0	0	0	0	0	0	0	0	0	0	0	0	0	0	0	0	0	0	0
未定等	0	0	0	0	0	0	0	0	0	0	0	0	0	0	0	0	0	0	0
二级	0	0	0	0	0	0	0	0	0	0	0	0	1	1	1	1	1	1	1
甲　等	0	0	0	0	0	0	0	0	0	0	0	0	1	1	1	1	1	1	1
乙　等	0	0	0	0	0	0	0	0	0	0	0	0	0	0	0	0	0	0	0
丙　等	0	0	0	0	0	0	0	0	0	0	0	0	0	0	0	0	0	0	0
未定等	0	0	0	0	0	0	0	0	0	0	0	0	0	0	0	0	0	0	0
一级及未定级	1	1	1	1	1	1	1	1	1	1	1	1	0	0	0	0	0	0	0
专科疾病防治院	0	0	0	0	0	0	0	0	0	0	0	0	0	0	0	0	0	0	0
护理院	0	0	0	0	0	0	0	0	0	0	0	0	0	0	0	0	0	0	0

表 2-3-16　2002—2020 年简阳市医院数、妇保院、专科疾病防治院机构数（按经济类型/等级分）

分 类	2002	2003	2004	2005	2006	2007	2008	2009	2010	2011	2012	2013	2014	2015	2016	2017	2018	2019	2020
总　计	—	—	—	—	—	—	—	—	—	—	—	—	—	—	21	19	17	17	13
按经济类型分																			
公　立	—	—	—	—	—	—	—	—	—	—	—	—	—	—	7	6	4	4	3
民　营	—	—	—	—	—	—	—	—	—	—	—	—	—	—	14	13	13	13	10
按机构等级分																			
三级机构	—	—	—	—	—	—	—	—	—	—	—	—	—	—	2	2	2	2	2
二级机构	—	—	—	—	—	—	—	—	—	—	—	—	—	—	5	4	2	2	3
一级机构	—	—	—	—	—	—	—	—	—	—	—	—	—	—	4	3	2	2	1
未定级	—	—	—	—	—	—	—	—	—	—	—	—	—	—	10	10	11	11	7
按机构类别分																			
综合医院	—	—	—	—	—	—	—	—	—	—	—	—	—	—	17	15	11	11	7
三级	—	—	—	—	—	—	—	—	—	—	—	—	—	—	1	1	1	1	1
甲　等	—	—	—	—	—	—	—	—	—	—	—	—	—	—	1	1	1	1	1
乙　等	—	—	—	—	—	—	—	—	—	—	—	—	—	—	0	0	0	0	0
未定等	—	—	—	—	—	—	—	—	—	—	—	—	—	—	0	0	0	0	0
二级	—	—	—	—	—	—	—	—	—	—	—	—	—	—	4	3	1	1	1
甲　等	—	—	—	—	—	—	—	—	—	—	—	—	—	—	2	2	1	1	1
乙　等	—	—	—	—	—	—	—	—	—	—	—	—	—	—	2	1	0	0	0
丙　等	—	—	—	—	—	—	—	—	—	—	—	—	—	—	0	0	0	0	0
未定等	—	—	—	—	—	—	—	—	—	—	—	—	—	—	0	0	0	0	0
一级及未定级	—	—	—	—	—	—	—	—	—	—	—	—	—	—	12	11	9	9	5
中医医院	—	—	—	—	—	—	—	—	—	—	—	—	—	—	1	1	1	1	1
三级	—	—	—	—	—	—	—	—	—	—	—	—	—	—	1	1	1	1	1
甲　等	—	—	—	—	—	—	—	—	—	—	—	—	—	—	0	0	0	1	1
乙　等	—	—	—	—	—	—	—	—	—	—	—	—	—	—	1	1	1	0	0
未定等	—	—	—	—	—	—	—	—	—	—	—	—	—	—	0	0	0	0	0
二级	—	—	—	—	—	—	—	—	—	—	—	—	—	—	0	0	0	0	0
甲　等	—	—	—	—	—	—	—	—	—	—	—	—	—	—	0	0	0	0	0
乙　等	—	—	—	—	—	—	—	—	—	—	—	—	—	—	0	0	0	0	0
丙　等	—	—	—	—	—	—	—	—	—	—	—	—	—	—	0	0	0	0	0

续表 2-3-16

分 类	2002	2003	2004	2005	2006	2007	2008	2009	2010	2011	2012	2013	2014	2015	2016	2017	2018	2019	2020
未定等	—	—	—	—	—	—	—	—	—	—	—	—	—	—	0	0	0	0	0
一级及未定级	—	—	—	—	—	—	—	—	—	—	—	—	—	—	0	0	0	0	0
专科医院	—	—	—	—	—	—	—	—	—	—	—	—	—	—	2	2	4	4	4
三级	—	—	—	—	—	—	—	—	—	—	—	—	—	—	0	0	0	0	0
甲　等	—	—	—	—	—	—	—	—	—	—	—	—	—	—	0	0	0	0	0
乙　等	—	—	—	—	—	—	—	—	—	—	—	—	—	—	0	0	0	0	0
未定等	—	—	—	—	—	—	—	—	—	—	—	—	—	—	0	0	0	0	0
二级	—	—	—	—	—	—	—	—	—	—	—	—	—	—	0	0	0	0	1
甲　等	—	—	—	—	—	—	—	—	—	—	—	—	—	—	0	0	0	0	0
乙　等	—	—	—	—	—	—	—	—	—	—	—	—	—	—	0	0	0	0	1
丙　等	—	—	—	—	—	—	—	—	—	—	—	—	—	—	0	0	0	0	0
未定等	—	—	—	—	—	—	—	—	—	—	—	—	—	—	0	0	0	0	0
一级及未定级	—	—	—	—	—	—	—	—	—	—	—	—	—	—	2	2	4	4	3
妇幼保健院	—	—	—	—	—	—	—	—	—	—	—	—	—	—	1	1	1	1	1
三级	—	—	—	—	—	—	—	—	—	—	—	—	—	—	0	0	0	0	0
甲　等	—	—	—	—	—	—	—	—	—	—	—	—	—	—	0	0	0	0	0
乙　等	—	—	—	—	—	—	—	—	—	—	—	—	—	—	0	0	0	0	0
未定等	—	—	—	—	—	—	—	—	—	—	—	—	—	—	0	0	0	0	0
二级	—	—	—	—	—	—	—	—	—	—	—	—	—	—	1	1	1	1	1
甲　等	—	—	—	—	—	—	—	—	—	—	—	—	—	—	1	1	1	1	1
乙　等	—	—	—	—	—	—	—	—	—	—	—	—	—	—	0	0	0	0	0
丙　等	—	—	—	—	—	—	—	—	—	—	—	—	—	—	0	0	0	0	0
未定等	—	—	—	—	—	—	—	—	—	—	—	—	—	—	0	0	0	0	0
一级及未定级	—	—	—	—	—	—	—	—	—	—	—	—	—	—	0	0	0	0	0
专科疾病防治院	—	—	—	—	—	—	—	—	—	—	—	—	—	—	0	0	0	0	0
护理院	—	—	—	—	—	—	—	—	—	—	—	—	—	—	0	0	0	0	0

表 2-3-17 2002—2020 年都江堰市医院数、妇保院、专科疾病防治院机构数（按经济类型/等级分）

分 类	2002	2003	2004	2005	2006	2007	2008	2009	2010	2011	2012	2013	2014	2015	2016	2017	2018	2019	2020
总 计	15	15	18	19	18	19	18	19	18	20	22	27	26	27	29	31	33	34	34
按经济类型分																			
公 立	11	13	13	14	13	14	13	11	10	11	11	11	11	10	10	10	9	8	8
民 营	4	2	5	5	5	5	5	8	8	9	11	16	15	17	19	21	24	26	26
按机构等级分																			
三级机构	0	0	0	0	0	0	0	0	0	1	1	2	2	3	3	3	3	3	3
二级机构	5	3	3	4	4	5	5	4	3	4	6	6	6	6	7	6	7	7	8
一级机构	1	1	4	4	1	1	1	1	1	0	0	0	0	1	1	2	1	2	3
未定级	9	11	11	11	13	13	12	14	14	15	15	19	18	17	18	20	22	22	20
按机构类别分																			
综合医院	7	9	10	10	9	9	8	8	7	8	7	8	8	8	8	8	9	11	13
三级	0	0	0	0	0	0	0	0	0	1	1	1	1	1	1	1	1	1	1
甲 等	0	0	0	0	0	0	0	0	0	0	0	0	0	0	0	0	0	0	1
乙 等	0	0	0	0	0	0	0	0	0	1	1	1	1	1	1	1	1	1	0
未定等	0	0	0	0	0	0	0	0	0	0	0	0	0	0	0	0	0	0	0
二级	3	2	2	3	3	3	3	3	2	3	4	4	4	4	3	4	4	4	4
甲 等	2	1	1	2	2	2	2	2	1	0	0	0	0	2	2	2	2	2	3
乙 等	1	1	1	1	1	1	1	1	1	2	3	4	4	2	1	2	2	2	1
丙 等	0	0	0	0	0	0	0	0	0	0	0	0	0	0	0	0	0	0	0
未定等	0	0	0	0	0	0	0	0	0	0	0	0	0	0	0	0	0	0	0
一级及未定级	4	7	8	7	6	6	5	5	5	4	3	3	3	3	3	4	4	6	8
中医医院	1	2	3	4	3	3	3	1	1	1	1	1	2	2	2	2	4	4
三级	0	0	0	0	0	0	0	0	0	0	1	1	1	1	1	1	1	1
甲 等	0	0	0	0	0	0	0	0	0	0	0	0	0	0	0	0	0	1
乙 等	0	0	0	0	0	0	0	0	0	0	0	0	0	0	0	0	0	0
未定等	0	0	0	0	0	0	0	0	0	0	0	0	0	0	0	0	0	0
二级	1	1	1	1	1	2	2	1	1	1	1	1	1	1	1	1	1	1
甲 等	0	1	1	1	1	1	1	1	1	1	1	0	0	0	0	0	0	0
乙 等	1	0	0	0	0	0	0	0	0	0	0	1	1	1	1	1	1	1
丙 等	0	0	0	0	0	0	0	0	0	0	0	0	0	0	0	0	0	0
未定等	0	0	0	0	0	1	1	0	0	0	0	0	0	0	0	0	0	0
一级及未定级	0	1	2	3	2	1	1	0	0	0	0	0	0	0	0	0	0	2	2

续表 2-3-17

分 类	2002	2003	2004	2005	2006	2007	2008	2009	2010	2011	2012	2013	2014	2015	2016	2017	2018	2019	2020
专科医院	6	3	4	4	5	6	6	9	9	10	13	17	16	16	18	20	21	18	16
三级	0	0	0	0	0	0	0	0	0	0	0	0	0	0	0	0	0	0	0
甲 等	0	0	0	0	0	0	0	0	0	0	0	0	0	0	0	0	0	0	0
乙 等	0	0	0	0	0	0	0	0	0	0	0	0	0	0	0	0	0	0	0
未定等	0	0	0	0	0	0	0	0	0	0	0	0	0	0	0	0	0	0	0
二级	1	0	0	0	0	0	0	0	0	0	1	1	1	1	2	2	2	2	3
甲 等	0	0	0	0	0	0	0	0	0	0	0	0	0	0	2	2	2	2	2
乙 等	0	0	0	0	0	0	0	0	0	0	1	1	1	1	0	0	0	0	0
丙 等	1	0	0	0	0	0	0	0	0	0	0	0	0	0	0	0	0	0	0
未定等	0	0	0	0	0	0	0	0	0	0	0	0	0	0	0	0	0	0	1
一级及未定级	5	3	4	4	5	6	6	9	9	10	12	16	15	15	16	18	19	16	13
妇幼保健院	1	1	1	1	1	1	1	1	1	1	1	1	1	1	1	1	1	1	1
三级	0	0	0	0	0	0	0	0	0	0	0	0	0	1	1	1	1	1	1
甲 等	0	0	0	0	0	0	0	0	0	0	0	0	0	0	0	0	0	0	0
乙 等	0	0	0	0	0	0	0	0	0	0	0	0	0	1	1	1	1	1	1
未定等	0	0	0	0	0	0	0	0	0	0	0	0	0	0	0	0	0	0	0
二级	0	0	0	0	0	0	0	0	0	1	1	1	1	0	0	0	0	0	0
甲 等	0	0	0	0	0	0	0	0	0	1	1	1	1	0	0	0	0	0	0
乙 等	0	0	0	0	0	0	0	0	0	0	0	0	0	0	0	0	0	0	0
丙 等	0	0	0	0	0	0	0	0	0	0	0	0	0	0	0	0	0	0	0
未定等	0	0	0	0	0	0	0	0	0	0	0	0	0	0	0	0	0	0	0
一级及未定级	1	1	1	1	1	1	1	1	1	0	0	0	0	0	0	0	0	0	0
专科疾病防治院	0	0	0	0	0	0	0	0	0	0	0	0	0	0	0	0	0	0	0
护理院	0	0	0	0	0	0	0	0	0	0	0	0	0	0	0	0	0	0	0

表 2-3-18　2002—2020 年彭州市医院数、妇保院、专科疾病防治院机构数（按经济类型/等级分）

分　类	2002	2003	2004	2005	2006	2007	2008	2009	2010	2011	2012	2013	2014	2015	2016	2017	2018	2019	2020
总　计	9	17	18	20	21	16	14	14	17	28	28	31	30	30	31	32	32	32	34
按经济类型分																			
公　立	8	13	14	15	15	8	7	7	7	7	7	7	7	7	7	7	7	7	7
民　营	1	4	4	5	6	8	7	7	10	21	21	24	23	23	24	25	25	25	27
按机构等级分																			
三级机构	0	0	0	0	0	0	0	0	0	0	2	3	3	3	3	3	3	3	3
二级机构	0	2	3	2	3	3	4	4	3	4	3	2	3	3	3	3	4	4	6
一级机构	0	0	0	1	1	2	1	1	1	6	6	5	4	4	4	19	18	18	18
未定级	9	15	15	17	17	11	9	9	13	18	17	21	20	20	21	7	7	7	7
按机构类别分																			
综合医院	7	12	13	14	15	12	9	9	11	16	16	17	16	15	16	16	16	16	17
三级	0	0	0	0	0	0	0	0	0	0	1	1	1	1	1	1	1	1	1
甲　等	0	0	0	0	0	0	0	0	0	0	0	0	0	0	0	0	0	0	0
乙　等	0	0	0	0	0	0	0	0	0	0	1	1	1	1	1	1	1	1	1
未定等	0	0	0	0	0	0	0	0	0	0	0	0	0	0	0	0	0	0	0
二级	0	1	1	1	1	1	1	1	1	2	2	2	2	2	2	2	2	2	3
甲　等	0	1	1	1	1	1	1	1	1	1	1	1	1	1	1	1	1	1	1
乙　等	0	0	0	0	0	0	0	0	0	1	1	1	1	1	1	1	1	1	2
丙　等	0	0	0	0	0	0	0	0	0	0	0	0	0	0	0	0	0	0	0
未定等	0	0	0	0	0	0	0	0	0	0	0	0	0	0	0	0	0	0	0
一级及未定级	7	11	12	13	14	11	8	8	10	14	13	14	13	12	13	13	13	13	13
中医医院	1	1	1	1	1	1	1	1	1	6	6	9	9	10	10	11	11	11	11
三级	0	0	0	0	0	0	0	0	0	0	0	1	1	1	1	1	1	1	1
甲　等	0	0	0	0	0	0	0	0	0	0	0	0	0	0	0	0	0	0	1
乙　等	0	0	0	0	0	0	0	0	0	0	0	1	1	1	1	1	1	0	0
未定等	0	0	0	0	0	0	0	0	0	0	0	0	0	0	0	0	0	0	0
二级	0	1	1	1	1	1	1	1	1	1	1	0	0	0	0	0	0	1	2
甲　等	0	1	1	1	1	1	1	1	1	1	1	0	0	0	0	0	0	1	1
乙　等	0	0	0	0	0	0	0	0	0	0	0	0	0	0	0	0	0	0	1
丙　等	0	0	0	0	0	0	0	0	0	0	0	0	0	0	0	0	0	0	0

续表 2-3-18

分　类	2002	2003	2004	2005	2006	2007	2008	2009	2010	2011	2012	2013	2014	2015	2016	2017	2018	2019	2020
未定等	0	0	0	0	0	0	0	0	0	0	0	0	0	0	0	0	1	0	0
一级及未定级	1	0	0	0	0	0	0	0	0	5	5	8	8	9	9	10	9	9	8
专科医院	1	3	3	4	4	3	3	3	4	5	5	4	4	4	4	4	4	4	5
三级	0	0	0	0	0	0	0	0	0	0	0	0	0	0	0	0	0	0	0
甲　等	0	0	0	0	0	0	0	0	0	0	0	0	0	0	0	0	0	0	0
乙　等	0	0	0	0	0	0	0	0	0	0	0	0	0	0	0	0	0	0	0
未定等	0	0	0	0	0	0	0	0	0	0	0	0	0	0	0	0	0	0	0
二级	0	0	0	0	0	1	1	1	0	0	0	0	1	1	1	1	1	1	1
甲　等	0	0	0	0	0	0	0	0	0	0	0	0	1	1	1	1	1	1	1
乙　等	0	0	0	0	0	0	0	0	0	0	0	0	0	0	0	0	0	0	0
丙　等	0	0	0	0	0	0	0	0	0	0	0	0	0	0	0	0	0	0	0
未定等	0	0	0	0	0	0	0	1	0	0	0	0	0	0	0	0	0	0	0
一级及未定级	1	3	3	4	4	2	2	2	4	5	5	4	3	3	3	3	3	3	4
妇幼保健院	0	1	1	1	1	0	1	1	1	1	1	1	1	1	1	1	1	1	1
三级	0	0	0	0	0	0	0	0	0	1	1	1	1	1	1	1	1	1	1
甲　等	0	0	0	0	0	0	0	0	0	0	0	0	0	0	0	0	0	0	0
乙　等	0	0	0	0	0	0	0	0	0	1	1	1	1	1	1	1	1	1	1
未定等	0	0	0	0	0	0	0	0	0	0	0	0	0	0	0	0	0	0	0
二级	0	0	1	0	1	0	1	1	1	1	0	0	0	0	0	0	0	0	0
甲　等	0	0	1	0	1	0	1	1	1	1	0	0	0	0	0	0	0	0	0
乙　等	0	0	0	0	0	0	0	0	0	0	0	0	0	0	0	0	0	0	0
丙　等	0	0	0	0	0	0	0	0	0	0	0	0	0	0	0	0	0	0	0
未定等	0	0	0	0	0	0	0	0	0	0	0	0	0	0	0	0	0	0	0
一级及未定级	0	1	0	1	0	0	0	0	0	0	0	0	0	0	0	0	0	0	0
专科疾病防治院	0	0	0	0	0	0	0	0	0	0	0	0	0	0	0	0	0	0	0
护理院	0	0	0	0	0	0	0	0	0	0	0	0	0	0	0	0	0	0	0

表 2-3-19　2002—2020 年邛崃市医院数、妇保院、专科疾病防治院机构数（按经济类型/等级分）

分类	2002	2003	2004	2005	2006	2007	2008	2009	2010	2011	2012	2013	2014	2015	2016	2017	2018	2019	2020
总　计	7	7	7	7	7	3	3	3	3	17	17	22	22	22	20	21	21	21	22
按经济类型分																			
公　立	5	5	5	5	5	3	2	2	3	3	3	3	3	3	3	3	4	4	4
民　营	2	2	2	2	2	0	1	1	0	14	14	19	19	19	17	18	17	17	18
按机构等级分																			
三级机构	0	0	0	0	0	0	0	0	0	0	0	0	0	0	0	0	1	1	3
二级机构	2	2	2	1	2	2	2	2	2	3	4	4	2	3	4	3	2	4	4
一级机构	0	0	1	0	1	1	1	1	1	14	13	14	16	18	5	0	0	0	8
未定级	5	5	4	6	4	0	0	0	0	0	0	4	4	1	11	18	18	16	7
按机构类别分																			
综合医院	4	4	4	4	4	1	1	1	1	15	15	20	20	20	18	18	17	16	17
三级	0	0	0	0	0	0	0	0	0	0	0	0	0	0	0	0	1	1	1
甲　等	0	0	0	0	0	0	0	0	0	0	0	0	0	0	0	0	0	0	0
乙　等	0	0	0	0	0	0	0	0	0	0	0	0	0	0	0	0	1	1	1
未定等	0	0	0	0	0	0	0	0	0	0	0	0	0	0	0	0	0	0	0
二级	1	1	1	1	1	1	1	1	1	2	3	3	1	1	2	1	0	1	2
甲　等	1	1	1	1	1	1	1	1	1	1	1	1	1	1	1	1	0	0	0
乙　等	0	0	0	0	0	0	0	0	0	0	0	0	0	0	1	0	0	0	1
丙　等	0	0	0	0	0	0	0	0	0	0	0	0	0	0	0	0	0	0	0
未定等	0	0	0	0	0	0	0	0	0	0	0	2	2	0	0	0	0	1	1
一级及未定级	3	3	3	3	3	0	0	0	0	13	12	17	19	19	16	17	16	14	14
中医医院	1	1	1	2	2	1	1	1	1	1	1	1	1	1	1	1	1	2	2
三级	0	0	0	0	0	0	0	0	0	0	0	0	0	0	0	0	0	0	1
甲　等	0	0	0	0	0	0	0	0	0	0	0	0	0	0	0	0	0	0	0
乙　等	0	0	0	0	0	0	0	0	0	0	0	0	0	0	0	0	0	0	0
未定等	0	0	0	0	0	0	0	0	0	0	0	0	0	0	0	0	0	0	0
二级	1	1	1	1	0	1	1	1	1	1	1	1	1	1	1	1	1	2	1
甲　等	1	1	1	1	0	1	1	1	1	1	1	1	1	1	1	1	1	1	0
乙　等	0	0	0	0	0	0	0	0	0	0	0	0	0	0	0	0	0	0	0
丙　等	0	0	0	0	0	0	0	0	0	0	0	0	0	0	0	0	0	0	0
未定等	0	0	0	0	0	0	0	0	0	0	0	0	0	0	0	0	0	1	1
一级及未定级	0	0	0	2	1	0	0	0	0	0	0	0	0	0	0	0	0	0	0

续表 2-3-19

分 类	2002	2003	2004	2005	2006	2007	2008	2009	2010	2011	2012	2013	2014	2015	2016	2017	2018	2019	2020
专科医院	1	1	1	0	0	0	0	0	0	0	0	0	0	0	0	1	2	2	2
三级	0	0	0	0	0	0	0	0	0	0	0	0	0	0	0	0	0	0	0
甲 等	0	0	0	0	0	0	0	0	0	0	0	0	0	0	0	0	0	0	0
乙 等	0	0	0	0	0	0	0	0	0	0	0	0	0	0	0	0	0	0	0
未定等	0	0	0	0	0	0	0	0	0	0	0	0	0	0	0	0	0	0	0
二级	0	0	0	0	0	0	0	0	0	0	0	0	0	0	0	0	0	0	1
甲 等	0	0	0	0	0	0	0	0	0	0	0	0	0	0	0	0	0	0	0
乙 等	0	0	0	0	0	0	0	0	0	0	0	0	0	0	0	0	0	0	0
丙 等	0	0	0	0	0	0	0	0	0	0	0	0	0	0	0	0	0	0	0
未定等	0	0	0	0	0	0	0	0	0	0	0	0	0	0	0	0	0	0	1
一级及未定级	1	1	1	0	0	0	0	0	0	0	0	0	0	0	0	1	2	2	1
妇幼保健院	1	1	1	1	1	1	1	1	1	1	1	1	1	1	1	1	1	1	1
三级	0	0	0	0	0	0	0	0	0	0	0	0	0	0	0	0	0	0	1
甲 等	0	0	0	0	0	0	0	0	0	0	0	0	0	0	0	0	0	0	0
乙 等	0	0	0	0	0	0	0	0	0	0	0	0	0	0	0	0	0	0	1
未定等	0	0	0	0	0	0	0	0	0	0	0	0	0	0	0	0	0	0	0
二级	0	0	0	0	0	0	0	0	0	0	0	0	1	1	1	1	1	1	0
甲 等	0	0	0	0	0	0	0	0	0	0	0	0	1	1	1	1	1	1	0
乙 等	0	0	0	0	0	0	0	0	0	0	0	0	0	0	0	0	0	0	0
丙 等	0	0	0	0	0	0	0	0	0	0	0	0	0	0	0	0	0	0	0
未定等	0	0	0	0	0	0	0	0	0	0	0	0	0	0	0	0	0	0	0
一级及未定级	1	1	1	1	1	1	1	1	1	1	1	1	1	0	0	0	0	0	0
专科疾病防治院	0	0	0	0	0	0	0	0	0	0	0	0	0	0	0	0	0	0	0
护理院	0	0	0	0	0	0	0	0	0	0	0	0	0	0	0	0	0	0	0

表 2-3-20　2002—2020年崇州市医院数、妇保院、专科疾病防治院机构数（按经济类型/等级分）

分类	2002	2003	2004	2005	2006	2007	2008	2009	2010	2011	2012	2013	2014	2015	2016	2017	2018	2019	2020
总　计	12	12	12	13	12	12	12	11	16	18	18	18	19	21	24	29	30	32	30
按经济类型分																			
公　立	7	7	7	7	6	6	6	6	6	7	7	7	7	6	5	5	5	5	5
民　营	5	5	5	6	6	6	6	5	10	11	11	11	12	15	19	24	25	27	25
按机构等级分																			
三级机构	0	0	0	0	0	0	0	0	0	1	2	2	2	2	2	2	2	2	4
二级机构	2	3	5	5	5	5	5	5	5	4	3	3	3	3	3	6	6	8	10
一级机构	2	0	1	1	1	3	3	3	3	3	3	3	3	3	4	4	4	4	6
未定级	8	9	6	7	6	4	4	3	8	10	10	10	11	13	15	17	18	18	10
按机构类别分																			
综合医院	4	4	6	6	6	6	6	5	10	11	11	11	13	16	18	20	19	19	16
三级	0	0	0	0	0	0	0	0	0	0	1	1	1	1	1	1	1	1	1
甲　等	0	0	0	0	0	0	0	0	0	0	0	0	0	0	0	0	0	0	1
乙　等	0	0	0	0	0	0	0	0	0	1	1	1	1	1	1	1	1	1	0
未定等	0	0	0	0	0	0	0	0	0	0	0	0	0	0	0	0	0	0	0
二级	1	1	2	2	2	2	2	2	2	1	1	1	1	1	1	3	2	2	3
甲　等	1	1	1	1	1	1	1	1	1	1	1	1	1	1	1	1	1	1	1
乙　等	0	0	1	1	1	1	1	1	1	0	0	0	0	0	0	0	0	0	0
丙　等	0	0	0	0	0	0	0	0	0	0	0	0	0	0	0	0	0	0	0
未定等	0	0	0	0	0	0	0	0	0	0	0	0	0	0	0	2	1	1	2
一级及未定级	3	3	4	4	4	4	4	3	8	9	9	9	11	14	16	16	16	16	12
中医医院	1	1	1	1	1	1	1	1	1	1	1	1	1	1	1	2	4	4	4
三级	0	0	0	0	0	0	0	0	0	0	0	0	0	0	0	0	0	0	1
甲　等	0	0	0	0	0	0	0	0	0	0	0	0	0	0	0	0	0	0	0
乙　等	0	0	0	0	0	0	0	0	0	0	0	0	0	0	0	0	0	0	1
未定等	0	0	0	0	0	0	0	0	0	0	0	0	0	0	0	0	0	0	0
二级	1	1	1	1	1	1	1	1	1	1	1	1	1	1	1	1	2	2	1
甲　等	1	1	1	1	1	1	1	1	1	1	1	1	1	1	1	1	1	1	0
乙　等	0	0	0	0	0	0	0	0	0	0	0	0	0	0	0	0	0	0	0
丙　等	0	0	0	0	0	0	0	0	0	0	0	0	0	0	0	0	0	0	0
未定等	0	0	0	0	0	0	0	0	0	0	0	0	0	0	0	0	1	1	1
一级及未定级	0	0	0	0	0	0	0	0	0	0	0	0	0	0	0	0	1	2	2

续表 2-3-20

分 类	2002	2003	2004	2005	2006	2007	2008	2009	2010	2011	2012	2013	2014	2015	2016	2017	2018	2019	2020
专科医院	6	6	4	5	4	4	4	4	4	5	5	5	4	3	4	6	6	7	9
三级	0	0	0	0	0	0	0	0	0	0	0	0	0	0	0	0	0	0	1
甲 等	0	0	0	0	0	0	0	0	0	0	0	0	0	0	0	0	0	0	0
乙 等	0	0	0	0	0	0	0	0	0	0	0	0	0	0	0	0	0	0	1
未定等	0	0	0	0	0	0	0	0	0	0	0	0	0	0	0	0	0	0	0
二级	0	0	1	1	1	1	1	1	1	1	1	1	1	1	1	2	2	4	6
甲 等	0	0	1	1	1	1	1	1	1	1	1	1	1	1	1	1	1	1	0
乙 等	0	0	0	0	0	0	0	0	0	0	0	0	0	0	0	0	0	0	0
丙 等	0	0	0	0	0	0	0	0	0	0	0	0	0	0	0	0	0	0	0
未定等	0	0	0	0	0	0	0	0	0	0	0	0	0	0	0	1	1	3	6
一级及未定级	6	6	3	4	3	3	3	3	3	4	4	4	3	2	3	4	4	3	2
妇幼保健院	1	1	1	1	1	1	1	1	1	1	1	1	1	1	1	1	1	1	1
三级	0	0	0	0	0	0	0	0	0	1	1	1	1	1	1	1	1	1	1
甲 等	0	0	0	0	0	0	0	0	0	0	0	0	0	0	0	0	0	0	0
乙 等	0	0	0	0	0	0	0	0	0	1	1	1	1	1	1	1	1	1	1
未定等	0	0	0	0	0	0	0	0	0	0	0	0	0	0	0	0	0	0	0
二级	0	1	1	1	1	1	1	1	1	0	0	0	0	0	0	0	0	0	0
甲 等	0	0	1	1	1	1	1	1	0	0	0	0	0	0	0	0	0	0	0
乙 等	0	1	0	0	0	0	0	0	0	0	0	0	0	0	0	0	0	0	0
丙 等	0	0	0	0	0	0	0	0	0	0	0	0	0	0	0	0	0	0	0
未定等	0	0	0	0	0	0	0	0	0	0	0	0	0	0	0	0	0	0	0
一级及未定级	1	0	0	0	0	0	0	0	0	0	0	0	0	0	0	0	0	0	0
专科疾病防治院	0	0	0	0	0	0	0	0	0	0	0	0	0	0	0	0	0	0	0
护理院	0	0	0	0	0	0	0	0	0	0	0	0	0	0	0	0	0	1	0

表 2-3-21　2002—2020 年金堂县医院数、妇保院、专科疾病防治院机构数（按经济类型/等级分）

分　类	2002	2003	2004	2005	2006	2007	2008	2009	2010	2011	2012	2013	2014	2015	2016	2017	2018	2019	2020
总　计	9	9	10	10	11	11	11	12	13	14	15	15	17	21	24	25	23	22	21
按经济类型分																			
公　立	9	9	9	9	9	9	9	9	9	9	9	9	9	9	9	9	8	8	8
民　营	0	0	1	1	2	2	2	3	4	5	6	6	8	12	15	16	15	14	13
按机构等级分																			
三级机构	0	0	0	0	0	0	0	0	0	0	0	0	0	0	1	2	2	2	2
二级机构	4	3	4	5	8	6	6	6	6	6	6	6	6	7	7	9	14	13	14
一级机构	3	0	1	3	1	3	3	3	3	3	3	3	3	3	3	3	5	6	5
未定级	2	6	5	2	2	2	2	3	4	5	6	6	8	11	13	11	2	1	0
按机构类别分																			
综合医院	7	7	7	7	8	8	8	8	8	8	8	8	8	8	8	8	7	7	7
三级	0	0	0	0	0	0	0	0	0	0	0	0	0	0	1	1	1	1	1
甲　等	0	0	0	0	0	0	0	0	0	0	0	0	0	0	0	0	0	0	0
乙　等	0	0	0	0	0	0	0	0	0	0	0	0	0	0	1	1	1	1	1
未定等	0	0	0	0	0	0	0	0	0	0	0	0	0	0	0	0	0	0	0
二级	4	3	2	3	6	4	4	4	4	4	4	4	4	4	4	5	4	4	4
甲　等	2	2	2	2	2	2	2	2	2	2	2	2	2	3	2	2	2	2	2
乙　等	2	1	0	1	4	2	2	2	2	2	2	2	1	1	1	1	1	1	1
丙　等	0	0	0	0	0	0	0	0	0	0	0	0	0	0	0	0	0	0	0
未定等	0	0	0	0	0	0	0	0	0	0	0	0	0	0	0	2	1	1	1
一级及未定级	3	4	5	4	2	4	4	4	4	4	4	4	4	4	3	2	2	2	2
中医医院	1	1	1	1	1	1	1	1	1	1	1	1	1	3	3	3	3	3	2
三级	0	0	0	0	0	0	0	0	0	0	0	0	0	0	0	0	0	0	0
甲　等	0	0	0	0	0	0	0	0	0	0	0	0	0	0	0	0	0	0	0
乙　等	0	0	0	0	0	0	0	0	0	0	0	0	0	0	0	0	0	0	0
未定等	0	0	0	0	0	0	0	0	0	0	0	0	0	0	0	0	0	0	0
二级	0	0	1	1	1	1	1	1	1	1	1	1	1	1	1	2	2	2	2
甲　等	0	0	0	0	0	0	0	0	0	0	1	1	1	1	1	1	1	1	1
乙　等	0	0	1	1	1	1	1	1	1	1	0	0	0	0	0	0	0	1	1
丙　等	0	0	0	0	0	0	0	0	0	0	0	0	0	0	0	0	0	0	0
未定等	0	0	0	0	0	0	0	0	0	0	0	0	0	0	0	0	1	0	0
一级及未定级	1	1	0	0	0	0	0	0	0	0	0	0	0	2	2	1	1	1	0

续表 2-3-21

分　类	2002	2003	2004	2005	2006	2007	2008	2009	2010	2011	2012	2013	2014	2015	2016	2017	2018	2019	2020
专科医院	0	0	1	1	1	1	1	2	3	4	5	5	7	9	12	13	11	11	11
三级	0	0	0	0	0	0	0	0	0	0	0	0	0	0	0	0	0	0	0
甲　等	0	0	0	0	0	0	0	0	0	0	0	0	0	0	0	0	0	0	0
乙　等	0	0	0	0	0	0	0	0	0	0	0	0	0	0	0	0	0	0	0
未定等	0	0	0	0	0	0	0	0	0	0	0	0	0	0	0	0	0	0	0
二级	0	0	0	0	0	0	0	0	0	0	0	0	0	1	1	2	7	7	8
甲　等	0	0	0	0	0	0	0	0	0	0	0	0	0	0	0	0	0	0	0
乙　等	0	0	0	0	0	0	0	0	0	0	0	0	0	0	0	0	0	0	3
丙　等	0	0	0	0	0	0	0	0	0	0	0	0	0	0	0	0	0	0	0
未定等	0	0	0	0	0	0	0	0	0	0	0	0	0	1	1	2	7	7	5
一级及未定级	0	0	1	1	1	1	1	2	3	4	5	5	7	8	11	11	4	4	3
妇幼保健院	1	1	1	1	1	1	1	1	1	1	1	1	1	1	1	1	1	1	1
三级	0	0	0	0	0	0	0	0	0	0	0	0	0	0	0	1	1	1	1
甲　等	0	0	0	0	0	0	0	0	0	0	0	0	0	0	0	0	0	0	0
乙　等	0	0	0	0	0	0	0	0	0	0	0	0	0	0	0	1	1	1	1
未定等	0	0	0	0	0	0	0	0	0	0	0	0	0	0	0	0	0	0	0
二级	0	0	1	1	1	1	1	1	1	1	1	1	1	1	1	0	0	0	0
甲　等	0	0	0	1	1	1	1	1	1	1	1	1	1	1	1	0	0	0	0
乙　等	0	0	1	0	0	0	0	0	0	0	0	0	0	0	0	0	0	0	0
丙　等	0	0	0	0	0	0	0	0	0	0	0	0	0	0	0	0	0	0	0
未定等	0	0	0	0	0	0	0	0	0	0	0	0	0	0	0	0	0	0	0
一级及未定级	1	1	0	0	0	0	0	0	0	0	0	0	0	0	0	0	0	0	0
专科疾病防治院	0	0	0	0	0	0	0	0	0	0	0	0	0	0	0	0	1	0	0
护理院	0	0	0	0	0	0	0	0	0	0	0	0	0	0	0	0	0	0	0

表 2-3-22　2002—2020 年大邑县医院数、妇保院、专科疾病防治院机构数（按经济类型/等级分）

分　类	2002	2003	2004	2005	2006	2007	2008	2009	2010	2011	2012	2013	2014	2015	2016	2017	2018	2019	2020
总　计	9	8	8	8	8	9	9	10	11	13	15	17	18	17	18	18	18	19	19
按经济类型分																			
公　立	6	7	7	7	7	7	7	8	8	6	8	8	8	7	7	5	5	5	5
民　营	3	1	1	1	1	2	2	2	3	7	7	9	10	10	11	13	13	14	14
按机构等级分																			
三级机构	0	0	0	0	0	0	0	0	0	0	0	0	0	1	1	2	2	2	4
二级机构	2	3	3	3	3	3	3	3	3	3	4	5	5	4	4	4	3	3	3
一级机构	0	1	1	1	1	3	3	3	3	2	1	1	1	0	0	0	0	0	8
未定级	7	4	4	4	4	3	3	4	5	8	10	11	12	12	13	13	13	14	4
按机构类别分																			
综合医院	4	5	5	5	4	5	4	5	6	10	11	13	14	13	14	14	14	15	14
三级	0	0	0	0	0	0	0	0	0	0	0	0	0	0	0	0	1	1	1
甲　等	0	0	0	0	0	0	0	0	0	0	0	0	0	0	0	0	0	0	0
乙　等	0	0	0	0	0	0	0	0	0	0	0	0	0	0	0	0	1	1	1
未定等	0	0	0	0	0	0	0	0	0	0	0	0	0	0	0	0	0	0	0
二级	1	1	1	1	1	1	1	1	1	1	2	2	2	2	2	2	1	1	3
甲　等	0	1	1	1	1	1	1	1	1	1	1	1	1	1	1	1	0	0	0
乙　等	1	0	0	0	0	0	0	0	0	0	1	1	1	1	1	1	1	1	1
丙　等	0	0	0	0	0	0	0	0	0	0	0	0	0	0	0	0	0	0	0
未定等	0	0	0	0	0	0	0	0	0	0	0	0	0	0	0	0	0	0	2
一级及未定级	3	4	4	4	3	4	3	4	5	9	10	11	12	11	12	12	12	13	10
中医医院	1	1	1	1	2	2	2	2	2	1	2	2	2	3	3	3	3	3	3
三级	0	0	0	0	0	0	0	0	0	0	0	0	0	0	0	0	0	0	2
甲　等	0	0	0	0	0	0	0	0	0	0	0	0	0	0	0	0	0	0	1
乙　等	0	0	0	0	0	0	0	0	0	0	0	0	0	0	0	0	0	0	1
未定等	0	0	0	0	0	0	0	0	0	0	0	0	0	0	0	0	0	0	0
二级	1	1	1	1	1	1	1	1	1	1	1	1	1	2	2	2	2	2	0
甲　等	0	0	0	0	0	0	0	0	0	0	1	1	1	2	2	2	2	2	0
乙　等	1	1	1	1	1	1	1	1	1	1	0	0	0	0	0	0	0	0	0
丙　等	0	0	0	0	0	0	0	0	0	0	0	0	0	0	0	0	0	0	0

续表 2-3-22

分 类	2002	2003	2004	2005	2006	2007	2008	2009	2010	2011	2012	2013	2014	2015	2016	2017	2018	2019	2020
未定等	0	0	0	0	0	0	0	0	0	0	0	0	0	0	0	0	0	0	0
一级及未定级	0	0	0	0	1	1	1	1	1	0	1	1	1	1	1	1	1	1	1
专科医院	3	1	1	1	1	1	2	2	2	1	1	1	1	0	0	0	0	0	1
三级	0	0	0	0	0	0	0	0	0	0	0	0	0	0	0	0	0	0	0
甲 等	0	0	0	0	0	0	0	0	0	0	0	0	0	0	0	0	0	0	0
乙 等	0	0	0	0	0	0	0	0	0	0	0	0	0	0	0	0	0	0	0
未定等	0	0	0	0	0	0	0	0	0	0	0	0	0	0	0	0	0	0	0
二级	0	1	1	1	1	1	1	1	1	1	1	1	1	0	0	0	0	0	0
甲 等	0	0	0	0	0	0	0	0	0	1	1	1	1	0	0	0	0	0	0
乙 等	0	0	0	0	0	0	0	1	1	0	0	0	0	0	0	0	0	0	0
丙 等	0	1	1	1	1	1	1	0	0	0	0	0	0	0	0	0	0	0	0
未定等	0	0	0	0	0	0	0	0	0	0	0	0	0	0	0	0	0	0	0
一级及未定级	3	0	0	0	0	0	1	1	1	0	0	0	0	0	0	0	0	0	1
妇幼保健院	1	1	1	1	1	1	1	1	1	1	1	1	1	1	1	1	1	1	1
三级	0	0	0	0	0	0	0	0	0	0	0	0	0	1	1	1	1	1	1
甲 等	0	0	0	0	0	0	0	0	0	0	0	0	0	0	0	0	0	0	0
乙 等	0	0	0	0	0	0	0	0	0	0	0	0	0	1	1	1	1	1	1
未定等	0	0	0	0	0	0	0	0	0	0	0	0	0	0	0	0	0	0	0
二级	0	0	0	0	0	0	0	0	0	0	1	1	1	0	0	0	0	0	0
甲 等	0	0	0	0	0	0	0	0	0	0	1	1	1	0	0	0	0	0	0
乙 等	0	0	0	0	0	0	0	0	0	0	0	0	0	0	0	0	0	0	0
丙 等	0	0	0	0	0	0	0	0	0	0	0	0	0	0	0	0	0	0	0
未定等	0	0	0	0	0	0	0	0	0	0	0	0	0	0	0	0	0	0	0
一级及未定级	1	1	1	1	1	1	1	1	1	0	0	0	0	0	0	0	0	0	0
专科疾病防治院	0	0	0	0	0	0	0	0	0	0	0	0	0	0	0	0	0	0	0
护理院	0	0	0	0	0	0	0	0	0	0	0	0	0	0	0	0	0	0	0

表 2-3-23　2002—2020 年蒲江县医院数、妇保院、专科疾病防治院机构数（按经济类型/等级分）

分　类	2002	2003	2004	2005	2006	2007	2008	2009	2010	2011	2012	2013	2014	2015	2016	2017	2018	2019	2020
总　计	3	3	3	3	3	3	3	3	3	3	5	7	7	7	7	8	9	8	8
按经济类型分																			
公　立	3	3	3	3	3	3	3	3	3	3	3	3	3	3	3	3	3	3	3
民　营	0	0	0	0	0	0	0	0	0	0	2	4	4	4	4	5	6	5	5
按机构等级分																			
三级机构	0	0	0	0	0	0	0	0	0	0	0	0	0	0	0	0	0	0	0
二级机构	1	1	2	2	2	2	2	1	1	2	2	3	3	3	3	3	3	3	3
一级机构	0	0	0	0	0	0	0	0	0	1	1	0	0	0	0	0	0	0	0
未定级	2	2	1	1	1	1	1	2	2	1	2	3	4	4	4	5	6	5	5
按机构类别分																			
综合医院	1	1	1	1	1	1	1	1	1	1	2	4	4	4	4	4	4	3	2
三级	0	0	0	0	0	0	0	0	0	0	0	0	0	0	0	0	0	0	0
甲　等	0	0	0	0	0	0	0	0	0	0	0	0	0	0	0	0	0	0	0
乙　等	0	0	0	0	0	0	0	0	0	0	0	0	0	0	0	0	0	0	0
未定等	0	0	0	0	0	0	0	0	0	0	0	0	0	0	0	0	0	0	0
二级	1	1	1	1	1	1	1	1	1	1	1	1	1	1	1	1	1	1	1
甲　等	0	0	1	1	1	1	1	1	1	1	1	1	1	1	1	1	1	1	1
乙　等	1	1	0	0	0	0	0	0	0	0	0	0	0	0	0	0	0	0	0
丙　等	0	0	0	0	0	0	0	0	0	0	0	0	0	0	0	0	0	0	0
未定等	0	0	0	0	0	0	0	0	0	0	0	0	0	0	0	0	0	0	0
一级及未定级	0	0	0	0	0	0	0	0	0	0	1	3	3	3	3	3	3	2	1
中医医院	1	1	1	1	1	1	1	1	1	1	1	1	1	1	1	1	1	1	2
三级	0	0	0	0	0	0	0	0	0	0	0	0	0	0	0	0	0	0	0
甲　等	0	0	0	0	0	0	0	0	0	0	0	0	0	0	0	0	0	0	0
乙　等	0	0	0	0	0	0	0	0	0	0	0	0	0	0	0	0	0	0	0
未定等	0	0	0	0	0	0	0	0	0	0	0	0	0	0	0	0	0	0	0
二级	0	0	0	0	0	0	0	0	0	1	1	1	1	1	1	1	1	1	1
甲　等	0	0	0	0	0	0	0	0	0	0	0	0	1	1	1	1	1	1	1
乙　等	0	0	0	0	0	0	0	0	0	1	1	1	0	0	0	0	0	0	0
丙　等	0	0	0	0	0	0	0	0	0	0	0	0	0	0	0	0	0	0	0
未定等	0	0	0	0	0	0	0	0	0	0	0	0	0	0	0	0	0	0	0
一级及未定级	1	1	1	1	1	1	1	1	1	0	0	0	0	0	0	0	0	0	1

续表 2-3-23

分类	2002	2003	2004	2005	2006	2007	2008	2009	2010	2011	2012	2013	2014	2015	2016	2017	2018	2019	2020
专科医院	0	0	0	0	0	0	0	0	0	0	1	1	1	1	1	2	3	3	3
三级	0	0	0	0	0	0	0	0	0	0	0	0	0	0	0	0	0	0	0
甲　等	0	0	0	0	0	0	0	0	0	0	0	0	0	0	0	0	0	0	0
乙　等	0	0	0	0	0	0	0	0	0	0	0	0	0	0	0	0	0	0	0
未定等	0	0	0	0	0	0	0	0	0	0	0	0	0	0	0	0	0	0	0
二级	0	0	0	0	0	0	0	0	0	0	0	0	0	0	0	0	0	0	0
甲　等	0	0	0	0	0	0	0	0	0	0	0	0	0	0	0	0	0	0	0
乙　等	0	0	0	0	0	0	0	0	0	0	0	0	0	0	0	0	0	0	0
丙　等	0	0	0	0	0	0	0	0	0	0	0	0	0	0	0	0	0	0	0
未定等	0	0	0	0	0	0	0	0	0	0	0	0	0	0	0	0	0	0	0
一级及未定级	0	0	0	0	0	0	0	0	0	0	1	1	1	1	1	2	3	3	3
妇幼保健院	1	1	1	1	1	1	1	1	1	1	1	1	1	1	1	1	1	1	1
三级	0	0	0	0	0	0	0	0	0	0	0	0	0	0	0	0	0	0	0
甲　等	0	0	0	0	0	0	0	0	0	0	0	0	0	0	0	0	0	0	0
乙　等	0	0	0	0	0	0	0	0	0	0	0	0	0	0	0	0	0	0	0
未定等	0	0	0	0	0	0	0	0	0	0	0	0	0	0	0	0	0	0	0
二级	0	0	1	1	1	1	1	0	0	0	0	1	1	1	1	1	1	1	1
甲　等	0	0	0	0	0	0	0	0	0	0	0	0	1	1	1	1	1	1	1
乙　等	0	0	1	1	1	1	1	0	0	0	1	1	0	0	0	0	0	0	0
丙　等	0	0	0	0	0	0	0	0	0	0	0	0	0	0	0	0	0	0	0
未定等	0	0	0	0	0	0	0	0	0	0	0	0	0	0	0	0	0	0	0
一级及未定级	1	1	0	0	0	0	0	1	1	1	1	0	0	0	0	0	0	0	0
专科疾病防治院	0	0	0	0	0	0	0	0	0	0	0	0	0	0	0	0	0	0	0
护理院	0	0	0	0	0	0	0	0	0	0	0	0	0	0	0	0	0	0	0

表 2-4　2002—2020 年各区（市）县三级医院、妇幼保健院、专科疾病防治院机构数

	2002	2003	2004	2005	2006	2007	2008	2009	2010	2011	2012	2013	2014	2015	2016	2017	2018	2019	2020
成都市	**10**	**16**	**14**	**14**	**17**	**14**	**15**	**17**	**16**	**21**	**31**	**39**	**45**	**52**	**57**	**61**	**67**	**74**	**91**
其中：三级甲等	8	13	11	10	13	11	12	15	13	13	18	19	22	23	23	23	27	33	39
四川天府新区															1	1	1	2	2
其中：三级甲等															0	0	0	0	0
成都东部新区																			0
其中：三级甲等																			0
成都高新区															1	1	3	4	4
其中：三级甲等															1	1	1	1	1
锦江区	2	3	2	2	3	2	1	1	1	1	2	3	4	5	5	5	5	6	6
其中：三级甲等	1	3	2	2	3	2	1	1	1	1	2	2	2	2	2	2	3	4	4
青羊区	1	3	3	4	4	3	3	3	3	3	5	5	6	6	6	6	6	7	9
其中：三级甲等	1	3	3	3	3	3	3	3	3	3	4	4	5	5	5	5	5	5	5
金牛区	3	4	3	3	3	2	3	3	2	2	4	3	4	5	5	6	5	6	7
其中：三级甲等	2	2	1	1	1	1	1	3	2	2	4	3	3	3	3	3	3	3	3
武侯区	4	6	6	5	6	6	7	7	7	8	9	11	12	14	12	13	13	14	16
其中：三级甲等	4	5	5	4	5	4	6	6	6	6	6	8	9	10	8	8	10	10	11
成华区	0	0	0	0	0	0	0	0	1	2	2	2	2	2	2	2	2	2	5
其中：三级甲等	0	0	0	0	0	0	0	0	0	0	0	0	1	1	1	1	2	2	2
龙泉驿区	0	0	0	0	0	0	0	1	0	0	0	0	0	1	1	1	2	2	2
其中：三级甲等	0	0	0	0	0	0	0	1	0	0	0	0	0	0	0	0	0	0	0
青白江区	0	0	0	0	0	0	0	0	0	0	0	0	0	0	0	0	2	2	2
其中：三级甲等	0	0	0	0	0	0	0	0	0	0	0	0	0	0	0	0	0	0	0
新都区	0	0	0	0	1	1	1	1	1	1	1	3	3	3	4	4	4	4	4
其中：三级甲等	0	0	0	0	1	1	1	1	1	1	1	1	1	1	1	1	1	2	2
温江区	0	0	0	0	0	0	1	1	1	1	1	1	1	2	3	3	3	4	4
其中：三级甲等	0	0	0	0	0	0	0	0	0	0	1	1	1	1	1	1	1	1	1
双流区	0	0	0	0	0	0	0	0	0	1	2	3	4	4	3	3	3	3	5
其中：三级甲等	0	0	0	0	0	0	0	0	0	1	2	3	4	4	0	0	0	1	1
郫都区	0	0	0	0	0	0	0	0	0	0	1	2	2	3	3	3	3	3	3
其中：三级甲等	0	0	0	0	0	0	0	0	0	0	1	2	2	3	3	3	0	1	2
新津区	0	0	0	0	0	0	0	0	0	0	0	0	0	0	0	0	0	0	1
其中：三级甲等	0	0	0	0	0	0	0	0	0	0	0	0	0	0	0	0	0	0	1

续表 2-4

	2002	2003	2004	2005	2006	2007	2008	2009	2010	2011	2012	2013	2014	2015	2016	2017	2018	2019	2020
简阳市	—	—	—	—	—	—	—	—	—	—	—	—	—	—	2	2	2	2	2
其中:三级甲等	—	—	—	—	—	—	—	—	—	—	—	—	—	—	2	2	2	2	2
都江堰市	0	0	0	0	0	0	0	0	0	1	1	2	2	3	3	3	3	3	3
其中:三级甲等	0	0	0	0	0	0	0	0	0	0	0	0	0	0	0	0	0	0	2
彭州市	0	0	0	0	0	0	0	0	0	0	2	3	3	3	3	3	3	3	3
其中:三级甲等	0	0	0	0	0	0	0	0	0	0	0	0	0	0	0	0	0	1	1
邛崃市	0	0	0	0	0	0	0	0	0	0	0	0	0	0	0	0	1	1	3
其中:三级甲等	0	0	0	0	0	0	0	0	0	0	0	0	0	0	0	0	0	0	0
崇州市	0	0	0	0	0	0	0	0	0	1	2	2	2	2	2	2	2	2	4
其中:三级甲等	0	0	0	0	0	0	0	0	0	0	0	0	0	0	0	0	0	0	1
金堂县	0	0	0	0	0	0	0	0	0	0	0	0	0	0	1	2	2	2	2
其中:三级甲等	0	0	0	0	0	0	0	0	0	0	0	0	0	0	0	0	0	0	0
大邑县	0	0	0	0	0	0	0	0	0	0	0	0	0	1	1	1	2	2	4
其中:三级甲等	0	0	0	0	0	0	0	0	0	0	0	0	0	0	0	0	0	0	1
蒲江县	0	0	0	0	0	0	0	0	0	0	0	0	0	0	0	0	0	0	0
其中:三级甲等	0	0	0	0	0	0	0	0	0	0	0	0	0	0	0	0	0	0	0

表 2-5　2002—2020 年成都市各区（市）县二级医院、妇幼保健院、专科疾病防治院机构数

	2002	2003	2004	2005	2006	2007	2008	2009	2010	2011	2012	2013	2014	2015	2016	2017	2018	2019	2020
成都市	**76**	**63**	**60**	**67**	**82**	**91**	**90**	**82**	**75**	**82**	**91**	**92**	**93**	**101**	**115**	**119**	**125**	**130**	**164**
其中:二级甲等	35	38	36	39	50	49	54	55	55	56	63	56	63	69	74	74	69	69	59
四川天府新区															1	1	1	0	0
其中:二级甲等															1	1	1	0	0
成都东部新区																			0
其中:二级甲等																			0
成都高新区															3	4	5	5	6
其中:二级甲等															0	1	1	1	1
锦江区	4	1	3	3	5	5	7	4	3	3	6	5	5	5	7	6	7	7	14
其中:二级甲等	3	1	1	1	1	2	4	4	3	3	5	4	3	3	4	3	3	4	4
青羊区	9	5	2	3	5	7	5	5	6	8	6	6	6	7	8	9	11	12	21
其中:二级甲等	4	4	1	1	3	3	3	3	4	5	4	4	5	6	7	7	7	7	5
金牛区	9	8	10	12	12	14	13	10	10	10	10	12	11	10	9	9	10	9	14
其中:二级甲等	3	5	5	5	7	6	7	8	8	8	8	10	9	9	9	9	10	9	8
武侯区	6	6	5	5	5	6	6	7	8	9	11	11	11	12	16	17	16	18	18
其中:二级甲等	6	5	4	3	3	3	3	4	5	6	8	7	8	7	8	8	7	7	6
成华区	10	6	4	0	3	7	7	7	3	3	4	5	5	5	5	5	5	5	8
其中:二级甲等	3	3	3	0	1	3	4	4	3	3	3	4	4	4	4	4	4	4	3
龙泉驿区	4	4	0	5	6	4	3	3	3	4	5	5	5	7	7	7	6	6	6
其中:二级甲等	2	2	0	4	5	4	3	3	3	3	3	3	4	4	4	3	3	3	4
青白江区	3	2	1	2	2	2	2	2	2	3	3	3	5	5	5	4	4	4	5
其中:二级甲等	0	0	1	1	1	1	1	1	1	1	1	1	1	3	3	3	1	1	1
新都区	3	3	2	3	3	3	3	4	4	5	5	5	6	6	5	6	6	6	6
其中:二级甲等	2	2	2	3	3	3	3	3	3	4	4	2	2	2	1	2	2	2	3
温江区	4	3	5	5	5	4	4	5	5	5	5	5	5	5	5	5	5	5	5
其中:二级甲等	1	1	2	2	2	2	1	1	2	2	2	3	3	3	2	2	2	2	2
双流区	3	4	0	0	3	5	5	5	4	3	3	2	2	2	2	2	2	2	3
其中:二级甲等	3	4	0	0	3	5	5	5	4	3	3	2	2	3	0	1	1	1	0
郫都区	3	2	4	5	5	5	5	5	5	5	5	4	5	5	4	4	4	4	4
其中:二级甲等	3	2	4	5	5	5	5	5	5	5	5	4	5	5	4	2	3	3	3
新津区	2	2	2	2	2	2	2	2	2	2	2	3	3	4	4	4	5	5	6
其中:二级甲等	2	2	2	2	2	2	2	2	2	2	2	3	3	4	4	4	5	5	6

续表 2-5

	2002	2003	2004	2005	2006	2007	2008	2009	2010	2011	2012	2013	2014	2015	2016	2017	2018	2019	2020
简阳市	—	—	—	—	—	—	—	—	—	—	—	—	—	—	5	4	2	2	3
其中:二级甲等	—	—	—	—	—	—	—	—	—	—	—	—	—	—	5	4	2	2	3
都江堰市	5	3	3	4	4	5	5	4	3	4	6	6	6	6	7	6	7	7	8
其中:二级甲等	2	2	2	3	3	3	3	3	2	2	2	1	1	2	4	4	4	4	5
彭州市	0	2	3	2	3	3	4	4	3	4	3	2	3	3	3	3	4	4	6
其中:二级甲等	0	2	3	2	3	2	3	3	3	3	2	1	2	2	2	2	2	3	3
邛崃市	2	2	2	1	2	2	2	2	2	3	4	4	2	3	4	3	2	4	4
其中:二级甲等	2	2	2	1	2	2	2	2	2	2	2	2	2	3	3	3	2	2	0
崇州市	2	3	5	5	5	5	5	5	5	4	3	3	3	3	3	6	6	8	10
其中:二级甲等	2	2	4	4	4	4	4	4	4	3	3	3	3	3	3	3	3	3	1
金堂县	4	3	4	5	8	6	6	6	6	6	6	6	6	7	7	9	14	13	14
其中:二级甲等	2	2	2	3	3	3	3	3	3	4	4	4	5	4	3	3	3	3	3
大邑县	2	3	3	3	3	3	3	3	3	4	5	5	4	4	4	3	3	3	3
其中:二级甲等	0	1	1	1	1	1	1	1	1	2	4	4	4	3	3	3	2	2	0
蒲江县	1	1	2	2	2	2	2	1	1	2	2	3	3	3	3	3	3	3	3
其中:二级甲等	0	0	1	1	1	1	1	1	1	1	1	1	2	3	3	3	3	3	3

表 2-6 2002—2020 年成都市各区（市）县三级医院数

	2002	2003	2004	2005	2006	2007	2008	2009	2010	2011	2012	2013	2014	2015	2016	2017	2018	2019	2020
成都市	**10**	**14**	**12**	**12**	**15**	**13**	**13**	**16**	**15**	**19**	**27**	**34**	**39**	**40**	**44**	**46**	**52**	**59**	**75**
其中：三级甲等	8	12	10	9	12	10	11	14	12	12	16	17	20	21	21	21	26	32	38
四川天府新区															1	1	1	2	2
其中：三级甲等															0	0	0	0	0
成都东部新区																			0
其中：三级甲等																			0
成都高新区															1	1	3	4	4
其中：三级甲等															1	1	1	1	1
锦江区	2	3	2	2	3	2	1	1	1	1	2	3	4	4	4	4	4	5	5
其中：三级甲等	1	3	2	2	3	2	1	1	1	1	2	2	2	2	2	3	3	4	4
青羊区	1	2	2	3	3	2	2	2	2	2	4	4	5	5	5	5	6	7	9
其中：三级甲等	1	2	2	2	2	2	2	2	2	3	3	4	4	4	4	5	5	5	5
金牛区	3	3	2	2	2	2	2	3	2	2	3	3	4	4	4	4	5	4	6
其中：三级甲等	2	2	1	1	1	1	1	3	2	2	3	3	3	3	3	3	3	3	3
武侯区	4	6	6	5	6	6	7	7	7	8	9	10	11	12	10	11	11	12	14
其中：三级甲等	4	5	5	4	5	4	6	6	6	6	6	7	8	9	7	7	9	9	10
成华区	0	0	0	0	0	0	0	0	1	2	2	2	2	2	2	2	2	2	5
其中：三级甲等	0	0	0	0	0	0	0	0	0	0	0	0	1	1	1	1	2	2	2
龙泉驿区	0	0	0	0	0	0	0	1	0	0	0	0	0	0	0	0	0	1	1
其中：三级甲等	0	0	0	0	0	0	0	1	0	0	0	0	0	0	0	0	0	0	0
青白江区	0	0	0	0	0	0	0	0	0	0	0	0	0	0	0	0	0	1	1
其中：三级甲等	0	0	0	0	0	0	0	0	0	0	0	0	0	0	0	0	0	0	0
新都区	0	0	0	1	1	1	1	1	1	1	1	2	2	2	3	3	3	3	3
其中：三级甲等	0	0	0	1	1	1	1	1	1	1	1	1	1	1	1	1	1	2	2
温江区	0	0	0	0	0	0	0	1	1	1	1	1	1	1	2	2	3	3	3
其中：三级甲等	0	0	0	0	0	0	0	0	0	0	0	1	1	1	1	1	1	1	1
双流区	0	0	0	0	0	0	0	0	0	1	2	3	3	3	2	2	2	2	4
其中：三级甲等	0	0	0	0	0	0	0	0	0	1	2	3	3	3	0	0	0	1	1
郫都区	0	0	0	0	0	0	0	0	0	0	0	1	2	2	2	2	2	2	2
其中：三级甲等	0	0	0	0	0	0	0	0	0	0	0	0	1	2	2	0	0	1	2
新津区	0	0	0	0	0	0	0	0	0	0	0	0	0	0	0	0	0	0	1
其中：三级甲等	0	0	0	0	0	0	0	0	0	0	0	0	0	0	0	0	0	0	1

续表 2-6

	2002	2003	2004	2005	2006	2007	2008	2009	2010	2011	2012	2013	2014	2015	2016	2017	2018	2019	2020
简阳市	—	—	—	—	—	—	—	—	—	—	—	—	—	—	2	2	2	2	2
其中：三级甲等	—	—	—	—	—	—	—	—	—	—	—	—	—	—	2	2	2	2	2
都江堰市	0	0	0	0	0	0	0	0	0	1	1	2	2	2	2	2	2	2	2
其中：三级甲等	0	0	0	0	0	0	0	0	0	0	0	0	0	0	0	0	0	0	2
彭州市	0	0	0	0	0	0	0	0	0	0	1	2	2	2	2	2	2	2	2
其中：三级甲等	0	0	0	0	0	0	0	0	0	0	0	0	0	0	0	0	0	1	1
邛崃市	0	0	0	0	0	0	0	0	0	0	0	0	0	0	0	0	1	1	2
其中：三级甲等	0	0	0	0	0	0	0	0	0	0	0	0	0	0	0	0	0	0	0
崇州市	0	0	0	0	0	0	0	0	0	0	1	1	1	1	1	1	1	1	3
其中：三级甲等	0	0	0	0	0	0	0	0	0	0	0	0	0	0	0	0	0	0	1
金堂县	0	0	0	0	0	0	0	0	0	0	0	0	0	0	1	1	1	1	1
其中：三级甲等	0	0	0	0	0	0	0	0	0	0	0	0	0	0	0	0	0	0	0
大邑县	0	0	0	0	0	0	0	0	0	0	0	0	0	0	0	0	0	0	3
其中：三级甲等	0	0	0	0	0	0	0	0	0	0	0	0	0	0	0	0	0	0	1
蒲江县	0	0	0	0	0	0	0	0	0	0	0	0	0	0	0	0	0	0	0
其中：三级甲等	0	0	0	0	0	0	0	0	0	0	0	0	0	0	0	0	0	0	0

表 2-7 2002—2020 年成都市各区（市）县二级医院数

	2002	2003	2004	2005	2006	2007	2008	2009	2010	2011	2012	2013	2014	2015	2016	2017	2018	2019	2020
成都市	76	62	53	62	73	84	81	75	69	75	81	81	82	92	106	112	118	124	159
其中：二级甲等	35	38	34	37	45	46	49	50	49	49	53	46	53	60	65	67	63	63	54
四川天府新区															1	1	1	0	0
其中：二级甲等															1	1	1	0	0
成都东部新区																			0
其中：二级甲等																			0
成都高新区															3	4	5	5	6
其中：二级甲等															0	1	1	1	1
锦江区	4	1	2	3	4	4	5	3	2	2	5	4	4	5	7	6	7	7	14
其中：二级甲等	3	1	1	1	1	2	3	3	2	2	4	3	2	3	4	3	3	4	4
青羊区	9	5	1	2	3	6	4	4	5	7	5	5	5	6	7	8	10	11	20
其中：二级甲等	4	4	1	1	2	3	3	3	3	4	3	3	4	5	6	6	6	6	4
金牛区	9	8	9	11	11	13	12	9	9	9	11	10	10	9	9	9	10	9	14
其中：二级甲等	3	5	5	5	6	5	6	7	7	6	7	7	9	9	9	9	10	9	8
武侯区	6	6	5	5	5	5	5	6	8	9	10	10	10	12	16	17	16	18	18
其中：二级甲等	6	5	4	3	3	3	3	4	5	6	7	6	7	7	8	8	7	7	6
成华区	10	6	4	0	2	7	7	7	3	3	4	4	4	4	4	4	4	4	7
其中：二级甲等	3	3	3	0	1	3	4	4	3	3	3	3	3	3	3	3	3	3	2
龙泉驿区	4	4	0	5	6	4	3	3	3	4	5	5	5	7	7	7	6	7	6
其中：二级甲等	2	2	0	4	5	4	3	3	3	3	3	3	3	3	3	3	3	3	3
青白江区	3	2	1	2	2	2	2	2	2	2	2	2	2	2	4	4	4	4	5
其中：二级甲等	0	0	1	1	1	1	1	1	1	1	1	1	1	2	2	2	1	1	1
新都区	3	3	3	3	3	3	3	4	4	4	4	5	6	6	5	6	6	6	6
其中：二级甲等	2	2	2	3	3	3	3	3	3	3	2	2	2	1	2	2	2	2	3
温江区	4	3	5	5	4	4	4	3	2	2	2	2	2	2	2	2	2	2	2
其中：二级甲等	1	1	2	2	2	2	2	1	1	1	1	1	2	2	2	2	2	2	2
双流区	3	4	0	0	3	5	5	5	4	3	2	1	2	3	2	2	2	2	2
其中：二级甲等	3	4	0	0	3	5	5	5	4	3	3	2	2	3	0	1	1	1	0
郫都区	3	2	4	5	5	5	5	5	5	5	4	4	4	4	4	4	4	4	4
其中：二级甲等	3	2	4	5	5	5	5	5	5	5	4	4	4	4	4	2	2	3	3
新津区	2	2	2	2	2	2	2	2	2	2	2	2	3	3	3	3	4	4	5

续表 2-7

	2002	2003	2004	2005	2006	2007	2008	2009	2010	2011	2012	2013	2014	2015	2016	2017	2018	2019	2020
其中：二级甲等	2	2	2	2	2	2	2	2	2	2	2	2	3	3	3	3	4	4	5
简阳市	—	—	—	—	—	—	—	—	—	—	—	—	—	—	4	3	1	1	2
其中：二级甲等	—	—	—	—	—	—	—	—	—	—	—	—	—	—	4	3	1	1	2
都江堰市	5	3	3	4	4	5	5	4	3	3	5	5	5	6	7	6	7	7	8
其中：二级甲等	2	2	2	3	3	3	3	3	2	1	1	0	0	2	4	4	4	4	5
彭州市	0	2	2	2	2	3	3	3	2	3	3	2	3	3	3	3	4	4	6
其中：二级甲等	0	2	2	2	2	2	2	2	2	2	2	1	2	2	2	2	2	3	3
邛崃市	2	2	2	1	2	2	2	2	2	3	4	4	2	2	3	2	1	3	4
其中：二级甲等	2	2	2	1	2	2	2	2	2	2	2	2	2	2	2	1	1	0
崇州市	2	2	4	4	4	4	4	4	4	3	3	3	3	3	6	6	8	10
其中：二级甲等	2	2	3	3	3	3	3	3	3	3	3	3	3	3	3	3	3	1
金堂县	4	3	3	4	7	5	5	5	5	5	5	5	5	6	6	9	13	13	14
其中：二级甲等	2	2	2	2	2	2	2	2	2	3	3	3	4	3	3	3	3	3
大邑县	2	3	3	3	3	3	3	3	3	3	4	4	4	4	4	3	3	3
其中：二级甲等	0	1	1	1	1	1	1	1	1	2	3	3	3	3	3	2	2	0
蒲江县	1	1	1	1	1	1	1	1	1	2	2	2	2	2	2	2	2	2
其中：二级甲等	0	0	1	1	1	1	1	1	1	1	1	1	2	2	2	2	2	2

表 2-8　2002—2020 年成都市按床位分的医院、妇幼保健院和专科疾病防治院数*

床位规模	机构类别	2002	2003	2004	2005	2006	2007	2008	2009	2010	2011	2012	2013	2014	2015	2016	2017	2018	2019	2020
0~99张	公立医院	161	138	134	124	122	93	78	70	64	63	60	56	56	54	50	51	41	43	42
	民营医院	65	66	83	87	96	111	109	120	149	204	224	251	262	280	307	330	331	334	326
	妇幼保健院	20	19	18	18	20	19	18	17	14	14	11	11	10	9	6	6	5	4	3
	专科疾病防治院	15	10	8	7	7	6	7	7	7	7	7	5	5	5	4	4	5	4	2
100~499张	公立医院	88	92	89	89	87	88	81	83	84	75	72	64	65	65	62	53	50	48	45
	民营医院	2	2	2	3	7	10	17	20	26	37	47	62	68	74	101	103	119	137	146
	妇幼保健院	1	1	1	1	1	2	3	4	7	7	10	10	11	12	16	16	16	17	17
	专科疾病防治院	3	2	2	2	2	2	1	0	0	0	0	0	0	0	0	0	0	0	0
500~999张	公立医院	7	8	8	8	10	8	9	13	17	22	25	32	36	36	36	38	39	40	36
	民营医院	0	0	0	0	0	0	0	0	0	0	2	1	2	4	3	5	6	6	8
	妇幼保健院	0	0	0	0	0	0	0	0	0	0	0	0	0	0	0	0	0	0	1
	专科疾病防治院	0	0	0	0	0	0	0	1	1	1	1	1	1	1	0	0	0	0	0
1 000张以上	公立医院	2	2	2	2	2	2	3	4	4	7	9	10	10	10	13	14	17	19	25
	民营医院	0	0	0	0	0	0	0	0	0	0	0	0	1	2	2	2	2	2	2
	妇幼保健院	0	0	0	0	0	0	0	0	0	0	0	0	0	0	0	0	0	0	0
	专科疾病防治院	0	0	0	0	0	0	0	0	0	0	0	0	0	0	0	0	0	0	0

注：本表妇幼保健院含妇幼保健所（站），专科疾病防治院含专科疾病防治中心（站）

表 2-9 2002—2020 年成都市不同床位规模的医院

床位规模	机构类别	级别	2002	2003	2004	2005	2006	2007	2008	2009	2010	2011	2012	2013	2014	2015	2016	2017	2018	2019	2020
0~99 张	公立医院	二级	82	74	80	76	70	84	85	68	59	51	37	32	32	48	49	48	48	53	59
		三级	3	2	2	2	1	1	0	0	0	0	1	1	2	2	1	1	2	2	2
	民营医院	二级	4	3	3	5	4	10	10	2	2	4	8	19	18	24	38	58	62	95	158
		三级	1	1	1	0	0	0	0	0	0	0	0	0	0	0	0	2	2	5	8
100~499 张	公立医院	二级	82	74	80	76	70	84	85	68	59	51	37	32	32	48	49	48	48	53	59
		三级	3	2	2	2	1	1	0	0	0	0	1	1	2	2	1	1	2	2	2
	民营医院	二级	4	3	3	5	4	10	10	2	2	4	8	19	18	24	38	58	62	95	158
		三级	1	1	1	0	0	0	0	0	0	0	0	0	0	0	0	2	2	5	8
500~999 张	公立医院	二级	82	74	80	76	70	84	85	68	59	51	37	32	32	48	49	48	48	53	59
		三级	3	2	2	2	1	1	0	0	0	0	1	1	2	2	1	1	2	2	2
	民营医院	二级	4	3	3	5	4	10	10	2	2	4	8	19	18	24	38	58	62	95	158
		三级	1	1	1	0	0	0	0	0	0	0	0	0	0	0	0	2	2	5	8
1 000 张以上	公立医院	二级	82	74	80	76	70	84	85	68	59	51	37	32	32	48	49	48	48	53	59
		三级	3	2	2	2	1	1	0	0	0	0	1	1	2	2	1	1	2	2	2
	民营医院	二级	4	3	3	5	4	10	10	2	2	4	8	19	18	24	38	58	62	95	158
		三级	1	1	1	0	0	0	0	0	0	0	0	0	0	0	0	2	2	5	8

三、卫生人员

简要说明

1. 本部分主要介绍成都市及其 23 个区（市）县 2002—2020 年历年卫生人员总数，主要包括各类医疗卫生机构卫生人员数，执业（助理）医师数、注册护士数等。

2. 本部分数据来源于四川省卫生健康统计数据综合采集与决策支持系统年报数据库。

3. 统计口径调整。

（1）执业医师和执业助理医师数、注册护士数按执业（注册）数统计，执业（助理）医师数不包括未取得"医师执业证"的见习医师，注册护士数不包括护理员和护工。

（2）自 2007 年起，卫生人员包括返聘本单位半年以上人员；药剂员和检验员等技能人员从卫生技术人员划归工勤技能人员中。自 2010 年起，卫生人员总数包括公务员身份的卫生监督员数。

（3）村卫生室人员数（包括乡村医生、卫生员、执业医师和执业助理医师数、注册护士）计入卫生人员总数。

（4）除特殊说明外，执业（助理）医师及注册护士均不包括乡镇卫生院设点的村卫生室人员数（这一部分人员计入乡镇卫生院中，不重复统计）

4. 本部分涉及医疗卫生机构的统计口径和指标解释与"医疗卫生机构"一致。

主要指标解释

1. **卫生人员**：在医院、基层医疗卫生机构、专业公共卫生机构及其他医疗卫生机构工作的在岗职工，包括卫生技术人员、乡村医生和卫生员、其他技术人员、管理人员和工勤技能人员。按在医疗卫生机构工作并由单位支付工资的人员统计，包括在编及合同制人员、派遣人员、返聘和临聘本单位半年以上人员（如护士、医师等），不包括离退休人员、退职人员、离开本单位仍保留劳动关系人员、返聘和临聘本单位不足半年人员。

2. **卫生技术人员**：包括执业医师、执业助理医师、注册护士、药师（士）、检验及影像技师（士）、卫生监督员和见习医（药、护、技）师（士）等卫生专业人员。包括从事临床或监督工作并同时从事管理工作的人员（如院长、书记等）。

3. **执业医师**：具有"医师执业证"及其"级别"为"执业医师"且实际从事医疗、预防保健工作的人员，不包括实际从事管理工作的执业医师。执业医师类别分为临床、中医、口腔和公共卫生四类。

4. **执业助理医师**：具有"医师执业证"及其"级别"为"执业助理医师"且实际从事医疗、预防保健工作的人员，不包括实际从事管理工作的执业医师。执业医师类别分为临床、中医、口腔和公共卫生四类。

5. **全科医生**：注册为全科医学专业的人数和注册为乡村全科执业助理医师的人数之和。注册为乡村全科执业助理医师的人数：按照《国务院办公厅关于进一步加强乡村医生队伍建设的实施意见》要求，乡镇卫生院和村卫生室中，参加由国家行业主管部门统一组织的乡村全科执业助理医师资格考试后取得乡村全科执业助理医师资格证书，并注册为"全科医学专业"的人数。取得全科医生培训合格证书的人数：指医疗卫生机构中取得全科医生转岗培训、骨干培训、岗位培训和全科专业住院医师规范化培训、助理全科医生培训合格证、乡村全科执业助理医师资格证书的执业(助理)医师之和，不包括取得合格证书已注册为"全科医学专业"的人数，不得重复统计。

6. **注册护士：**包括截至当年年底已取得注册证书的在编、聘用、合同制护士，换证护士。不包括首次注册尚未拿到证书的护士。护理专业毕业生在没有取得注册护士证书之前，计入"其他卫生技术人员"。

7. **其他卫生技术人员：**包括见习医（药、护、技）师（士）等卫生专业人员，不包括药剂员、检验员、护理员等。见习医师（士）指毕业于高中等院校医学专业但尚未取得医师执业证书的医师和医士。

8. **其他技术人员：**从事医疗器械修配、卫生宣传、科研、教学等技术工作的非卫生专业人员。

9. **管理人员：**担负领导职责或管理任务的工作人员。包括从事医疗服务、公共卫生、医学科研与教学等业务管理工作的人员；主要从事党政、人事、财务、信息、安全保卫等行政管理工作的人员。仅从事管理的人员数指在医疗卫生机构中仅担负领导职责和管理任务且不从事临床或监督工作的管理人员，包括有执业证书但不实际从事临床或监督工作的管理人员。

10. **工勤技能人员：**承担技能操作和维护、后勤保障、服务等职责的工作人员。工勤技能人员分为技术工和普通工。技术工包括护理员（工）、药剂员（工）、检验员、收费员、挂号员等，但不包括实验员、技术员、研究实习员（计入其他技术人员），经济员、会计员和统计员等（计入管理人员）。

11. **公共卫生人员：**包括疾病预防控制中心、专科疾病防治机构、妇幼保健机构（含妇幼保健计划生育服务中心）、健康教育机构、急救中心（站）、采供血机构、卫生监督机构等专业公共卫生机构的卫生技术人员，以及医院和乡镇卫生院、社区卫生服务中心（站）和村卫生室等基层医疗卫生机构中执业类别为公共卫生类别的执业（助理）医师。

12. **乡村医生和卫生员：**乡村医生指从当地卫生健康行政部门获得"乡村医生"证书的人员；卫生员是指村卫生室中未获得"乡村医生"证书的人员。乡村医生和卫生员统计入卫生人员，但不统计入卫生技术人员。

13. **每千人口卫生技术人员数：**年末卫生技术人员数／年末常住人口数×1 000。

14. **每千人口执业（助理）医师数：**年末执业（助理）医师数／年末常住人口数×1 000。

15. **每千人口注册护士数：**年末注册护士数／年末常住人口数×1 000。

表 3-1   2002—2020 年成都市

分　类	2002	2003	2004	2005	2006	2007	2008	2009	2010	2011
卫生人员	76 348	75 158	76 716	77 878	79 783	91 247	95 603	105 910	117 401	130 490
卫生技术人员	58 579	57 064	58 714	59 452	61 382	69 111	73 868	81 863	90 800	101 030
执业（助理）医师	26 045	25 453	26 427	27 133	27 851	29 272	30 997	33 101	36 003	39 879
执业医师	22 448	21 670	22 285	22 413	22 792	24 605	26 299	28 812	31 518	35 078
全科医生	0	0	0	0	0	0	0	0	0	0
注册护士	17 489	17 057	17 897	17 733	18 587	22 950	24 483	29 391	34 647	40 048
药师（士）	5 092	4 955	5 091	4 719	4 845	4 613	4 949	5 262	5 650	6 061
技师（士）	2 769	2 654	2 657	2 433	2 481	3 831	4 021	4 500	4 884	5 379
其他卫生技术人员	7 184	6 945	6 642	7 434	7 618	8 445	9 418	9 609	9 616	9 663
其他技术人员	1 967	2 035	2 461	3 491	3 836	3 319	3 431	3 836	4 719	4 487
管理人员	5 168	4 997	4 945	4 041	4 170	5 768	5 495	5 656	6 673	7 530
工勤技能人员	6 369	6 445	5 880	6 046	5 770	8 552	8 848	10 349	11 021	13 249
乡村医生	3 996	4 425	4 468	4 395	4 257	4 309	3 838	4 045	4 042	3 981
卫生员	269	192	248	453	368	188	123	161	146	213

卫生人员数

2012	2013	2014	2015	2016	2017	2018	2019	2020
143 410	**153 962**	**164 273**	**173 167**	**190 236**	**200 739**	**215 863**	**237 668**	**249 639**
110 795	120 091	127 810	135 131	148 354	158 002	168 682	184 989	195 248
42 804	45 826	48 249	50 236	54 718	58 159	61 548	68 539	72 376
37 806	41 145	43 681	45 806	49 706	52 992	56 116	62 251	65 804
1 751	2 899	2 988	3 040	3 072	3 333	3 630	4 243	5 448
45 088	50 058	55 141	59 636	66 724	72 395	78 395	87 835	92 968
6 272	6 838	7 281	7 454	7 905	8 132	8 430	8 946	9 372
5 790	6 186	6 510	6 908	7 442	7 985	8 582	9 465	9 870
10 841	11 183	10 629	10 897	11 565	11 331	11 727	10 204	10 662
5 592	6 203	6 968	7 103	7 452	6 732	6 733	8 393	9 248
7 840	7 954	8 572	8 888	9 599	9 848	11 628	13 179	13 803
15 019	15 670	16 952	18 114	20 340	21 854	24 754	27 368	27 823
3 836	3 745	3 664	3 737	4 341	4 183	3 943	3 645	3 426
328	299	307	194	150	120	123	94	91

表 3-2　2002—2020 年成都市各区（市）县

地　区	2002	2003	2004	2005	2006	2007	2008	2009	2010
成都市	**76 348**	**75 158**	**76 716**	**77 878**	**79 783**	**91 247**	**95 603**	**105 910**	**117 401**
四川天府新区									
成都东部新区									
成都高新区									
锦江区	5 980	5 758	6 126	5 988	6 062	6 266	5 262	5 497	6 230
青羊区	11 129	9 924	10 497	10 262	9 665	10 884	11 070	13 847	15 518
金牛区	8 024	7 890	7 970	8 102	8 303	9 515	9 631	10 158	10 614
武侯区	9 684	9 770	10 019	9 933	10 311	15 714	18 504	21 150	24 872
成华区	5 503	5 192	5 270	5 530	5 924	5 810	6 536	7 159	8 047
龙泉驿区	2 727	2 558	2 620	2 440	2 602	3 090	3 233	4 162	4 313
青白江区	1 801	1 808	1 828	1 822	1 899	2 170	2 166	2 396	2 539
新都区	3 166	3 108	3 154	3 230	3 788	4 136	4 345	4 566	4 964
温江区	2 549	2 509	2 449	2 569	2 658	3 050	3 370	3 540	3 761
双流区	3 807	4 035	3 776	4 798	5 081	5 165	5 552	6 307	6 633
郫都区	2 580	2 589	2 658	2 779	2 722	3 082	2 969	3 230	3 563
新津区	1 522	1 561	1 595	1 656	1 637	1 825	1 894	1 959	2 278
简阳市	—	—	—	—	—	—	—	—	—
都江堰市	3 500	3 689	3 892	4 095	4 385	4 589	4 608	4 692	5 071
彭州市	2 321	3 063	3 043	3 087	3 041	3 516	3 627	3 936	4 351
邛崃市	2 634	2 550	2 485	2 259	2 169	2 394	2 372	2 419	2 521
崇州市	3 114	2 861	3 048	2 952	3 061	3 215	3 503	3 671	4 239
金堂县	3 293	3 383	3 193	3 237	3 340	3 196	3 058	3 147	3 474
大邑县	1 987	1 902	2 085	2 134	2 147	2 500	2 642	2 758	3 024
蒲江县	1 027	1 008	1 008	1 005	988	1 130	1 261	1 316	1 389

卫生人员数

2011	2012	2013	2014	2015	2016	2017	2018	2019	2020
130 490	143 410	153 962	164 273	173 167	190 236	200 739	215 863	237 668	249 639
					4 014	4 107	4 566	5 233	5 614
									1 927
					8 051	9 777	11 503	14 823	15 094
6 648	7 439	8 066	8 698	9 468	9 950	10 934	11 423	13 792	14 977
16 591	17 536	19 124	20 628	22 221	22 992	23 015	24 933	27 040	27 425
12 187	13 488	13 912	15 244	16 054	16 206	17 157	18 360	19 445	19 528
27 403	31 470	33 993	36 694	39 728	34 422	36 588	40 666	45 370	47 359
8 394	8 895	8 978	9 210	9 307	10 112	10 710	12 241	12 845	14 259
4 850	5 355	5 825	5 933	6 146	6 328	6 838	7 293	7 976	8 102
2 589	2 901	3 156	3 364	3 568	3 690	3 772	3 896	4 126	4 409
5 412	5 823	6 574	7 370	8 115	8 857	9 319	9 520	10 320	10 601
4 530	5 016	5 472	5 895	6 291	6 538	6 851	7 418	8 839	9 279
7 192	7 563	8 647	9 283	9 314	6 114	6 720	7 113	7 749	9 593
4 664	5 277	5 466	5 705	5 880	6 158	6 494	6 620	7 695	8 410
2 526	2 858	2 979	2 971	2 989	3 011	3 165	3 276	3 333	3 406
—	—	—	—	—	8 184	7 860	8 023	8 327	7 554
5 807	6 376	6 726	6 827	6 846	7 028	7 446	7 865	8 357	8 302
5 273	5 639	5 983	6 024	6 167	6 454	6 640	6 808	7 018	7 371
3 298	3 690	3 976	4 199	4 291	4 401	4 582	4 804	4 969	5 249
4 522	4 650	4 816	5 362	5 376	5 502	5 943	6 206	6 771	7 048
3 739	4 050	4 312	4 644	5 082	5 528	5 831	5 998	6 165	6 385
3 358	3 639	3 996	4 202	4 322	4 603	4 718	4 940	5 110	5 327
1 507	1 745	1 961	2 020	2 002	2 093	2 272	2 391	2 365	2 420

表 3-3　2002—2020 年成都市各区（市）县

地　区	2002	2003	2004	2005	2006	2007	2008	2009	2010
成都市	**58 579**	**57 064**	**58 714**	**59 452**	**61 382**	**69 111**	**73 868**	**81 863**	**90 800**
四川天府新区									
成都东部新区									
成都高新区									
锦江区	4 909	4 721	5 051	4 961	5 074	5 158	4 493	4 639	5 222
青羊区	8 605	7 761	8 128	7 755	7 494	8 268	8 900	10 703	12 249
金牛区	6 190	6 215	6 299	6 374	6 453	7 663	7 847	8 222	8 608
武侯区	7 764	7 528	7 804	7 575	7 934	11 702	13 842	16 127	18 698
成华区	4 535	4 247	4 306	4 795	5 046	4 841	5 539	6 135	6 765
龙泉驿区	1 930	1 879	1 959	1 832	1 943	2 265	2 424	3 176	3 315
青白江区	1 363	1 366	1 410	1 395	1 496	1 604	1 667	1 881	1 936
新都区	2 089	2 019	2 109	2 149	2 643	2 945	3 080	3 316	3 648
温江区	1 824	1 791	1 797	1 895	2 018	2 264	2 603	2 778	2 959
双流区	2 915	2 881	2 885	3 586	3 843	4 017	4 364	4 784	5 132
郫都区	1 983	1 995	2 051	2 233	2 185	2 289	2 218	2 499	2 772
新津区	1 163	1 250	1 239	1 272	1 245	1 369	1 419	1 419	1 691
简阳市	—	—	—	—	—	—	—	—	—
都江堰市	2 646	2 770	2 985	3 006	3 358	3 480	3 419	3 483	3 719
彭州市	1 883	2 076	2 160	2 230	2 240	2 387	2 626	2 889	3 283
邛崃市	2 065	1 937	1 945	1 714	1 671	1 711	1 762	1 828	1 855
崇州市	2 095	2 024	2 172	2 120	2 144	2 330	2 586	2 736	3 191
金堂县	2 404	2 511	2 195	2 303	2 326	2 202	2 221	2 283	2 527
大邑县	1 444	1 355	1 467	1 504	1 522	1 751	1 869	1 940	2 178
蒲江县	772	738	752	753	747	865	989	1 025	1 052

卫生技术人员数

2011	2012	2013	2014	2015	2016	2017	2018	2019	2020
101 030	**110 795**	**120 091**	**127 810**	**135 131**	**148 354**	**158 002**	**168 682**	**184 989**	**195 248**
					3 165	3 275	3 732	4 340	4 611
									1 377
					6 228	7 578	8 125	10 439	10 480
5 336	5 933	6 647	7 142	7 762	8 065	8 940	9 244	11 023	11 825
13 162	13 790	14 887	16 034	17 273	17 609	17 678	18 621	20 017	21 006
9 769	10 810	11 255	12 223	12 637	12 804	13 500	14 455	15 083	15 146
20 718	23 636	25 903	27 790	30 074	26 017	27 549	30 389	33 541	34 841
6 926	7 297	7 256	7 279	7 474	8 112	8 842	9 950	10 353	11 498
3 696	4 170	4 667	4 821	5 016	5 286	5 802	6 236	6 818	6 898
2 002	2 239	2 454	2 603	2 714	2 743	2 934	3 079	3 231	3 466
4 034	4 335	5 049	5 709	6 382	7 087	7 588	7 818	8 553	8 926
3 597	3 956	4 425	4 705	5 051	5 306	5 561	6 060	7 117	7 542
5 659	5 942	6 919	7 466	7 583	5 096	5 668	6 028	6 635	8 205
3 711	4 203	4 424	4 577	4 842	5 136	5 410	5 473	6 409	7 016
1 938	2 145	2 267	2 268	2 278	2 357	2 510	2 591	2 662	2 797
—	—	—	—	—	5 750	5 743	5 942	6 070	5 627
4 295	4 799	5 068	5 193	5 284	5 506	5 828	6 170	6 713	6 714
3 854	4 155	4 435	4 509	4 636	4 914	5 147	5 377	5 621	5 871
2 423	2 687	2 863	3 036	3 148	3 335	3 563	3 786	3 930	4 249
3 486	3 624	3 808	4 185	4 291	4 396	4 835	5 049	5 523	5 806
2 782	2 995	3 250	3 471	3 723	4 099	4 377	4 574	4 810	4 954
2 470	2 704	2 962	3 186	3 347	3 651	3 800	3 992	4 130	4 359
1 172	1 375	1 552	1 613	1 616	1 692	1 874	1 991	1 971	2 034

表 3-4　2002—2020 年成都市各区（市）县执业（助理）

地　区	2002	2003	2004	2005	2006	2007	2008	2009	2010
成都市	**26 045**	**25 453**	**26 427**	**27 133**	**27 851**	**29 272**	**30 997**	**33 101**	**36 003**
四川天府新区									
成都东部新区									
成都高新区									
锦江区	2 531	2 371	2 476	2 360	2 437	2 304	1 968	2 035	2 351
青羊区	3 882	3 492	3 694	3 434	3 378	3 520	3 713	4 062	4 473
金牛区	2 730	2 757	2 785	2 916	2 972	3 235	3 238	3 282	3 516
武侯区	3 591	3 728	3 651	3 634	3 733	4 692	5 431	5 951	6 859
成华区	2 097	1 931	1 978	2 464	2 491	2 205	2 527	2 735	2 878
龙泉驿区	800	806	837	746	799	927	1 032	1 268	1 344
青白江区	504	493	519	483	510	607	619	706	699
新都区	791	729	808	823	941	1 146	1 245	1 341	1 444
温江区	763	762	785	838	899	868	1 058	1 113	1 198
双流区	1 368	1 305	1 426	2 095	2 204	1 852	1 939	2 094	2 206
郫都区	773	825	890	858	835	958	957	1 040	1 142
新津区	454	529	505	520	521	561	572	561	627
简阳市	—	—	—	—	—	—	—	—	—
都江堰市	1 139	980	1 126	1 139	1 317	1 343	1 349	1 357	1 392
彭州市	841	925	1 018	885	865	1 021	1 164	1 208	1 313
邛崃市	844	821	817	783	758	785	776	803	770
崇州市	896	884	1 019	969	939	1 029	1 104	1 166	1 264
金堂县	963	1 071	976	1 053	1 119	1 006	1 005	1 076	1 157
大邑县	697	670	713	725	726	796	866	849	933
蒲江县	381	374	404	408	407	417	434	454	437

医师人员数

2011	2012	2013	2014	2015	2016	2017	2018	2019	2020
39 879	42 804	45 826	48 249	50 236	54 718	58 159	61 548	68 539	72 376
					1 302	1 374	1 508	1 776	1 874
									602
					2 312	2 976	2 852	3 782	3 686
2 217	2 481	2 692	2 885	2 876	3 150	3 360	3 503	4 312	4 551
4 777	5 127	5 373	5 659	6 121	6 186	6 307	6 264	7 069	7 561
3 773	4 059	4 240	4 575	4 692	4 764	4 950	5 297	5 619	5 673
8 035	8 848	9 537	10 228	11 110	9 361	9 705	10 609	11 574	12 069
2 971	3 077	3 079	3 040	3 078	3 242	3 435	3 744	3 841	4 258
1 498	1 667	1 883	1 990	1 962	2 071	2 312	2 501	2 789	2 845
726	786	845	914	989	975	1 009	1 092	1 169	1 278
1 550	1 656	1 915	2 086	2 291	2 490	2 787	2 930	3 288	3 459
1 332	1 435	1 605	1 679	1 645	1 775	1 908	2 219	2 655	2 857
2 337	2 402	2 865	3 020	3 074	2 102	2 356	2 511	2 901	3 485
1 560	1 648	1 761	1 829	1 963	2 067	2 142	2 196	2 570	2 803
692	749	799	792	816	846	880	941	963	1 013
—	—	—	—	—	2 250	2 163	2 242	2 395	2 142
1 563	1 737	1 733	1 830	1 804	1 809	1 899	2 061	2 271	2 301
1 570	1 644	1 758	1 759	1 715	1 777	1 858	1 960	2 097	2 185
1 111	1 109	1 167	1 229	1 194	1 235	1 304	1 406	1 472	1 562
1 327	1 380	1 400	1 508	1 572	1 583	1 726	1 774	1 981	2 054
1 243	1 307	1 363	1 401	1 510	1 527	1 624	1 678	1 779	1 784
1 095	1 141	1 208	1 218	1 241	1 279	1 415	1 497	1 514	1 584
502	551	603	607	583	615	669	763	722	750

表 3-5　2002—2020 年成都市各区（市）县

地　区	2002	2003	2004	2005	2006	2007	2008	2009	2010
成都市									
四川天府新区									
成都东部新区									
成都高新区									
锦江区									
青羊区									
金牛区									
武侯区									
成华区									
龙泉驿区									
青白江区									
新都区									
温江区									
双流区									
郫都区									
新津区									
简阳市									
都江堰市									
彭州市									
邛崃市									
崇州市									
金堂县									
大邑县									
蒲江县									

全科医师人员数

2011	2012	2013	2014	2015	2016	2017	2018	2019	2020
	1 751	**2 899**	**2 988**	**3 040**	**3 072**	**3 333**	**3 630**	**4 243**	**5 448**
					0	165	197	186	223
									138
					0	107	188	199	182
	32	52	63	57	81	96	91	97	133
	75	172	188	178	181	276	313	265	277
	109	179	196	196	246	259	252	201	211
	101	197	261	317	204	220	200	213	250
	93	150	147	114	132	136	157	181	241
	114	158	144	174	182	195	216	243	274
	59	146	131	129	132	128	146	160	252
	129	118	187	157	143	128	184	213	361
	86	183	120	146	148	112	142	155	230
	163	251	303	294	147	145	156	198	273
	61	184	162	197	161	180	167	220	313
	68	85	85	106	95	103	118	131	164
	—	—	—	—	90	96	125	299	311
	52	115	115	122	133	134	127	166	214
	162	259	230	220	222	221	215	258	299
	119	105	149	159	142	159	170	202	214
	109	182	168	157	142	143	136	168	282
	159	234	215	204	176	195	201	262	301
	31	54	46	42	37	45	43	119	175
	29	75	78	71	54	90	86	107	130

表 3-6　2002—2020 年成都市各区（市）县

地　区	2002	2003	2004	2005	2006	2007	2008	2009	2010
成都市	17 489	17 057	17 897	17 733	18 587	22 950	24 483	29 391	34 647
四川天府新区									
成都东部新区									
成都高新区									
锦江区	1 409	1 379	1 605	1 636	1 628	1 727	1 513	1 644	1 898
青羊区	3 022	2 715	2 793	2 615	2 625	2 947	3 226	4 452	5 585
金牛区	2 233	2 365	2 233	2 193	2 208	2 907	2 955	3 246	3 526
武侯区	2 603	2 433	2 612	2 649	2 601	4 701	5 310	6 868	8 203
成华区	1 421	1 374	1 509	1 564	1 636	1 595	1 880	2 123	2 408
龙泉驿区	588	545	600	517	578	736	763	1 137	1 234
青白江区	449	445	453	450	473	487	507	564	619
新都区	638	631	612	614	847	990	1 021	1 174	1 352
温江区	522	503	555	390	573	726	842	1 001	1 155
双流区	778	806	779	857	916	1 198	1 274	1 455	1 793
郫都区	493	485	516	581	571	659	616	768	917
新津区	301	299	321	335	345	368	408	395	545
简阳市	—	—	—	—	—	—	—	—	—
都江堰市	776	787	847	872	1 072	1 068	1 055	1 129	1 261
彭州市	411	448	450	454	451	575	660	742	958
邛崃市	417	392	409	394	385	446	470	530	577
崇州市	457	513	612	581	647	678	759	834	1 028
金堂县	476	468	473	512	510	512	524	554	682
大邑县	325	302	344	346	347	423	464	510	624
蒲江县	170	167	174	173	174	207	236	265	282

注册护士人员数

2011	2012	2013	2014	2015	2016	2017	2018	2019	2020
40 048	**45 088**	**50 058**	**55 141**	**59 636**	**66 724**	**72 395**	**78 395**	**87 835**	**92 968**
					1 426	1 455	1 790	2 067	2 170
									531
					2 882	3 572	4 140	5 232	5 414
2 146	2 301	2 820	3 184	3 473	3 758	4 387	4 615	5 370	5 864
6 198	6 452	7 158	7 803	8 341	8 638	8 688	8 675	10 139	10 583
4 304	4 872	5 143	5 574	6 024	6 105	6 558	7 064	7 340	7 398
9 192	10 680	11 345	12 464	13 994	12 138	13 005	14 795	16 704	17 085
2 548	2 773	2 794	2 931	3 131	3 472	3 789	4 442	4 807	5 444
1 401	1 640	1 938	2 014	2 109	2 358	2 659	2 913	3 197	3 235
675	761	846	896	1 042	1 101	1 249	1 331	1 453	1 540
1 562	1 736	2 100	2 563	2 858	3 327	3 586	3 719	4 037	4 168
1 412	1 570	1 944	2 118	2 341	2 440	2 506	2 757	3 340	3 532
2 113	2 334	2 732	2 994	3 134	2 149	2 431	2 564	2 825	3 695
1 249	1 538	1 758	1 856	1 967	2 169	2 363	2 383	2 812	3 141
697	825	913	964	970	1 030	1 130	1 156	1 203	1 262
—	—	—	—	—	2 223	2 356	2 402	2 713	2 617
1 510	1 805	1 969	2 150	2 256	2 458	2 663	2 861	3 163	3 201
1 195	1 376	1 516	1 739	1 808	1 999	2 173	2 296	2 419	2 529
721	909	995	1 149	1 161	1 336	1 509	1 659	1 698	1 857
1 200	1 282	1 445	1 703	1 725	1 853	2 112	2 284	2 543	2 667
802	932	1 100	1 243	1 359	1 622	1 808	1 943	2 055	2 191
805	925	1 082	1 261	1 368	1 619	1 683	1 821	1 905	2 013
318	377	460	535	575	621	713	785	813	831

表 3-7　2002—2020 年成都市各区（市）县

地　区	2002	2003	2004	2005	2006	2007	2008	2009	2010
成都市	**4 265**	**4 617**	**4 716**	**4 848**	**4 625**	**4 497**	**3 961**	**4 206**	**4 188**
四川天府新区									
成都东部新区									
成都高新区									
锦江区	37	30	0	0	0	0	0	0	0
青羊区	48	48	47	48	50	0	0	0	0
金牛区	64	76	105	99	99	83	0	0	0
武侯区	50	52	53	5	0	0	0	4	37
成华区	112	102	105	100	93	66	0	0	0
龙泉驿区	317	295	293	292	308	307	274	303	273
青白江区	263	252	238	247	237	265	208	217	242
新都区	382	376	378	420	368	401	389	386	388
温江区	173	186	173	165	148	180	194	178	180
双流区	521	521	413	626	580	344	332	375	309
郫都区	280	253	281	295	220	233	231	251	249
新津区	127	171	185	211	225	220	193	233	228
简阳市	—	—	—	—	—	—	—	—	—
都江堰市	351	350	352	348	364	370	336	325	331
彭州市	0	458	449	433	414	412	349	410	390
邛崃市	346	346	361	363	302	404	354	321	324
崇州市	460	381	427	346	349	314	259	313	311
金堂县	401	367	428	429	445	429	380	417	456
大邑县	201	228	314	307	314	352	332	342	331
蒲江县	132	125	114	114	109	117	130	131	139

乡村医师和卫生员人员数

2011	2012	2013	2014	2015	2016	2017	2018	2019	2020
4 194	**4 164**	**4 044**	**3 971**	**3 931**	**4 491**	**4 303**	**4 066**	**3 739**	**3 517**
					87	79	73	75	63
									263
					22	198	169	158	12
0	0	0	0	0	0	0	0	0	0
0	0	0	0	0	0	0	0	0	0
0	0	0	0	0	0	0	0	0	0
34	29	25	24	20	0	0	0	0	0
0	0	0	0	0	0	0	0	0	0
282	272	249	237	247	175	163	147	115	95
205	193	193	168	184	175	135	125	113	106
387	409	400	407	430	385	361	345	325	305
190	180	184	176	145	139	135	128	119	114
303	267	259	268	255	157	149	140	127	146
263	254	240	283	254	259	279	279	254	246
178	176	165	156	149	93	93	92	80	78
—	—	—	—	—	983	816	748	726	491
361	405	384	348	340	308	304	300	279	252
430	400	396	368	415	387	376	360	322	306
326	323	317	317	301	281	262	243	236	240
297	285	284	286	278	246	215	203	182	179
470	517	517	529	527	428	411	389	331	323
317	307	292	288	271	258	236	234	211	216
151	147	139	116	115	108	91	91	86	82

表 3-8　2002—2020 年成都市各区（市）县

地　区	2002	2003	2004	2005	2006	2007	2008	2009	2010
成都市	**5 168**	**4 997**	**4 945**	**4 041**	**4 170**	**5 768**	**5 495**	**5 656**	**6 673**
四川天府新区									
成都东部新区									
成都高新区									
锦江区	565	481	413	386	370	506	267	300	351
青羊区	796	608	640	637	586	780	737	813	911
金牛区	798	733	681	513	489	696	719	768	728
武侯区	564	672	694	431	550	904	1 200	1 307	1 578
成华区	279	316	353	157	180	312	325	334	398
龙泉驿区	128	104	140	117	119	222	209	252	304
青白江区	74	72	79	70	71	123	124	92	138
新都区	303	356	316	261	281	316	289	253	296
温江区	218	211	267	254	250	238	234	248	235
双流区	153	213	160	132	179	283	222	238	270
郫都区	157	159	137	166	152	212	171	152	188
新津区	122	62	75	74	72	77	64	65	74
简阳市	—	—	—	—	—	—	—	—	—
都江堰市	208	246	187	212	228	253	237	174	277
彭州市	128	148	123	184	185	204	147	149	196
邛崃市	113	73	62	63	68	89	68	77	128
崇州市	168	112	135	95	127	158	163	120	211
金堂县	233	238	314	144	120	222	149	142	171
大邑县	124	156	139	116	114	128	127	134	152
蒲江县	37	37	30	29	29	45	43	38	67

管理人员数

2011	2012	2013	2014	2015	2016	2017	2018	2019	2020
7 530	7 840	7 954	8 572	8 888	9 599	9 848	11 628	13 179	13 803
					189	227	222	239	301
									66
					402	477	929	1 021	1 208
422	445	473	522	521	516	468	551	741	872
938	843	834	955	1 088	1 183	1 141	1 459	1 615	1 632
791	929	894	882	1 076	1 046	1 128	1 238	1 278	1 250
1 757	1 903	1 892	2 021	2 140	1 974	2 143	2 530	3 199	3 124
423	485	491	513	485	508	547	665	833	899
356	350	345	316	308	300	310	347	295	330
159	160	164	194	213	278	236	238	264	292
293	307	325	414	382	394	397	444	434	447
291	325	267	367	404	429	424	469	628	524
312	312	329	363	373	189	194	209	236	393
257	262	261	265	260	239	246	307	349	399
91	87	103	97	132	111	122	124	117	124
—	—	—	—	—	330	339	319	351	302
349	353	405	417	365	364	310	377	358	357
263	233	283	263	254	241	223	219	212	230
169	187	203	203	155	162	163	154	158	166
246	217	223	241	184	182	205	206	213	233
176	191	194	225	249	291	282	310	308	327
167	174	178	203	194	163	165	206	220	208
70	77	90	111	105	108	101	105	110	119

表 3-9　2002—2020 年成都市各区（市）县

地　区	2002	2003	2004	2005	2006	2007	2008	2009	2010
成都市	6 369	6 445	5 880	6 046	5 770	8 552	8 848	10 349	11 021
四川天府新区									
成都东部新区									
成都高新区									
锦江区	458	496	532	560	443	470	340	386	455
青羊区	1 166	1 001	1 046	903	887	985	891	1 679	1 595
金牛区	700	626	650	797	889	800	766	858	1 006
武侯区	896	968	873	833	466	2 151	2 336	2 609	2 895
成华区	442	418	408	387	425	471	533	550	630
龙泉驿区	261	225	152	145	185	241	259	356	344
青白江区	97	112	95	105	89	158	147	153	158
新都区	346	316	300	335	375	407	473	479	497
温江区	277	282	195	224	208	326	298	297	346
双流区	179	302	146	227	301	355	445	617	617
郫都区	148	177	179	31	75	259	252	243	249
新津区	96	78	96	99	95	141	178	179	215
简阳市	—	—	—	—	—	—	—	—	—
都江堰市	251	277	285	477	366	372	460	447	434
彭州市	233	309	240	202	180	384	378	348	402
邛崃市	100	124	26	2	2	105	107	119	118
崇州市	317	296	240	279	243	349	422	422	435
金堂县	176	200	198	177	296	278	240	245	262
大邑县	150	139	141	185	171	218	237	274	275
蒲江县	76	99	78	78	74	82	86	88	88

工勤技能人员数

2011	2012	2013	2014	2015	2016	2017	2018	2019	2020
13 249	**15 019**	**15 670**	**16 952**	**18 114**	**20 340**	**21 854**	**24 754**	**27 368**	**27 823**
					431	386	431	472	528
									143
					719	1 196	2 003	2 790	2 680
685	780	699	717	826	1 073	1 221	1 375	1 641	1 778
1 799	1 974	2 387	2 784	2 759	2 987	3 044	3 836	3 946	3 598
1 131	1 207	1 150	1 486	1 794	1 932	2 147	2 273	2 581	2 621
3 417	4 123	4 231	4 556	5 038	4 422	4 778	5 347	5 761	6 185
846	821	794	716	685	874	1 004	1 146	1 157	1 344
398	445	457	445	475	454	466	446	507	564
210	276	274	325	369	403	378	375	431	361
559	582	598	644	674	769	749	712	818	727
413	469	429	476	545	551	620	661	735	864
645	705	802	816	839	563	595	628	641	688
378	472	462	453	375	359	424	422	516	584
260	375	399	381	362	381	376	407	388	322
—	—	—	—	—	790	687	761	932	839
539	533	566	565	626	648	725	797	768	710
575	639	681	709	676	726	744	725	731	804
293	403	478	500	530	501	486	507	526	472
441	474	419	550	526	564	583	649	756	733
241	264	283	306	468	599	659	666	662	706
327	374	437	406	430	463	441	444	478	448
92	103	124	117	117	131	145	143	131	124

表 3-10　2002—2020 年成都市各区（市）县

地　区	2002	2003	2004	2005	2006	2007	2008	2009	2010
成都市	**3 503**	**1 992**	**2 001**	**1 996**	**2 067**	**3 003**	**3 325**	**3 531**	**3 983**
四川天府新区									
成都东部新区									
成都高新区									
锦江区	28	31	0	0	0	320	364	376	391
青羊区	2 095	443	409	376	406	472	509	473	579
金牛区	75	160	193	193	213	405	533	601	665
武侯区	0	0	0	0	0	0	0	0	0
成华区	70	69	67	43	65	150	181	187	188
龙泉驿区	57	61	58	63	68	95	99	125	161
青白江区	56	61	60	68	79	95	104	114	109
新都区	81	82	125	124	133	166	173	196	222
温江区	86	93	94	105	102	135	140	149	164
双流区	119	139	123	125	118	139	148	180	213
郫都区	101	97	95	118	103	149	105	146	152
新津区	86	86	81	91	87	88	86	84	99
简阳市	—	—	—	—	—	—	—	—	—
都江堰市	128	133	156	150	141	133	137	133	180
彭州市	134	139	141	138	129	132	162	138	138
邛崃市	71	71	69	67	66	106	99	99	107
崇州市	122	138	136	135	157	153	177	220	258
金堂县	89	86	88	94	93	94	95	94	94
大邑县	75	73	72	72	72	135	167	167	213
蒲江县	30	30	34	34	35	36	46	49	50

妇幼保健院（所、站）卫生人员数

2011	2012	2013	2014	2015	2016	2017	2018	2019	2020
4 055	4 507	4 738	5 109	5 821	6 343	6 857	7 138	7 497	7 786
					0	0	0	0	0
									0
					0	0	0	0	0
460	515	469	508	831	485	463	458	461	460
120	146	170	179	181	199	154	154	164	163
744	827	243	305	344	365	373	383	417	451
0	0	612	653	778	836	887	953	1 054	1 113
201	251	265	281	260	276	352	343	335	347
226	208	235	249	298	312	376	430	438	480
132	157	184	189	200	255	291	307	315	335
256	269	309	336	359	404	408	411	412	417
177	204	201	218	220	245	256	268	300	310
217	259	313	360	376	421	453	459	476	493
151	167	180	199	211	257	301	345	363	379
103	132	144	153	159	164	203	178	186	199
—	—	—	—	—	328	347	367	372	385
189	196	199	208	217	196	196	196	243	254
305	334	341	369	410	432	468	472	477	474
109	120	121	123	134	170	191	221	252	273
274	292	292	302	311	346	355	354	354	353
115	132	141	149	182	275	377	434	464	473
225	237	237	246	258	271	296	293	298	303
51	61	82	82	92	106	110	112	116	124

表 3-11　2002—2020 年成都市各区（市）县妇幼保健院（所、站）

地　区	2002	2003	2004	2005	2006	2007	2008	2009	2010
成都市	2 730	1 609	1 607	1 575	1 653	2 405	2 716	2 924	3 324
四川天府新区									
成都东部新区									
成都高新区									
锦江区	20	23	0	0	0	290	327	336	346
青羊区	1 575	337	318	255	283	366	395	392	489
金牛区	64	125	162	152	168	332	435	490	558
武侯区	0	0	0	0	0	0	0	0	0
成华区	62	59	53	35	56	106	140	140	141
龙泉驿区	46	49	42	50	60	72	76	101	136
青白江区	48	53	53	63	72	77	86	92	87
新都区	62	64	79	97	106	135	139	164	185
温江区	74	78	79	83	81	104	110	123	142
双流区	97	119	102	108	111	123	128	153	181
郫都区	82	82	88	83	82	116	92	129	129
新津区	70	70	66	77	73	70	68	65	75
简阳市	—	—	—	—	—	—	—	—	—
都江堰市	104	108	118	118	106	91	99	99	140
彭州市	99	102	113	116	114	95	122	104	104
邛崃市	65	66	63	61	60	91	85	84	93
崇州市	93	109	108	103	106	116	150	188	209
金堂县	70	70	69	79	79	77	79	78	78
大邑县	70	67	66	66	67	114	144	144	188
蒲江县	29	28	28	29	29	30	41	42	43

卫生技术人员数

2011	2012	2013	2014	2015	2016	2017	2018	2019	2020
3 336	3 706	4 007	4 273	4 840	5 330	5 731	5 827	6 218	6 410
					0	0	0	0	0
								0	0
					0	0	0	0	0
350	365	419	441	664	412	400	394	396	359
114	135	157	153	153	169	128	126	135	136
626	691	215	278	300	324	327	341	367	399
0	0	497	537	655	710	746	764	822	843
157	185	211	225	217	231	286	277	269	277
177	177	206	209	245	270	301	327	373	412
105	128	148	145	157	197	234	248	266	272
219	226	257	277	291	322	334	320	333	339
148	170	165	159	164	187	198	206	256	266
179	220	270	314	331	376	398	408	427	449
132	140	151	164	186	225	266	265	292	310
82	98	113	121	127	133	162	144	154	166
—	—	—	—	—	268	305	325	322	331
147	155	156	161	171	157	157	157	199	205
233	277	281	306	336	353	384	387	389	392
96	106	106	107	121	151	165	192	221	233
233	255	255	258	268	296	298	293	290	292
98	113	124	134	151	219	287	322	349	359
195	210	203	212	223	236	257	232	256	261
45	55	73	72	80	94	98	99	102	109

表 3-12　　2002—2020 年成都市各区（市）县妇幼保健院（所、站）

地　　区	2002	2003	2004	2005	2006	2007	2008	2009	2010
成都市	**1 216**	**704**	**678**	**688**	**740**	**911**	**1 056**	**1 060**	**1 154**
四川天府新区									
成都东部新区									
成都高新区									
锦江区	12	15	0	0	0	113	128	115	120
青羊区	705	124	128	122	145	144	154	142	162
金牛区	27	74	87	82	91	129	162	176	197
武侯区	0	0	0	0	0	0	0	0	0
成华区	26	26	21	15	22	35	49	45	46
龙泉驿区	20	19	16	19	28	23	25	37	46
青白江区	21	20	18	21	22	24	26	28	26
新都区	26	23	15	30	32	49	53	52	61
温江区	39	36	38	38	40	48	51	54	55
双流区	54	65	51	57	60	45	58	73	80
郫都区	30	33	41	30	28	38	38	40	43
新津区	18	22	23	22	20	22	22	19	23
简阳市	—	—	—	—	—	—	—	—	—
都江堰市	33	31	23	36	28	27	31	33	42
彭州市	39	45	45	46	46	38	42	34	34
邛崃市	31	32	34	33	32	36	33	27	29
崇州市	43	52	54	38	46	44	63	66	67
金堂县	32	32	30	42	42	32	36	35	35
大邑县	41	37	37	39	40	45	65	64	68
蒲江县	19	18	17	18	18	19	20	20	20

执业（助理）医师人员数

2011	2012	2013	2014	2015	2016	2017	2018	2019	2020
1 142	**1 191**	**1 269**	**1 329**	**1 528**	**1 640**	**1 752**	**1 786**	**2 012**	**2 144**
					0	0	0	0	0
									0
					0	0	0	0	0
115	119	113	130	198	142	139	127	138	126
45	51	53	44	49	53	37	32	42	40
226	231	64	72	98	109	121	126	129	144
0	0	164	177	222	225	217	239	271	293
59	67	67	73	74	69	93	88	82	90
55	54	72	82	85	89	104	119	124	142
32	33	38	40	46	48	60	64	81	94
70	77	83	89	94	110	119	111	123	131
59	59	51	48	47	55	59	64	95	87
76	86	118	96	105	111	117	115	150	175
39	42	44	45	56	68	81	85	101	107
22	24	28	31	33	34	45	40	44	44
—	—	—	—	—	78	86	85	93	95
40	42	46	45	49	27	27	27	56	59
74	78	89	109	110	118	122	125	134	133
30	36	35	38	49	56	55	58	66	75
72	76	81	85	83	93	98	101	98	101
34	37	36	35	40	59	73	75	81	95
75	60	60	72	70	73	78	82	79	84
19	19	27	18	20	23	21	23	25	29

表 3-13　2002—2020 年成都市各区（市）县妇幼保健院（所、站）

地　区	2002	2003	2004	2005	2006	2007	2008	2009	2010
成都市	1 074	593	567	564	583	1 003	1 107	1 288	1 545
四川天府新区									
成都东部新区									
成都高新区									
锦江区	5	5	0	0	0	151	166	178	182
青羊区	639	144	116	103	107	164	169	204	268
金牛区	23	31	33	33	37	126	159	224	247
武侯区	0	0	0	0	0	0	0	0	0
成华区	28	27	26	16	23	55	70	75	80
龙泉驿区	15	16	14	17	17	28	28	33	56
青白江区	22	22	22	26	34	30	30	30	35
新都区	29	29	37	41	44	53	55	57	91
温江区	29	29	29	28	25	42	40	56	61
双流区	32	33	36	34	34	43	38	48	67
郫都区	35	37	36	35	35	56	40	56	69
新津区	29	29	25	29	28	31	30	30	37
简阳市	—	—	—	—	—	—	—	—	—
都江堰市	40	41	43	56	49	40	48	50	69
彭州市	33	35	35	32	32	34	56	35	35
邛崃市	20	20	20	24	23	35	36	39	43
崇州市	38	43	41	39	44	44	55	87	98
金堂县	30	30	31	23	23	29	29	29	29
大邑县	21	16	16	21	21	35	44	42	62
蒲江县	6	6	7	7	7	7	14	15	16

注册护士人员数

2011	2012	2013	2014	2015	2016	2017	2018	2019	2020
1 542	1 786	1 967	2 171	2 491	2 762	2 927	3 006	3 213	3 255
					0	0	0	0	0
									0
					0	0	0	0	0
185	194	260	265	347	228	221	215	218	192
52	61	76	75	70	86	71	74	77	77
298	336	93	130	157	156	168	171	192	199
0	0	253	271	341	370	381	406	437	425
84	99	106	117	124	137	162	159	159	159
62	70	66	84	129	138	153	162	190	206
49	55	66	74	77	95	115	125	134	132
108	106	132	148	154	163	163	171	168	167
73	84	88	81	88	96	101	101	120	133
73	109	108	145	155	196	201	202	203	217
70	74	79	90	95	126	137	121	127	135
43	45	58	57	69	73	85	73	79	89
—	—	—	—	—	134	141	163	174	169
75	83	79	88	97	82	82	82	104	110
103	142	144	159	165	176	195	198	203	203
47	48	51	53	59	75	75	102	118	125
96	118	123	132	135	145	148	150	149	149
47	54	58	64	77	113	144	159	172	174
62	83	95	103	111	122	129	114	132	134
15	25	32	35	41	51	55	58	57	60

表 3-14   2002—2020 年成都市各区（市）县

地　区	2002	2003	2004	2005	2006	2007	2008	2009	2010
成都市	2 304	2 482	2 447	2 503	2 431	2 403	2 408	2 299	2 327
四川天府新区									
成都东部新区									
成都高新区									
锦江区	485	479	267	357	373	377	60	54	58
青羊区	406	387	778	809	34	37	37	40	57
金牛区	85	200	121	165	154	144	134	133	129
武侯区	66	65	64	38	829	812	1 177	1 027	1 031
成华区	74	69	41	46	45	49	44	44	47
龙泉驿区	59	124	58	71	42	47	56	82	71
青白江区	7.8	76	73	41	42	44	45	49	44
新都区	97	101	66	88	89	91	91	91	91
温江区	90	95	54	60	66	61	66	68	67
双流区	94	99	118	132	138	136	135	132	131
郫都区	86	76	79	81	81	80	80	80	81
新津区	77	75	70	72	38	45	44	44	46
简阳市	—	—	—	—	—	—	—	—	—
都江堰市	135	136	139	94	94	95	93	88	96
彭州市	103	106	121	84	86	89	83	83	82
邛崃市	74	104	102	99	96	94	52	54	56
崇州市	99	99	106	113	69	72	75	75	76
金堂县	99	95	97	60	60	62	66	69	74
大邑县	57	56	56	56	57	32	34	34	34
蒲江县	40	40	37	37	38	36	36	52	56

疾病预防控制中心卫生人员数

2011	2012	2013	2014	2015	2016	2017	2018	2019	2020
2 379	**2 523**	**2 556**	**2 632**	**2 635**	**2 796**	**2 935**	**2 872**	**2 884**	**2 955**
					0	0	0	43	49
									0
					0	0	0	0	35
76	73	76	75	72	75	73	72	75	72
57	57	60	61	62	70	71	76	80	84
154	156	159	163	163	179	167	164	193	187
1 018	1 112	1 128	1 133	1 136	1 156	1 193	1 132	1 088	1 094
46	55	56	62	67	70	73	75	77	93
77	87	99	119	116	114	110	109	103	101
44	59	63	61	63	65	67	61	65	66
91	96	96	101	113	135	155	146	151	143
69	69	63	67	66	66	78	77	75	73
131	141	142	143	140	137	136	127	102	101
96	96	92	95	90	92	91	85	90	93
45	44	43	50	50	49	53	64	59	63
—	—	—	—	—	68	117	118	124	128
97	97	103	100	102	100	110	106	101	96
89	95	98	98	100	98	98	94	83	96
53	53	50	75	60	64	68	65	67	65
75	80	77	78	81	99	93	92	93	96
71	69	69	71	73	76	78	82	82	86
35	32	32	34	33	33	53	77	77	77
55	52	50	46	48	50	51	50	56	57

表 3-15　　2002—2020 年成都市各区（市）县

地　区	2002	2003	2004	2005	2006	2007	2008	2009	2010
成都市	1 647	1 782	1 720	1 713	1 643	1 576	1 581	1 537	1 544
四川天府新区									
成都东部新区									
成都高新区									
锦江区	381	407	217	285	289	264	41	41	43
青羊区	278	260	416	427	21	24	22	25	36
金牛区	41	126	90	127	123	94	91	91	82
武侯区	60	56	55	35	444	443	696	621	629
成华区	65	61	35	34	38	42	37	39	42
龙泉驿区	43	86	42	46	27	37	43	55	47
青白江区	65	64	62	35	38	36	38	42	38
新都区	37	12	40	70	71	69	71	70	70
温江区	59	64	33	39	43	38	45	47	46
双流区	66	69	105	89	91	100	98	100	96
郫都区	69	71	54	58	60	62	62	62	63
新津区	54	56	51	52	28	33	32	32	34
简阳市	—	—	—	—	—	—	—	—	—
都江堰市	102	83	119	66	61	57	57	53	61
彭州市	68	65	76	73	75	53	51	51	43
邛崃市	65	85	94	76	69	79	44	46	48
崇州市	47	74	80	81	45	49	53	54	51
金堂县	74	71	76	48	48	50	54	56	58
大邑县	41	41	46	43	43	19	19	19	19
蒲江县	32	31	29	29	29	27	27	33	38

疾病预防控制中心卫生技术人员数

2011	2012	2013	2014	2015	2016	2017	2018	2019	2020
1 577	**1 627**	**1 684**	**1 726**	**1 730**	**1 848**	**1 951**	**1 919**	**1 941**	**2 010**
					0	0	0	35	41
									0
					0	0	0	0	30
49	55	55	54	54	57	56	56	54	55
40	39	44	43	44	48	50	54	55	60
98	102	107	110	98	115	107	105	114	112
635	671	692	681	678	681	687	649	632	629
41	39	43	50	55	57	60	62	64	80
52	58	66	88	81	85	81	78	79	75
35	35	40	38	43	45	48	52	52	53
60	66	65	68	70	91	102	106	103	96
48	46	42	44	44	44	56	52	49	48
95	102	106	108	106	108	104	97	81	80
74	73	70	71	70	70	68	66	71	75
33	31	31	34	33	32	38	47	43	47
—	—	—	—	—	51	98	94	102	106
61	63	69	68	71	68	80	74	70	65
54	41	48	55	60	59	61	58	54	65
37	38	36	40	44	48	45	45	53	54
50	58	58	60	63	72	69	67	69	73
57	52	55	56	58	59	62	67	68	73
20	20	20	22	21	20	40	52	52	53
38	38	37	36	37	38	39	38	41	40

表 3-16　2002—2020 年成都市各区（市）县

地　区	2002	2003	2004	2005	2006	2007	2008	2009	2010
成都市	**1 059**	**1 115**	**913**	**832**	**806**	**849**	**885**	**819**	**776**
四川天府新区									
成都东部新区									
成都高新区									
锦江区	285	272	123	166	175	202	21	23	24
青羊区	158	141	195	159	11	10	8	9	11
金牛区	31	104	45	58	55	25	21	24	29
武侯区	38	40	39	24	173	211	445	378	319
成华区	49	45	14	21	23	19	21	26	30
龙泉驿区	29	58	35	36	20	17	22	27	29
青白江区	40	39	38	18	18	21	22	19	20
新都区	25	0	20	29	29	36	36	33	29
温江区	39	38	12	17	22	16	22	21	18
双流区	49	52	48	44	45	60	54	55	50
郫都区	45	34	33	34	35	33	31	29	30
新津区	32	31	25	28	17	20	19	20	20
简阳市	—	—	—	—	—	—	—	—	—
都江堰市	63	50	65	26	27	31	31	27	28
彭州市	24	24	31	15	15	15	15	15	15
邛崃市	42	57	55	58	51	44	22	22	22
崇州市	11	35	36	20	11	26	28	28	30
金堂县	42	39	46	29	29	26	30	30	37
大邑县	29	29	28	25	25	14	14	14	14
蒲江县	28	27	25	25	25	23	23	19	21

疾病预防控制中心执业（助理）医师人员数

2011	2012	2013	2014	2015	2016	2017	2018	2019	2020
800	**849**	**858**	**897**	**906**	**854**	**912**	**995**	**1 056**	**1 136**
					0	0	0	27	32
									0
					0	0	0	0	28
25	27	28	27	26	30	30	30	25	29
11	14	16	20	17	18	18	23	26	29
50	48	53	53	40	45	43	49	58	65
327	365	367	374	388	358	376	376	377	379
29	24	29	30	31	34	37	37	39	41
31	37	36	49	43	48	46	44	45	47
13	16	16	19	23	21	21	20	25	25
29	42	34	36	39	46	42	42	54	54
16	15	13	12	12	11	13	31	32	32
52	54	50	61	61	63	60	59	50	48
32	30	40	40	41	40	36	38	35	41
18	18	19	21	21	22	21	30	28	28
—	—	—	—	—	1	2	34	50	52
28	24	26	32	38	5	14	13	11	29
18	20	24	19	20	25	27	24	23	24
19	19	18	19	18	6	20	25	25	26
25	29	29	26	25	30	30	31	32	32
41	37	30	29	34	33	34	38	44	45
15	11	11	11	10	0	24	34	31	31
21	19	19	19	19	18	18	17	19	19

表 3-17　2002—2020 年成都市各区（市）县

地　　区	2002	2003	2004	2005	2006	2007	2008	2009	2010
成都市	7	12	34	42	48	85	86	79	79
四川天府新区									
成都东部新区									
成都高新区									
锦江区	0	1	3	3	5	2	1	1	2
青羊区	0	0	0	7	0	1	1	1	2
金牛区	0	0	0	12	12	11	7	7	4
武侯区	0	0	0	1	8	18	25	16	17
成华区	0	0	1	0	0	1	1	0	0
龙泉驿区	0	0	0	0	0	1	1	2	1
青白江区	0	0	0	0	1	2	2	2	2
新都区	0	0	0	4	4	7	7	6	7
温江区	0	0	0	0	0	0	0	0	0
双流区	0	0	6	2	3	15	15	17	18
郫都区	3	5	6	8	8	10	10	10	8
新津区	0	0	0	0	0	0	3	0	0
简阳市	—	—	—	—	—	—	—	—	—
都江堰市	1	3	1	3	4	7	7	7	8
彭州市	0	0	0	0	0	0	0	0	0
邛崃市	2	0	13	0	1	8	4	4	4
崇州市	1	3	4	2	2	2	2	3	3
金堂县	0	0	0	0	0	0	0	1	1
大邑县	0	0	0	0	0	0	0	0	0
蒲江县	0	0	0	0	0	0	0	2	2

疾病预防控制中心注册护士人员数

2011	2012	2013	2014	2015	2016	2017	2018	2019	2020
85	**89**	**99**	**104**	**108**	**108**	**119**	**122**	**116**	**118**
					0	0	0	0	0
									0
					0	0	0	0	2
3	3	6	6	6	7	7	7	6	5
2	2	3	3	3	3	3	3	2	2
8	5	7	7	7	9	8	6	5	5
18	24	21	22	23	19	18	22	13	12
0	0	0	0	0	0	0	0	0	0
1	1	1	4	8	8	6	6	6	6
1	1	1	1	2	1	1	1	1	1
7	3	5	5	5	6	7	7	10	10
0	0	0	0	0	0	0	0	5	5
17	19	20	19	19	19	19	15	12	12
8	8	8	11	10	9	8	7	7	7
0	2	2	1	1	1	1	3	2	2
—	—	—	—	—	0	3	6	9	12
8	7	7	7	6	8	11	10	11	12
2	1	3	3	3	3	3	3	3	3
4	5	5	5	5	0	5	6	6	6
3	4	6	6	6	11	11	10	9	9
1	2	2	2	2	2	2	2	1	1
0	0	0	0	0	0	3	5	5	4
2	2	2	2	2	2	3	3	3	2

表 3-18　2002—2020 年成都市各区（市）县卫生监督所（中心）卫生人员数

地　区	2002	2003	2004	2005	2006	2007	2008	2009	2010	2011	2012	2013	2014	2015	2016	2017	2018	2019	2020
成都市	30	106	551	821	960	960	981	959	940	735	769	762	766	768	692	639	639	636	643
四川天府新区																			
成都东部新区																			
成都高新区																			
锦江区	30	33	192	190	201	177	173	151	140	97	115	120	20	19	20	21	20	20	19
青羊区	0	31	75	106	107	36	35	35	34	24	32	59	167	168	165	161	162	164	159
金牛区	0	0	74	77	77	76	67	86	83	72	56	30	30	30	31	31	33	33	27
武侯区	0	0	0	33	36	116	120	119	144	150	157	150	150	151	141	103	102	105	95
成华区	0	0	30	28	30	30	32	31	31	24	29	31	30	33	29	27	27	28	25
龙泉驿区	0	0	0	0	27	33	33	32	28	22	23	23	20	26	28	31	32	40	41
青白江区	0	0	0	32	34	35	37	33	32	23	25	27	29	27	25	24	21	18	20
新都区	0	0	41	41	44	43	42	41	40	33	33	32	32	31	30	28	28	28	27
温江区	0	0	30	31	31	31	31	31	29	21	22	22	21	21	20	19	15	14	15
双流区	0	0	65	90	94	62	61	61	60	46	45	31	34	30	0	0	0	0	0
郫都区	0	42	44	44	45	44	42	41	38	28	29	31	29	29	29	26	26	20	20
新津区	0	0	0	0	35	34	32	32	30	23	23	23	25	21	25	24	25	25	24
简阳市	—	—	—	—	—	—	—	—	—	—	—	—	—	—	31	29	31	32	29
都江堰市	0	0	0	65	64	63	58	56	50	36	35	37	35	32	30	26	24	24	24
彭州市	0	0	0	39	41	40	40	40	39	26	33	35	36	36	0	0	0	0	0
邛崃市	0	0	0	0	0	0	38	38	36	25	24	22	19	21	25	27	26	22	23
崇州市	0	0	0	0	48	48	48	48	47	32	32	32	31	31	0	0	0	30	30
金堂县	0	0	0	45	46	43	43	43	42	25	25	31	30	30	32	29	33	0	29
大邑县	0	0	0	0	0	24	24	24	23	16	20	16	18	22	20	21	21	20	22
蒲江县	0	0	0	0	0	25	25	17	14	11	11	10	10	10	11	12	13	13	14

表 3-19　2002—2020 年成都市各区（市）县卫生监督所（中心）卫生技术人员数

地　区	2002	2003	2004	2005	2006	2007	2008	2009	2010	2011	2012	2013	2014	2015	2016	2017	2018	2019	2020
成都市	27	77	351	659	749	792	791	778	718	492	513	612	568	584	545	487	484	471	510
四川天府新区																			
成都东部新区																			
成都高新区																			
锦江区	27	23	146	149	143	154	138	116	114	69	68	100	15	14	15	15	11	11	12
青羊区	0	26	26	96	97	26	24	32	27	19	19	21	103	104	106	103	104	103	104
金牛区	0	0	54	58	66	66	52	69	66	49	41	20	17	17	18	19	17	17	20
武侯区	0	0	0	26	29	96	100	99	108	102	94	136	129	129	125	89	91	93	90
成华区	0	0	27	24	24	26	28	27	27	20	26	23	23	27	22	20	22	23	21
龙泉驿区	0	0	0	0	26	28	29	28	16	10	12	18	15	23	26	22	22	19	26
青白江区	0	0	0	24	25	29	31	28	28	18	16	21	23	22	20	19	17	14	16
新都区	0	0	20	37	37	40	39	38	37	30	30	32	27	27	26	24	24	24	23
温江区	0	0	20	21	21	23	23	23	21	14	14	22	14	14	15	14	10	9	14
双流区	0	0	30	63	64	62	61	61	45	34	42	21	28	18	0	0	0	0	0
郫都区	0	28	28	27	27	27	26	26	22	17	18	31	18	16	16	15	15	10	10
新津区	0	0	0	0	25	22	31	29	28	21	20	15	12	21	25	24	25	25	24
简阳市	—	—	—	—	—	—	—	—	—	—	—	—	—	—	26	24	26	27	24
都江堰市	0	0	0	57	45	48	43	42	35	21	20	37	33	32	30	26	24	24	24
彭州市	0	0	0	36	38	30	26	26	25	0	17	20	20	21	0	0	0	0	0
邛崃市	0	0	0	0	0	0	33	29	22	11	13	19	17	21	25	27	26		23
崇州市	0	0	0	0	42	39	39	40	38	26	26	28	27	27	0	0	0	26	26
金堂县	0	0	0	41	40	31	31	33	31	14	15	30	28	28	28	25	27		29
大邑县	0	0	0	0	0	24	16	16	17	9	14	11	12	16	13	12	13	12	14
蒲江县	0	0	0	0	0	21	21	16	11	8	8	7	7	7	9	9	10	12	10

表 3-20　2002—2020 年成都市各区（市）县卫生监督所（中心）卫生监督员人员数

地　区	2002	2003	2004	2005	2006	2007	2008	2009	2010	2011	2012	2013	2014	2015	2016	2017	2018	2019	2020
成都市	0	0	0	0	0	734	756	751	686	463	480	578	532	530	497	456	475	466	500
四川天府新区																			
成都东部新区																			
成都高新区																			
锦江区	0	0	0	0	0	153	137	115	113	69	68	100	15	14	15	15	11	11	12
青羊区	0	0	0	0	0	26	24	32	27	19	19	21	98	99	92	89	103	103	104
金牛区	0	0	0	0	0	64	52	66	66	49	41	20	17	17	18	18	17	17	20
武侯区	0	0	0	0	0	96	100	99	78	73	68	109	102	104	105	89	91	93	90
成华区	0	0	0	0	0	26	28	27	27	20	20	23	22	26	22	20	22	23	21
龙泉驿区	0	0	0	0	0	23	29	28	16	10	12	18	15	23	26	22	22	19	25
青白江区	0	0	0	0	0	29	31	28	28	18	16	21	23	22	20	19	17	14	16
新都区	0	0	0	0	0	40	39	38	37	30	30	32	27	27	26	24	24	24	23
温江区	0	0	0	0	0	23	23	23	21	14	14	22	14	14	15	14	10	9	14
双流区	0	0	0	0	0	62	61	60	44	34	42	21	28	0	0	0	0	0	0
郫都区	0	0	0	0	0	0	0	6	22	17	18	31	18	16	16	15	15	10	10
新津区	0	0	0	0	0	0	29	27	28	21	20	15	12	21	25	24	25	25	24
简阳市	—	—	—	—	—	—	—	—	—	—	—	—	—	—	26	24	26	27	24
都江堰市	0	0	0	0	0	48	43	42	35	21	20	37	33	32	30	26	24	24	24
彭州市	0	0	0	0	0	29	26	26	25	0	17	20	20	21	0	0	0	0	0
邛崃市	0	0	0	0	0	0	27	29	22	11	13	13	15	17	20	22	19	17	20
崇州市	0	0	0	0	0	39	39	40	38	26	26	28	27	27	0	0	0	26	26
金堂县	0	0	0	0	0	31	31	33	31	14	14	29	27	27	28	24	26	0	23
大邑县	0	0	0	0	0	24	16	16	17	9	14	11	12	16	13	11	13	12	14
蒲江县	0	0	0	0	0	21	21	16	11	8	8	7	7	7	0	0	10	12	10

表 3-21　2002—2020 年成都市各区（市）县

地　区	2002	2003	2004	2005	2006	2007	2008	2009	2010
成都市	**41 909**	**42 423**	**42 994**	**43 464**	**45 049**	**54 555**	**57 088**	**65 596**	**73 561**
四川天府新区									
成都东部新区									
成都高新区									
锦江区	3 994	3 910	4 254	4 021	4 075	4 044	3 148	3 391	3 738
青羊区	6 619	6 885	6 842	6 602	6 606	7 740	8 023	10 556	11 947
金牛区	5 105	5 327	5 283	5 401	5 464	6 369	6 395	6 817	7 275
武侯区	7 132	6 984	6 975	7 065	6 840	12 300	14 534	17 133	19 775
成华区	3 305	3 136	3 099	3 256	3 617	3 658	3 931	4 324	4 692
龙泉驿区	1 685	1 497	1 606	1 484	1 591	1 731	1 756	2 415	2 471
青白江区	694	693	707	692	741	795	811	848	1 106
新都区	1 378	1 350	1 276	1 201	1 943	2 072	2 194	2 874	2 787
温江区	1 410	1 451	1 445	1 598	1 550	1 954	2 057	2 238	2 437
双流区	1 499	1 648	1 476	1 710	1 971	2 356	2 601	2 837	3 305
郫都区	1 040	1 105	1 110	1 190	1 206	1 411	1 328	1 400	1 542
新津区	655	642	738	777	754	855	891	924	1 104
简阳市	—	—	—	—	—	—	—	—	—
都江堰市	1 943	2 083	2 159	2 235	2 319	2 414	2 365	2 376	2 632
彭州市	925	1 176	1 330	1 452	1 474	1 542	1 598	1 794	2 205
邛崃市	907	909	877	905	888	887	950	967	1 003
崇州市	1 222	1 248	1 305	1 341	1 424	1 550	1 638	1 615	2 093
金堂县	1 238	1 264	1 336	1 352	1 398	1 417	1 314	1 368	1 576
大邑县	801	760	820	829	829	1 053	1 108	1 259	1 385
蒲江县	357	355	356	353	359	407	446	460	488

医院卫生人员数

2011	2012	2013	2014	2015	2016	2017	2018	2019	2020
84 916	95 885	104 184	112 756	121 032	132 544	139 448	148 879	156 955	163 977
					2 532	2 590	2 939	2 933	2 976
									137
					6 222	6 566	7 791	7 970	8 132
4 162	4 909	5 470	6 141	7 047	7 406	8 338	8 544	9 650	10 423
13 311	14 136	15 326	16 635	17 428	18 297	18 757	19 521	20 543	20 745
8 834	9 954	10 561	11 517	12 297	12 313	13 229	13 672	13 979	13 852
22 239	25 961	27 926	29 635	32 224	28 316	29 534	32 917	36 400	37 612
4 686	4 844	4 857	5 510	6 024	6 628	6 971	8 193	8 158	9 190
2 952	3 343	3 664	3 654	3 791	3 900	4 146	4 205	4 245	4 290
1 082	1 326	1 443	1 676	1 858	1 901	1 924	2 020	2 174	2 437
3 075	3 382	3 823	4 532	4 999	5 951	6 121	6 141	6 326	6 434
3 045	3 495	3 865	4 131	4 839	5 025	5 161	5 584	5 929	6 126
3 874	4 261	5 093	5 572	5 603	3 613	3 873	3 994	4 092	5 690
2 237	2 796	2 932	3 059	3 139	3 264	3 493	3 526	3 847	4 409
1 371	1 637	1 725	1 770	1 845	1 915	2 011	2 117	2 170	2 153
—	—	—	—	—	3 743	3 901	3 938	3 960	4 016
3 160	3 576	3 918	4 111	4 307	4 582	4 827	5 130	5 408	5 413
2 982	3 190	3 471	3 550	3 686	3 945	4 038	4 153	4 196	4 452
1 684	2 044	2 323	2 460	2 608	2 680	2 863	2 918	2 969	3 132
2 344	2 477	2 623	3 110	3 105	3 266	3 674	3 908	4 037	4 226
1 758	1 940	2 087	2 406	2 795	3 234	3 406	3 393	3 713	3 794
1 539	1 817	2 147	2 326	2 465	2 774	2 833	2 971	3 026	3 124
581	797	930	961	972	1 037	1 192	1 304	1 230	1 214

表 3-22　2002—2020 年成都市各区（市）县

地　　区	2002	2003	2004	2005	2006	2007	2008	2009	2010
成都市	**32 290**	**32 555**	**33 558**	**33 445**	**34 997**	**41 788**	**44 559**	**50 994**	**57 217**
四川天府新区									
成都东部新区									
成都高新区									
锦江区	3 119	3 032	3 335	3 151	3 292	3 195	2 577	2 743	2 983
青羊区	5 040	5 316	5 280	4 931	4 953	5 726	6 386	7 966	9 293
金牛区	3 683	4 046	3 983	4 040	4 006	4 963	5 040	5 309	5 606
武侯区	5 450	5 114	5 181	5 052	5 205	8 953	10 617	12 784	14 452
成华区	2 581	2 476	2 420	2 695	2 911	2 976	3 196	3 601	3 898
龙泉驿区	1 271	1 214	1 334	1 234	1 295	1 358	1 397	1 966	1 995
青白江区	602	588	614	604	653	643	675	737	903
新都区	1 059	1 033	993	913	1 511	1 610	1 699	2 232	2 221
温江区	1 015	1 015	1 066	1 175	1 159	1 485	1 638	1 804	1 976
双流区	1 320	1 233	1 291	1 337	1 561	1 861	2 122	2 156	2 592
郫都区	850	891	911	1 058	1 031	1 076	1 038	1 118	1 214
新津区	511	560	634	661	644	727	723	753	933
简阳市	—	—	—	—	—	—	—	—	—
都江堰市	1 581	1 668	1 740	1 684	1 857	1 949	1 865	1 876	2 041
彭州市	755	892	1 101	1 154	1 183	1 178	1 228	1 432	1 832
邛崃市	753	744	772	777	751	711	808	822	855
崇州市	872	941	1 014	1 020	1 054	1 201	1 253	1 254	1 663
金堂县	926	929	966	1 012	982	1 009	1 025	1 069	1 244
大邑县	627	589	653	677	683	855	912	992	1 118
蒲江县	275	274	270	270	266	312	360	380	398

医院卫生技术人员数

2011	2012	2013	2014	2015	2016	2017	2018	2019	2020
66 356	**74 593**	**81 701**	**88 331**	**95 015**	**103 753**	**109 670**	**116 114**	**121 681**	**127 988**
					1 954	2 020	2 404	2 387	2 397
									109
					4 883	5 158	5 490	5 677	5 453
3 299	3 875	4 366	4 870	5 711	5 884	6 707	6 906	7 762	8 256
10 451	10 984	11 819	12 834	13 411	13 825	14 310	14 529	15 141	15 993
6 788	7 696	8 260	8 872	9 274	9 298	9 971	10 315	10 429	10 387
16 509	19 244	20 959	22 225	24 153	21 165	21 893	24 285	26 688	27 676
3 831	3 891	3 978	4 447	4 885	5 300	5 570	6 402	6 308	7 231
2 354	2 685	3 029	3 083	3 209	3 313	3 601	3 679	3 724	3 697
914	1 090	1 171	1 333	1 467	1 419	1 503	1 596	1 707	1 901
2 480	2 731	3 127	3 725	4 180	4 961	5 143	5 168	5 346	5 514
2 497	2 837	3 197	3 371	3 952	4 131	4 219	4 573	4 874	5 081
3 092	3 362	4 093	4 499	4 581	3 001	3 226	3 314	3 403	4 786
1 805	2 279	2 398	2 515	2 654	2 797	2 981	3 010	3 279	3 726
1 125	1 267	1 348	1 378	1 409	1 478	1 576	1 633	1 684	1 737
—	—	—	—	—	2 861	3 105	3 183	3 047	3 123
2 497	2 859	3 124	3 323	3 502	3 752	3 905	4 147	4 440	4 475
2 345	2 504	2 711	2 822	2 968	3 181	3 295	3 447	3 483	3 617
1 362	1 567	1 727	1 835	1 963	2 083	2 309	2 383	2 406	2 589
1 874	1 997	2 157	2 496	2 565	2 679	3 041	3 246	3 280	3 485
1 411	1 573	1 724	1 975	2 248	2 552	2 708	2 744	3 003	3 013
1 248	1 487	1 731	1 935	2 076	2 387	2 442	2 564	2 578	2 702
474	665	782	793	807	849	987	1 096	1 035	1 040

表 3-23 2002—2020 年成都市各区（市）县

地　　区	2002	2003	2004	2005	2006	2007	2008	2009	2010
成都市	**13 117**	**13 386**	**13 652**	**13 608**	**13 955**	**15 617**	**16 628**	**18 358**	**20 129**
四川天府新区									
成都东部新区									
成都高新区									
锦江区	1 447	1 370	1 498	1 338	1 408	1 329	1 060	1 149	1 191
青羊区	2 103	2 176	2 210	2 083	2 085	2 324	2 541	2 802	3 127
金牛区	1 371	1 548	1 511	1 649	1 641	1 757	1 827	1 850	2 012
武侯区	2 225	2 276	2 143	2 131	2 211	3 149	3 575	4 114	4 586
成华区	1 042	1 007	997	1 140	1 169	1 219	1 292	1 437	1 524
龙泉驿区	491	479	512	508	506	488	536	682	732
青白江区	220	209	219	206	210	209	208	253	301
新都区	402	383	369	342	519	549	644	843	849
温江区	404	411	411	444	448	490	593	644	730
双流区	588	515	575	585	667	759	857	884	1 013
郫都区	327	387	374	379	341	412	415	438	473
新津区	164	226	223	238	236	260	267	282	325
简阳市	—	—	—	—	—	—	—	—	—
都江堰市	623	637	687	666	662	702	685	681	696
彭州市	348	388	474	409	401	450	475	542	664
邛崃市	310	332	285	292	281	265	307	333	322
崇州市	303	310	380	380	381	430	470	488	556
金堂县	373	377	405	423	401	387	391	425	457
大邑县	276	256	268	282	277	316	359	370	424
蒲江县	100	99	111	113	111	122	126	141	147

医院执业（助理）医师人员数

2011	2012	2013	2014	2015	2016	2017	2018	2019	2020
23 535	25 841	28 210	30 269	32 172	34 998	36 994	38 636	40 769	43 295
					715	747	826	836	834
									42
					1 779	1 913	1 772	1 784	1 715
1 279	1 430	1 595	1 776	1 986	2 131	2 343	2 467	2 749	2 919
3 502	3 851	4 006	4 217	4 370	4 488	4 744	4 432	4 918	5 373
2 285	2 550	2 730	2 903	2 996	3 026	3 233	3 348	3 440	3 479
5 827	6 536	7 164	7 625	8 299	7 180	7 256	7 992	8 595	9 012
1 464	1 488	1 517	1 656	1 813	1 908	2 013	2 225	2 134	2 526
880	981	1 104	1 138	1 119	1 160	1 256	1 269	1 330	1 342
305	341	366	407	485	474	480	524	565	656
910	975	1 116	1 307	1 453	1 655	1 719	1 793	1 900	1 978
823	929	1 056	1 084	1 197	1 302	1 348	1 566	1 686	1 769
1 109	1 175	1 481	1 627	1 655	1 127	1 180	1 194	1 257	1 759
699	797	848	920	990	1 041	1 106	1 140	1 247	1 407
372	408	432	432	446	470	495	519	539	564
—	—	—	—	—	850	976	1 007	1 043	1 067
827	893	984	1 078	1 119	1 188	1 223	1 316	1 390	1 407
890	920	997	1 041	1 086	1 103	1 153	1 216	1 235	1 251
617	575	636	679	623	702	764	795	828	878
601	632	669	775	809	845	955	1 005	1 046	1 072
515	552	583	658	767	819	914	941	1 026	988
467	575	661	663	696	745	841	878	854	885
163	233	265	283	263	290	335	411	367	372

表 3-24 2002—2020 年成都市各区（市）县

地　区	2002	2003	2004	2005	2006	2007	2008	2009
成都市	**12 178**	**12 325**	**12 904**	**12 640**	**13 420**	**16 795**	**17 875**	**22 082**
四川天府新区								
成都东部新区								
成都高新区								
锦江区	1 143	1 132	1 278	1 286	1 277	1 207	983	1 076
青羊区	1 959	2 147	2 155	1 974	1 981	2 231	2 513	3 651
金牛区	1 429	1 632	1 616	1 567	1 564	2 114	2 174	2 371
武侯区	2 012	1 828	1 949	1 967	1 977	4 012	4 536	6 050
成华区	1 037	981	972	1 028	1 119	1 100	1 262	1 396
龙泉驿区	498	430	498	449	488	536	529	841
青白江区	281	268	266	261	275	266	275	296
新都区	379	371	351	323	585	664	678	926
温江区	391	391	440	291	446	592	671	815
双流区	506	511	488	515	573	721	781	879
郫都区	309	327	345	387	368	400	393	442
新津区	199	194	226	239	240	250	275	271
简阳市	—	—	—	—	—	—	—	—
都江堰市	572	601	647	646	761	772	731	766
彭州市	263	287	325	330	331	374	413	497
邛崃市	279	279	273	300	293	291	329	375
崇州市	278	319	401	341	423	474	512	530
金堂县	315	305	317	376	359	364	375	393
大邑县	224	218	253	256	256	306	317	367
蒲江县	104	104	104	104	104	121	128	140

医院注册护士人员数

2010	2011	2012	2013	2014	2015	2016	2017	2018	2019	2020
26 072	**30 741**	**34 955**	**38 680**	**42 666**	**46 387**	**51 570**	**55 231**	**58 616**	**62 857**	**65 617**
						999	1 015	1 309	1 273	1 250
										48
						2 384	2 655	3 073	3 174	3 105
1 255	1 463	1 688	2 051	2 326	2 652	2 904	3 490	3 607	3 958	4 253
4 641	5 402	5 548	6 122	6 758	7 019	7 314	7 497	7 043	8 139	8 482
2 589	3 303	3 808	4 141	4 458	4 848	4 844	5 228	5 427	5 487	5 419
7 144	8 060	9 490	9 870	10 717	12 081	10 546	10 955	12 391	13 990	14 180
1 613	1 650	1 728	1 755	1 970	2 236	2 448	2 638	3 117	3 171	3 632
881	1 017	1 202	1 458	1 478	1 504	1 664	1 843	1 938	1 934	1 885
350	386	462	489	508	642	655	730	785	865	946
922	1 091	1 239	1 390	1 779	1 947	2 488	2 630	2 656	2 708	2 723
937	1 160	1 281	1 609	1 718	2 027	2 088	2 114	2 279	2 467	2 572
1 137	1 405	1 552	1 893	2 053	2 152	1 405	1 530	1 545	1 589	2 349
526	731	984	1 123	1 170	1 211	1 310	1 440	1 428	1 563	1 795
393	516	628	679	708	711	754	820	856	879	884
—	—	—	—	—	—	1 414	1 540	1 496	1 629	1 689
849	1 074	1 303	1 468	1 624	1 693	1 870	1 964	2 098	2 250	2 278
701	888	990	1 081	1 250	1 286	1 421	1 518	1 589	1 612	1 668
380	482	649	723	833	848	1 004	1 161	1 211	1 206	1 295
700	837	890	1 021	1 210	1 227	1 325	1 530	1 666	1 688	1 780
490	565	649	769	905	1 008	1 199	1 312	1 346	1 490	1 537
413	539	638	751	874	952	1 169	1 190	1 276	1 295	1 366
151	172	226	287	327	343	365	431	480	490	481

表 3-25　2002—2020 年成都市医院

分　类	2002	2003	2004	2005	2006	2007	2008	2009	2010
总　计	**41 909**	**42 423**	**42 994**	**43 464**	**45 049**	**54 555**	**57 088**	**65 596**	**73 561**
按经济类型分									
公　立									
卫生人员	39 746	40 003	40 157	40 317	41 010	48 118	48 521	55 251	59 040
卫生技术人员	30 594	30 663	31 303	30 981	31 940	36 785	37 950	43 063	46 582
执业（助理）医师	12 325	12 558	12 629	12 495	12 583	13 525	13 931	15 207	16 109
注册护士	11 659	11 749	12 250	11 887	12 427	15 142	15 580	19 100	21 807
民　营									
卫生人员	2 163	2 420	2 837	3 147	4 039	6 437	8 567	10 345	14 521
卫生技术人员	1 696	1 892	2 255	2 464	3 057	5 003	6 609	7 931	10 635
执业（助理）医师	792	828	1 023	1 113	1 372	2 092	2 697	3 151	4 020
注册护士	519	576	654	753	993	1 653	2 295	2 982	4 265
按医院等级分									
三级医院									
卫生人员	8 523	12 328	11 453	9 193	12 387	16 698	17 090	23 406	25 285
卫生技术人员	6 301	9 107	8 504	6 713	9 320	12 039	12 827	17 579	19 230
执业（助理）医师	2 535	3 717	3 443	2 678	3 719	4 267	4 424	5 541	6 145
注册护士	2 561	3 867	3 582	2 880	3 879	5 458	5 612	8 627	9 756
二级医院									
卫生人员	20 873	18 042	15 336	16 537	19 972	25 803	26 558	26 921	27 578
卫生技术人员	16 061	13 837	11 949	12 924	15 623	20 266	21 265	21 554	22 509
执业（助理）医师	6 269	5 509	4 672	4 981	5 970	7 420	7 977	8 038	8 196
注册护士	6 444	5 477	4 865	4 924	6 226	8 247	8 705	9 174	10 127
一级医院									
卫生人员	928	1 092	852	873	968	1 379	1 266	1 567	1 830
卫生技术人员	777	905	696	726	797	1 097	1 004	1 255	1 444
执业（助理）医师	347	465	316	321	349	462	422	528	564
注册护士	255	223	195	233	245	345	316	415	512
未定级									
卫生人员	11 585	10 961	15 353	16 861	11 722	10 675	12 174	13 702	18 868
卫生技术人员	9 151	8 706	12 409	13 082	9 257	8 386	9 463	10 606	14 034
执业（助理）医师	3 966	3 695	5 221	5 628	3 917	3 468	3 805	4 251	5 224
注册护士	2 918	2 758	4 262	4 603	3 070	2 745	3 242	3 866	5 677

人员数（按经济类型、等级分类）

2011	2012	2013	2014	2015	2016	2017	2018	2019	2020
84 916	**95 885**	**104 184**	**112 756**	**121 032**	**132 544**	**139 448**	**148 879**	**156 955**	**163 977**
65 248	72 185	77 083	82 298	85 020	90 001	91 068	94 547	99 498	105 052
51 990	57 684	61 968	66 253	68 942	72 855	74 123	76 749	80 390	86 087
18 155	19 671	21 149	22 654	23 595	24 915	25 559	26 125	27 668	30 159
24 878	28 008	30 139	32 559	33 998	36 469	37 475	38 260	41 287	43 960
19 668	23 700	27 101	30 458	36 012	42 543	48 380	54 332	57 457	58 925
14 366	16 909	19 733	22 078	26 073	30 898	35 547	39 365	41 291	41 901
5 380	6 170	7 061	7 615	8 577	10 083	11 435	12 511	13 101	13 136
5 863	6 947	8 541	10 107	12 389	15 101	17 756	20 356	21 570	21 657
31 747	42 847	50 414	55 812	58 903	65 451	67 828	75 784	83 541	96 370
24 799	34 104	40 277	44 738	47 516	52 854	54 917	61 320	67 273	78 540
8 477	11 339	13 558	15 125	16 180	18 094	19 034	20 780	22 947	26 913
12 483	17 466	20 140	22 658	24 232	26 988	28 139	30 922	35 136	40 721
29 568	28 672	27 115	27 255	30 271	31 475	33 707	32 813	34 227	37 323
24 217	23 219	22 197	22 305	24 609	25 552	27 304	26 358	27 469	28 876
8 583	8 157	7 739	7 730	8 297	8 510	8 983	8 854	9 240	9 457
11 258	10 647	10 550	10 659	11 767	12 493	13 580	13 205	13 850	14 630
2 606	3 028	3 299	3 678	4 273	3 709	3 537	3 544	3 587	7 097
2 035	2 314	2 610	2 925	3 336	2 901	2 824	2 876	2 916	5 529
812	877	934	1 004	1 149	1 000	979	967	992	1 862
683	812	1 040	1 233	1 455	1 300	1 271	1 357	1 326	2 651
20 995	21 338	23 356	26 011	27 585	31 909	34 376	36 738	35 600	23 187
15 305	14 956	16 617	18 363	19 554	22 446	24 625	25 560	24 023	15 043
5 663	5 468	5 979	6 410	6 546	7 394	7 998	8 035	7 590	5 063
6 317	6 030	6 950	8 116	8 933	10 789	12 241	13 132	12 545	7 615

表 3-26　2002—2020 年成都市各区（市）县

地　区	2002	2003	2004	2005	2006	2007	2008	2009	2010
成都市	**4.55**	**4.39**	**4.45**	**4.41**	**4.47**	**5.00**	**5.29**	**5.80**	**6.00**
四川天府新区									
成都东部新区									
成都高新区									
锦江区	8.65	7.83	7.85	7.13	7.65	7.71	6.62	6.78	7.57
青羊区	14.12	12.14	12.14	10.76	10.23	11.02	11.56	13.50	14.79
金牛区	6.71	6.73	6.78	6.65	6.20	7.10	7.23	7.56	7.17
武侯区	10.94	10.16	9.79	9.09	7.94	11.72	13.85	16.11	17.25
成华区	6.06	5.66	5.70	6.15	5.87	5.56	6.30	6.90	7.20
龙泉驿区	3.56	3.27	3.33	3.04	3.24	3.85	4.04	5.12	4.32
青白江区	3.45	3.45	3.52	3.42	3.98	4.29	4.26	4.59	5.07
新都区	3.29	3.14	3.23	3.22	3.98	4.42	4.64	4.95	4.69
温江区	5.43	5.27	5.07	5.03	5.38	5.88	6.61	6.96	6.46
双流区	3.19	3.13	3.09	3.82	4.09	4.24	4.54	4.85	4.42
郫都区	3.74	3.70	3.74	4.47	4.40	4.52	4.33	4.70	3.66
新津区	4.02	4.34	4.29	4.39	4.29	4.54	4.66	4.62	5.60
简阳市	—	—	—	—	—	—	—	—	—
都江堰市	4.16	4.37	4.71	4.67	5.33	5.59	5.48	5.40	5.65
彭州市	2.46	2.71	2.82	2.94	2.90	3.08	3.38	3.70	4.30
邛崃市	3.30	3.10	3.16	2.79	2.72	2.81	2.88	2.99	3.03
崇州市	3.24	3.14	3.34	3.28	3.31	3.59	3.97	4.30	4.83
金堂县	3.11	3.28	2.92	3.03	3.08	2.95	2.96	3.01	3.52
大邑县	2.94	2.75	2.99	3.01	2.99	3.43	3.65	3.85	4.34
蒲江县	3.16	3.01	3.04	3.14	3.10	3.48	3.95	4.10	4.38

每千人口卫生技术人员

2011	2012	2013	2014	2015	2016	2017	2018	2019	2020
6.46	**6.86**	**7.19**	**7.41**	**7.54**	**7.98**	**8.23**	**8.51**	**9.06**	**9.32**
					4.28	4.20	4.56	5.14	5.32
									3.61
					6.18	5.74	5.80	7.10	8.32
7.53	8.17	8.96	9.40	9.91	9.99	10.77	10.82	12.53	13.10
15.69	16.26	17.43	18.58	19.67	19.72	19.45	20.13	21.25	21.97
8.13	8.99	9.36	10.16	10.48	10.50	10.96	11.64	12.03	11.97
18.97	21.59	23.57	25.10	26.85	22.88	23.89	25.97	28.19	28.87
7.07	7.18	6.89	6.67	6.58	6.85	7.18	7.77	7.77	8.32
4.49	4.74	5.00	4.85	4.72	4.73	4.89	5.06	5.24	5.12
5.11	5.50	5.91	6.15	6.25	6.14	6.41	6.51	6.68	7.06
4.74	4.67	5.03	5.26	5.43	5.61	5.66	5.53	5.75	5.73
7.11	7.14	7.35	7.18	7.07	6.94	6.81	6.98	7.74	7.79
4.46	4.28	7.37	7.37	6.98	4.37	4.56	4.58	4.76	5.60
4.54	4.80	4.72	4.48	4.45	4.44	4.47	4.25	4.81	5.04
6.31	6.88	7.13	7.02	6.90	6.95	7.25	7.34	7.42	7.68
0	0	0	0	0	5.34	6.83	7.03	7.17	7.61
6.50	7.23	7.60	7.74	7.78	8.01	8.40	8.81	9.51	9.46
5.06	5.48	5.86	5.96	6.11	6.42	6.70	6.97	7.23	7.53
3.96	4.38	4.67	4.96	5.16	5.48	5.86	6.25	6.50	7.05
5.23	5.43	5.68	6.18	6.27	6.33	6.86	7.06	7.61	7.89
3.85	4.12	4.45	4.71	4.99	5.45	5.77	5.91	6.10	6.19
4.93	5.42	5.92	6.41	6.69	7.24	7.50	7.83	8.04	8.45
4.88	5.71	6.36	6.58	6.49	6.77	7.44	7.84	7.73	7.95

表 3-27　2002—2020 年成都市各区（市）县

地　区	2002	2003	2004	2005	2006	2007	2008	2009	2010
成都市	**2.02**	**1.96**	**2.00**	**2.01**	**2.03**	**2.12**	**2.22**	**2.34**	**2.38**
四川天府新区									
成都东部新区									
成都高新区									
锦江区	4.46	3.93	3.85	3.39	3.68	3.45	2.90	2.98	3.41
青羊区	6.37	5.46	5.52	4.76	4.61	4.69	4.82	5.12	5.40
金牛区	2.96	2.98	3.00	3.04	2.86	3.00	2.98	3.02	2.93
武侯区	5.06	5.03	4.58	4.36	3.74	4.70	5.43	5.94	6.33
成华区	2.80	2.57	2.62	3.16	2.90	2.53	2.87	3.08	3.06
龙泉驿区	1.48	1.40	1.42	1.24	1.33	1.58	1.72	2.05	1.75
青白江区	1.28	1.24	1.30	1.19	1.36	1.62	1.58	1.72	1.83
新都区	1.25	1.13	1.24	1.23	1.42	1.72	1.87	2.00	1.86
温江区	2.27	2.24	2.22	2.22	2.40	2.25	2.69	2.79	2.62
双流区	1.50	1.42	1.53	2.23	2.35	1.95	2.02	2.12	1.90
郫都区	1.46	1.53	1.62	1.72	1.68	1.89	1.87	1.96	1.51
新津区	1.57	1.84	1.75	1.80	1.79	1.86	1.88	1.82	2.08
简阳市	—	—	—	—	—	—	—	—	—
都江堰市	1.79	1.55	1.78	1.77	2.09	2.16	2.16	2.10	2.12
彭州市	1.10	1.21	1.33	1.17	1.12	1.32	1.50	1.55	1.72
邛崃市	1.35	1.31	1.33	1.28	1.24	1.29	1.27	1.31	1.26
崇州市	1.39	1.37	1.57	1.50	1.45	1.59	1.69	1.83	1.91
金堂县	1.25	1.40	1.30	1.39	1.48	1.35	1.34	1.42	1.61
大邑县	1.42	1.36	1.45	1.45	1.43	1.56	1.69	1.69	1.86
蒲江县	1.56	1.53	1.63	1.70	1.69	1.68	1.73	1.82	1.82

每千人口执业（助理）医师数

2011	2012	2013	2014	2015	2016	2017	2018	2019	2020
2.55	2.65	2.75	2.80	2.80	2.94	3.03	3.11	3.36	3.46
					1.76	1.76	1.84	2.10	2.16
									1.58
					2.30	2.25	2.03	2.57	2.93
3.13	3.42	3.63	3.80	3.67	3.90	4.05	4.10	4.90	5.04
5.69	6.05	6.29	6.56	6.97	6.93	6.94	6.77	7.50	7.91
3.14	3.38	3.53	3.80	3.89	3.90	4.02	4.26	4.48	4.48
7.36	8.08	8.68	9.24	9.92	8.23	8.42	9.07	9.73	10.00
3.03	3.03	2.92	2.78	2.71	2.74	2.79	2.92	2.88	3.08
1.82	1.89	2.02	2.00	1.85	1.85	1.95	2.03	2.15	2.11
1.85	1.93	2.04	2.16	2.28	2.18	2.20	2.31	2.42	2.60
1.82	1.78	1.91	1.92	1.95	1.97	2.08	2.07	2.21	2.22
2.63	2.59	2.67	2.56	2.30	2.32	2.34	2.56	2.89	2.95
1.84	1.73	3.05	2.98	2.83	1.80	1.90	1.91	2.08	2.38
1.91	1.88	1.88	1.79	1.81	1.78	1.77	1.70	1.93	2.02
2.25	2.40	2.51	2.45	2.47	2.50	2.54	2.67	2.68	2.78
—	—	—	—	—	2.09	2.57	2.65	2.83	2.90
2.36	2.62	2.60	2.73	2.66	2.63	2.74	2.94	3.22	3.24
2.06	2.17	2.32	2.33	2.26	2.32	2.42	2.54	2.70	2.80
1.82	1.81	1.90	2.01	1.96	2.03	2.14	2.32	2.43	2.59
1.99	2.07	2.09	2.23	2.30	2.28	2.45	2.48	2.73	2.79
1.72	1.80	1.86	1.90	2.02	2.03	2.14	2.17	2.26	2.23
2.19	2.29	2.42	2.45	2.48	2.54	2.79	2.94	2.95	3.07
2.09	2.29	2.47	2.48	2.34	2.46	2.65	3.00	2.83	2.93

表 3-28　2002—2020 年成都市各区（市）县

地　区	2002	2003	2004	2005	2006	2007	2008	2009	2010
成都市	**1.36**	**1.31**	**1.36**	**1.32**	**1.35**	**1.66**	**1.75**	**2.08**	**2.29**
四川天府新区									
成都东部新区									
成都高新区									
锦江区	2.48	2.29	2.49	2.35	2.46	2.58	2.23	2.40	2.75
青羊区	4.96	4.25	4.17	3.63	3.58	3.93	4.19	5.62	6.75
金牛区	2.42	2.56	2.40	2.29	2.12	2.69	2.72	2.99	2.94
武侯区	3.67	3.28	3.28	3.18	2.60	4.71	5.31	6.86	7.57
成华区	1.90	1.83	2.00	2.01	1.90	1.83	2.14	2.39	2.56
龙泉驿区	1.08	0.95	1.02	0.86	0.96	1.25	1.27	1.83	1.61
青白江区	1.14	1.12	1.13	1.10	1.26	1.30	1.30	1.38	1.62
新都区	1.00	0.98	0.94	0.92	1.27	1.48	1.54	1.75	1.74
温江区	1.55	1.48	1.57	1.04	1.53	1.89	2.14	2.51	2.52
双流区	0.85	0.88	0.83	0.91	0.98	1.26	1.33	1.48	1.55
郫都区	0.93	0.90	0.94	1.16	1.15	1.30	1.20	1.44	1.21
新津区	1.04	1.04	1.11	1.16	1.19	1.22	1.34	1.28	1.80
简阳市	—	—	—	—	—	—	—	—	—
都江堰市	1.22	1.24	1.34	1.35	1.70	1.72	1.69	1.75	1.92
彭州市	0.54	0.58	0.59	0.60	0.58	0.74	0.85	0.95	1.26
邛崃市	0.67	0.63	0.67	0.64	0.63	0.73	0.77	0.87	0.94
崇州市	0.71	0.80	0.94	0.90	1.00	1.04	1.16	1.31	1.56
金堂县	0.62	0.61	0.63	0.67	0.68	0.69	0.70	0.73	0.95
大邑县	0.66	0.61	0.70	0.69	0.68	0.83	0.91	1.01	1.24
蒲江县	0.70	0.68	0.70	0.72	0.72	0.83	0.94	1.06	1.18

每千人口注册护士数

2011	2012	2013	2014	2015	2016	2017	2018	2019	2020
2.56	**2.79**	**3.00**	**3.20**	**3.33**	**3.59**	**3.77**	**3.96**	**4.30**	**4.44**
					1.93	1.87	2.19	2.45	2.50
									1.39
					2.86	2.70	2.95	3.56	4.30
3.03	3.17	3.80	4.19	4.44	4.66	5.29	5.40	6.10	6.49
7.39	7.61	8.38	9.04	9.50	9.67	9.56	9.38	10.76	11.07
3.58	4.05	4.28	4.63	5.00	5.00	5.32	5.69	5.85	5.85
8.42	9.75	10.32	11.26	12.49	10.68	11.28	12.65	14.04	14.15
2.60	2.73	2.65	2.68	2.76	2.93	3.08	3.47	3.61	3.94
1.70	1.86	2.07	2.02	1.98	2.11	2.24	2.36	2.46	2.40
1.72	1.87	2.04	2.12	2.40	2.46	2.73	2.81	3.00	3.14
1.84	1.87	2.09	2.36	2.43	2.63	2.67	2.63	2.71	2.67
2.79	2.83	3.23	3.23	3.28	3.19	3.07	3.18	3.63	3.65
1.67	1.68	2.91	2.96	2.88	1.84	1.96	1.95	2.03	2.52
1.53	1.76	1.88	1.82	1.81	1.87	1.95	1.85	2.11	2.26
2.27	2.64	2.87	2.98	2.94	3.04	3.27	3.27	3.35	3.47
—	—	—	—	—	2.06	2.80	2.84	3.20	3.54
2.28	2.72	2.95	3.20	3.32	3.58	3.84	4.09	4.48	4.51
1.57	1.82	2.00	2.30	2.38	2.61	2.83	2.97	3.11	3.24
1.18	1.48	1.62	1.88	1.90	2.19	2.48	2.74	2.81	3.08
1.80	1.92	2.15	2.52	2.52	2.67	3.00	3.19	3.50	3.62
1.11	1.28	1.50	1.69	1.82	2.16	2.38	2.51	2.61	2.74
1.61	1.85	2.16	2.54	2.74	3.21	3.32	3.57	3.71	3.90
1.33	1.56	1.89	2.18	2.31	2.48	2.83	3.09	3.19	3.25

四、卫生设施

简要说明

1. 本部分主要介绍成都市及其 23 个区（市）县 2002—2020 年历年医疗卫生床位、医用设备和房屋面积情况，主要包括各类医疗卫生机构床位数、主要医用设备数、房屋建筑面积数等。

2. 本部分数据来源于四川省卫生健康统计数据综合采集与决策支持系统年报数据库。

3. 房屋面积统计口径和主要指标解释与国家卫生健康委制定的《综合医院建设标准》《妇幼保健院建设标准》《乡镇卫生院建设标准》《疾病预防控制中心建设标准》一致。

4. 本部分涉及医疗卫生机构的口径和指标解释与"医疗卫生机构"部分一致。

主要指标解释

1. **实有床位**：年底或月末固定实有床位数，包括正规床、简易床、监护床、超过半年加床、正在消毒和修理床位、因扩建或大修而停用床位。不包括产科新生儿床、接产室待产床、库存床、观察床、临时加床和病人家属陪侍床。

2. **医师与床位之比**：1：（年末医疗卫生机构实有床位数／年末医疗卫生机构执业（助理）医师数）

3. **护士与床位之比**：1：（年末医疗卫生机构实有床位数／年末医疗卫生机构注册护士数）

4. **设备台数**：实有设备数。即单位实际拥有的、可供调配的设备台数，包括安装的和未安装的设备，不包括已经批准报废的设备和已订购尚未运抵单位的设备台数。

5. **房屋建筑面积**：单位购建且有产权证和正在办理产权证房屋的建筑面积，不包括租房面积。

6. **占地面积**：有土地使用证，或其他相关文件证明归本单位实际合法使用的土地面积。医院包括急诊部、门诊部、住院部、医技科室、保障系统、行政管理和院内生活用房等七项设施的建设用地，道路用地、绿化用地、堆晒用地和医疗废物与日产垃圾的存放、处置用地。

7. **租房面积**：医疗卫生机构使用的、无产权证房屋的建筑面积。无论其是否缴纳租金，均计入租房面积。

8. **业务用房面积**：医疗卫生机构除职工住宅之外的所有房屋建筑面积，包括医疗服务（急诊、门诊、住院、医技）、公共卫生服务、医学教育与科研、后勤保障、行政管理和院内生活等设施用房。

表 4-1　2002—2020 年成都市各类医疗

分　类	2002	2003	2004	2005	2006	2007	2008	2009	2010
成都市	**41 117**	**42 296**	**44 879**	**46 181**	**49 254**	**50 541**	**54 690**	**61 966**	**69 459**
医　院	30 391	32 232	34 401	35 688	37 959	38 627	41 434	47 072	52 675
综合医院	22 280	23 703	25 585	26 412	27 635	28 162	29 882	33 445	37 416
中医医院	2 752	2 797	2 829	3 439	3 684	3 909	4 443	4 840	5 380
中西医结合医院	70	65	48	96	583	80	115	115	95
民族医院	0	0	0	0	0	0	0	0	0
专科医院	5 289	5 667	5 937	5 740	6 056	6 476	6 994	8 672	9 784
护理院	0	0	2	1	1	0	0	0	0
基层医疗卫生机构	7 788	7 567	7 711	8 030	9 081	9 690	10 921	12 649	14 105
社区卫生服务中心(站)	196	144	199	603	1 318	1 714	2 112	2 568	3 056
社区卫生服务中心	196	144	199	603	1 318	1 708	2 104	2 514	3 013
社区卫生服务站	0	0	0	0	0	6	8	54	43
卫生院	7 140	7 225	7 250	7 120	7 490	7 779	8 673	10 037	11 012
门诊部	452	198	262	307	273	197	136	44	37
专业公共卫生机构	1 873	1 784	1 872	1 774	1 800	1 934	1 945	2 145	2 409
急救中心(站)	20	20	20	20	20	20	20	0	0
妇幼保健院(所、站)	771	878	935	895	935	1 258	1 386	1 480	1 744
专科疾病防治院(所、站)	987	775	740	740	744	590	479	665	665
疾病预防控制中心(防疫站)	0	70	136	87	66	66	60	0	0
计划生育技术服务中心(站)	95	41	41	32	35	0	0	0	0
其他卫生机构	1 065	713	895	689	414	290	390	100	270
疗养院	940	570	570	500	290	290	390	100	270
医学科学研究机构	125	143	325	187	124	0	0	0	0

卫生机构实有床位数

2011	2012	2013	2014	2015	2016	2017	2018	2019	2020
79 780	**92 062**	**100 957**	**108 031**	**114 726**	**128 058**	**134 507**	**143 248**	**148 941**	**153 663**
62 110	72 629	80 176	87 635	94 487	105 405	110 480	118 128	123 762	127 905
44 341	49 592	54 858	59 785	63 717	68 356	70 186	71 969	73 955	75 783
6 885	7 552	8 199	9 525	10 727	12 836	13 811	14 927	16 312	17 027
197	2 213	2 840	3 500	3 860	3 782	3 799	3 997	3 967	4 251
0	0	0	0	0	0	0	30	30	72
10 687	13 272	14 279	14 825	16 183	20 431	22 624	27 145	29 228	30 632
0	0	0	0	0	0	60	60	270	140
15 130	16 724	17 790	17 329	16 993	19 859	21 020	21 902	21 980	22 528
3 714	4 266	4 099	3 584	3 575	3 826	4 001	4 170	4 376	4 937
3 546	4 029	3 932	3 392	3 405	3 731	3 971	4 140	4 373	4 934
168	237	167	192	170	95	30	30	3	3
11 268	12 382	13 503	13 662	13 352	15 978	16 965	17 684	17 501	17 517
148	76	188	83	66	55	54	48	103	74
2 274	2 538	2 703	2 779	2 916	2 794	3 007	3 218	3 199	3 230
0	0	0	0	0	0	0	0	0	0
1 609	1 873	1 969	2 045	2 238	2 761	2 962	3 088	3 149	3 180
665	665	734	734	678	33	45	130	50	50
0	0	0	0	0	0	0	0	0	0
0	0	0	0	0	0	0	0	0	0
266	171	288	288	330	0	0	0	0	0
266	171	288	288	330	0	0	0	0	0
0	0	0	0	0	0	0	0	0	0

表 4-2　　2002—2020 年成都市公立医疗

分　类	2002	2003	2004	2005	2006	2007	2008	2009	2010
成都市	**38 733**	**39 734**	**41 685**	**42 391**	**44 536**	**44 708**	**47 242**	**53 071**	**58 977**
医　院	28 744	30 148	31 800	32 523	34 038	33 613	34 922	39 145	42 534
综合医院	21 305	22 216	23 859	24 061	24 679	24 725	25 331	28 034	30 114
中医医院	2 652	2 776	2 753	3 251	3 522	3 637	3 924	4 361	5 180
中西医结合医院	50	45	45	55	543	0	0	0	0
民族医院	0	0	0	0	0	0	0	0	0
专科医院	4 737	5 111	5 143	5 156	5 294	5 251	5 667	6 750	7 240
护理院	0	0	0	0	0	0	0	0	0
基层医疗卫生机构	7 051	7 089	7 118	7 405	8 284	9 001	10 135	11 831	13 764
社区卫生服务中心(站)	196	134	158	595	1 204	1 602	2 012	2 380	2 752
社区卫生服务中心	196	134	158	595	1 204	1 596	2 004	2 331	2 746
社区卫生服务站	0	0	0	0	0	6	8	49	6
卫生院	6 546	6 777	6 787	6 660	6 955	7 310	8 053	9 407	10 975
门诊部	309	178	173	150	125	89	70	44	37
专业公共卫生机构	1 873	1 784	1 872	1 774	1 800	1 804	1 795	1 995	2 409
急救中心(站)	20	20	20	20	20	20	20	0	0
妇幼保健院(所、站)	771	878	935	895	935	1 128	1 236	1 330	1 744
专科疾病防治院(所、站)	987	775	740	740	744	590	479	665	665
疾病预防控制中心(防疫站)	0	70	136	87	66	66	60	0	0
计划生育技术服务中心（站）	95	41	41	32	35	0	0	0	0
其他卫生机构	1 065	713	895	689	414	290	390	100	270
疗养院	940	570	570	500	290	290	390	100	270
医学科学研究机构	125	143	325	187	124	0	0	0	0

卫生机构实有床位数

2011	2012	2013	2014	2015	2016	2017	2018	2019	2020
65 144	**71 437**	**76 629**	**81 477**	**83 818**	**90 245**	**92 961**	**97 104**	**100 275**	**103 924**
48 259	52 970	56 825	61 923	64 199	68 417	69 804	73 001	76 045	78 932
34 451	34 803	37 698	40 884	42 271	43 849	44 928	45 554	46 219	47 519
6 465	7 066	7 357	8 719	9 520	11 178	10 400	11 178	12 089	12 678
0	1 958	2 628	3 270	3 414	3 439	3 518	3 526	3 526	3 539
0	0	0	0	0	0	0	0	0	19
7 343	9 143	9 142	9 050	8 994	9 951	10 958	12 743	14 211	15 177
0	0	0	0	0	0	0	0	0	0
14 345	15 928	16 993	16 685	16 571	19 186	20 297	21 115	21 181	21 880
3 180	3 640	3 624	3 159	3 371	3 580	3 696	3 815	4 045	4 733
3 061	3 479	3 512	3 027	3 242	3 516	3 696	3 815	4 045	4 733
119	161	112	132	129	64	0	0	0	0
11 143	12 260	13 355	13 512	13 187	15 593	16 601	17 300	17 136	17 147
22	28	14	14	13	13	0	0	0	0
2 274	2 368	2 523	2 581	2 718	2 642	2 860	2 988	3 049	3 112
0	0	0	0	0	0	0	0	0	0
1 609	1 703	1 789	1 847	2 040	2 609	2 815	2 938	2 999	3 062
665	665	734	734	678	33	45	50	50	50
0	0	0	0	0	0	0	0	0	0
0	0	0	0	0	0	0	0	0	0
266	171	288	288	330	0	0	0	0	0
266	171	288	288	330	0	0	0	0	0
0	0	0	0	0	0	0	0	0	0

表 4-3　2002—2020 年成都市民营医疗

分　类	2002	2003	2004	2005	2006	2007	2008	2009	2010
成都市	**2 384**	**2 562**	**3 194**	**3 790**	**4 718**	**5 833**	**7 448**	**8 895**	**10 482**
医　院	1 647	2 084	2 601	3 165	3 921	5 014	6 512	7 927	10 141
综合医院	975	1 487	1 726	2 351	2 956	3 437	4 551	5 411	7 302
中医医院	100	21	76	188	162	272	519	479	200
中西医结合医院	20	20	3	41	40	80	115	115	95
民族医院	0	0	0	0	0	0	0	0	0
专科医院	552	556	794	584	762	1 225	1 327	1 922	2 544
护理院	0	0	2	1	1	0	0	0	0
基层医疗卫生机构	737	478	593	625	797	689	786	818	341
社区卫生服务中心(站)	0	10	41	8	114	112	100	188	304
社区卫生服务中心	0	10	41	8	114	112	100	183	267
社区卫生服务站	0	0	0	0	0	0	0	5	37
卫生院	594	448	463	460	535	469	620	630	37
门诊部	143	20	89	157	148	108	66	0	0
专业公共卫生机构	0	0	0	0	0	130	150	150	0
疗养院	0	0	0	0	0	130	150	150	0
医学科学研究机构	0	0	0	0	0	0	0	0	0

卫生机构实有床位数

2011	2012	2013	2014	2015	2016	2017	2018	2019	2020
14 636	**20 625**	**24 328**	**26 554**	**30 908**	**37 813**	**41 546**	**46 144**	**48 666**	**49 739**
13 851	19 659	23 351	25 712	30 288	36 988	40 676	45 127	47 717	48 973
9 890	14 789	17 160	18 901	21 446	24 507	25 258	26 415	27 736	28 264
420	486	842	806	1 207	1 658	3 411	3 749	4 223	4 349
197	255	212	230	446	343	281	471	441	712
0	0	0	0	0	0	0	30	30	53
3 344	4 129	5 137	5 775	7 189	10 480	11 666	14 402	15 017	15 455
0	0	0	0	0	0	60	60	270	140
785	796	797	644	422	673	723	787	799	648
534	626	475	425	204	246	305	355	331	204
485	550	420	365	163	215	275	325	328	201
49	76	55	60	41	31	30	30	3	3
125	122	148	150	165	385	364	384	365	370
126	48	174	69	53	42	54	48	103	74
0	170	180	198	198	152	147	230	150	118
0	170	180	198	198	152	147	150	150	118
0	0	0	0	0	0	0	80	0	0

表 4-4-1　2002—2020 年四川天府新区医疗

分　类	2002	2003	2004	2005	2006	2007	2008	2009	2010
合　计									
医　院									
综合医院									
中医医院									
中西医结合医院									
民族医院									
专科医院									
护理院									
基层医疗卫生机构									
社区卫生服务中心(站)									
社区卫生服务中心									
社区卫生服务站									
卫生院									
门诊部									
专业公共卫生机构									
急救中心(站)									
妇幼保健院(所、站)									
专科疾病防治院(所、站)									
疾病预防控制中心(防疫站)									
计划生育技术服务中心（站）									
其他卫生机构									
疗养院									
医学科学研究机构									

卫生机构实有床位数

2011	2012	2013	2014	2015	2016	2017	2018	2019	2020
					2 528	**2 701**	**2 889**	**2 780**	**2 733**
					1 692	1 857	2 216	2 156	2 116
					1 502	1 667	1 796	1 676	1 626
					0	0	0	50	50
					60	60	100	70	70
					0	0	0	0	0
					130	130	320	360	370
					0	0	0	0	0
					836	844	673	624	617
					70	70	105	85	85
					70	70	105	85	85
					0	0	0	0	0
					746	754	568	539	532
					20	20	0	0	0
					0	0	0	0	0
					0	0	0	0	0
					0	0	0	0	0
					0	0	0	0	0
					0	0	0	0	0
					0	0	0	0	0
					0	0	0	0	0
					0	0	0	0	0
					0	0	0	0	0

表 4-4-2　2002—2020 年成都市东部新区医疗

分　类	2002	2003	2004	2005	2006	2007	2008	2009	2010
合　计									
医　院									
综合医院									
中医医院									
中西医结合医院									
民族医院									
专科医院									
护理院									
基层医疗卫生机构									
社区卫生服务中心(站)									
社区卫生服务中心									
社区卫生服务站									
卫生院									
门诊部									
专业公共卫生机构									
急救中心(站)									
妇幼保健院(所、站)									
专科疾病防治院(所、站)									
疾病预防控制中心(防疫站)									
计划生育技术服务中心（站）									
其他卫生机构									
疗养院									
医学科学研究机构									

卫生机构实有床位数

2011	2012	2013	2014	2015	2016	2017	2018	2019	2020
									1 820
									161
									161
									0
									0
									0
									0
									1 659
									75
									75
									0
									1 584
									0
									0
									0
									0
									0
									0
									0
									0
									0

表 4-4-3　2002—2020 年成都市高新区医疗

分　类	2002	2003	2004	2005	2006	2007	2008	2009	2010
合　计									
医　院									
综合医院									
中医医院									
中西医结合医院									
民族医院									
专科医院									
护理院									
基层医疗卫生机构									
社区卫生服务中心(站)									
社区卫生服务中心									
社区卫生服务站									
卫生院									
门诊部									
专业公共卫生机构									
急救中心(站)									
妇幼保健院(所、站)									
专科疾病防治院(所、站)									
疾病预防控制中心(防疫站)									
计划生育技术服务中心（站）									
其他卫生机构									
疗养院									
医学科学研究机构									

卫生机构实有床位数

2011	2012	2013	2014	2015	2016	2017	2018	2019	2020
					5 309	**6 069**	**6 774**	**6 875**	**5 875**
					5 231	5 345	6 029	6 135	5 764
					2 290	2 491	2 533	2 557	2 307
					0	0	0	0	26
					2 530	2 530	2 573	2 573	2 573
					0	0	0	0	0
					411	324	923	1 005	858
					0	0	0	0	0
					78	724	745	740	111
					78	73	73	79	87
					78	73	73	79	87
					0	0	0	0	0
					0	651	666	638	0
					0	0	6	23	24
					0	0	0	0	0
					0	0	0	0	0
					0	0	0	0	0
					0	0	0	0	0
					0	0	0	0	0
					0	0	0	0	0
					0	0	0	0	0
					0	0	0	0	0
					0	0	0	0	0

表 4-4-4　2002—2020 年成都市锦江区医疗

分　类	2002	2003	2004	2005	2006	2007	2008	2009	2010
合　计	2 931	2 796	2 758	2 896	2 944	2 818	2 509	2 928	3 335
医　院	2 390	2 373	2 364	2 390	2 426	2 266	1 948	2 133	2 575
综合医院	1 586	1 692	1 728	1 793	1 217	1 734	1 176	1 287	1 695
中医医院	297	160	160	140	160	193	210	210	203
中西医结合医院	0	0	0	0	543	0	0	0	0
民族医院	0	0	0	0	0	0	0	0	0
专科医院	507	521	476	457	506	339	562	636	677
护理院	0	0	0	0	0	0	0	0	0
基层医疗卫生机构	132	99	95	207	219	123	112	145	110
社区卫生服务中心(站)	33	28	19	75	125	63	58	108	95
社区卫生服务中心	33	28	19	75	125	61	56	83	70
社区卫生服务站	0	0	0	0	0	2	2	25	25
卫生院	67	67	50	50	50	35	35	35	15
门诊部	32	4	26	82	44	25	19	2	0
专业公共卫生机构	319	324	299	299	299	429	449	650	650
急救中心(站)	0	0	0	0	0	0	0	0	0
妇幼保健院(所、站)	20	25	0	0	0	130	150	150	150
专科疾病防治院(所、站)	299	299	299	299	299	299	299	500	500
疾病预防控制中心(防疫站)	0	0	0	0	0	0	0	0	0
计划生育技术服务中心（站）	0	0	0	0	0	0	0	0	0
其他卫生机构	90	0	0	0	0	0	0	0	0
疗养院	90	0	0	0	0	0	0	0	0
医学科学研究机构	0	0	0	0	0	0	0	0	0

卫生机构实有床位数

2011	2012	2013	2014	2015	2016	2017	2018	2019	2020
3 743	**4 718**	**5 272**	**5 449**	**6 378**	**7 555**	**7 896**	**8 152**	**8 477**	**8 652**
2 805	3 800	4 318	4 494	5 470	7 312	7 586	7 798	8 135	8 443
1 723	2 636	3 059	3 262	3 768	3 825	3 642	3 531	3 606	3 656
277	297	292	285	524	567	526	535	575	595
0	0	0	0	0	0	0	0	0	0
0	0	0	0	0	0	0	0	0	0
805	867	967	947	1 178	2 920	3 418	3 732	3 954	4 192
0	0	0	0	0	0	0	0	0	0
193	248	174	157	110	91	163	204	192	91
125	140	70	70	70	91	163	202	184	91
125	140	70	70	70	91	163	202	184	91
0	0	0	0	0	0	0	0	0	0
68	100	100	87	40	0	0	0	0	0
0	8	4	0	0	0	0	2	8	0
650	670	780	798	798	152	147	150	150	118
0	0	0	0	0	0	0	0	0	0
150	170	180	198	198	152	147	150	150	118
500	500	600	600	600	0	0	0	0	0
0	0	0	0	0	0	0	0	0	0
0	0	0	0	0	0	0	0	0	0
95	0	0	0	0	0	0	0	0	0
95	0	0	0	0	0	0	0	0	0
0	0	0	0	0	0	0	0	0	0

表 4-4-5　2002—2020 年成都市青羊区医疗

分　类	2002	2003	2004	2005	2006	2007	2008	2009	2010
合　计	**5 122**	**5 732**	**6 047**	**6 477**	**6 163**	**6 370**	**6 501**	**7 792**	**8 593**
医　院	4 615	5 182	5 412	5 710	5 384	5 599	5 885	7 079	7 746
综合医院	3 702	4 241	4 276	4 535	4 191	4 240	4 591	5 196	5 693
中医医院	11	11	0	0	0	0	0	120	180
中西医结合医院	0	0	0	0	0	20	20	20	0
民族医院	0	0	0	0	0	0	0	0	0
专科医院	902	930	1 136	1 175	1 193	1 339	1 274	1 743	1 873
护理院	0	0	0	0	0	0	0	0	0
基层医疗卫生机构	24	12	106	241	286	472	428	525	589
社区卫生服务中心(站)	24	12	12	240	285	431	428	525	589
社区卫生服务中心	24	12	12	240	285	431	426	520	589
社区卫生服务站	0	0	0	0	0	0	2	5	0
卫生院	0	0	93	0	0	0	0	0	0
门诊部	0	0	1	1	1	41	0	0	0
专业公共卫生机构	358	395	405	369	369	299	188	188	258
急救中心(站)	0	0	0	0	0	0	0	0	0
妇幼保健院(所、站)	133	170	180	144	144	188	188	188	258
专科疾病防治院(所、站)	225	225	225	225	225	111	0	0	0
疾病预防控制中心(防疫站)	0	0	0	0	0	0	0	0	0
计划生育技术服务中心（站）	0	0	0	0	0	0	0	0	0
其他卫生机构	125	143	124	157	124	0	0	0	0
疗养院	0	0	0	0	0	0	0	0	0
医学科学研究机构	125	143	124	157	124	0	0	0	0

卫生机构实有床位数

2011	2012	2013	2014	2015	2016	2017	2018	2019	2020
9 088	**9 517**	**10 175**	**10 869**	**11 973**	**12 444**	**12 683**	**13 010**	**13 263**	**13 400**
8 458	8 848	9 497	10 275	11 144	11 613	11 917	12 333	12 687	12 832
6 647	6 049	6 459	6 740	7 053	7 288	7 482	7 300	7 613	7 236
180	240	240	660	936	992	1 032	781	788	1 021
0	0	0	40	70	70	0	0	0	283
0	0	0	0	0	0	0	0	0	0
1 631	2 559	2 798	2 835	3 085	3 263	3 403	4 252	4 286	4 292
0	0	0	0	0	0	0	0	0	0
595	628	637	553	774	776	706	624	523	510
595	625	637	553	774	772	702	602	509	490
590	625	637	553	774	772	702	602	509	490
5	0	0	0	0	0	0	0	0	0
0	0	0	0	0	0	0	0	0	0
0	3	0	0	0	4	4	22	14	20
35	41	41	41	55	55	60	53	53	58
0	0	0	0	0	0	0	0	0	0
35	41	41	41	55	55	60	53	53	58
0	0	0	0	0	0	0	0	0	0
0	0	0	0	0	0	0	0	0	0
0	0	0	0	0	0	0	0	0	0
0	0	0	0	0	0	0	0	0	0
0	0	0	0	0	0	0	0	0	0
0	0	0	0	0	0	0	0	0	0

表 4-4-6　2002—2020 年金牛区医疗

分　类	2002	2003	2004	2005	2006	2007	2008	2009	2010
合　计	**4 687**	**4 887**	**5 024**	**5 325**	**5 777**	**5 639**	**5 576**	**5 772**	**5 865**
医　院	4 437	4 749	4 841	5 046	5 336	5 373	5 307	5 433	5 384
综合医院	2 638	2 895	2 852	3 021	3 019	2 728	2 572	2 666	2 745
中医医院	734	773	814	790	902	942	1 012	998	1 078
中西医结合医院	0	0	0	0	0	0	0	0	0
民族医院	0	0	0	0	0	0	0	0	0
专科医院	1 065	1 081	1 173	1 234	1 414	1 703	1 723	1 769	1 561
护理院	0	0	2	1	1	0	0	0	0
基层医疗卫生机构	179	25	70	166	328	151	149	163	295
社区卫生服务中心(站)	22	0	9	62	199	147	149	163	295
社区卫生服务中心	22	0	9	62	199	143	145	159	295
社区卫生服务站	0	0	0	0	0	4	4	4	0
卫生院	35	25	31	11	0	0	0	0	0
门诊部	122	0	30	93	129	4	0	0	0
专业公共卫生机构	71	113	113	113	113	115	120	176	186
急救中心(站)	0	0	0	0	0	0	0	0	0
妇幼保健院(所、站)	41	113	113	113	113	115	120	176	186
专科疾病防治院(所、站)	30	0	0	0	0	0	0	0	0
疾病预防控制中心(防疫站)	0	0	0	0	0	0	0	0	0
计划生育技术服务中心（站）	0	0	0	0	0	0	0	0	0
其他卫生机构	0	0	0	0	0	0	0	0	0
疗养院	0	0	0	0	0	0	0	0	0
医学科学研究机构	0	0	0	0	0	0	0	0	0

卫生机构实有床位数

2011	2012	2013	2014	2015	2016	2017	2018	2019	2020
6 980	**9 663**	**9 806**	**10 440**	**10 301**	**10 640**	**11 562**	**13 009**	**13 211**	**12 522**
6 456	9 162	9 482	10 049	9 786	10 077	10 981	12 413	12 610	12 017
3 067	4 540	4 526	4 663	4 816	4 859	4 629	5 195	5 285	4 737
1 304	1 940	2 043	2 288	2 080	2 138	2 290	2 895	3 110	3 186
100	100	100	100	99	0	0	0	0	0
0	0	0	0	0	0	0	0	0	0
1 985	2 582	2 813	2 998	2 791	3 080	4 062	4 323	4 215	4 094
0	0	0	0	0	0	0	0	0	0
298	241	251	248	365	387	407	433	437	340
298	241	251	248	365	387	407	433	437	340
298	241	251	248	365	373	407	433	437	340
0	0	0	0	0	14	0	0	0	0
0	0	0	0	0	0	0	0	0	0
0	0	0	0	0	0	0	0	0	0
226	260	73	143	150	176	174	163	164	165
0	0	0	0	0	0	0	0	0	0
226	260	73	143	150	176	174	163	164	165
0	0	0	0	0	0	0	0	0	0
0	0	0	0	0	0	0	0	0	0
0	0	0	0	0	0	0	0	0	0
0	0	0	0	0	0	0	0	0	0
0	0	0	0	0	0	0	0	0	0
0	0	0	0	0	0	0	0	0	0

表 4-4-7　2002—2020 年成都市武侯区医疗

分　类	2002	2003	2004	2005	2006	2007	2008	2009	2010
合　计	5 208	6 051	7 596	8 130	9 086	8 882	10 455	12 238	13 287
医　院	4 730	5 635	7 023	7 758	8 679	8 835	10 378	12 192	13 068
综合医院	3 169	3 719	5 084	5 547	6 360	6 421	7 538	8 382	8 929
中医医院	60	100	0	586	586	631	789	1 055	1 100
中西医结合医院	0	0	0	0	0	0	0	0	0
民族医院	0	0	0	0	0	0	0	0	0
专科医院	1 501	1 816	1 939	1 625	1 733	1 783	2 051	2 755	3 039
护理院	0	0	0	0	0	0	0	0	0
基层医疗卫生机构	470	416	372	372	407	47	77	46	219
社区卫生服务中心(站)	39	26	18	17	56	25	77	46	209
社区卫生服务中心	39	26	18	17	56	25	77	46	209
社区卫生服务站	0	0	0	0	0	0	0	0	0
卫生院	362	348	303	306	322	0	0	0	0
门诊部	69	42	51	49	29	22	0	0	10
专业公共卫生机构	8	0	0	0	0	0	0	0	0
急救中心(站)	0	0	0	0	0	0	0	0	0
妇幼保健院(所、站)	0	0	0	0	0	0	0	0	0
专科疾病防治院(所、站)	8	0	0	0	0	0	0	0	0
疾病预防控制中心(防疫站)	0	0	0	0	0	0	0	0	0
计划生育技术服务中心（站）	0	0	0	0	0	0	0	0	0
其他卫生机构	0	0	0	0	0	0	0	0	0
疗养院	0	0	0	0	0	0	0	0	0
医学科学研究机构	0	0	0	0	0	0	0	0	0

卫生机构实有床位数

2011	2012	2013	2014	2015	2016	2017	2018	2019	2020
14 555	**16 704**	**18 114**	**19 319**	**20 885**	**17 181**	**17 795**	**19 007**	**19 956**	**19 824**
14 225	16 470	17 761	18 970	20 506	16 768	17 325	18 461	19 370	19 217
9 946	10 240	10 970	11 260	12 299	10 272	10 587	10 317	10 621	10 886
1 130	1 153	750	930	1 063	1 585	1 742	1 937	1 829	1 596
0	1 688	2 430	3 072	3 216	711	790	738	738	738
0	0	0	0	0	0	0	30	30	49
3 149	3 389	3 611	3 708	3 928	4 200	4 206	5 439	6 032	5 888
0	0	0	0	0	0	0	0	120	60
330	234	153	150	150	80	62	83	94	105
253	224	153	150	150	80	62	80	80	96
253	224	153	150	150	80	62	80	80	96
0	0	0	0	0	0	0	0	0	0
0	0	0	0	0	0	0	0	0	0
77	10	0	0	0	0	0	3	14	9
0	0	200	199	229	333	408	463	492	502
0	0	0	0	0	0	0	0	0	0
0	0	200	199	229	333	408	463	492	502
0	0	0	0	0	0	0	0	0	0
0	0	0	0	0	0	0	0	0	0
0	0	0	0	0	0	0	0	0	0
0	0	0	0	0	0	0	0	0	0
0	0	0	0	0	0	0	0	0	0
0	0	0	0	0	0	0	0	0	0

表 4-4-8　2002—2020 年成都市成华区医疗

分　类	2002	2003	2004	2005	2006	2007	2008	2009	2010
合　计	**3 750**	**3 390**	**3 212**	**3 155**	**2 934**	**3 175**	**3 402**	**3 528**	**4 131**
医　院	2 939	2 821	2 676	2 730	2 635	2 728	2 922	2 975	3 419
综合医院	2 849	2 715	2 559	2 488	2 443	2 516	2 675	2 808	3 230
中医医院	20	41	48	50	72	72	72	72	50
中西医结合医院	70	65	48	86	40	60	95	95	95
民族医院	0	0	0	0	0	0	0	0	0
专科医院	0	0	21	106	80	80	80	0	44
护理院	0	0	0	0	0	0	0	0	0
基层医疗卫生机构	206	174	131	149	234	352	365	443	602
社区卫生服务中心(站)	78	78	131	149	233	352	365	443	602
社区卫生服务中心	78	78	131	149	233	352	365	443	602
社区卫生服务站	0	0	0	0	0	0	0	0	0
卫生院	105	75	0	0	0	0	0	0	0
门诊部	23	21	0	0	1	0	0	0	0
专业公共卫生机构	65	65	75	66	65	95	115	110	110
急救中心(站)	0	0	0	0	0	0	0	0	0
妇幼保健院(所、站)	65	65	75	65	65	95	115	110	110
专科疾病防治院(所、站)	0	0	0	0	0	0	0	0	0
疾病预防控制中心(防疫站)	0	0	0	0	0	0	0	0	0
计划生育技术服务中心（站）	0	0	0	0	0	0	0	0	0
其他卫生机构	540	330	330	210	0	0	0	0	0
疗养院	540	330	330	210	0	0	0	0	0
医学科学研究机构	0	0	0	0	0	0	0	0	0

卫生机构实有床位数

2011	2012	2013	2014	2015	2016	2017	2018	2019	2020
4 568	**4 611**	**4 751**	**5 330**	**5 480**	**5 696**	**5 793**	**6 372**	**6 824**	**7 516**
3 441	3 488	3 649	4 662	5 015	5 244	5 372	6 014	6 437	7 244
3 244	3 233	3 484	4 341	4 629	4 857	5 035	5 371	5 530	6 229
0	1	0	50	17	17	20	0	99	0
97	155	50	50	0	0	0	0	0	0
0	0	0	0	0	0	0	0	0	23
100	99	115	221	369	370	317	643	808	912
0	0	0	0	0	0	0	0	0	80
1 017	1 013	992	541	321	323	301	218	255	163
1 017	1 013	992	541	313	315	291	208	237	147
994	985	992	535	307	309	291	208	237	147
23	28	0	6	6	6	0	0	0	0
0	0	0	0	0	0	0	0	0	0
0	0	0	0	8	8	10	10	18	16
110	110	110	127	144	129	120	140	132	109
0	0	0	0	0	0	0	0	0	0
110	110	110	127	144	129	120	140	132	109
0	0	0	0	0	0	0	0	0	0
0	0	0	0	0	0	0	0	0	0
0	0	0	0	0	0	0	0	0	0
0	0	0	0	0	0	0	0	0	0
0	0	0	0	0	0	0	0	0	0
0	0	0	0	0	0	0	0	0	0

表 4-4-9 2002—2020 年成都市龙泉驿区医疗

分　类	2002	2003	2004	2005	2006	2007	2008	2009	2010
合　计	1 499	1 527	1 611	1 527	1 519	1 569	1 848	2 552	2 771
医　院	1 138	1 167	1 238	1 187	1 221	1 139	1 365	1 963	2 200
综合医院	882	941	1 001	940	984	902	1 083	1 615	1 540
中医医院	110	110	110	120	110	110	155	155	200
中西医结合医院	0	0	0	0	0	0	0	0	0
民族医院	0	0	0	0	0	0	0	0	0
专科医院	146	116	127	127	127	127	127	193	460
护理院	0	0	0	0	0	0	0	0	0
基层医疗卫生机构	340	339	339	306	264	396	433	542	524
社区卫生服务中心(站)	0	0	0	0	11	11	33	75	100
社区卫生服务中心	0	0	0	0	11	11	33	75	100
社区卫生服务站	0	0	0	0	0	0	0	0	0
卫生院	292	309	308	265	218	353	368	437	414
门诊部	48	30	31	41	35	32	32	30	10
专业公共卫生机构	21	21	34	34	34	34	50	47	47
急救中心(站)	0	0	0	0	0	0	0	0	0
妇幼保健院(所、站)	21	21	34	34	34	34	50	47	47
专科疾病防治院(所、站)	0	0	0	0	0	0	0	0	0
疾病预防控制中心(防疫站)	0	0	0	0	0	0	0	0	0
计划生育技术服务中心（站）	0	0	0	0	0	0	0	0	0
其他卫生机构	0	0	0	0	0	0	0	0	0
疗养院	0	0	0	0	0	0	0	0	0
医学科学研究机构	0	0	0	0	0	0	0	0	0

卫生机构实有床位数

2011	2012	2013	2014	2015	2016	2017	2018	2019	2020
2 988	**3 472**	**3 920**	**3 714**	**3 820**	**3 881**	**4 289**	**4 474**	**4 603**	**4 627**
2 484	2 938	3 387	3 191	3 235	3 257	3 638	3 867	3 950	4 019
1 823	2 220	2 739	2 745	2 785	2 807	3 298	3 527	3 570	3 499
200	215	215	240	240	240	340	340	380	400
0	0	0	0	0	0	0	0	0	0
0	0	0	0	0	0	0	0	0	0
461	503	433	206	210	210	0	0	0	120
0	0	0	0	0	0	0	0	0	0
458	488	487	477	455	460	485	439	475	442
110	179	186	186	175	175	204	197	235	215
90	179	186	186	175	175	204	197	235	215
20	0	0	0	0	0	0	0	0	0
348	287	291	281	267	267	266	242	240	227
0	22	10	10	13	18	15	0	0	0
46	46	46	46	130	164	166	168	178	166
0	0	0	0	0	0	0	0	0	0
46	46	46	46	130	164	166	168	178	166
0	0	0	0	0	0	0	0	0	0
0	0	0	0	0	0	0	0	0	0
0	0	0	0	0	0	0	0	0	0
0	0	0	0	0	0	0	0	0	0
0	0	0	0	0	0	0	0	0	0
0	0	0	0	0	0	0	0	0	0

表 4-4-10　2002—2020 年成都市青白江区医疗

分　类	2002	2003	2004	2005	2006	2007	2008	2009	2010
合　计	1 026	1 084	1 068	1 103	1 193	1 257	1 280	1 518	1 763
医　院	508	549	559	559	570	550	550	629	912
综合医院	460	500	510	510	510	490	490	530	813
中医医院	48	49	49	49	60	60	60	99	99
中西医结合医院	0	0	0	0	0	0	0	0	0
民族医院	0	0	0	0	0	0	0	0	0
专科医院	0	0	0	0	0	0	0	0	0
护理院	0	0	0	0	0	0	0	0	0
基层医疗卫生机构	441	458	428	454	524	608	620	779	741
社区卫生服务中心(站)	0	0	0	0	0	100	100	196	229
社区卫生服务中心	0	0	0	0	0	100	100	196	229
社区卫生服务站	0	0	0	0	0	0	0	0	0
卫生院	441	458	424	452	522	508	520	583	512
门诊部	0	0	4	2	2	0	0	0	0
专业公共卫生机构	77	77	81	90	99	99	110	110	110
急救中心(站)	0	0	0	0	0	0	0	0	0
妇幼保健院(所、站)	26	26	30	39	44	44	55	55	55
专科疾病防治院(所、站)	51	51	51	51	55	55	55	55	55
疾病预防控制中心(防疫站)	0	0	0	0	0	0	0	0	0
计划生育技术服务中心（站）	0	0	0	0	0	0	0	0	0
其他卫生机构	0	0	0	0	0	0	0	0	0
疗养院	0	0	0	0	0	0	0	0	0
医学科学研究机构	0	0	0	0	0	0	0	0	0

卫生机构实有床位数

2011	2012	2013	2014	2015	2016	2017	2018	2019	2020
1 829	**2 207**	**2 317**	**2 547**	**2 767**	**3 006**	**3 068**	**3 268**	**3 440**	**3 902**
933	1 170	1 244	1 479	1 619	1 832	1 832	1 967	2 307	2 641
834	1 021	1 046	1 154	1 274	1 396	1 396	1 531	1 581	1 563
99	99	124	205	205	286	286	286	286	468
0	0	0	0	0	0	0	0	0	0
0	0	0	0	0	0	0	0	0	0
0	50	74	120	140	150	150	150	440	610
0	0	0	0	0	0	0	0	0	0
784	880	930	925	1 068	1 068	1 130	1 195	1 027	1 155
146	149	146	146	146	146	179	198	194	247
146	149	146	146	146	146	179	198	194	247
0	0	0	0	0	0	0	0	0	0
638	725	784	779	922	922	951	997	833	908
0	6	0	0	0	0	0	0	0	0
112	157	143	143	80	106	106	106	106	106
0	0	0	0	0	0	0	0	0	0
57	102	88	88	80	106	106	106	106	106
55	55	55	55	0	0	0	0	0	0
0	0	0	0	0	0	0	0	0	0
0	0	0	0	0	0	0	0	0	0
0	0	0	0	0	0	0	0	0	0
0	0	0	0	0	0	0	0	0	0
0	0	0	0	0	0	0	0	0	0

表 4-4-11　2002—2020 年成都市新都区医疗

分　类	2002	2003	2004	2005	2006	2007	2008	2009	2010
合　计	**1 554**	**1 564**	**1 503**	**1 613**	**2 290**	**2 207**	**2 417**	**2 650**	**3 086**
医　院	921	881	827	819	1 458	1 354	1 469	1 914	2 112
综合医院	741	701	634	676	1 321	1 207	1 253	1 698	1 790
中医医院	180	180	193	143	137	147	216	216	216
中西医结合医院	0	0	0	0	0	0	0	0	0
民族医院	0	0	0	0	0	0	0	0	0
专科医院	0	0	0	0	0	0	0	0	106
护理院	0	0	0	0	0	0	0	0	0
基层医疗卫生机构	435	510	483	551	581	602	688	646	674
社区卫生服务中心(站)	0	0	0	0	43	43	43	43	86
社区卫生服务中心	0	0	0	0	43	43	43	43	68
社区卫生服务站	0	0	0	0	0	0	0	0	18
卫生院	435	510	483	551	538	559	645	603	588
门诊部	0	0	0	0	0	0	0	0	0
专业公共卫生机构	78	53	73	73	81	81	90	90	130
急救中心(站)	0	0	0	0	0	0	0	0	0
妇幼保健院(所、站)	23	23	43	43	45	45	60	60	100
专科疾病防治院(所、站)	30	30	30	30	30	30	30	30	30
疾病预防控制中心(防疫站)	0	0	0	0	6	6	0	0	0
计划生育技术服务中心（站）	25	0	0	0	0	0	0	0	0
其他卫生机构	120	120	120	170	170	170	170	0	170
疗养院	120	120	120	170	170	170	170	0	170
医学科学研究机构	0	0	0	0	0	0	0	0	0

卫生机构实有床位数

2011	2012	2013	2014	2015	2016	2017	2018	2019	2020
3 432	**4 012**	**4 638**	**5 604**	**5 680**	**5 715**	**5 880**	**5 871**	**6 509**	**6 577**
2 495	2 891	3 420	4 505	4 458	4 825	4 954	4 941	5 361	5 426
1 917	2 371	2 760	3 825	3 733	4 005	4 093	4 120	4 184	4 332
472	400	410	410	455	455	455	455	800	710
0	0	0	0	0	0	0	0	0	0
0	0	0	0	0	0	0	0	0	0
106	120	250	270	270	365	406	366	377	384
0	0	0	0	0	0	0	0	0	0
637	761	740	621	702	727	747	767	985	988
68	110	94	105	105	102	125	125	167	156
68	110	94	105	105	102	125	125	167	156
0	0	0	0	0	0	0	0	0	0
569	651	646	516	597	625	622	642	814	832
0	0	0	0	0	0	0	0	4	0
130	190	190	190	190	163	179	163	163	163
0	0	0	0	0	0	0	0	0	0
100	160	160	160	160	163	179	163	163	163
30	30	30	30	30	0	0	0	0	0
0	0	0	0	0	0	0	0	0	0
0	0	0	0	0	0	0	0	0	0
170	170	288	288	330	0	0	0	0	0
170	170	288	288	330	0	0	0	0	0
0	0	0	0	0	0	0	0	0	0

表 4-4-12　2002—2020 年成都市温江区医疗

分　类	2002	2003	2004	2005	2006	2007	2008	2009	2010
合　计	**1 625**	**1 604**	**1 650**	**1 690**	**1 837**	**1 788**	**2 086**	**2 367**	**2 842**
医　院	1 095	1 130	1 145	1 273	1 309	1 258	1 375	1 544	2 009
综合医院	1 015	1 050	1 065	1 193	1 229	1 178	1 295	1 464	1 877
中医医院	80	80	80	80	80	80	80	80	132
中西医结合医院	0	0	0	0	0	0	0	0	0
民族医院	0	0	0	0	0	0	0	0	0
专科医院	0	0	0	0	0	0	0	0	0
护理院	0	0	0	0	0	0	0	0	0
基层医疗卫生机构	400	444	475	387	498	490	671	753	761
社区卫生服务中心(站)	0	0	0	50	138	97	81	81	136
社区卫生服务中心	0	0	0	50	138	97	81	81	136
社区卫生服务站	0	0	0	0	0	0	0	0	0
卫生院	352	396	427	315	342	373	570	672	625
门诊部	48	48	48	22	18	20	20	0	0
专业公共卫生机构	30	30	30	30	30	40	40	70	72
急救中心(站)	0	0	0	0	0	0	0	0	0
妇幼保健院(所、站)	30	30	30	30	30	40	40	70	72
专科疾病防治院(所、站)	0	0	0	0	0	0	0	0	0
疾病预防控制中心(防疫站)	0	0	0	0	0	0	0	0	0
计划生育技术服务中心（站）	0	0	0	0	0	0	0	0	0
其他卫生机构	100	0	0	0	0	0	0	0	0
疗养院	100	0	0	0	0	0	0	0	0
医学科学研究机构	0	0	0	0	0	0	0	0	0

卫生机构实有床位数

2011	2012	2013	2014	2015	2016	2017	2018	2019	2020
3 504	**3 917**	**4 225**	**4 908**	**5 507**	**5 554**	**5 351**	**5 807**	**6 086**	**6 270**
2 647	2 967	3 061	3 754	4 830	4 819	4 575	4 978	5 260	5 402
2 507	2 729	2 786	3 479	4 077	3 944	3 670	3 775	3 935	4 021
140	208	205	205	205	205	235	265	285	341
0	0	0	0	0	0	0	0	0	0
0	0	0	0	0	0	0	0	0	0
0	30	70	70	548	670	670	938	1 040	1 040
0	0	0	0	0	0	0	0	0	0
777	848	1 062	1 034	557	595	633	686	683	715
146	221	226	228	176	173	202	251	248	270
126	201	201	183	151	148	172	221	248	270
20	20	25	45	25	25	30	30	0	0
631	627	836	806	381	422	431	435	435	445
0	0	0	0	0	0	0	0	0	0
80	102	102	120	120	140	143	143	143	153
0	0	0	0	0	0	0	0	0	0
80	102	102	120	120	140	143	143	143	153
0	0	0	0	0	0	0	0	0	0
0	0	0	0	0	0	0	0	0	0
0	0	0	0	0	0	0	0	0	0
0	0	0	0	0	0	0	0	0	0
0	0	0	0	0	0	0	0	0	0
0	0	0	0	0	0	0	0	0	0

表 4-4-13　2002—2020 年成都市双流区医疗

分　类	2002	2003	2004	2005	2006	2007	2008	2009	2010
合　计	1 951	1 834	2 077	1 812	2 504	2 902	3 272	3 446	3 447
医　院	1 025	922	1 085	925	1 428	1 814	2 007	1 971	1 933
综合医院	855	752	915	730	1 190	1 520	1 734	1 689	1 651
中医医院	170	170	170	185	238	264	243	232	232
中西医结合医院	0	0	0	10	0	0	0	0	0
民族医院	0	0	0	0	0	0	0	0	0
专科医院	0	0	0	0	0	30	30	50	50
护理院	0	0	0	0	0	0	0	0	0
基层医疗卫生机构	815	812	877	802	1 021	1 033	1 200	1 440	1 469
社区卫生服务中心(站)	0	0	0	0	20	10	236	225	135
社区卫生服务中心	0	0	0	0	20	10	236	225	135
社区卫生服务站	0	0	0	0	0	0	0	0	0
卫生院	813	811	876	802	1 001	982	911	1 215	1 334
门诊部	2	1	1	0	0	41	53	0	0
专业公共卫生机构	111	100	115	55	55	55	65	35	45
急救中心(站)	20	20	20	20	20	20	20	0	0
妇幼保健院(所、站)	41	30	45	35	35	35	45	35	45
专科疾病防治院(所、站)	50	50	0	0	0	0	0	0	0
疾病预防控制中心(防疫站)	0	0	50	0	0	0	0	0	0
计划生育技术服务中心（站）	0	0	0	0	0	0	0	0	0
其他卫生机构	0	0	0	30	0	0	0	0	0
疗养院	0	0	0	0	0	0	0	0	0
医学科学研究机构	0	0	0	30	0	0	0	0	0

卫生机构实有床位数

2011	2012	2013	2014	2015	2016	2017	2018	2019	2020
4 043	**4 440**	**5 429**	**6 062**	**6 222**	**3 686**	**3 900**	**4 176**	**4 249**	**5 846**
2 559	2 743	3 473	4 289	4 506	2 954	3 092	3 353	3 395	5 016
2 206	2 293	2 734	3 350	3 493	2 114	2 224	2 421	2 286	3 988
303	400	400	484	508	530	608	622	729	729
0	0	0	0	50	0	0	50	50	59
0	0	0	0	0	0	0	0	0	0
50	50	339	455	455	310	200	200	230	240
0	0	0	0	0	0	60	60	100	0
1 439	1 627	1 832	1 649	1 592	608	648	663	694	650
115	146	186	186	206	263	326	326	336	385
115	146	186	186	206	263	326	326	336	385
0	0	0	0	0	0	0	0	0	0
1 324	1 461	1 476	1 399	1 346	345	322	337	358	265
0	20	170	64	40	0	0	0	0	0
45	70	124	124	124	124	160	160	160	180
0	0	0	0	0	0	0	0	0	0
45	70	124	124	124	124	160	160	160	180
0	0	0	0	0	0	0	0	0	0
0	0	0	0	0	0	0	0	0	0
0	0	0	0	0	0	0	0	0	0
0	0	0	0	0	0	0	0	0	0
0	0	0	0	0	0	0	0	0	0
0	0	0	0	0	0	0	0	0	0

表 4-4-14 2002—2020 年成都市郫都区医疗

分类	2002	2003	2004	2005	2006	2007	2008	2009	2010
合　计	1 202	1 266	1 351	1 311	1 384	1 492	1 620	1 855	2 270
医　院	756	766	758	714	724	846	964	1 075	1 215
综合医院	636	646	638	593	583	674	727	838	994
中医医院	120	120	120	100	120	151	216	216	200
中西医结合医院	0	0	0	0	0	0	0	0	0
民族医院	0	0	0	0	0	0	0	0	0
专科医院	0	0	0	21	21	21	21	21	21
护理院	0	0	0	0	0	0	0	0	0
基层医疗卫生机构	403	454	547	549	580	566	576	700	975
社区卫生服务中心(站)	0	0	10	10	49	30	20	144	0
社区卫生服务中心	0	0	10	10	49	30	20	144	0
社区卫生服务站	0	0	0	0	0	0	0	0	0
卫生院	392	439	531	535	531	536	556	556	975
门诊部	11	15	6	4	0	0	0	0	0
专业公共卫生机构	43	46	46	46	80	80	80	80	80
急救中心(站)	0	0	0	0	0	0	0	0	0
妇幼保健院(所、站)	43	46	46	46	80	80	80	80	80
专科疾病防治院(所、站)	0	0	0	0	0	0	0	0	0
疾病预防控制中心(防疫站)	0	0	0	0	0	0	0	0	0
计划生育技术服务中心（站）	0	0	0	0	0	0	0	0	0
其他卫生机构	0	0	0	2	0	0	0	0	0
疗养院	0	0	0	0	0	0	0	0	0
医学科学研究机构	0	0	0	0	0	0	0	0	0

卫生机构实有床位数

2011	2012	2013	2014	2015	2016	2017	2018	2019	2020
2 746	**3 238**	**3 471**	**3 493**	**3 631**	**3 925**	**4 227**	**4 498**	**4 605**	**5 424**
1 888	2 323	2 591	2 606	2 755	2 879	3 062	3 236	3 253	4 077
1 275	1 723	1 867	1 899	2 048	2 130	2 187	2 360	2 373	2 616
402	401	694	677	677	719	830	835	835	1 175
0	0	0	0	0	0	0	0	0	0
0	0	0	0	0	0	0	0	0	0
211	199	30	30	30	30	45	41	45	286
0	0	0	0	0	0	0	0	0	0
778	835	800	807	796	926	1 035	1 112	1 202	1 197
221	318	294	254	205	234	257	259	288	284
206	282	264	245	205	234	257	259	288	284
15	36	30	9	0	0	0	0	0	0
557	516	506	553	591	692	778	853	907	913
0	1	0	0	0	0	0	0	7	0
80	80	80	80	80	120	130	150	150	150
0	0	0	0	0	0	0	0	0	0
80	80	80	80	80	120	130	150	150	150
0	0	0	0	0	0	0	0	0	0
0	0	0	0	0	0	0	0	0	0
0	0	0	0	0	0	0	0	0	0
0	0	0	0	0	0	0	0	0	0
0	0	0	0	0	0	0	0	0	0
0	0	0	0	0	0	0	0	0	0

表 4-4-15 2002—2020 年成都市新津区医疗

分 类	2002	2003	2004	2005	2006	2007	2008	2009	2010
合 计	**652**	**652**	**764**	**768**	**754**	**896**	**1 045**	**1 096**	**1 248**
医 院	362	362	463	451	420	500	565	645	740
综合医院	192	192	293	261	230	290	305	355	420
中医医院	110	110	110	130	130	130	180	180	180
中西医结合医院	0	0	0	0	0	0	0	0	0
民族医院	0	0	0	0	0	0	0	0	0
专科医院	60	60	60	60	60	80	80	110	140
护理院	0	0	0	0	0	0	0	0	0
基层医疗卫生机构	209	209	219	235	245	307	391	362	419
社区卫生服务中心(站)	0	0	0	0	0	0	50	0	0
社区卫生服务中心	0	0	0	0	0	0	50	0	0
社区卫生服务站	0	0	0	0	0	0	0	0	0
卫生院	209	209	216	234	243	307	341	362	419
门诊部	0	0	3	1	2	0	0	0	0
专业公共卫生机构	81	81	82	82	89	89	89	89	89
急救中心(站)	0	0	0	0	0	0	0	0	0
妇幼保健院(所、站)	31	31	32	32	39	39	39	39	39
专科疾病防治院(所、站)	50	50	50	50	50	50	50	50	50
疾病预防控制中心(防疫站)	0	0	0	0	0	0	0	0	0
计划生育技术服务中心（站）	0	0	0	0	0	0	0	0	0
其他卫生机构	0	0	0	0	0	0	0	0	0
疗养院	0	0	0	0	0	0	0	0	0
医学科学研究机构	0	0	0	0	0	0	0	0	0

卫生机构实有床位数

2011	2012	2013	2014	2015	2016	2017	2018	2019	2020
1 683	**1 932**	**1 877**	**1 921**	**2 160**	**2 270**	**2 326**	**2 529**	**2 648**	**2 918**
1 084	1 277	1 269	1 303	1 541	1 647	1 680	1 823	1 917	2037
640	783	829	863	981	1 017	990	1 005	1 029	1 029
264	264	280	280	350	420	400	500	550	550
0	0	0	0	0	0	0	0	0	0
0	0	0	0	0	0	0	0	0	0
180	230	160	160	210	210	290	318	338	458
0	0	0	0	0	0	0	0	0	0
510	566	541	541	546	546	557	606	631	727
28	28	28	28	28	28	31	50	50	50
28	28	28	28	28	28	31	50	50	50
0	0	0	0	0	0	0	0	0	0
482	538	513	513	518	518	526	556	581	677
0	0	0	0	0	0	0	0	0	0
89	89	67	77	73	77	89	100	100	154
0	0	0	0	0	0	0	0	0	0
39	39	39	49	46	50	50	50	50	104
50	50	28	28	27	27	39	50	50	50
0	0	0	0	0	0	0	0	0	0
0	0	0	0	0	0	0	0	0	0
0	0	0	0	0	0	0	0	0	0
0	0	0	0	0	0	0	0	0	0
0	0	0	0	0	0	0	0	0	0

表 4-4-16　2002—2020 年成都市简阳市医疗

分　类	2002	2003	2004	2005	2006	2007	2008	2009	2010
合　计	—	—	—	—	—	—	—	—	—
医　院	—	—	—	—	—	—	—	—	—
综合医院	—	—	—	—	—	—	—	—	—
中医医院	—	—	—	—	—	—	—	—	—
中西医结合医院	—	—	—	—	—	—	—	—	—
民族医院	—	—	—	—	—	—	—	—	—
专科医院	—	—	—	—	—	—	—	—	—
护理院	—	—	—	—	—	—	—	—	—
基层医疗卫生机构	—	—	—	—	—	—	—	—	—
社区卫生服务中心(站)	—	—	—	—	—	—	—	—	—
社区卫生服务中心	—	—	—	—	—	—	—	—	—
社区卫生服务站	—	—	—	—	—	—	—	—	—
卫生院	—	—	—	—	—	—	—	—	—
门诊部	—	—	—	—	—	—	—	—	—
专业公共卫生机构	—	—	—	—	—	—	—	—	—
急救中心(站)	—	—	—	—	—	—	—	—	—
妇幼保健院(所、站)	—	—	—	—	—	—	—	—	—
专科疾病防治院(所、站)	—	—	—	—	—	—	—	—	—
疾病预防控制中心(防疫站)	—	—	—	—	—	—	—	—	—
计划生育技术服务中心（站）	—	—	—	—	—	—	—	—	—
其他卫生机构	—	—	—	—	—	—	—	—	—
疗养院	—	—	—	—	—	—	—	—	—
医学科学研究机构	—	—	—	—	—	—	—	—	—

卫生机构实有床位数

2011	2012	2013	2014	2015	2016	2017	2018	2019	2020
—	—	—	—	—	**6 808**	**6 637**	**6 748**	**7 272**	**6 343**
—	—	—	—	—	3 892	3 946	3 883	4 237	3 959
—	—	—	—	—	2 652	2 646	2 522	2 626	2 399
—	—	—	—	—	800	800	800	950	950
—	—	—	—	—	0	0	0	0	0
—	—	—	—	—	0	0	0	0	0
—	—	—	—	—	440	500	561	661	610
—	—	—	—	—	0	0	0	0	0
—	—	—	—	—	2 727	2 502	2 676	2 846	2 195
—	—	—	—	—	60	30	30	30	30
—	—	—	—	—	60	30	30	30	30
—	—	—	—	—	0	0	0	0	0
—	—	—	—	—	2 667	2 472	2 646	2 816	2 165
—	—	—	—	—	0	0	0	0	0
—	—	—	—	—	189	189	189	189	189
—	—	—	—	—	0	0	0	0	0
—	—	—	—	—	189	189	189	189	189
—	—	—	—	—	0	0	0	0	0
—	—	—	—	—	0	0	0	0	0
—	—	—	—	—	0	0	0	0	0
—	—	—	—	—	0	0	0	0	0
—	—	—	—	—	0	0	0	0	0
—	—	—	—	—	0	0	0	0	0

表 4-4-17　2002—2020 年成都市都江堰市医疗

分　类	2002	2003	2004	2005	2006	2007	2008	2009	2010
合　计	1 873	1 917	2 055	2 136	2 246	2 446	2 588	2 806	3 307
医　院	1 450	1 501	1 624	1 649	1 677	1 711	1 652	1 643	1 910
综合医院	1 050	1 157	1 232	1 257	1 309	1 292	1 234	1 231	1 226
中医医院	100	200	248	248	200	221	220	160	310
中西医结合医院	0	0	0	0	0	0	0	0	0
民族医院	0	0	0	0	0	0	0	0	0
专科医院	300	144	144	144	168	198	198	252	374
护理院	0	0	0	0	0	0	0	0	0
基层医疗卫生机构	395	355	365	421	503	680	767	994	1 197
社区卫生服务中心(站)	0	0	0	0	85	175	169	190	208
社区卫生服务中心	0	0	0	0	85	175	169	190	208
社区卫生服务站	0	0	0	0	0	0	0	0	0
卫生院	385	355	365	421	418	505	598	804	989
门诊部	10	0	0	0	0	0	0	0	0
专业公共卫生机构	28	31	36	36	36	55	69	69	100
急救中心(站)	0	0	0	0	0	0	0	0	0
妇幼保健院(所、站)	28	31	36	36	36	55	69	69	100
专科疾病防治院(所、站)	0	0	0	0	0	0	0	0	0
疾病预防控制中心(防疫站)	0	0	0	0	0	0	0	0	0
计划生育技术服务中心（站）	0	0	0	0	0	0	0	0	0
其他卫生机构	0	30	30	30	30	0	100	100	100
疗养院	0	30	30	30	30	0	100	100	100
医学科学研究机构	0	0	0	0	0	0	0	0	0

卫生机构实有床位数

2011	2012	2013	2014	2015	2016	2017	2018	2019	2020
4 098	**5 143**	**5 759**	**5 819**	**5 901**	**5 909**	**6 138**	**6 843**	**6 916**	**7 081**
2 631	3 135	3 730	3 718	3 995	4 140	4 368	5 034	5 086	5 250
1 836	2 067	2 369	2 372	2 489	2 475	2 482	2 703	2 867	3 050
400	401	522	522	664	664	664	664	735	735
0	0	0	0	0	0	0	0	0	0
0	0	0	0	0	0	0	0	0	0
395	667	839	824	842	1 001	1 222	1 667	1 484	1 465
0	0	0	0	0	0	0	0	0	0
1 366	1 907	1 929	2 001	1 806	1 647	1 648	1 687	1 708	1 709
238	379	318	377	380	291	235	334	337	337
153	226	206	245	241	241	235	334	334	334
85	153	112	132	139	50	0	0	3	3
1 128	1 528	1 611	1 624	1 426	1 356	1 413	1 353	1 361	1 372
0	0	0	0	0	0	0	0	10	0
100	100	100	100	100	122	122	122	122	122
0	0	0	0	0	0	0	0	0	0
100	100	100	100	100	122	122	122	122	122
0	0	0	0	0	0	0	0	0	0
0	0	0	0	0	0	0	0	0	0
0	0	0	0	0	0	0	0	0	0
1	1	0	0	0	0	0	0	0	0
1	1	0	0	0	0	0	0	0	0
0	0	0	0	0	0	0	0	0	0

表 4-4-18　2002—2020 年成都市彭州市医疗

分　类	2002	2003	2004	2005	2006	2007	2008	2009	2010
合　计	1 440	1 501	1 536	1 560	1 539	1 583	1 882	2 262	2 522
医　院	499	764	910	993	1 028	1 030	1 251	1 433	1 647
综合医院	379	454	538	592	627	548	688	777	868
中医医院	120	120	151	151	151	182	203	226	250
中西医结合医院	0	0	0	0	0	0	0	0	0
民族医院	0	0	0	0	0	0	0	0	0
专科医院	0	190	221	250	250	300	360	430	529
护理院	0	0	0	0	0	0	0	0	0
基层医疗卫生机构	748	666	540	490	444	480	566	765	811
社区卫生服务中心(站)	0	0	0	0	0	52	82	112	112
社区卫生服务中心	0	0	0	0	0	52	82	112	112
社区卫生服务站	0	0	0	0	0	0	0	0	0
卫生院	748	666	540	490	444	428	484	653	699
门诊部	0	0	0	0	0	0	0	0	0
专业公共卫生机构	193	71	86	77	67	73	65	64	64
急救中心(站)	0	0	0	0	0	0	0	0	0
妇幼保健院(所、站)	50	50	50	50	37	58	50	64	64
专科疾病防治院(所、站)	120	0	15	15	15	15	15	0	0
疾病预防控制中心(防疫站)	0	0	0	0	0	0	0	0	0
计划生育技术服务中心（站）	23	21	21	12	15	0	0	0	0
其他卫生机构	0	0	0	0	0	0	0	0	0
疗养院	0	0	0	0	0	0	0	0	0
医学科学研究机构	0	0	0	0	0	0	0	0	0

卫生机构实有床位数

2011	2012	2013	2014	2015	2016	2017	2018	2019	2020
3 761	**4 294**	**4 823**	**4 987**	**5 337**	**5 760**	**5 897**	**5 928**	**6 299**	**6 911**
2 677	3 031	3 472	3 655	3 996	4 342	4 413	4 478	4 829	5 379
1 385	1 619	1 740	1 803	2 024	2 088	2 055	2 081	2 407	2 644
692	736	897	961	1 070	1 256	1 311	1 321	1 346	1 346
0	0	260	238	238	238	238	255	255	268
0	0	0	0	0	0	0	0	0	0
600	676	575	653	664	760	809	821	821	1 121
0	0	0	0	0	0	0	0	0	0
929	1 108	1 181	1 162	1 150	1 218	1 262	1 250	1 270	1 309
122	216	211	196	196	256	256	294	304	304
122	216	211	196	196	256	256	294	304	304
0	0	0	0	0	0	0	0	0	0
807	892	970	966	954	962	1 006	956	966	1 005
0	0	0	0	0	0	0	0	0	0
155	155	170	170	191	200	222	200	200	223
0	0	0	0	0	0	0	0	0	0
155	155	155	155	176	200	222	200	200	223
0	0	15	15	15	0	0	0	0	0
0	0	0	0	0	0	0	0	0	0
0	0	0	0	0	0	0	0	0	0
0	0	0	0	0	0	0	0	0	0
0	0	0	0	0	0	0	0	0	0
0	0	0	0	0	0	0	0	0	0

表 4-4-19　2002—2020 年成都市邛崃市医疗

分　类	2002	2003	2004	2005	2006	2007	2008	2009	2010
合　计	**1 339**	**1 393**	**1 348**	**1 317**	**1 384**	**1 296**	**1 405**	**1 622**	**1 674**
医　院	617	612	612	612	612	476	556	716	740
综合医院	371	366	366	366	366	276	296	496	520
中医医院	200	200	200	246	246	200	260	220	220
中西医结合医院	0	0	0	0	0	0	0	0	0
民族医院	0	0	0	0	0	0	0	0	0
专科医院	46	46	46	0	0	0	0	0	0
护理院	0	0	0	0	0	0	0	0	0
基层医疗卫生机构	612	651	606	575	652	710	739	856	869
社区卫生服务中心(站)	0	0	0	0	34	75	75	75	70
社区卫生服务中心	0	0	0	0	34	75	75	75	70
社区卫生服务站	0	0	0	0	0	0	0	0	0
卫生院	597	626	581	575	618	635	664	781	799
门诊部	15	25	25	0	0	0	0	0	0
专业公共卫生机构	110	130	130	130	120	110	110	50	65
急救中心(站)	0	0	0	0	0	0	0	0	0
妇幼保健院(所、站)	50	50	50	50	50	50	50	50	65
专科疾病防治院(所、站)	50	0	0	0	0	0	0	0	0
疾病预防控制中心(防疫站)	0	70	70	70	60	60	60	0	0
计划生育技术服务中心（站）	10	10	10	10	10	0	0	0	0
其他卫生机构	0	0	0	0	0	0	0	0	0
疗养院	0	0	0	0	0	0	0	0	0
医学科学研究机构	0	0	0	0	0	0	0	0	0

卫生机构实有床位数

2011	2012	2013	2014	2015	2016	2017	2018	2019	2020
2 689	**2 866**	**3 289**	**3 375**	**3 423**	**3 828**	**4 197**	**4 554**	**4 908**	**5 140**
1 730	1 813	2 131	2 185	2 195	2 549	2 854	2 990	3 236	3 362
1 510	1 573	1 881	1 935	1 945	2 149	2 419	2 430	2 462	2 571
220	240	250	250	250	400	410	530	744	761
0	0	0	0	0	0	0	0	0	0
0	0	0	0	0	0	0	0	0	0
0	0	0	0	0	0	25	30	30	30
0	0	0	0	0	0	0	0	0	0
894	988	1 093	1 145	1 152	1 203	1 267	1 486	1 572	1 661
100	105	80	80	50	50	50	65	65	46
100	105	80	80	50	50	50	65	65	46
0	0	0	0	0	0	0	0	0	0
773	879	1 009	1 061	1 102	1 153	1 217	1 421	1 507	1 615
21	4	4	4	0	0	0	0	0	0
65	65	65	45	76	76	76	78	100	117
0	0	0	0	0	0	0	0	0	0
65	65	65	45	76	76	76	78	100	117
0	0	0	0	0	0	0	0	0	0
0	0	0	0	0	0	0	0	0	0
0	0	0	0	0	0	0	0	0	0
0	0	0	0	0	0	0	0	0	0
0	0	0	0	0	0	0	0	0	0
0	0	0	0	0	0	0	0	0	0

表 4-4-20　2002—2020 年成都市崇州市医疗

分　类	2002	2003	2004	2005	2006	2007	2008	2009	2010
合　计	1 669	1 757	1 773	1 809	1 801	1 926	2 380	2 687	3 492
医　院	1 095	1 160	1 162	1 161	1 171	1 163	1 244	1 387	2 020
综合医院	383	407	616	645	693	703	792	790	1 336
中医医院	140	140	140	140	162	174	174	174	174
中西医结合医院	0	0	0	0	0	0	0	0	0
民族医院	0	0	0	0	0	0	0	0	0
专科医院	572	613	406	376	316	286	278	423	510
护理院	0	0	0	0	0	0	0	0	0
基层医疗卫生机构	504	525	519	549	546	687	1 056	1 211	1 297
社区卫生服务中心(站)	0	0	0	0	0	0	49	40	53
社区卫生服务中心	0	0	0	0	0	0	49	20	53
社区卫生服务站	0	0	0	0	0	0	0	20	0
卫生院	504	525	519	549	546	687	1 007	1 171	1 239
门诊部	0	0	0	0	0	0	0	0	5
专业公共卫生机构	70	72	92	99	84	76	80	89	175
急救中心(站)	0	0	0	0	0	0	0	0	0
妇幼保健院(所、站)	54	62	66	73	74	76	80	89	175
专科疾病防治院(所、站)	0	0	0	0	0	0	0	0	0
疾病预防控制中心(防疫站)	0	0	16	16	0	0	0	0	0
计划生育技术服务中心（站）	16	10	10	10	10	0	0	0	0
其他卫生机构	0	0	0	0	0	0	0	0	0
疗养院	0	0	0	0	0	0	0	0	0
医学科学研究机构	0	0	0	0	0	0	0	0	0

卫生机构实有床位数

2011	2012	2013	2014	2015	2016	2017	2018	2019	2020
3 641	**3 814**	**4 272**	**4 620**	**4 952**	**4 976**	**5 633**	**6 231**	**6 346**	**6 396**
2 241	2 435	2 786	2 984	3 265	3 288	3 852	4 351	4 477	4 517
1 534	1 709	2 049	2 277	2 338	2 346	2 567	2 777	2 753	2 360
197	197	197	197	197	197	287	445	465	505
0	0	0	0	0	0	0	100	100	100
0	0	0	0	0	0	0	0	0	0
510	529	540	510	730	745	998	1 029	1 109	1 552
0	0	0	0	0	0	0	0	50	0
1 280	1 259	1 326	1 516	1 567	1 543	1 636	1 735	1 724	1 734
4	0	12	31	31	31	70	70	70	425
4	0	12	31	31	31	70	70	70	425
0	0	0	0	0	0	0	0	0	0
1 271	1 259	1 314	1 480	1 531	1 507	1 561	1 660	1 649	1 304
5	0	0	5	5	5	5	5	5	5
120	120	160	120	120	145	145	145	145	145
0	0	0	0	0	0	0	0	0	0
120	120	160	120	120	145	145	145	145	145
0	0	0	0	0	0	0	0	0	0
0	0	0	0	0	0	0	0	0	0
0	0	0	0	0	0	0	0	0	0
0	0	0	0	0	0	0	0	0	0
0	0	0	0	0	0	0	0	0	0
0	0	0	0	0	0	0	0	0	0

表 4-4-21　2002—2020 年成都市金堂县医疗

分　类	2002	2003	2004	2005	2006	2007	2008	2009	2010
合　计	1 584	1 475	1 583	1 573	1 833	2 037	2 108	2 207	2 503
医　院	795	767	808	782	913	937	951	1 027	1 284
综合医院	685	685	688	685	793	793	813	853	1 059
中医医院	110	82	82	82	82	104	98	98	130
中西医结合医院	0	0	0	0	0	0	0	0	0
民族医院	0	0	0	0	0	0	0	0	0
专科医院	0	0	38	15	38	40	40	76	95
护理院	0	0	0	0	0	0	0	0	0
基层医疗卫生机构	744	663	730	746	875	1 030	1 087	1 110	1 149
社区卫生服务中心(站)	0	0	0	0	0	33	27	29	29
社区卫生服务中心	0	0	0	0	0	33	27	29	29
社区卫生服务站	0	0	0	0	0	0	0	0	0
卫生院	672	651	694	734	863	985	1 048	1 069	1 108
门诊部	72	12	36	12	12	12	12	12	12
专业公共卫生机构	45	45	45	45	45	70	70	70	70
急救中心(站)	0	0	0	0	0	0	0	0	0
妇幼保健院(所、站)	45	45	45	45	45	70	70	70	70
专科疾病防治院(所、站)	0	0	0	0	0	0	0	0	0
疾病预防控制中心(防疫站)	0	0	0	0	0	0	0	0	0
计划生育技术服务中心（站）	0	0	0	0	0	0	0	0	0
其他卫生机构	0	0	0	0	0	0	0	0	0
疗养院	0	0	0	0	0	0	0	0	0
医学科学研究机构	0	0	0	0	0	0	0	0	0

卫生机构实有床位数

2011	2012	2013	2014	2015	2016	2017	2018	2019	2020
2 683	**3 167**	**3 877**	**4 519**	**5 214**	**6 107**	**6 654**	**6 696**	**6 739**	**6 955**
1 329	1 680	1 971	2 479	3 096	3 785	4 124	3 891	4 471	4 606
1 059	1 280	1 581	1 836	1 986	2 260	2 338	2 262	2 240	2 234
150	150	200	300	300	320	390	390	390	400
0	0	0	0	187	173	181	181	181	160
0	0	0	0	0	0	0	0	0	0
120	250	190	343	623	1 032	1 215	1 058	1 660	1 812
0	0	0	0	0	0	0	0	0	0
1 284	1 417	1 836	1 960	2 038	2 185	2 345	2 510	2 048	2 109
0	29	29	29	29	50	90	90	232	487
0	29	29	29	29	50	90	90	232	487
0	0	0	0	0	0	0	0	0	0
1 272	1 388	1 807	1 931	2 009	2 135	2 255	2 420	1 816	1 622
12	0	0	0	0	0	0	0	0	0
70	70	70	80	80	137	185	295	220	240
0	0	0	0	0	0	0	0	0	0
70	70	70	80	80	137	185	215	220	240
0	0	0	0	0	0	0	80	0	0
0	0	0	0	0	0	0	0	0	0
0	0	0	0	0	0	0	0	0	0
0	0	0	0	0	0	0	0	0	0
0	0	0	0	0	0	0	0	0	0
0	0	0	0	0	0	0	0	0	0

表 4-4-22　2002—2020 年成都市大邑县医疗

分　类	2002	2003	2004	2005	2006	2007	2008	2009	2010
合　计	1 431	1 365	1 394	1 393	1 393	1 657	1 696	1 957	2 489
医　院	727	700	700	697	697	797	801	1 042	1 405
综合医院	437	450	450	420	370	470	440	570	810
中医医院	100	100	100	127	177	177	191	258	290
中西医结合医院	0	0	0	0	0	0	0	0	0
民族医院	0	0	0	0	0	0	0	0	0
专科医院	190	150	150	150	150	150	170	214	305
护理院	0	0	0	0	0	0	0	0	0
基层医疗卫生机构	509	505	534	536	536	630	650	790	959
社区卫生服务中心(站)	0	0	0	0	0	10	10	13	13
社区卫生服务中心	0	0	0	0	0	10	10	13	13
社区卫生服务站	0	0	0	0	0	0	0	0	0
卫生院	509	505	534	536	536	620	640	777	946
门诊部	0	0	0	0	0	0	0	0	0
专业公共卫生机构	105	70	70	70	70	110	125	125	125
急救中心(站)	0	0	0	0	0	0	0	0	0
妇幼保健院(所、站)	50	40	40	40	40	80	95	95	95
专科疾病防治院(所、站)	34	30	30	30	30	30	30	30	30
疾病预防控制中心(防疫站)	0	0	0	0	0	0	0	0	0
计划生育技术服务中心（站）	21	0	0	0	0	0	0	0	0
其他卫生机构	90	90	90	90	90	120	120	0	0
疗养院	90	90	90	90	90	120	120	0	0
医学科学研究机构	0	0	0	0	0	0	0	0	0

卫生机构实有床位数

2011	2012	2013	2014	2015	2016	2017	2018	2019	2020
2 833	**3 076**	**3 474**	**3 502**	**3 583**	**3 831**	**4 077**	**4 404**	**4 766**	**4 693**
1 657	1 770	2 119	2 143	2 191	2 431	2 637	2 843	3 225	3 185
923	1 076	1 434	1 458	1 466	1 566	1 672	1 757	2 139	2 099
350	50	320	320	725	865	965	1 086	1 086	1 086
0	270	0	0	0	0	0	0	0	0
0	0	0	0	0	0	0	0	0	0
384	374	365	365	0	0	0	0	0	0
0	0	0	0	0	0	0	0	0	0
1 051	1 126	1 229	1 233	1 266	1 274	1 314	1 391	1 369	1 388
13	13	50	40	40	40	40	40	40	50
13	13	50	40	40	40	40	40	40	50
0	0	0	0	0	0	0	0	0	0
1 005	1 111	1 179	1 193	1 226	1 234	1 274	1 351	1 329	1 338
33	2	0	0	0	0	0	0	0	0
125	180	126	126	126	126	126	170	172	120
0	0	0	0	0	0	0	0	0	0
95	150	120	120	120	120	120	170	172	120
30	30	6	6	6	6	6	0	0	0
0	0	0	0	0	0	0	0	0	0
0	0	0	0	0	0	0	0	0	0
0	0	0	0	0	0	0	0	0	0
0	0	0	0	0	0	0	0	0	0
0	0	0	0	0	0	0	0	0	0

表 4-4-23　2002—2020 年成都市蒲江县医疗

分　类	2002	2003	2004	2005	2006	2007	2008	2009	2010
合　计	574	501	529	586	673	601	620	683	834
医　院	292	191	194	232	271	251	244	271	356
综合医院	250	140	140	160	200	180	180	200	220
中医医院	42	51	54	72	71	71	64	71	136
中西医结合医院	0	0	0	0	0	0	0	0	0
民族医院	0	0	0	0	0	0	0	0	0
专科医院	0	0	0	0	0	0	0	0	0
护理院	0	0	0	0	0	0	0	0	0
基层医疗卫生机构	222	250	275	294	338	326	346	379	445
社区卫生服务中心(站)	0	0	0	0	40	60	60	60	95
社区卫生服务中心	0	0	0	0	40	60	60	60	95
社区卫生服务站	0	0	0	0	0	0	0	0	0
卫生院	222	250	275	294	298	266	286	319	350
门诊部	0	0	0	0	0	0	0	0	0
专业公共卫生机构	60	60	60	60	64	24	30	33	33
急救中心(站)	0	0	0	0	0	0	0	0	0
妇幼保健院(所、站)	20	20	20	20	24	24	30	33	33
专科疾病防治院(所、站)	40	40	40	40	40	0	0	0	0
疾病预防控制中心(防疫站)	0	0	0	0	0	0	0	0	0
计划生育技术服务中心（站）	0	0	0	0	0	0	0	0	0
其他卫生机构	0	0	0	0	0	0	0	0	0
疗养院	0	0	0	0	0	0	0	0	0
医学科学研究机构	0	0	0	0	0	0	0	0	0

卫生机构实有床位数

2011	2012	2013	2014	2015	2016	2017	2018	2019	2020
916	**1 271**	**1 468**	**1 553**	**1 512**	**1 449**	**1 734**	**2 008**	**2 169**	**2 238**
370	688	815	894	884	828	1 070	1 229	1 228	1 235
265	430	545	523	513	514	616	655	615	540
105	160	160	261	261	180	220	240	280	397
0	0	0	0	0	0	0	0	0	0
0	0	0	0	0	0	0	0	0	0
0	98	110	110	110	134	234	334	333	298
0	0	0	0	0	0	0	0	0	0
510	550	597	609	578	561	604	719	881	953
115	130	136	136	136	134	138	138	169	240
115	130	136	136	136	134	138	138	169	240
0	0	0	0	0	0	0	0	0	0
395	420	461	473	442	427	466	581	712	713
0	0	0	0	0	0	0	0	0	0
36	33	56	50	50	60	60	60	60	50
0	0	0	0	0	0	0	0	0	0
36	33	56	50	50	60	60	60	60	50
0	0	0	0	0	0	0	0	0	0
0	0	0	0	0	0	0	0	0	0
0	0	0	0	0	0	0	0	0	0
0	0	0	0	0	0	0	0	0	0
0	0	0	0	0	0	0	0	0	0
0	0	0	0	0	0	0	0	0	0

表 4-5   2002—2020 年全市各区（市）县

地　区	2002	2003	2004	2005	2006	2007	2008	2009	2010
成都市	3.55	3.60	3.76	3.78	3.95	4.02	4.30	4.82	4.59
四川天府新区									
成都东部新区									
成都高新区									
锦江区	5.16	4.64	4.29	4.16	4.44	4.21	3.70	4.28	4.83
青羊区	8.41	8.97	9.03	8.98	8.41	8.49	8.44	9.83	10.38
金牛区	5.08	5.29	5.41	5.56	5.55	5.22	5.14	5.31	4.89
武侯区	7.34	8.17	9.53	9.75	9.09	8.90	10.46	12.22	12.26
成华区	5.01	4.52	4.25	4.05	3.41	3.65	3.87	3.97	4.40
龙泉驿区	2.77	2.66	2.74	2.53	2.53	2.67	3.08	4.12	3.61
青白江区	2.60	2.74	2.67	2.71	3.17	3.36	3.27	3.70	4.62
新都区	2.45	2.43	2.30	2.42	3.45	3.31	3.64	3.96	3.97
温江区	4.84	4.72	4.66	4.49	4.90	4.64	5.29	5.93	6.21
双流区	2.13	1.99	2.23	1.93	2.67	3.06	3.41	3.50	2.97
郫都区	2.27	2.35	2.47	2.62	2.79	2.94	3.17	3.49	3.00
新津区	2.26	2.26	2.65	2.65	2.60	2.97	3.43	3.57	4.13
简阳市	1.75	1.74	1.66	1.63	1.87	2.14	2.40	2.88	3.46
都江堰市	2.94	3.02	3.24	3.32	3.57	3.93	4.15	4.35	5.03
彭州市	1.88	1.96	2.01	2.06	2.00	2.04	2.42	2.90	3.31
邛崃市	2.14	2.23	2.19	2.15	2.26	2.13	2.30	2.65	2.73
崇州市	2.58	2.73	2.73	2.80	2.78	2.97	3.65	4.22	5.28
金堂县	2.05	1.93	2.10	2.07	2.43	2.73	2.81	2.91	3.49
大邑县	2.91	2.77	2.84	2.79	2.74	3.25	3.31	3.89	4.96
蒲江县	2.35	2.04	2.14	2.44	2.79	2.42	2.47	2.73	3.48

每千人口医疗机构床数

2011	2012	2013	2014	2015	2016	2017	2018	2019	2020
5.10	**5.70**	**6.05**	**6.26**	**6.40**	**6.89**	**7.01**	**7.23**	**7.30**	**7.34**
					3.42	3.47	3.53	3.29	3.15
									4.78
					5.27	4.59	4.83	4.67	4.67
5.28	6.50	7.11	7.17	8.15	9.36	9.51	9.55	9.63	9.58
10.83	11.22	11.91	12.59	13.64	13.94	13.95	14.06	14.08	14.02
5.81	8.04	8.16	8.68	8.54	8.72	9.38	10.47	10.54	9.90
13.33	15.25	16.48	17.45	18.65	15.11	15.43	16.25	16.77	16.42
4.66	4.53	4.51	4.88	4.82	4.81	4.70	4.97	5.12	5.44
3.63	3.95	4.20	3.73	3.59	3.47	3.62	3.63	3.54	3.43
4.67	5.42	5.58	6.02	6.38	6.72	6.70	6.91	7.11	7.95
4.03	4.32	4.62	5.16	4.83	4.52	4.38	4.15	4.38	4.22
6.92	7.07	7.02	7.49	7.71	7.26	6.56	6.69	6.62	6.48
3.19	3.20	5.78	5.98	5.72	3.16	3.14	3.17	3.05	3.99
3.36	3.70	3.70	3.42	3.34	3.39	3.50	3.49	3.45	3.90
5.48	6.19	5.90	5.95	6.55	6.70	6.72	7.16	7.38	8.02
4.24	5.10	5.80	5.97	6.03	6.32	7.89	7.99	8.59	8.58
6.20	7.75	8.63	8.67	8.69	8.60	8.84	9.78	9.80	9.97
4.94	5.66	6.37	6.60	7.03	7.53	7.68	7.68	8.11	8.86
4.39	4.68	5.37	5.51	5.61	6.29	6.90	7.51	8.11	8.52
5.47	5.71	6.37	6.82	7.24	7.17	7.99	8.71	8.74	8.69
3.72	4.36	5.30	6.13	6.99	8.12	8.77	8.65	8.55	8.69
5.65	6.16	6.95	7.05	7.17	7.60	8.04	8.64	9.27	9.09
3.82	5.27	6.02	6.34	6.07	5.80	6.88	7.91	8.51	8.74

表 4-6　2002—2020 年成都市

地　区	2002	2003	2004	2005	2006	2007	2008	2009	2010
成都市	**1.58**	**1.65**	**1.69**	**1.67**	**1.73**	**1.73**	**1.76**	**1.87**	**1.93**
四川天府新区									
成都东部新区									
成都高新区									
锦江区	1.16	1.18	1.11	1.23	1.21	1.22	1.27	1.44	1.42
青羊区	1.36	1.65	1.63	1.90	1.85	1.81	1.75	1.92	1.92
金牛区	1.72	1.77	1.80	1.83	1.94	1.74	1.72	1.76	1.67
武侯区	1.49	1.67	2.11	2.24	2.43	1.89	1.93	2.06	1.94
成华区	1.79	1.76	1.62	1.28	1.18	1.44	1.35	1.29	1.44
龙泉驿区	1.87	1.82	1.92	2.03	1.84	1.69	1.79	2.01	2.06
青白江区	2.04	2.20	2.06	2.28	2.34	2.07	2.07	2.15	2.52
新都区	1.96	2.15	1.86	1.96	2.43	1.93	1.94	1.98	2.14
温江区	2.13	2.10	2.10	2.02	2.04	2.06	1.97	2.13	2.37
双流区	1.24	1.21	1.25	0.67	0.89	1.57	1.69	1.65	1.56
郫都区	1.55	1.53	1.52	1.52	1.62	1.56	1.69	1.78	1.99
新津区	1.44	1.23	1.51	1.48	1.45	1.60	1.83	1.95	1.99
简阳市	—	—	—	—	—	—	—	—	—
都江堰市	1.64	1.96	1.83	1.88	1.71	1.82	1.92	2.07	2.38
彭州市	1.84	1.62	1.51	1.76	1.78	1.55	1.62	1.87	1.92
邛崃市	1.59	1.70	1.65	1.68	1.83	1.65	1.81	2.02	2.17
崇州市	1.78	1.99	1.74	1.87	1.92	1.87	2.16	2.30	2.76
金堂县	1.64	1.38	1.62	1.49	1.64	2.02	2.10	2.05	2.16
大邑县	2.05	2.04	1.96	1.92	1.92	2.08	1.96	2.31	2.67
蒲江县	1.51	1.34	1.31	1.44	1.65	1.44	1.43	1.50	1.91

各区（市）县床医比

2011	2012	2013	2014	2015	2016	2017	2018	2019	2020
2.00	**2.15**	**2.20**	**2.24**	**2.28**	**2.34**	**2.31**	**2.33**	**2.17**	**2.12**
					1.94	1.97	1.92	1.57	1.46
									3.02
					2.30	2.04	2.38	1.82	1.59
1.69	1.90	1.96	1.89	2.22	2.40	2.35	2.33	1.97	1.90
1.90	1.86	1.89	1.92	1.96	2.01	2.01	2.08	1.88	1.77
1.85	2.38	2.31	2.28	2.20	2.23	2.34	2.46	2.35	2.21
1.81	1.89	1.90	1.89	1.88	1.84	1.83	1.79	1.72	1.64
1.54	1.50	1.54	1.75	1.78	1.76	1.69	1.70	1.78	1.77
1.99	2.08	2.08	1.87	1.95	1.87	1.86	1.79	1.65	1.63
2.52	2.81	2.74	2.79	2.80	3.08	3.04	2.99	2.94	3.05
2.21	2.42	2.42	2.69	2.48	2.30	2.11	2.00	1.98	1.90
2.63	2.73	2.63	2.92	3.35	3.13	2.80	2.62	2.29	2.19
1.73	1.85	1.89	2.01	2.02	1.75	1.66	1.66	1.46	1.68
1.76	1.96	1.97	1.91	1.85	1.90	1.97	2.05	1.79	1.94
2.43	2.58	2.35	2.43	2.65	2.68	2.64	2.69	2.75	2.88
—	—	—	—	—	3.03	3.07	3.01	3.04	2.96
2.62	2.96	3.32	3.18	3.27	3.27	3.23	3.32	3.05	3.08
2.40	2.61	2.74	2.84	3.11	3.24	3.17	3.02	3.00	3.16
2.42	2.58	2.82	2.75	2.87	3.10	3.22	3.24	3.33	3.29
2.74	2.76	3.05	3.06	3.15	3.14	3.26	3.51	3.20	3.11
2.16	2.42	2.84	3.23	3.45	4.00	4.10	3.99	3.79	3.90
2.59	2.70	2.88	2.88	2.89	3.00	2.88	2.94	3.15	2.96
1.82	2.31	2.43	2.56	2.59	2.36	2.59	2.63	3.00	2.98

表 4-7　2002—2020 年成都市

地　区	2002	2003	2004	2005	2006	2007	2008	2009	2010
成都市	**2.35**	**2.47**	**2.50**	**2.58**	**2.63**	**2.20**	**2.23**	**2.11**	**2.00**
四川天府新区									
成都东部新区									
成都高新区									
锦江区	2.08	2.03	1.72	1.77	1.81	1.63	1.66	1.78	1.76
青羊区	1.73	2.09	2.14	2.42	2.31	2.16	2.02	1.75	1.54
金牛区	2.10	2.07	2.25	2.43	2.62	1.94	1.89	1.78	1.66
武侯区	2.07	2.57	2.95	3.07	3.49	1.89	1.97	1.78	1.62
成华区	2.64	2.47	2.13	2.02	1.79	1.99	1.81	1.66	1.72
龙泉驿区	2.55	2.79	2.69	2.95	2.57	2.13	2.42	2.24	2.25
青白江区	2.29	2.44	2.36	2.45	2.52	2.58	2.52	2.69	2.85
新都区	2.44	2.48	2.46	2.63	2.70	2.23	2.37	2.26	2.28
温江区	3.11	3.19	2.97	4.33	3.21	2.46	2.48	2.36	2.46
双流区	2.41	2.19	2.55	1.98	2.58	2.42	2.57	2.37	1.92
郫都区	2.44	2.61	2.62	2.25	2.41	2.26	2.63	2.42	2.48
新津区	2.17	2.18	2.38	2.29	2.19	2.43	2.56	2.77	2.29
简阳市	—	—	—	—	—	—	—	—	—
都江堰市	2.41	2.44	2.43	2.45	2.10	2.29	2.45	2.49	2.62
彭州市	3.67	3.35	3.41	3.44	3.41	2.75	2.85	3.05	2.63
邛崃市	3.21	3.55	3.30	3.34	3.59	2.91	2.99	3.06	2.90
崇州市	3.61	3.42	2.90	3.11	2.78	2.84	3.14	3.22	3.40
金堂县	3.33	3.15	3.35	3.07	3.59	3.98	4.02	3.98	3.67
大邑县	4.40	4.52	4.05	4.03	4.01	3.92	3.66	3.84	3.99
蒲江县	3.38	3.00	3.04	3.39	3.87	2.90	2.63	2.58	2.96

各区（市）县床护比

2011	2012	2013	2014	2015	2016	2017	2018	2019	2020
1.99	**2.04**	**2.02**	**1.96**	**1.92**	**1.92**	**1.86**	**1.83**	**1.70**	**1.65**
					1.77	1.86	1.61	1.34	1.26
									3.43
					1.84	1.70	1.64	1.31	1.09
1.74	2.05	1.87	1.71	1.84	2.01	1.80	1.77	1.58	1.48
1.47	1.48	1.42	1.39	1.44	1.44	1.46	1.50	1.31	1.27
1.62	1.98	1.91	1.87	1.71	1.74	1.76	1.84	1.80	1.69
1.58	1.56	1.60	1.55	1.49	1.42	1.37	1.28	1.19	1.16
1.79	1.66	1.70	1.82	1.75	1.64	1.53	1.43	1.42	1.38
2.13	2.12	2.02	1.84	1.81	1.65	1.61	1.54	1.44	1.43
2.71	2.90	2.74	2.84	2.66	2.73	2.46	2.46	2.37	2.53
2.20	2.31	2.21	2.19	1.99	1.72	1.64	1.58	1.61	1.58
2.48	2.49	2.17	2.32	2.35	2.28	2.14	2.11	1.82	1.78
1.91	1.90	1.99	2.02	1.99	1.72	1.60	1.63	1.50	1.58
2.20	2.11	1.97	1.88	1.85	1.81	1.79	1.89	1.64	1.73
2.41	2.34	2.06	1.99	2.23	2.20	2.06	2.19	2.20	2.31
—	—	—	—	—	3.06	2.82	2.81	2.68	2.42
2.71	2.85	2.92	2.71	2.62	2.40	2.30	2.39	2.19	2.21
3.15	3.12	3.18	2.87	2.95	2.88	2.71	2.58	2.60	2.73
3.73	3.15	3.31	2.94	2.95	2.87	2.78	2.75	2.89	2.77
3.03	2.98	2.96	2.71	2.87	2.69	2.67	2.73	2.50	2.40
3.35	3.40	3.52	3.64	3.84	3.77	3.68	3.45	3.28	3.17
3.52	3.33	3.21	2.78	2.62	2.37	2.42	2.42	2.50	2.33
2.88	3.37	3.19	2.90	2.63	2.33	2.43	2.56	2.67	2.69

表 4-8　2002—2020 年成都市各类医疗卫生机构

分　类	2002	2003	2004	2005	2006	2007	2008	2009	2010
成都市						414 771	414 243	507 140	653 541
医　院						373 663	367 029	445 430	570 158
综合医院						310 950	290 777	368 223	447 901
中医医院						23 172	25 589	27 833	43 285
中西医结合医院						0	14	24	21
民族医院						0	0	0	0
专科医院						39 541	50 649	49 350	78 951
护理院						0	0	0	0
基层医疗卫生机构						12 236	14 035	22 270	31 063
社区卫生服务中心(站)						3 793	4 918	8 960	11 663
社区卫生服务中心						3 684	4 673	8 719	11 348
社区卫生服务站						109	245	241	315
卫生院						8 062	8 671	12 008	17 354
门诊部						381	446	1 302	2 046
专业公共卫生机构						25 689	27 726	33 774	45 259
急救中心(站)						490	552	948	948
采供血机构						2 555	3 107	3 264	5 129
妇幼保健院(所、站)						10 157	13 424	15 609	22 142
专科疾病防治院(所、站)						1 467	260	355	542
疾病预防控制中心(防疫站)						10 129	9 112	12 116	14 949
卫生监督所(局)						891	1 271	1 482	1 549
健康教育所（站、中心）						0	0	0	0
计划生育技术服务中心（站）						0	0	0	0
其他卫生机构						3 183	5 453	5 666	7 061
疗养院						1 211	1 284	0	1 355
医学科学研究机构						1 841	3 698	5 514	5 209
医学在职培训机构						15	15	27	33
临床检验中心（所、站）						0	0	0	266
其他卫生事业机构						116	456	125	198

万元以上设备总价值（万元）

2011	2012	2013	2014	2015	2016	2017	2018	2019	2020
824 650	**1 005 393**	**1 093 501**	**1 198 469**	**1 323 998**	**1 528 217**	**1 646 713**	**1 888 189**	**2 061 503**	**2 352 241**
724 757	882 560	950 768	1 050 165	1 171 217	1 320 120	1 407 840	1 624 875	1 801 890	2 012 975
563 858	603 055	660 115	752 789	843 105	933 573	970 838	1 057 974	1 131 530	1 346 583
52 581	109 427	80 103	101 924	113 140	135 196	149 523	171 848	176 182	209 671
776	24 363	31 673	32 761	39 478	49 130	50 564	62 636	77 221	92 830
0	0	0	0	0	0	0	98	60	198
107 542	145 715	178 877	162 691	175 494	202 221	236 892	332 262	416 692	363 557
0	0	0	0	0	0	23	57	205	136
38 999	40 678	45 861	48 618	52 039	69 492	75 600	90 286	87 088	111 344
15 276	18 523	20 824	22 037	21 931	26 191	28 499	35 871	31 170	44 068
14 767	17 922	20 264	21 512	21 501	25 788	28 178	35 527	30 838	43 788
509	601	560	525	430	403	321	344	332	280
19 472	22 155	25 037	26 581	30 108	43 301	47 101	54 415	55 918	67 276
4 251	0	0	0	0	0	0	0	0	0
49 986	66 297	76 735	80 845	77 525	109 497	130 597	137 009	131 691	166 061
948	1 181	1 399	1 566	1 618	1 618	1 618	1 622	1 862	1 716
5 479	5 589	6 500	7 800	7 821	8 547	10 165	10 754	2 527	7 990
23 687	32 975	39 277	46 504	40 676	62 864	73 671	78 035	85 118	102 430
738	821	895	1 004	937	698	790	825	336	215
17 811	23 218	23 753	17 381	20 099	31 973	41 782	43 630	39 822	51 793
1 323	2 513	2 008	2 691	2 711	2 649	2 571	2 143	1 926	1 834
0	0	0	0	0	20	0	0	0	0
0	0	2 903	3 899	3 663	1 128	0	0	100	83
10 908	15 858	20 137	18 841	23 217	29 108	32 676	36 019	40 834	61 861
1 463	1 952	2 114	3 840	4 322	0	0	0	0	850
8 294	12 020	16 366	12 316	15 456	14 809	26 115	27 390	22 552	27 924
33	34	34	40	22	17	18	18	14	14
911	1 645	1 357	2 349	3 116	3 103	4 981	6 607	15 956	23 666
207	207	266	296	301	11 179	1 562	2 004	2 312	9 407

表 4-9　2002—2020 年成都市各类医疗卫生机构

分　类	2002	2003	2004	2005	2006	2007	2008	2009	2010
成都市	**20 171**	**17 555**	**26 251**	**29 053**	**23 841**	**38 259**	**38 579**	**45 694**	**56 465**
医　院	14 023	13 866	20 934	23 555	19 017	31 735	31 140	36 597	44 977
综合医院	10 759	10 427	17 245	18 852	13 449	25 235	23 617	28 990	33 750
中医医院	928	1 084	900	1 220	1 470	2 206	2 413	2 553	3 451
中西医结合医院	12	11	9	24	522	13	14	14	7
民族医院	0	0	0	0	0	0	0	0	0
专科医院	2 324	2 344	2 755	3 459	3 576	4 281	5 096	5 040	7 769
护理院	0	0	25	0	0	0	0	0	0
基层医疗卫生机构	1 984	1 875	2 071	2 273	2 315	2 811	3 066	3 985	4 968
护理站	0	0	0	0	0	0	0	0	0
社区卫生服务中心(站)	59	89	99	248	396	868	1 018	1 534	1 820
社区卫生服务中心	59	89	99	248	396	834	972	1 486	1 759
社区卫生服务站	0	0	0	0	0	34	46	48	61
卫生院	1 401	1 582	1 689	1 789	1 691	1 743	1 862	2 188	2 796
门诊部	524	204	283	236	228	200	186	263	352
专业公共卫生机构	2 775	1 444	2 591	2 658	2 036	3 260	3 933	4 384	5 693
急救中心(站)	40	47	64	71	142	52	58	81	81
采供血机构	352	320	325	341	102	232	296	310	495
妇幼保健院(所、站)	1 475	540	753	777	799	1 177	1 755	1 791	2 545
专科疾病防治院(所、站)	175	87	188	176	131	155	47	64	74
疾病预防控制中心(防疫站)	678	427	1 151	1 127	729	1 437	1 455	1 795	2 117
卫生监督所(局)	18	3	85	125	84	207	322	343	381
健康教育所（站、中心）	2	0	0	0	0	0	0	0	0
计划生育技术服务中心（站）	35	20	25	41	49	0	0	0	0
其他卫生机构	1 389	370	655	567	473	453	440	728	827
疗养院	67	111	107	74	89	81	91	0	90
医学科学研究机构	1 019	258	544	490	381	329	339	674	647
医学在职培训机构	2	1	4	3	3	8	8	18	20
临床检验中心（所、站）	300	0	0	0	0	0	0	0	32
其他卫生事业机构	1	0	0	0	0	35	2	36	38

万元以上设备总台数

2011	2012	2013	2014	2015	2016	2017	2018	2019	2020
67 764	**80 523**	**89 698**	**100 075**	**108 926**	**125 623**	**136 730**	**152 142**	**166 777**	**192 078**
54 380	65 597	72 706	82 433	90 136	101 894	110 527	122 933	136 559	155 702
40 938	45 210	48 891	56 248	61 553	68 496	72 623	76 574	83 218	98 499
3 793	5 558	6 792	8 348	10 042	10 846	11 660	13 421	13 679	15 140
68	1 606	2 297	2 457	2 631	3 363	3 529	4 079	5 154	5 786
0	0	0	0	0	0	0	3	36	72
9 581	13 223	14 726	15 380	15 910	19 189	22 704	28 843	34 444	36 191
0	0	0	0	0	0	11	13	28	14
6 080	6 111	6 942	7 445	7 773	9 784	10 529	12 658	13 527	15 771
0	0	0	0	0	0	0	0	0	0
2 313	2 659	3 152	3 335	3 430	4 257	4 526	5 660	5 365	6 641
2 195	2 512	3 007	3 185	3 303	4 128	4 412	5 537	5 240	6 534
118	147	145	150	127	129	114	123	125	107
3 086	3 452	3 790	4 110	4 343	5 527	6 003	6 998	8 162	9 130
681	0	0	0	0	0	0	0	0	0
6 175	7 344	8 393	8 519	8 962	11 541	12 978	14 015	13 065	14 901
81	96	104	104	106	106	106	108	138	118
565	609	703	774	776	842	915	923	275	435
2 493	3 267	3 806	4 402	4 685	6 663	7 415	8 263	8 329	9 393
90	102	125	132	142	94	125	141	118	43
2 510	2 605	2 701	2 049	2 230	3 093	3 858	4 054	3 686	4 433
436	665	571	614	620	610	559	526	498	464
0	0	0	0	0	2	0	0	0	0
0	0	383	444	403	131	0	0	21	15
1 129	1 471	1 657	1 678	2 055	2 404	2 696	2 536	3 626	5 704
107	156	178	344	388	0	0	0	0	12
826	1 099	1 262	1 041	1 112	969	1 532	1 608	1 603	1 503
20	21	21	15	14	8	9	9	5	5
131	150	136	204	464	383	893	646	1 597	3 514
45	45	60	74	77	1 044	262	273	421	670

表 4-10　2002—2020 年成都市各类医疗卫生机构

分　类	2002	2003	2004	2005	2006	2007	2008	2009	2010
成都市	**19 488**	**16 812**	**25 329**	**28 026**	**22 950**	**36 547**	**37 178**	**44 154**	**54 495**
医　院	13 444	13 177	20 086	22 647	18 210	30 151	29 893	35 226	43 233
综合医院	10 326	9 860	16 578	18 124	12 858	24 198	22 656	27 888	32 406
中医医院	853	1 043	852	1 166	1 385	2 115	2 309	2 452	3 326
中西医结合医院	12	10	8	24	501	13	14	14	7
民族医院	0	0	0	0	0	0	0	0	0
专科医院	2 253	2 264	2 623	3 333	3 466	3 825	4 914	4 872	7 494
护理院	0	0	25	0	0	0	0	0	0
基层医疗卫生机构	1 967	1 864	2 057	2 265	2 298	2 771	3 021	3 945	4 915
护理站	0	0	0	0	0	0	0	0	0
社区卫生服务中心(站)	59	89	98	246	388	854	999	1 511	1 795
社区卫生服务中心	59	89	98	246	388	820	954	1 464	1 735
社区卫生服务站	0	0	0	0	0	34	45	47	60
卫生院	1 395	1 573	1 683	1 785	1 684	1 717	1 836	2 176	2 772
门诊部	513	202	276	234	226	200	186	258	348
专业公共卫生机构	2 717	1 408	2 543	2 557	1 980	3 179	3 837	4 268	5 543
急救中心(站)	39	46	62	69	138	51	57	78	78
采供血机构	341	314	319	334	100	223	284	298	476
妇幼保健院(所、站)	1 435	526	734	752	772	1 136	1 706	1 735	2 467
专科疾病防治院(所、站)	174	86	185	171	121	149	47	64	74
疾病预防控制中心(防疫站)	673	413	1 133	1 065	716	1 413	1 421	1 750	2 067
卫生监督所(局)	18	3	85	125	84	207	322	343	381
健康教育所（站、中心）	2	0	0	0	0	0	0	0	0
计划生育技术服务中心（站）	35	20	25	41	49	0	0	0	0
其他卫生机构	1 360	363	643	557	462	446	427	715	804
疗养院	67	110	107	73	86	78	86	0	83
医学科学研究机构	990	252	532	481	373	325	331	661	632
医学在职培训机构	2	1	4	3	3	8	8	18	20
临床检验中心（所、站）	300	0	0	0	0	0	0	0	31
其他卫生事业机构	1	0	0	0	0	35	2	36	38

万元以上设备台数（50 万元以下）

2011	2012	2013	2014	2015	2016	2017	2018	2019	2020
65 311	**77 671**	**86 035**	**95 890**	**104 357**	**120 112**	**130 524**	**145 219**	**159 130**	**182 826**
52 205	63 076	69 519	78 696	86 071	97 048	105 132	116 888	129 835	147 747
39 273	43 400	46 663	53 619	58 688	65 021	68 922	72 634	78 911	93 357
3 648	5 349	6 499	7 973	9 609	10 359	11 082	12 789	13 050	14 340
64	1 543	2 196	2 331	2 495	3 248	3 399	3 905	4 882	5 458
0	0	0	0	0	0	0	3	36	72
9 220	12 784	14 161	14 773	15 279	18 420	21 718	27 544	32 929	34 507
0	0	0	0	0	0	11	13	27	13
6 009	6 036	6 832	7 315	7 645	9 623	10 341	12 437	13 296	15 451
0	0	0	0	0	0	0	0	0	0
2 278	2 613	3 090	3 271	3 369	4 193	4 447	5 564	5 276	6 513
2 162	2 468	2 947	3 123	3 243	4 064	4 333	5 442	5 152	6 407
116	145	143	148	126	129	114	122	124	106
3 059	3 423	3 742	4 044	4 276	5 430	5 894	6 873	8 020	8 938
672	0	0	0	0	0	0	0	0	0
6 007	7 145	8 145	8 272	8 678	11 157	12 498	13 504	12 551	14 170
78	92	100	99	101	101	101	103	133	113
544	588	678	741	743	804	871	878	261	361
2 420	3 172	3 684	4 258	4 539	6 462	7 167	7 995	8 019	9 003
90	102	124	131	141	93	124	140	117	42
2 439	2 526	2 609	1 991	2 138	2 956	3 676	3 862	3 502	4 172
436	665	571	614	620	610	559	526	498	464
0	0	0	0	0	2	0	0	0	0
0	0	379	438	396	129	0	0	21	15
1 090	1 414	1 539	1 607	1 963	2 284	2 553	2 390	3 448	5 458
100	148	170	333	374	0	0	0	0	9
798	1 054	1 156	985	1 047	894	1 416	1 484	1 479	1 372
20	21	21	15	14	8	9	9	5	5
127	146	132	200	451	373	868	626	1 547	3 428
45	45	60	74	77	1 009	260	271	417	644

表 4-11　2002—2020 年成都市各类医疗卫生机构

分　类	2002	2003	2004	2005	2006	2007	2008	2009	2010
成都市	**440**	**470**	**588**	**671**	**552**	**1 146**	**853**	**898**	**1 111**
医　院	375	427	535	569	484	1 052	741	777	953
综合医院	264	348	408	442	344	587	547	597	716
中医医院	61	25	35	38	62	65	77	67	73
中西医结合医院	0	1	1	0	12	0	0	0	0
民族医院	0	0	0	0	0	0	0	0	0
专科医院	50	53	91	89	66	400	117	113	164
护理院	0	0	0	0	0	0	0	0	0
基层医疗卫生机构	12	10	11	8	13	37	41	34	45
护理站	0	0	0	0	0	0	0	0	0
社区卫生服务中心(站)	0	0	1	2	5	12	16	21	22
社区卫生服务中心	0	0	1	2	5	12	15	20	21
社区卫生服务站	0	0	0	0	0	0	1	1	1
卫生院	6	8	5	4	6	25	25	9	20
门诊部	6	2	5	2	2	0	0	4	3
专业公共卫生机构	39	27	35	87	47	53	66	82	100
急救中心(站)	1	1	2	2	4	1	1	3	3
采供血机构	11	4	3	4	1	4	5	7	10
妇幼保健院(所、站)	22	10	14	19	21	25	30	33	47
专科疾病防治院(所、站)	1	1	3	5	10	4	0	0	0
疾病预防控制中心(防疫站)	4	11	13	57	11	19	30	39	40
卫生监督所(局)	0	0	0	0	0	0	0	0	0
健康教育所（站、中心）	0	0	0	0	0	0	0	0	0
计划生育技术服务中心（站）	0	0	0	0	0	0	0	0	0
其他卫生机构	14	6	7	7	8	4	5	5	13
疗养院	0	1	0	1	2	1	3	0	5
医学科学研究机构	14	5	7	6	6	3	2	5	7
医学在职培训机构	0	0	0	0	0	0	0	0	0
临床检验中心（所、站）	0	0	0	0	0	0	0	0	1
其他卫生事业机构	0	0	0	0	0	0	0	0	0

万元以上设备台数（50万-99万元）

2011	2012	2013	2014	2015	2016	2017	2018	2019	2020
1 395	**1 731**	**2 129**	**2 412**	**2 576**	**3 014**	**3 335**	**3 740**	**3 994**	**4 894**
1 197	1 505	1 797	2 113	2 239	2 567	2 814	3 180	3 432	4 123
889	1 027	1 197	1 405	1 502	1 782	1 837	2 007	2 105	2 564
85	133	185	242	264	272	321	328	332	411
1	36	58	82	85	53	64	80	138	158
0	0	0	0	0	0	0	0	0	0
222	309	357	384	388	460	592	765	856	989
0	0	0	0	0	0	0	0	1	1
63	66	96	111	106	133	146	172	169	221
0	0	0	0	0	0	0	0	0	0
32	40	53	51	48	51	62	77	67	88
30	38	51	49	47	51	62	76	66	87
2	2	2	2	1	0	0	1	1	1
24	26	43	60	58	82	84	95	102	133
7	0	0	0	0	0	0	0	0	0
111	126	151	147	182	245	299	315	308	439
3	4	3	4	4	4	4	4	4	4
12	12	13	18	18	23	28	27	11	62
41	54	65	73	78	107	123	133	151	184
0	0	1	1	1	1	1	1	1	1
55	56	65	45	75	108	143	150	141	188
0	0	0	0	0	0	0	0	0	0
0	0	0	0	0	0	0	0	0	0
0	0	4	6	6	2	0	0	0	0
24	34	85	41	49	69	76	73	85	111
5	5	5	6	7	0	0	0	0	1
16	25	78	33	34	40	59	64	66	69
0	0	0	0	0	0	0	0	0	0
3	4	2	2	8	8	15	7	17	31
0	0	0	0	0	21	2	2	2	10

表 4-12　2002—2020 年成都市各类医疗卫生机构

分　类	2002	2003	2004	2005	2006	2007	2008	2009	2010
成都市	**243**	**273**	**334**	**356**	**339**	**566**	**548**	**642**	**859**
医　院	204	262	313	339	323	532	506	594	791
综合医院	169	219	259	286	247	450	414	505	628
中医医院	14	16	13	16	23	26	27	34	52
中西医结合医院	0	0	0	0	9	0	0	0	0
民族医院	0	0	0	0	0	0	0	0	0
专科医院	21	27	41	37	44	56	65	55	111
护理院	0	0	0	0	0	0	0	0	0
基层医疗卫生机构	5	1	3	0	4	3	4	6	8
护理站	0	0	0	0	0	0	0	0	0
社区卫生服务中心(站)	0	0	0	0	3	2	3	2	3
社区卫生服务中心	0	0	0	0	3	2	3	2	3
社区卫生服务站	0	0	0	0	0	0	0	0	0
卫生院	0	1	1	0	1	1	1	3	4
门诊部	5	0	2	0	0	0	0	1	1
专业公共卫生机构	19	9	13	14	9	28	30	34	50
急救中心(站)	0	0	0	0	0	0	0	0	0
采供血机构	0	2	3	3	1	5	7	5	9
妇幼保健院(所、站)	18	4	5	6	6	16	19	23	31
专科疾病防治院(所、站)	0	0	0	0	0	2	0	0	0
疾病预防控制中心(防疫站)	1	3	5	5	2	5	4	6	10
卫生监督所(局)	0	0	0	0	0	0	0	0	0
健康教育所（站、中心）	0	0	0	0	0	0	0	0	0
计划生育技术服务中心（站）	0	0	0	0	0	0	0	0	0
其他卫生机构	15	1	5	3	3	3	8	8	10
疗养院	0	0	0	0	1	2	2	0	2
医学科学研究机构	15	1	5	3	2	1	6	8	8
医学在职培训机构	0	0	0	0	0	0	0	0	0
临床检验中心（所、站）	0	0	0	0	0	0	0	0	0
其他卫生事业机构	0	0	0	0	0	0	0	0	0

万元以上设备台数（100万元及以上）

2011	2012	2013	2014	2015	2016	2017	2018	2019	2020
1 058	**1 121**	**1 534**	**1 773**	**1 993**	**2 497**	**2 871**	**3 183**	**3 653**	**4 358**
978	1 016	1 390	1 624	1 826	2 279	2 581	2 865	3 292	3 832
776	783	1 031	1 224	1 363	1 693	1 864	1 933	2 202	2 578
60	76	108	133	169	215	257	304	297	389
3	27	43	44	51	62	66	94	134	170
0	0	0	0	0	0	0	0	0	0
139	130	208	223	243	309	394	534	659	695
0	0	0	0	0	0	0	0	0	0
8	9	14	19	22	28	42	49	62	99
0	0	0	0	0	0	0	0	0	0
3	6	9	13	13	13	17	19	22	40
3	6	9	13	13	13	17	19	22	40
0	0	0	0	0	0	0	0	0	0
3	3	5	6	9	15	25	30	40	59
2	0	0	0	0	0	0	0	0	0
57	73	97	100	102	139	181	196	206	292
0	0	1	1	1	1	1	1	1	1
9	9	12	15	15	15	16	18	3	12
32	41	57	71	68	94	125	135	159	206
0	0	0	0	0	0	0	0	0	0
16	23	27	13	17	29	39	42	43	73
0	0	0	0	0	0	0	0	0	0
0	0	0	0	0	0	0	0	0	0
0	0	0	0	1	0	0	0	0	0
15	23	33	30	43	51	67	73	93	135
2	3	3	5	7	0	0	0	0	2
12	20	28	23	31	35	57	60	58	62
0	0	0	0	0	0	0	0	0	0
1	0	2	2	5	2	10	13	33	55
0	0	0	0	0	14	0	0	2	16

表 4-13　2002—2020 年成都市各类医疗

分　类	2002	2003	2004	2005	2006	2007	2008	2009	2010
成都市	**5 551 565**	**5 039 987**	**5 339 026**	**5 066 318**	**5 604 869**	**5 143 887**	**5 351 282**	**5 591 404**	**6 054 896**
医　院	3 769 427	3 461 865	3 628 045	3 381 771	3 962 417	3 245 478	3 372 595	3 582 959	3 902 617
综合医院	2 815 263	2 674 377	2 818 269	2 557 719	3 044 666	2 450 220	2 546 146	2 740 063	2 929 311
中医医院	369 450	364 510	362 230	391 064	435 057	330 045	343 834	344 100	370 236
中西医结合医院	1 560	2 800	3 250	8 670	47 269	2 000	2 000	2 000	2 000
民族医院	0	0	0	0	0	0	0	0	0
专科医院	583 054	420 178	444 176	424 318	435 425	463 213	480 615	496 796	601 070
护理院	100	0	120	0	0	0	0	0	0
基层医疗卫生机构	1 090 492	1 061 091	1 194 506	1 154 150	1 110 340	1 372 735	1 458 310	1 539 188	1 629 466
护理站	0	0	0	0	0	0	0	0	0
社区卫生服务中心(站)	15 862	11 508	20 749	56 526	93 249	148 785	191 149	219 640	253 437
社区卫生服务中心	12 091	7 915	17 202	43 283	84 656	144 716	185 612	214 358	247 291
社区卫生服务站	3 771	3 593	3 547	13 243	8 593	4 069	5 537	5 282	6 146
卫生院	823 375	821 586	854 413	876 168	793 866	793 990	793 137	810 744	843 687
门诊部	54 278	43 324	114 616	20 990	20 473	14 497	13 337	20 310	28 635
诊所	166 949	158 657	173 274	170 159	175 029	184 926	219 491	230 383	237 475
卫生所（室）	18 488	15 445	17 770	17 385	17 062	20 048	21 175	15 551	16 865
医务室	11 540	10 571	13 684	12 922	10 661	9 850	13 836	15 717	13 690
中小学卫生保健所	0	0	0	0	0	70	70	0	0
村卫生室	0	0	0	0	0	200 569	206 115	226 843	235 677
专业公共卫生机构	549 519	356 583	339 682	375 296	358 975	379 677	369 937	395 359	395 914
急救中心(站)	4 080	4 080	4 080	4 000	6 697	3 400	3 400	6 240	6 240
采供血机构	51 010	40 567	45 677	34 493	25 035	11 650	11 650	11 650	11 650
妇幼保健院(所、站)	313 398	128 531	126 188	133 586	121 813	143 232	139 382	147 709	158 353
专科疾病防治院(所、站)	54 451	46 651	42 113	40 728	37 313	30 348	19 926	29 891	34 175
疾病预防控制中心(防疫站)	115 858	130 855	98 113	135 049	135 015	166 307	166 815	165 372	145 174
卫生监督所(局)	0	2 229	18 841	23 680	27 570	24 740	28 764	34 497	40 322
健康教育所（站、中心）	1 500	0	0	0	0	0	0	0	0
计划生育技术服务中心（站）	9 222	3 670	4 670	3 760	5 532	0	0	0	0
其他卫生机构	142 127	160 448	176 793	155 101	173 137	145 997	150 440	73 898	126 899
疗养院	73 545	73 320	91 168	80 182	92 800	82 639	82 639	8 450	67 090
医学科学研究机构	48 210	76 669	73 946	67 520	68 078	49 953	54 396	51 163	42 107
医学在职培训机构	7 259	10 459	11 679	7 399	12 259	13 405	13 405	14 285	12 430
临床检验中心（所、站）	11 780	0	0	0	0	0	0	0	2 000
其他卫生事业机构	1 333	0	0	0	0	0	0	0	3 272

卫生机构房屋建筑面积（平方米）

2011	2012	2013	2014	2015	2016	2017	2018	2019	2020
6 692 903	**7 135 640**	**7 746 014**	**8 013 208**	**7 984 243**	**8 723 489**	**8 827 828**	**8 430 563**	**9 516 626**	**9 823 651**
4 461 170	4 876 810	5 337 985	5 614 515	5 726 854	6 242 896	6 493 367	6 131 317	7 243 406	7 494 592
3 415 942	3 420 972	3 785 873	4 011 747	4 110 390	4 451 744	4 507 038	3 913 800	4 336 079	4 656 723
401 271	492 262	487 911	568 097	657 374	792 512	801 398	762 930	819 396	943 923
2000	114 049	196 662	197 444	198 696	197 419	206 583	212 473	210 073	271 430
0	0	0	0	0	0	0	0	0	6 800
641 957	849 527	867 539	837 227	760 394	801 221	972 597	1 236 399	1 864 653	1 608 716
0	0	0	0	0	0	5 751	5 715	13 205	7 000
1 723 741	1 740 159	1 832 523	1 799 790	1 630 918	1 870 632	1 825 479	1 821 994	1 770 014	1 748 745
0	0	0	0	0	0	0	0	1 920	2 130
285 788	304 518	306 844	282 525	242 694	289 113	277 028	284 217	249 921	282 626
263 062	284 662	282 751	263 541	233 865	281 111	271 812	278 449	242 294	275 433
22 726	19 856	24 093	18 984	8 829	8 002	5 216	5 768	7 627	7 193
874 994	880 594	876 810	837 813	770 370	909 366	901 706	903 623	806 754	752 685
53 625	113 260	121 719	136 396	82 397	59 656	57 292	55 872	115 058	100 035
234 190	165 739	236 173	246 590	250 465	273 733	263 419	263 715	364 473	378 292
21 089	17 474	26 117	25 680	22 153	15 531	10 760	10 243	9 951	6 349
15 677	12 496	14 991	14 807	14 382	16 958	15 606	13 571	15 496	13 517
100	100	80	80	80	80	80	160	160	0
238 278	245 978	249 789	255 899	248 377	306 195	299 588	290 593	206 281	213 111
373 402	389 057	434 177	433 011	461 266	523 574	452 520	421 716	418 050	475 346
6 240	6 240	6 240	6 240	6 240	6 240	6 740	6 740	6 763	6 263
9 818	9 818	9 818	21 778	21 778	25 084	13 124	13 124	14 977	38 654
139 928	162 252	185 079	179 282	216 039	297 014	240 540	214 697	194 782	213 816
34 175	29 500	29 500	25 450	25 651	12 426	9 010	3 896	8 278	2 799
150 334	141 839	138 030	136 445	131 759	151 024	155 549	152 300	160 681	181 965
32 907	39 408	40 329	38 655	36 903	26 037	27 557	30 959	31 662	30 942
0	0	0	0	300	300	0	0	0	0
0	0	25 181	25 161	22 596	5 449	0	0	907	907
134 590	129 614	141 329	165 892	165 205	86 387	56 462	55 536	85 156	104 968
75 171	71 905	86 085	94 363	94 363	0	0	0	9 034	9 034
40 007	40 007	40 007	49 679	49 679	51 545	37 094	37 094	47 811	47 811
12 430	12 430	12 430	17 322	15 735	15 735	15 735	15 735	4 673	4 673
3 710	2 000	2 807	4 528	4 528	4 874	2 999	0	12 643	22 375
3 272	3 272	0	0	900	14 233	634	2 707	10 995	21 075

表 4-14　2002—2020 年成都市各类医疗

分　类	2002	2003	2004	2005	2006	2007	2008	2009	2010
成都市	**3 252 872**	**3 220 890**	**3 216 983**	**3 345 611**	**3 491 121**	**3 345 978**	**3 635 235**	**3 839 834**	**4 299 387**
医　院	2 288 357	2 284 030	2 317 925	2 421 190	2 524 800	2 351 086	2 546 923	2 684 333	3 027 792
综合医院	1 784 685	1 714 654	1 750 741	1 840 424	1 865 306	1 783 015	1 917 716	2 015 434	2 248 635
中医医院	238 533	246 903	227 223	265 672	293 251	243 835	261 855	259 996	297 323
中西医结合医院	1 460	2 400	2 850	8 350	35 223	1 800	1 800	1 800	1 800
民族医院	0	0	0	0	0	0	0	0	0
专科医院	263 579	320 073	337 011	306 744	331 020	322 436	365 552	407 103	480 034
护理院	100	0	100	0	0	0	0	0	0
基层医疗卫生机构	561 080	583 130	574 570	592 087	615 834	683 392	761 628	822 073	894 204
护理站	0	0	0	0	0	0	0	0	0
社区卫生服务中心(站)	10 741	6 847	15 308	31 498	72 637	121 932	161 188	188 008	216 707
社区卫生服务中心	10 741	6 847	15 308	31 498	72 637	118 064	156 052	182 912	211 146
社区卫生服务站	0	0	0	0	0	3 868	5 136	5 096	5 561
卫生院	522 088	548 210	536 993	543 451	526 693	548 630	588 409	617 126	652 827
门诊部	28 251	28 073	22 269	17 138	16 504	12 830	12 031	16 939	24 670
专业公共卫生机构	337 515	241 795	236 855	264 868	259 461	252 423	263 165	284 092	297 729
急救中心(站)	2 880	2 880	2 880	2 800	5 497	2 200	2 200	6 240	6 240
采供血机构	37 701	35 379	31 046	21 888	19 035	5 650	7 800	7 800	7 800
妇幼保健院(所、站)	171 803	72 460	73 065	84 234	81 871	78 293	80 902	84 684	101 549
专科疾病防治院(所、站)	42 008	32 044	27 632	26 685	21 805	21 773	11 847	21 812	21 812
疾病预防控制中心(防疫站)	75 465	93 913	79 121	103 101	99 330	121 296	133 211	130 618	121 535
卫生监督所(局)	0	1 849	18 841	22 800	26 691	23 211	27 205	32 938	38 793
健康教育所（站、中心）	1 500	0	0	0	0	0	0	0	0
计划生育技术服务中心（站）	6 158	3 270	4 270	3 360	5 232	0	0	0	0
其他卫生机构	65 920	111 935	87 633	67 466	91 026	59 077	63 519	49 336	79 662
疗养院	35 134	47 615	21 186	14 189	16 961	4 760	4 760	553	22 461
医学科学研究机构	18 967	55 806	56 613	46 623	64 551	46 881	51 323	40 262	40 607
医学在职培训机构	6 514	8 514	9 834	6 654	9 514	7 436	7 436	8 521	11 322
临床检验中心（所、站）	3 972	0	0	0	0	0	0	0	2 000
其他卫生事业机构	1 333	0	0	0	0	0	0	0	3 272

卫生机构业务用房面积（平方米）

2011	2012	2013	2014	2015	2016	2017	2018	2019	2020
4 899 735	**5 286 816**	**5 805 633**	**6 080 020**	**6 232 794**	**6 845 863**	**6 680 292**	**6 368 443**	**7 254 499**	**7 884 489**
3 478 347	3 877 749	4 336 289	4 645 507	4 867 147	5 323 427	5 231 865	4 945 064	5 912 200	6 511 078
2 650 031	2 737 940	3 080 128	3 317 075	3 461 269	3 699 467	3 500 766	3 015 526	3 292 529	3 896 326
327 668	404 489	409 397	483 342	579 926	727 355	740 155	702 720	720 334	867 488
1 800	111 529	185 714	185 714	187 748	186 462	194 972	200 862	198 462	260 399
0	0	0	0	0	0	0	0	0	6 600
498 848	623 791	661 050	659 376	638 204	710 143	791 172	1 021 156	1 690 675	1 475 265
0	0	0	0	0	0	4 800	4 800	10 200	5 000
1 029 920	1 003 449	1 019 515	963 994	867 115	1 011 470	1 000 649	1 020 965	902 249	883 673
0	0	0	0	0	0	0	0	480	690
258 534	279 545	286 519	263 992	226 197	265 181	252 949	256 554	226 487	259 712
239 680	263 174	264 575	246 249	217 887	257 600	248 033	251 087	219 504	253 097
18 854	16 371	21 944	17 743	8 310	7 581	4 916	5 467	6 983	6 615
727 436	723 904	732 996	700 002	640 918	746 289	747 700	764 411	675 282	623 271
43 950	0	0	0	0	0	0	0	0	0
310 645	331 390	363 886	356 924	385 084	436 031	402 601	357 871	360 433	403 040
4 000	4 000	4 000	4 000	4 000	4 000	4 500	4 500	4 523	4 023
6 600	6 600	6 600	6 600	6 600	9 906	13 124	13 124	14 477	38 154
119 360	153 468	175 023	164 845	198 082	264 510	227 437	188 380	177 844	189 733
21 812	21 421	21 421	21 220	21 421	8 226	8 511	3 896	7 779	2 799
127 495	110 237	106 270	106 828	104 804	120 270	123 995	118 171	124 606	137 847
31 378	35 664	28 146	30 780	29 691	23 590	25 034	29 800	30 503	29 783
0	0	0	0	300	300	0	0	0	0
0	0	22 426	22 651	20 186	5 229	0	0	701	701
80 823	74 228	85 943	113 595	113 448	74 935	45 177	44 543	79 617	86 698
29 244	24 359	38 539	53 984	53 984	0	0	0	6 000	6 000
38 507	38 507	38 507	48 425	48 425	50 291	36 299	36 299	47 016	47 016
6 090	6 090	6 090	6 658	5 611	5 611	5 611	5 611	4 071	4 071
3 710	2 000	2 807	4 528	4 528	4 874	2 707	0	11 809	13 045
3 272	3 272	0	0	900	14 159	560	2 633	10 721	16 566

表 4-15　2002—2020 年成都市各类医疗

分　类	2002	2003	2004	2005	2006	2007	2008	2009	2010
成都市									
医　院									
综合医院									
中医医院									
中西医结合医院									
民族医院									
专科医院									
护理院									
基层医疗卫生机构									
护理站									
社区卫生服务中心(站)									
社区卫生服务中心									
社区卫生服务站									
卫生院									
门诊部									
诊所									
卫生所（室）									
医务室									
中小学卫生保健所									
村卫生室									
专业公共卫生机构									
急救中心(站)									
采供血机构									
妇幼保健院(所、站)									
专科疾病防治院(所、站)									
疾病预防控制中心(防疫站)									
卫生监督所(局)									
健康教育所（站、中心）									
计划生育技术服务中心（站）									
其他卫生机构									
疗养院									
医学科学研究机构									
医学在职培训机构									
临床检验中心（所、站）									
其他卫生事业机构									

卫生机构占地面积（平方米）

2011	2012	2013	2014	2015	2016	2017	2018	2019	2020
6 480 122.93	**7 118 725**	**7 474 862**	**7 704 893**	**7 881 929.62**	**8 660 267.93**	**8 830 116.38**	**8 552071.37**	**9 360 559.67**	**8 983 033.94**
4 020 739	4 024 801	4 457 767	4 533 188	4 893 210	5 253 969	5 491 003	5 477 930	6 279 188	5 809 240
2 856 337	2 777 578	3 190 729	3 307 973	3 477 698	3 712 943	4 030 227	3 632 701	3 786 178	3 804 575
367 980	315 326	313 725	385 182	558 504	600 277	468 102	524 192	865 708	635 814
2 000	92 903	104 823	111 414	125 686	125 641	120 641	124 627	126 045	127 575
0	0	0	0	0	0	0	0	0	2 401
794 422	838 994	848 490	728 619	731 322	815 108	870 533	1 194 910	1 488 527	1 228 875
0	0	0	0	0	0	1 500	1 500	12 730	10 000
2 021 180.93	2 529 225	2 416 200	2 471 022	2 234 175.62	2 774 177.93	2 764 218.38	2 505 305.37	2 425 569.67	2 475 990.94
0	0	0	0	0	0	0	0	2 000	2 560
234 461.82	252 434	271 652	270 832	243 889.46	283 975.23	288 126	305 320	256 964.82	360 358
213 958.34	233 765	247 413	249 582	233 486.6	275 506.23	282 100	299 396	249 115.82	354 016
20 503.48	18 669	24 239	21 250	10 402.86	8 469	6 026	5 924	7 849	6 342
1 427 877.51	1 604 470	1 503 680	1 544 306	1 402 822.86	1 879 026.52	1 882 181.1	1 591 393.16	1 540 482.6	1 451 544.23
49 900	91 692	99 541	102 102	74 764.48	60 669.58	59 447.05	81 967.57	117 514.02	104 936.73
79 824	155 118	188 508	206 856	171 980.52	159 517.8	155 827.43	157 054.84	212 764.93	281 099.98
9 328	18 305	19 957	19 704	16 494.3	13 752.8	9 054.5	8 701.5	7 209	5 878
8 294	114 369	36 767	36 267	35 722	35 213	35 036.3	33 836.3	33 837.3	12 474
120	100	100	100	100	100	100	100	100	0
211 375.6	292 737	295 995	290 855	288 402	341 923	334 446	326 932	254 697	257 140
354 124	426 838	462 225	465 325	521 661	546 585	508 985	501 016	506 203	524 827
1 500	1 500	1 500	1 500	1 500	1 500	1 760	1 760	2 423	1 523
10 920	10 920	10 920	12 720	12 720	22 793	18 912	18 912	18 912	34 386
159 327	172 691	187 892	190 252	255 159	311 728	295 120	290 250	302 395	309 029
34 175	38 165	35 610	34 772	34 772	17 139	8 001	2 945	7 410	3 343
145 102	164 260	157 672	157 033	159 004	162 047	163 634	160 247	146 420	147 903
3 100	38 902	25 663	26 100	21 856	16 881	21 558	26 902	26 982	26 982
0	400	400	400	400	400	0	0	0	0
0	0	42 568	42 548	36 250	14 097	0	0	1 661	1 661
84 079	137 861	138 670	235 358	232 883	85 536	65 910	67 820	149 599	172 976
73 240	58 740	58 640	152 611	152 611	0	0	0	37 207	37 207
0	65 144	63 744	64 224	63 524	53 557	51 212	51 212	88 715	88 715
7 129	11 877	11 877	11 877	13 748	13 748	13 748	13 748	4 748	4 748
3 710	2 000	1 100	3 000	3 000	3 090	790	2 700	10 605	29 731
0	100	3 309	3 646	0	15 141	160	160	8 324	12 575

五、卫生经费

简要说明

1. 本部分主要介绍成都市及其 23 个区（市）县 2002—2020 年历年卫生事业费、卫生机构年收入与支出、门诊病人次均医药费用和出院病人人均医药费用等。

2. 卫生总费用系核算数，本部分数据来源于四川省卫生健康统计数据综合采集与决策支持系统年报数据库。

3. 非营利性医院各项指标的统计口径和解释与《政府会计制度》一致；营利性医院与《企业会计制度》一致；其他医疗卫生机构与《政府会计制度》《民间非营利组织会计制度》一致。

4. 本部分涉及医疗卫生机构的口径和指标解释与"医疗卫生机构"部分一致。

主要指标解释

1. **总收入**：单位为开展业务及其他活动，依法取得的非偿还性资金。总收入包括医疗收入、财政补助收入、科教项目收入和其他收入。

2. **医疗收入**：医院开展医疗服务活动取得的收入，包括门诊收入和住院收入。医疗收入中包括药品收入。实行收支两条线的基层医疗卫生机构，医疗收入为实际医疗收费。

3. **财政补助收入**：单位从主管部门或主办单位取得的财政性事业经费，包括基本支出补助和项目支出补助。

4. **基本药物收入**：医院、基层医疗卫生机构使用国家基本药物目录药品和省级增补药品的收入。

5. **总支出**：单位在开展业务及其他活动中发生的资金耗费和损失，包括医疗业务成本、财政项目补助支出、科教项目支出、管理费用和其他支出。

6. **医疗业务成本**：医院开展医疗服务及其辅助活动发生的各项费用，包括人员经费、耗用的药品及卫生材料费、固定资产折旧费、无形资产摊销费、提取医疗风险基金和其他费用，不包括财政补助收入和科教项目收入形成的固定资产折旧和无形资产摊销。

7. **门诊病人次均医药费用**：报告期内门诊医疗收入／同期总诊疗人次数。

8. **住院病人人均医药费用**：报告期内住院医疗收入／同期出院人数。

9. **住院病人日均医药费用**：报告期内住院医疗收入／同期出院者占用总床日数。

表 5-1　2002—2020 年成都市各类医疗

分　类	2002	2003	2004	2005	2006	2007	2008	2009	2010
成都市	958 834	963 802	1 183 403	1 329 464	1 516 584	1 736 590	2 011 879	2 460 958	3 192 488
医　院	693 259	804 479	951 161	1 128 201	1 290 422	1 463 117	1 690 564	2 057 109	2 668 385
综合医院	537 653	605 940	734 783	869 814	973 603	1 146 655	1 298 337	1 589 871	2 008 434
中医医院	53 227	62 236	65 040	86 161	95 598	109 422	123 615	142 471	235 375
中西医结合医院	135	252	548	897	21 820	406	2 463	2 657	601
民族医院	0	0	0	0	0	0	0	0	0
专科医院	102 194	136 035	150 644	171 239	199 400	206 634	266 149	322 109	423 975
护理院	50	16	147	90	0	0	0	0	0
基层医疗卫生机构	63 451	69 572	121 724	80 510	94 707	124 098	153 501	190 270	247 176
护理站	0	0	0	0	0	0	0	0	0
社区卫生服务中心(站)	1 673	2 000	3 299	8 570	16 006	36 045	51 380	64 540	83 040
社区卫生服务中心	1 673	2 000	3 299	8 570	16 006	34 818	50 136	63 311	80 989
社区卫生服务站	0	0	0	0	0	1 227	1 244	1 229	2 051
卫生院	53 437	57 971	63 391	67 227	73 942	83 629	96 255	115 423	150 233
门诊部	8 341	9 601	55 033	4 714	4 759	4 425	5 867	10 307	13 903
专业公共卫生机构	133 328	67 906	82 649	92 606	104 531	125 397	139 214	190 351	230 642
急救中心(站)	488	602	734	889	2 336	530	902	6 050	6 050
采供血机构	13 489	14 338	13 530	11 129	9 763	8 424	13 311	15 317	17 417
妇幼保健院(所、站)	91 220	18 925	22 986	30 829	39 116	58 962	67 459	81 212	115 679
专科疾病防治院(所、站)	5 710	6 125	7 166	9 838	8 188	7 962	5 058	6 544	6 890
疾病预防控制中心(防疫站)	21 723	27 236	34 769	34 384	38 897	42 462	45 079	72 821	75 353
卫生监督所(局)	29	473	3 112	5 205	5 862	7 057	7 405	8 407	9 254
健康教育所（站、中心）	167	0	0	0	0	0	0	0	0
计划生育技术服务中心（站）	502	206	352	333	369	0	0	0	0
其他卫生机构	68 796	21 844	27 869	28 147	26 925	23 977	28 601	23 227	46 284
疗养院	3 883	4 601	6 265	5 166	5 854	5 712	6 699	37	5 430
医学科学研究机构	39 420	16 189	20 688	22 173	20 022	13 441	16 729	17 350	31 033
医学在职培训机构	734	955	817	708	950	1 999	2 083	2 285	2 052
临床检验中心（所、站）	23 651	0	0	0	0	0	0	0	3 288
其他卫生事业机构	1 108	100	100	100	100	2 825	3 090	3 555	4 481

注：诊所、卫生所（室）、医务室、中小学卫生保健所、村卫生室数据为 0，未予列入。

卫生机构总资产（万元）

2011	2012	2013	2014	2015	2016	2017	2018	2019	2020
3 973 228	**4 350 972**	**5 144 085**	**5 933 051**	**6 785 712**	**7 720 693**	**8 640 744**	**9 470 476**	**11 060 532**	**11 783 926**
3 375 690	3 658 698	4 341 995	5 029 446	5 821 890	6 545 624	7 443 917	8 245 525	9 788 991	10 196 842
2 611 842	2 515 742	2 965 020	3 340 275	3 831 513	4 175 343	4 545 576	5 075 958	6 266 311	6 375 579
256 823	294 707	352 443	452 160	537 732	624 540	698 166	714 089	802 620	911 198
1 527	140 466	194 338	238 691	277 433	306 682	342 028	369 554	398 459	399 895
0	0	0	0	0	0	0	369	403	3 501
505 498	707 783	830 194	998 319	1 175 213	1 439 059	1 857 952	2 085 225	2 320 236	2 506 019
0	0	0	0	0	0	194	330	963	650
295 248	332 892	378 514	405 128	437 558	503 564	538 307	587 303	526 274	582 664
0	0	0	0	0	0	0	0	110	36
103 006	127 184	158 772	151 820	168 461	195 779	209 684	235 935	223 412	267 671
99 452	123 293	154 336	147 302	159 013	181 461	205 596	231 678	219 536	264 310
3 554	3 891	4 436	4 518	9 448	14 318	4 088	4 257	3 875	3 361
171 391	205 708	219 742	253 308	269 097	307 785	328 622	351 368	302 752	314 957
20 851	0	0	0	0	0	0	0	0	0
242 879	276 372	339 803	402 722	432 624	529 295	539 290	499 082	545 439	707 677
2 528	2 553	2 575	2 575	3 000	3 000	3 032	3 039	8 688	9 823
18 243	21 078	22 961	26 305	27 555	36 283	40 711	49 259	51 107	71 251
124 209	141 260	172 987	211 014	227 242	307 960	323 536	292 449	336 645	357 613
7 928	9 717	10 711	12 872	13 165	2 840	3 079	2 054	2 408	1 746
80 825	88 722	108 412	125 692	138 727	164 501	159 253	143 136	137 505	257 988
9 147	12 936	12 772	13 252	13 188	10 316	9 680	9 145	7 654	6 688
0	105	289	133	117	98	0	0	0	0
0	0	9 097	10 880	9 629	4 298	0	0	1 432	2 568
59 411	83 009	83 773	95 755	93 640	142 209	119 231	138 567	199 828	296 743
7 512	7 389	8 593	14 970	22 531	0	0	0	7 795	8 430
39 746	43 097	59 769	57 696	50 964	50 351	51 333	50 404	48 051	58 150
1 342	1 419	1 406	1 670	1 530	1 210	1 200	1 079	144	139
5 626	25 175	6 373	12 195	17 107	50 594	56 462	75 721	128 546	186 735
5 185	5 930	7 633	9 223	1 508	40 055	10 236	11 363	15 292	43 290

表 5-2　2002—2020 年成都市各类医疗

分　类	2002	2003	2004	2005	2006	2007	2008	2009	2010
成都市	178 302	167 783	202 209	202 287	261 360	329 082	393 302	461 094	722 250
医　院	127 829	133 212	167 345	157 337	214 864	268 033	323 344	375 904	606 820
综合医院	92 100	99 603	129 785	121 525	168 552	219 270	251 925	285 379	459 756
中医医院	15 607	14 184	14 564	15 643	19 895	21 019	27 354	35 733	71 554
中西医结合医院	0	0	1	32	2 534	185	1 919	2 049	215
民族医院	0	0	0	0	0	0	0	0	0
专科医院	20 112	19 424	22 907	20 125	23 884	27 559	42 146	52 744	75 296
护理院	10	1	88	13	0	0	0	0	0
基层医疗卫生机构	14 471	15 729	16 843	18 390	21 007	31 867	41 533	46 881	58 526
护理站	0	0	0	0	0	0	0	0	0
社区卫生服务中心(站)	89	239	248	1 924	3 817	13 022	16 020	16 814	20 073
社区卫生服务中心	89	239	248	1 924	3 817	12 609	15 613	16 310	19 592
社区卫生服务站	0	0	0	0	0	413	407	503	482
卫生院	12 891	14 320	15 020	15 392	16 106	17 166	23 463	24 128	28 849
门诊部	1 491	1 170	1 574	1 075	1 083	1 680	2 050	5 940	9 604
专业公共卫生机构	17 647	13 556	13 298	20 099	20 739	25 658	23 391	33 978	39 298
急救中心(站)	21	67	101	192	282	250	250	0	0
采供血机构	1 547	2 131	2 539	2 381	1 809	1 426	536	460	660
妇幼保健院(所、站)	10 070	4 802	4 571	5 616	8 988	12 628	13 731	17 501	21 923
专科疾病防治院(所、站)	1 877	2 167	2 919	3 131	1 741	1 633	1 052	1 399	1 562
疾病预防控制中心(防疫站)	4 102	4 309	3 020	8 431	7 301	9 095	6 977	13 771	13 800
卫生监督所(局)	0	71	144	327	604	625	845	848	1 354
健康教育所（站、中心）	18	0	0	0	0	0	0	0	0
计划生育技术服务中心（站）	12	10	5	22	14	0	0	0	0
其他卫生机构	18 355	5 286	4 723	6 461	4 750	3 524	5 035	4 331	17 606
疗养院	615	718	717	589	510	523	1 537	0	779
医学科学研究机构	17 688	4 439	3 970	5 829	4 181	2 271	2 811	3 711	15 510
医学在职培训机构	32	130	36	42	59	536	365	382	353
临床检验中心（所、站）	0	0	0	0	0	0	0	0	388
其他卫生事业机构	20	0	0	0	0	194	321	237	577

注：诊所、卫生所（室）、医务室、中小学卫生保健所、村卫生室数据为 0，未予列入。

卫生机构负债（万元）

2011	2012	2013	2014	2015	2016	2017	2018	2019	2020
988 072	**1 471 786**	**1 812 506**	**2 117 031**	**2 558 370**	**2 907 102**	**3 176 868**	**3 651 138**	**4 127 024**	**4 692 598**
849 818	1 299 165	1 616 320	1 884 074	2 316 158	2 569 229	2 829 002	3 314 483	3 670 069	4 060 927
682 092	945 907	1 175 188	1 326 305	1 623 953	1 736 808	1 869 926	2 199 571	2 440 434	2 662 311
74 353	104 418	150 944	200 417	246 134	276 061	336 364	339 016	396 208	430 282
1 096	28 258	43 327	56 438	62 209	58 102	64 261	70 078	83 007	92 851
0	0	0	0	0	0	0	300	580	1 430
92 277	220 582	246 861	300 914	383 863	498 258	558 256	705 357	749 156	873 619
0	0	0	0	0	0	194	161	685	434
66 061	77 780	87 493	95 491	99 020	115 954	132 538	143 207	177 911	201 759
0	0	0	0	0	0	0	0	94	27
24 932	37 285	47 700	39 810	42 118	52 616	62 562	76 219	89 469	112 575
24 051	36 209	46 149	38 281	40 415	48 088	61 054	74 814	88 382	111 399
881	1 076	1 551	1 529	1 703	4 528	1 508	1 405	1 088	1 176
31 318	40 495	39 793	55 680	56 901	63 339	69 976	66 988	88 348	89 157
9 811	0	0	0	0	0	0	0	0	0
47 323	57 848	89 367	111 049	115 603	149 042	154 532	122 049	173 025	260 759
0	0	0	0	0	0	1	8	147	247
789	950	813	862	1 061	1 059	1 170	1 506	1 871	6 709
27 647	33 305	54 594	70 104	67 222	117 070	129 125	88 002	120 645	121 772
2 244	3 600	4 185	7 120	6 956	446	628	767	820	946
15 632	18 627	27 451	31 074	39 166	29 753	23 095	31 330	49 006	130 514
1 012	1 290	1 490	1 146	903	429	514	435	378	328
0	76	239	76	90	76	0	0	0	0
0	0	595	667	206	210	0	0	158	243
24 871	36 993	19 326	26 418	27 589	72 876	60 797	71 399	106 018	169 154
1 819	1 493	2 678	2 571	4 282	0	0	0	0	1 153
19 495	21 217	11 216	14 616	13 898	15 635	18 576	17 249	19 422	21 512
175	251	186	457	373	197	216	71	7	3
2 755	13 434	4 351	7 498	8 525	37 985	38 861	51 757	82 910	124 282
627	599	894	1 276	511	19 058	3 144	2 321	3 679	22 204

表 5-3　2002—2020 年成都市医疗

分　类		2002	2003	2004	2005	2006	2007	2008	2009	2010
总资产	合　计	958 834	963 801.6	1 183 402.5	1 329 463.7	1 516 583.9	1 736 590	2 011 878.7	2 460 957.9	3 192 488
	公　立	927 954	924 981.8	1 090 464.4	1 269 275.8	1 447 041	1 619 920.5	1 853 449.2	2 243 126.4	2 903 812.8
	民　营	30 880	38 819.8	92 938.1	60 187.9	69 542.9	116 669.5	158 429.5	217 831.5	288 675.2
负债	合　计	178 302	167 783.1	202 209.3	202 286.7	261 360.2	329 081.9	393 302	461 094.4	722 250.3
	公　立	172 139	159 428.4	192 149.5	187 847.1	239 504.9	274 658.2	315 128.4	358 338.1	578 954.8
	民　营	6 163	8 354.7	10 059.8	14 439.6	21 855.3	54 423.7	78 173.6	102 756.3	143 295.5

卫生机构资产与负债（万元）（按经济类型分）

2011	2012	2013	2014	2015	2016	2017	2018	2019	2020
3 973 227.9	**4 350 971.6**	**5 144 085.4**	**5 933 050.8**	**6 785 711.8**	**7 720 692.9**	**8 640 744.4**	**9 470 476**	**11 060 532.1**	**11 783 925.7**
3 576 107.2	3 839 390.7	4 541 586.7	5 208 784.6	5 775 519.3	6 453 853.2	6 877 309.5	7 543 850.5	8 469 690.5	9 391 488.2
397 120.7	511 580.9	602 498.7	724 266.2	1 010 192.5	1 266 839.7	1 763 434.9	1 926 625.5	2 590 841.6	2 392 437.5
988 072.4	**1 471 786.1**	**1 812 506**	**2 117 030.8**	**2 558 370.2**	**2 907 101.5**	**3 176 868**	**3 651 137.7**	**4 127 023.9**	**4 692 598**
797 303.9	1 185 045.9	1 452 526.9	1 665 037.1	1 840 315.1	2 008 304.1	2 111 408.2	2 367 599.5	2 671 086.5	3 003 931.8
190 768.5	286 740.2	359 979.1	451 993.7	718 055.1	898 797.4	1 065 459.8	1 283 538.2	1 455 937.4	1 688 666.2

表 5-4 2002—2020 年成都市各类医疗

分　类	2002	2003	2004	2005	2006	2007	2008	2009	2010
成都市	**554 308**	**659 058**	**714 391**	**816 135**	**912 500**	**1 176 365**	**1 455 883**	**1 876 461**	**2 393 773**
医　院	392 733	521 803	564 251	638 371	709 291	909 838	1 139 055	1 476 330	1 905 216
综合医院	301 066	382 894	433 468	489 787	530 820	702 342	859 460	1 113 379	1 403 923
中医医院	33 019	61 065	41 458	56 501	60 960	80 436	102 583	130 785	177 129
中西医结合医院	89	87	909	327	15 028	141	266	621	424
民族医院	0	0	0	0	0	0	0	0	0
专科医院	58 526	77 735	88 396	91 749	102 473	126 919	176 746	231 544	323 740
护理院	33	23	21	7	10	0	0	0	0
基层医疗卫生机构	107 447	79 013	85 112	93 680	116 406	157 784	164 201	222 514	286 964
护理站	0	0	0	0	0	0	0	0	0
社区卫生服务中心(站)	2 124	2 581	3 431	7 978	16 411	36 527	49 791	72 982	104 588
社区卫生服务中心	1 680	2 287	3 218	7 188	15 779	34 914	48 371	71 025	101 354
社区卫生服务站	444	294	213	790	632	1 613	1 420	1 956	3 235
卫生院	37 050	43 201	46 191	49 547	58 333	67 523	82 947	103 519	131 397
门诊部	6 637	7 160	5 883	4 558	5 016	4 284	4 872	6 392	8 775
诊所	18 719	19 282	20 208	22 256	28 179	24 742	24 806	28 185	29 281
卫生所（室）	930	729	1 377	1 209	1 217	1 257	982	979	1 280
医务室	3 897	827	1 054	852	783	875	787	1 154	1 052
中小学卫生保健所	0	0	0	0	0	15	8	0	0
村卫生室	38 090	5 234	6 968	7 281	6 468	22 560	8	9 303	10 591
专业公共卫生机构	37 971	49 743	51 115	73 714	76 882	95 723	134 154	163 636	175 643
急救中心(站)	88	200	178	657	906	46	43	26	26
采供血机构	7 027	5 752	5 169	5 895	5 965	5 153	6 436	7 702	8 173
妇幼保健院(所、站)	12 164	15 388	16 940	28 334	26 595	48 836	59 883	74 367	90 470
专科疾病防治院(所、站)	4 286	5 586	5 302	5 891	6 128	6 189	3 963	4 657	5 571
疾病预防控制中心(防疫站)	14 075	22 083	20 485	27 463	30 861	28 192	54 514	67 208	59 936
卫生监督所(局)	40	663	2 801	4 998	5 936	7 308	9 316	9 676	11 466
健康教育所（站、中心）	68	0	0	0	0	0	0	0	0
计划生育技术服务中心（站）	223	72	240	476	491	0	0	0	0
其他卫生机构	16 157	8 500	13 913	10 371	9 921	13 020	18 473	13 981	25 950
疗养院	3 606	3 807	4 324	4 097	3 917	4 915	6 784	47	6 450
医学科学研究机构	10 001	4 276	9 275	5 955	5 577	5 422	8 940	10 271	13 792
医学在职培训机构	244	307	203	208	317	824	1 030	1 215	1 165
临床检验中心（所、站）	1 122	0	0	0	0	0	0	0	1 309
其他卫生事业机构	1 184	111	111	111	111	1 859	1 720	2 448	3 235

卫生机构总收入（万元）

2011	2012	2013	2014	2015	2016	2017	2018	2019	2020
2 967 843	**3 730 559**	**4 388 550**	**5 060 772**	**5 886 053**	**6 721 391**	**7 440 605**	**8 465 254**	**9 973 608**	**10 320 121**
2 393 890	3 016 544	3 529 489	4 148 305	4 853 060	5 499 202	6 085 538	6 933 220	8 065 312	8 111 305
1 764 865	2 045 266	2 347 301	2 772 833	3 245 149	3 613 415	3 941 166	4 473 560	5 152 022	5 162 629
221 543	273 270	332 997	395 454	493 792	573 688	645 127	687 220	805 761	851 033
431	101 679	139 461	167 066	193 494	212 261	224 111	236 882	261 130	235 666
0	0	0	0	0	0	0	313	90	336
407 050	596 330	709 730	812 951	920 625	1 099 839	1 275 060	1 535 094	1 845 890	1 861 525
0	0	0	0	0	0	74	152	418	117
345 376	450 099	505 110	525 094	577 324	706 574	804 953	954 412	1 167 861	1 304 430
0	0	0	0	0	0	0	0	11	18
136 807	186 113	212 228	204 780	225 992	268 949	288 084	333 388	388 638	448 134
131 195	179 376	204 464	197 135	217 778	259 728	279 500	324 855	380 852	441 008
5 612	6 737	7 764	7 645	8 214	9 221	8 584	8 533	7 786	7 126
143 689	184 439	200 235	217 027	233 683	287 896	316 868	354 510	396 091	412 786
15 714	21 176	27 501	31 020	36 340	50 319	80 161	123 073	193 811	252 638
31 750	37 850	42 945	47 670	55 179	64 624	85 316	107 634	149 731	156 726
2 356	1 934	1 842	2 037	2 021	1 946	2 116	1 892	1 609	1 197
1 390	1 213	1 561	2 453	2 534	2 648	2 977	3 105	6 980	5 287
17	17	0	0	6	6	7	18	12	5
13 655	17 356	18 798	20 107	21 569	30 186	29 424	30 792	30 977	27 641
185 280	222 619	273 847	313 221	374 646	438 719	476 454	481 782	567 381	657 580
27	27	30	500	500	480	500	507	3 398	4 475
8 430	13 042	14 812	15 567	15 943	27 207	25 250	31 865	37 751	49 560
93 947	121 238	141 246	156 971	186 381	231 508	263 383	287 823	330 411	323 320
6 419	7 450	9 942	10 814	12 663	3 055	3 835	3 599	3 852	3 195
63 902	67 386	89 173	110 877	137 656	158 546	167 556	140 810	170 851	254 276
12 555	13 390	13 220	13 162	14 951	15 292	15 930	17 179	17 907	18 486
0	86	163	166	303	430	0	0	0	0
0	0	5 262	5 164	6 249	2 201	0	0	3 210	4 268
43 297	41 297	80 104	74 152	81 023	76 897	73 660	95 841	173 054	246 806
13 912	9 737	12 099	17 036	19 636	0	0	0	11 181	7 758
19 998	16 586	49 225	26 535	27 869	28 361	17 249	24 213	20 121	27 908
1 097	1 334	1 551	1 278	1 178	1 116	1 006	1 021	422	423
4 763	9 272	11 500	22 384	30 315	40 037	48 961	61 811	127 774	189 833
3 526	4 369	5 729	6 919	2 025	7 384	6 444	8 796	13 555	20 884

表 5-5　2002—2020 年成都市各类医疗

分　类	2002	2003	2004	2005	2006	2007	2008	2009	2010
成都市	48 611	62 849	64 195	63 694	74 981	132 293	176 582	221 680	276 825
医　院	32 178	39 465	34 722	32 534	37 212	66 064	86 098	113 632	152 910
综合医院	21 617	23 686	23 031	19 875	21 419	45 007	56 154	80 877	110 333
中医医院	4 027	3 720	3 472	4 243	3 527	7 567	10 614	10 463	22 033
中西医结合医院	0	0	0	63	1 475	0	2	0	0
民族医院	0	0	0	0	0	0	0	0	0
专科医院	6 534	12 060	8 219	8 353	10 792	13 491	19 328	22 292	20 544
护理院	0	0	0	0	0	0	0	0	0
基层医疗卫生机构	3 346	3 645	3 886	6 342	9 046	23 214	30 703	40 685	57 992
护理站	0	0	0	0	0	0	0	0	0
社区卫生服务中心(站)	98	22	21	790	1 458	9 264	13 806	19 320	30 000
社区卫生服务中心	98	22	21	790	1 458	9 056	13 590	19 124	29 558
社区卫生服务站	0	0	0	0	0	208	216	196	441
卫生院	3 103	3 623	3 865	5 552	7 587	13 879	16 808	21 272	27 826
门诊部	145	0	0	0	1	72	90	93	167
专业公共卫生机构	8 883	15 988	20 431	20 646	24 090	37 930	50 112	61 652	55 691
急救中心(站)	50	162	100	0	325	0	0	0	0
采供血机构	925	703	350	182	97	257	298	451	663
妇幼保健院(所、站)	1 952	1 948	2 984	2 970	3 327	8 003	6 864	8 638	10 548
专科疾病防治院(所、站)	952	1 563	1 017	1 216	1 241	1 690	1 000	1 164	1 567
疾病预防控制中心(防疫站)	4 898	11 496	13 706	11 863	13 686	21 259	33 322	42 190	32 646
卫生监督所(局)	10	114	2 249	4 386	5 386	6 722	8 628	9 209	10 267
健康教育所（站、中心）	63	0	0	0	0	0	0	0	0
计划生育技术服务中心（站）	33	2	25	29	29	0	0	0	0
其他卫生机构	4 204	3 752	5 157	4 172	4 632	5 085	9 668	5 711	10 231
疗养院	2 178	1 939	1 976	1 923	2 217	2 185	4 009	0	2 714
医学科学研究机构	1 583	1 731	3 090	2 158	2 322	2 347	5 052	4 521	6 422
医学在职培训机构	57	71	80	81	84	329	340	583	522
临床检验中心（所、站）	271	0	0	0	0	0	0	0	0
其他卫生事业机构	115	10	10	10	10	224	267	608	572

注：诊所、卫生所（室）、医务室、中小学卫生保健所、村卫生室数据为 0，未予列入。

卫生机构财政补助收入(万元)

2011	2012	2013	2014	2015	2016	2017	2018	2019	2020
322 199	**371 839**	**469 775**	**477 068**	**596 541**	**675 677**	**730 328**	**791 845**	**1 009 009**	**1 487 696**
145 615	163 396	208 862	207 725	274 452	278 644	301 511	342 751	475 825	782 041
95 773	94 299	108 764	135 634	178 777	161 012	182 121	221 654	320 017	501 093
27 295	26 551	36 152	28 819	45 895	52 973	54 172	55 070	59 793	109 741
0	9 337	11 250	4 411	4 301	8 038	4 452	9 858	11 169	17 857
0	0	0	0	0	0	0	0	0	0
22 547	33 210	52 696	38 862	45 479	56 620	60 766	56 169	84 843	153 350
0	0	0	0	0	0	0	0	2	0
89 940	112 324	141 524	151 898	172 122	206 108	204 024	234 981	254 470	306 499
0	0	0	0	0	0	0	0	0	0
45 448	61 246	74 347	76 475	92 309	110 940	101 515	116 667	127 889	160 882
44 445	59 753	72 843	75 096	90 694	109 424	100 248	115 480	126 951	159 922
1 003	1 494	1 504	1 379	1 616	1 515	1 267	1 187	937	960
44 082	51 077	67 177	75 423	79 813	95 169	102 509	118 314	126 582	145 618
410	0	0	0	0	0	0	0	0	0
71 907	85 582	103 681	100 011	130 670	176 199	207 604	193 605	253 532	361 301
0	0	0	0	0	0	155	157	3 019	4 270
305	4 039	4 764	4 873	4 999	13 039	9 458	14 424	17 889	19 612
15 249	18 595	24 871	20 690	31 060	37 418	42 519	42 436	53 620	75 143
1 838	2 283	2 551	2 252	2 691	2 000	2 404	1 382	1 524	1 095
42 643	47 928	55 741	56 157	72 969	106 341	137 172	118 156	156 379	238 444
11 873	12 651	12 811	13 077	14 925	15 249	15 897	17 051	17 892	18 471
0	86	142	166	303	429	0	0	0	0
0	0	2 803	2 796	3 724	1 724	0	0	3 210	4 268
14 737	10 537	15 708	17 434	19 297	14 727	17 190	20 509	25 182	37 855
5 732	3 791	5 028	8 462	9 541	0	0	0	0	116
7 673	5 352	8 782	7 142	7 746	8 172	11 920	13 581	16 199	23 601
583	730	1 100	859	915	971	812	839	422	423
0	0	0	0	0	0	0	0	142	60
749	664	798	971	1 096	5 583	4 458	6 089	8 420	13 655

表 5-6　2002—2020 年成都市医疗

分　类	2002	2003	2004	2005	2006	2007	2008	2009	2010
成都市	376 923	431 265	488 665	574 126	630 464	973 347	1 201 242	1 560 796	2 007 732
医　院	328 303	401 093	448 006	513 445	564 877	816 929	1 018 107	1 328 536	1 712 639
综合医院	251 084	304 826	337 310	385 255	413 140	636 489	777 388	1 005 460	1 264 396
中医医院	28 002	34 328	36 499	50 517	55 267	70 719	89 372	117 625	152 879
中西医结合医院	64	0	99	41	13 027	140	262	575	424
民族医院	0	0	0	0	0	0	0	0	0
专科医院	49 153	61 938	74 099	77 632	83 444	109 581	151 086	204 876	294 940
护理院	0	0	0	0	0	0	0	0	0
基层医疗卫生机构	35 403	15 519	23 335	34 734	37 298	110 076	126 287	164 825	209 184
护理站	0	0	0	0	0	0	0	0	0
社区卫生服务中心(站)	1 463	885	2 105	4 311	5 588	24 634	33 346	50 769	70 423
社区卫生服务中心	1 463	885	2 105	4 311	5 588	23 350	32 227	49 122	67 763
社区卫生服务站	0	0	0	0	0	1 284	1 119	1 647	2 660
卫生院	31 167	13 925	21 006	29 809	31 549	50 324	62 698	78 437	99 611
门诊部	2 773	710	224	615	161	4 156	4 721	6 238	8 532
诊所	0	0	0	0	0	16 486	24 227	27 866	29 003
卫生所（室）	0	0	0	0	0	603	698	743	991
医务室	0	0	0	0	0	442	592	771	624
中小学卫生保健所	0	0	0	0	0	15	5	0	0
村卫生室	0	0	0	0	0	13 417			
专业公共卫生机构	12 439	14 653	16 248	24 395	26 715	44 453	54 520	67 388	81 670
妇幼保健院(所、站)	9 611	12 710	13 243	21 704	22 605	40 021	51 632	64 002	77 784
专科疾病防治院(所、站)	2 778	1 943	3 005	2 692	4 110	4 432	2 888	3 386	3 886
其他卫生机构	778	0	1 076	1 551	1 575	1 890	2 328	47	4 239
疗养院	778	0	1 076	1 287	1 575	1 890	2 328	47	3 531
临床检验中心（所、站）	0	0	0	0	0	0	0	0	708

注：急救中心(站)、采供血机构、疾病预防控制中心(防疫站)、卫生监督所(局)、健康教育所（站、中心）、计划生育技术服务中心（站）、医学科学研究机构、医学在职培训机构、其他卫生事业机构数据为 0 未予列入

卫生机构医疗收入（万元）

2011	2012	2013	2014	2015	2016	2017	2018	2019	2020
2 527 135	**3 211 534**	**3 703 813**	**4 332 439**	**5 020 838**	**5 751 918**	**6 401 473**	**7 317 262**	**8 555 285**	**8 193 447**
2 202 559	2 782 567	3 229 560	3 826 747	4 450 043	5 071 428	5 603 394	6 376 424	7 333 962	6 998 352
1 636 289	1 899 417	2 172 485	2 555 323	2 978 604	3 355 480	3 637 903	4 103 197	4 636 839	4 425 361
191 160	243 938	292 677	360 653	441 341	512 645	580 290	620 583	735 378	728 477
429	90 369	124 523	159 001	183 504	199 777	213 499	221 781	243 784	211 081
0	0	0	0	0	0	0	313	90	334
374 681	548 844	639 874	751 771	846 594	1 003 527	1 171 628	1 430 400	1 717 508	1 632 982
0	0	0	0	0	0	74	151	364	117
231 627	307 872	333 525	337 412	372 963	465 728	556 093	669 650	854 482	941 132
0	0	0	0	0	0	0	0	11	7
87 493	120 286	133 850	122 871	128 937	148 273	167 333	196 040	234 816	261 467
83 113	115 134	127 780	116 868	122 538	141 262	160 149	188 798	228 093	255 386
4 380	5 152	6 070	6 002	6 399	7 010	7 183	7 242	6 723	6 081
95 860	126 670	128 060	134 970	146 907	185 038	205 242	228 249	260 620	259 257
14 688	17 399	23 374	26 243	30 669	47 921	78 918	120 024	190 879	250 638
30 913	29 828	34 274	38 446	50 394	63 694	84 294	105 976	145 747	152 200
1 871	1 398	1 353	1 372	1 750	1 814	1 776	1 541	1 258	972
786	762	1 117	1 919	2 049	2 291	2 477	2 356	6 285	4 749
17	10	0	0	6	6	7	10	12	5
0	11 520	11 498	11 592	12 251	16 692	16 048	15 455	14 854	11 840
81 447	106 352	122 241	141 983	162 255	192 014	217 373	241 905	275 728	247 336
77 040	101 222	114 876	133 634	152 332	191 003	216 183	239 738	273 489	245 284
4 407	5 130	7 365	8 349	9 923	1 012	1 190	2 167	2 238	2 052
11 502	14 743	18 487	26 298	35 578	22 748	24 613	29 283	91 112	6 627
7 739	5 472	6 987	8 414	9 795	0	0	0	6 238	6 627
3 763	9 272	11 500	17 884	25 783	22 748	24 613	29 283	84 874	0

表 5-7　2002—2020 年成都市医疗

分 类	2002	2003	2004	2005	2006	2007	2008	2009	2010
成都市	520 918	597 222	666 573	741 884	867 945	1 110 779	1 365 606	1 734 743	2 176 369
医　院	365 977	467 497	528 601	578 798	680 340	869 217	1 065 880	1 359 349	1 734 152
综合医院	282 808	360 079	412 188	441 355	509 715	671 460	806 575	1 034 895	1 294 753
中医医院	33 110	38 085	40 333	54 957	64 129	80 225	101 555	122 816	158 107
中西医结合医院	118	123	1 460	315	14 783	154	269	645	404
民族医院	0	0	0	0	0	0	0	0	0
专科医院	49 883	69 184	74 552	82 140	91 704	117 378	157 482	200 994	280 888
护理院	58	27	69	32	10	0	0	0	0
基层医疗卫生机构	103 283	76 175	79 468	85 439	100 939	145 159	152 152	208 893	260 638
护理站	0	0	0	0	0	0	0	0	0
社区卫生服务中心(站)	2 052	2 534	3 213	7 226	15 723	36 441	47 279	68 086	90 770
社区卫生服务中心	1 637	2 278	3 011	6 453	15 067	34 764	45 791	66 066	87 651
社区卫生服务站	415	256	203	773	656	1 677	1 489	2 020	3 119
卫生院	36 456	43 792	43 394	46 802	52 521	63 989	77 370	99 612	124 253
门诊部	6 511	5 925	5 806	4 413	5 364	4 035	4 571	5 663	9 429
诊所	17 288	17 702	18 426	18 767	19 831	21 321	21 195	25 106	24 678
卫生所（室）	926	662	1 171	1 147	1 171	1 163	958	921	1 219
医务室	4 680	811	1 054	857	800	819	764	1 097	984
中小学卫生保健所	0	0	0	0	0	12	8	0	0
村卫生室	35 370	4 750	6 403	6 226	5 530	17 380	7	8 408	9 306
专业公共卫生机构	35 205	44 801	46 468	66 676	77 031	85 204	125 844	152 480	158 386
急救中心(站)	133	203	117	617	784	90	65	115	127
采供血机构	5 897	5 277	5 118	5 362	5 716	4 840	5 366	5 976	6 555
妇幼保健院(所、站)	11 471	14 477	15 254	25 679	28 490	39 676	53 911	68 058	80 389
专科疾病防治院(所、站)	4 179	5 453	4 791	5 783	6 140	5 873	3 409	4 285	4 319
疾病预防控制中心(防疫站)	13 191	18 629	18 273	24 327	29 838	27 279	53 651	64 531	55 312
卫生监督所(局)	40	616	2 733	4 534	5 576	7 446	9 442	9 515	11 684
健康教育所（站、中心）	65	0	0	0	0	0	0	0	0
计划生育技术服务中心（站）	229	146	182	375	486	0	0	0	0
其他卫生机构	16 453	8 750	12 036	10 971	9 636	11 199	21 731	14 021	23 193
疗养院	3 185	3 791	4 444	3 819	3 416	3 130	6 804	263	6 670
医学科学研究机构	11 002	4 624	7 260	6 880	5 851	5 666	12 346	10 655	11 372
医学在职培训机构	210	248	247	185	283	794	987	1 196	1 208
临床检验中心（所、站）	1 122	0	0	0	0	0	0	0	1 179
其他卫生事业机构	934	86	86	86	86	1 609	1 594	1 908	2 764

卫生机构总支出（万元）

2011	2012	2013	2014	2015	2016	2017	2018	2019	2020
2 796 424	**3 414 010**	**4 035 957**	**4 640 590**	**5 520 116**	**6 303 990**	**7 047 101**	**8 005 796**	**9 230 509**	**9 645 241**
2 273 474	2 768 052	3 240 315	3 803 859	4 562 911	5 183 952	5 751 635	6 557 684	7 424 109	7 633 322
1 689 922	1 911 266	2 204 009	2 581 193	3 112 173	3 459 759	3 761 206	4 249 375	4 755 796	4 883 866
225 324	262 597	316 603	378 896	476 665	546 997	630 082	673 389	768 580	786 481
1 502	86 563	115 550	136 654	160 446	178 426	194 099	215 806	233 492	235 729
0	0	0	0	0	0	0	502	549	1 925
356 725	507 627	604 153	707 116	813 628	998 770	1 166 138	1 417 986	1 664 875	1 725 182
0	0	0	0	0	0	110	626	818	140
312 600	401 740	463 556	470 971	529 248	661 710	774 910	913 948	1 117 475	1 232 205
								9	40
121 028	162 210	190 499	184 753	204 283	245 699	280 847	327 069	377 655	430 983
115 928	155 639	183 098	177 516	196 524	236 420	272 394	318 753	370 001	423 601
5 100	6 571	7 401	7 237	7 759	9 280	8 453	8 316	7 654	7 382
134 735	172 311	195 786	200 972	225 915	284 486	315 054	346 373	381 066	394 349
15 698	18 642	22 793	26 410	30 783	44 656	74 576	115 029	191 950	234 929
26 052	30 467	35 105	38 827	46 316	56 791	74 573	95 088	134 401	142 344
2 218	1 878	1 865	1 954	1 944	2 001	2 103	1 868	1 715	1 337
1 427	2 609	2 639	2 661	2 668	2 846	2 892	2 810	5 181	4 833
17	15	0	0	6	6	7	21	12	5
11 426	13 610	14 869	15 395	17 334	25 224	24 858	25 690	25 485	23 385
169 968	202 948	253 553	297 062	355 659	385 881	452 592	453 556	524 170	572 899
127	260	512	500	500	600	765	767	2 985	3 441
7 853	12 150	12 953	16 854	15 554	27 535	24 997	26 420	34 918	35 182
82 758	107 388	127 210	140 889	173 170	209 825	248 576	265 494	300 051	299 993
6 290	5 722	8 387	8 487	10 048	3 102	3 828	3 741	3 976	3 068
60 736	63 814	86 067	111 604	134 515	126 952	158 320	139 980	161 681	208 605
12 204	13 492	12 925	13 301	15 260	15 139	16 106	17 155	17 310	18 343
0	122	158	166	335	434	0	0	0	0
0	0	5 341	5 261	6 276	2 295	0	0	3 249	4 266
40 383	41 270	78 532	68 699	72 298	72 447	67 964	80 607	164 755	206 815
11 956	12 556	12 386	14 287	16 159	0	0	0	10 741	6 934
20 692	17 215	51 077	28 117	27 542	28 270	19 506	19 756	22 650	22 793
1 167	1 333	1 525	1 260	1 042	1 222	1 022	1 000	422	425
3 648	6 589	9 194	19 869	25 538	34 209	41 154	51 056	117 641	155 545
2 919	3 575	4 350	5 167	2 017	8 746	6 282	8 796	13 300	21 118

表 5-8 2002—2020 年成都市不同经济类型医疗

分　类		2002	2003	2004	2005	2006	2007	2008	2009	2010
合　计		**554 308**	**659 058**	**714 391**	**816 135**	**912 500**	**1 176 365**	**1 455 883**	**1 876 461**	**2 393 773**
总收入	公　立	484 946	617 641	667 410	759 033	838 742	1 063 116	1 322 936	1 695 779	2 153 666
	民　营	31 272	36 183	40 014	49 821	67 291	113 249	132 947	180 682	240 107
合　计		**48 611**	**62 849**	**64 195**	**63 694**	**74 981**	**132 293**	**176 582**	**221 680**	**276 825**
财政拨款收入	公　立	48 460	62 688	64 098	63 474	74 675	130 826	174 939	219 977	275 310
	民　营	151	161	97	220	306	1 467	1 643	1 702	1 514
合　计		**376 923**	**431 265**	**488 665**	**574 126**	**630 464**	**973 347**	**1 201 242**	**1 560 796**	**2 007 732**
医疗收入	公　立	370 354	430 509	484 908	568 020	623 637	879 151	1 072 499	1 390 067	1 779 732
	民　营	6 569	757	3 757	6 106	6 827	94 196	128 743	170 729	228 000
合　计		**520 918**	**597 222**	**666 573**	**741 884**	**867 945**	**1 110 779**	**1 365 606**	**1 734 743**	**2 176 369**
总支出	公　立	455 371	558 970	619 905	687 985	804 637	1 009 714	1 247 295	1 573 557	1 964 593
	民　营	30 177	33 503	40 265	47 673	57 779	101 065	118 311	161 186	211 776

卫生机构收入与支出（万元）

2011	2012	2013	2014	2015	2016	2017	2018	2019	2020
2 967 843	**3 730 559**	**4 388 550**	**5 060 772**	**5 886 053**	**6 721 391**	**7 440 605**	**8 465 254**	**9 973 608**	**10 320 121**
2 603 644	3 205 555	3 768 199	4 330 684	4 926 814	5 522 427	5 913 415	6 503 191	7 586 570	7 826 891
364 199	525 005	620 351	730 089	959 239	1 198 965	1 527 190	1 962 063	2 387 038	2 493 229
322 199	**371 839**	**469 775**	**477 068**	**596 541**	**675 677**	**730 328**	**791 845**	**1 009 009**	**1 487 696**
318 547	366 233	464 555	471 347	590 658	669 624	721 466	778 409	998 099	1 478 350
3 652	5 606	5 220	5 721	5 883	6 054	8 863	13 437	10 910	9 346
2 527 135	**3 211 534**	**3 703 813**	**4 332 439**	**5 020 838**	**5 751 918**	**6 401 473**	**7 317 262**	**8 555 285**	**8 193 447**
2 180 129	2 708 694	3 105 446	3 632 496	4 092 623	4 596 270	4 935 137	5 444 834	6 279 137	5 981 007
347 006	502 840	598 367	699 943	928 215	1 155 649	1 466 337	1 872 428	2 276 148	2 212 439
2 796 424	**3 414 010**	**4 035 957**	**4 640 590**	**5 520 116**	**6 303 990**	**7 047 101**	**8 005 796**	**9 230 509**	**9 645 241**
2 473 220	2 948 913	3 463 561	3 966 104	4 613 212	5 176 288	5 603 062	6 106 121	6 886 868	7 210 667
323 204	465 097	572 396	674 486	906 905	1 127 703	1 444 038	1 899 675	2 343 641	2 434 574

表 5-9　2002—2020 年成都市各区（市）县医疗

分　类	2002	2003	2004	2005	2006	2007	2008	2009	2010
成都市	554 308	659 058	714 391	816 135	912 500	1 176 365	1 455 883	1 876 461	2 393 773
四川天府新区									
成都东部新区									
成都高新区									
锦江区	53 459	53 666	54 564	63 353	67 164	82 044	84 130	106 801	127 889
青羊区	98 260	117 264	137 005	149 572	150 969	209 490	260 013	334 172	439 075
金牛区	49 213	65 781	65 712	81 141	86 249	112 789	130 080	158 114	196 875
武侯区	132 453	200 469	212 621	242 666	291 734	347 562	479 550	615 402	782 269
成华区	26 405	30 385	34 379	37 981	42 587	53 270	68 929	85 304	114 676
龙泉驿区	14 549	15 844	15 561	17 789	20 453	29 261	35 145	54 146	59 438
青白江区	11 095	10 907	10 667	11 097	12 199	15 988	17 853	22 824	27 432
新都区	22 406	20 107	20 802	23 446	32 452	47 570	52 312	68 738	86 983
温江区	18 318	17 801	19 838	23 508	24 329	36 680	48 561	55 138	82 351
双流区	24 359	25 294	28 687	41 964	37 615	52 851	65 581	86 162	105 711
郫都区	14 002	12 370	14 711	16 171	23 927	23 765	32 625	41 375	52 422
新津区	5 862	6 092	7 361	8 786	9 396	12 995	16 038	19 371	27 155
简阳市	0	0	0	0	0	0	0	0	0
都江堰市	18 021	18 510	20 543	22 827	25 738	36 908	28 957	46 805	61 407
彭州市	10 573	13 271	14 697	16 143	17 762	22 936	27 776	42 113	53 348
邛崃市	12 478	10 891	12 219	12 248	13 683	20 476	21 491	28 819	36 929
崇州市	15 039	13 142	14 370	14 526	19 043	23 946	31 974	39 690	48 081
金堂县	13 975	13 490	15 520	16 109	18 187	23 071	22 861	28 915	37 904
大邑县	8 705	8 648	9 825	11 089	12 226	16 111	20 662	29 226	36 573
蒲江县	5 136	5 128	5 309	5 721	6 788	8 653	11 344	13 347	17 253

卫生机构总收入（万元）

2011	2012	2013	2014	2015	2016	2017	2018	2019	2020
2 967 843	3 730 559	4 388 550	5 060 772	5 886 053	6 721 391	7 440 605	8 465 254	9 973 608	10 320 121
					105 483	123 991	150 258	179 689	177 929
									46 441
					342 055	417 715	520 306	650 683	610 849
150 765	185 778	242 274	281 673	343 441	371 089	420 319	489 161	674 183	746 970
509 293	638 649	742 278	855 506	924 655	1 058 248	1 131 244	1 275 892	1 463 920	1 403 248
249 189	338 119	372 518	408 421	493 656	526 791	574 489	665 531	777 212	781 175
956 912	1 165 611	1 403 948	1 677 166	2 044 163	1 932 189	2 145 001	2 429 091	2 852 818	2 859 238
148 666	184 511	219 171	224 523	249 929	300 061	331 545	386 197	409 204	465 338
79 024	102 409	113 635	131 292	151 492	168 790	184 756	212 168	244 233	294 529
33 066	42 043	50 708	65 978	74 554	80 839	83 396	95 416	109 439	112 515
121 893	142 884	167 161	200 199	219 570	251 785	271 415	295 792	345 234	355 223
98 280	135 156	156 943	186 539	212 527	227 458	253 184	284 567	350 994	376 583
125 544	157 241	189 099	211 184	257 175	159 912	179 108	197 987	220 914	324 470
71 721	91 196	103 556	118 921	136 268	154 069	170 790	189 950	239 929	252 090
35 327	46 276	52 344	54 446	64 188	71 149	73 897	79 963	92 662	100 505
0	0	0	0	0	202 396	201 788	230 938	266 655	276 787
83 323	110 547	123 605	139 314	154 065	161 579	174 503	194 514	217 742	220 114
82 413	101 266	115 606	125 578	140 216	152 778	168 960	182 634	202 437	217 568
48 059	55 351	62 867	66 702	76 466	82 521	96 994	118 810	142 691	152 601
56 972	77 761	94 512	108 092	115 063	117 806	142 473	150 641	168 803	177 815
49 648	64 457	72 743	86 159	100 069	116 492	134 474	143 270	160 404	166 396
47 143	59 905	71 818	79 463	86 412	93 223	101 727	115 298	131 100	129 634
20 603	31 400	33 765	39 618	42 143	44 681	58 837	56 871	72 662	72 103

表 5-10　2002—2020 年成都市各区（市）县医疗

分　类	2002	2003	2004	2005	2006	2007	2008	2009	2010
成都市	48 611	62 849	64 195	63 694	74 981	132 293	176 582	221 680	276 825
四川天府新区									
成都东部新区									
成都高新区									
锦江区	4 934	9 723	7 626	8 648	10 102	13 676	8 757	15 294	17 728
青羊区	11 217	17 520	20 925	13 174	10 069	17 672	20 077	26 190	51 887
金牛区	4 142	5 223	5 289	6 050	5 617	14 157	16 549	16 202	24 304
武侯区	9 315	12 589	9 862	11 215	18 748	26 207	57 985	78 581	66 214
成华区	1 815	1 432	763	967	947	3 931	5 442	5 170	8 199
龙泉驿区	1 403	987	871	1 378	2 702	5 231	5 922	7 946	8 973
青白江区	800	871	1 019	1 295	1 621	2 802	2 389	3 425	3 519
新都区	3 573	3 638	3 680	3 259	5 177	8 553	9 599	12 763	15 549
温江区	1 815	1 917	1 956	2 141	2 701	7 815	9 484	6 954	15 260
双流区	2 676	2 271	3 534	5 400	4 989	10 596	11 509	15 552	20 233
郫都区	1 081	558	726	2 229	2 719	3 713	6 690	7 287	9 193
新津区	608	638	786	895	1 023	1 605	2 598	3 206	4 466
简阳市	—	—	—	—	—	—	—	—	—
都江堰市	307	346	259	604	826	2 854	4 253	3 116	4 044
彭州市	725	762	840	1 157	1 890	3 186	3 262	5 449	5 441
邛崃市	309	454	784	468	902	1 610	2 074	2 886	6 654
崇州市	1 160	1 233	962	1 236	1 530	1 925	4 576	4 586	5 783
金堂县	1 644	1 502	2 676	1 997	1 862	3 973	1 641	2 702	3 046
大邑县	761	696	1 093	1 042	1 035	1 894	2 606	3 012	4 515
蒲江县	326	491	544	538	524	892	1 171	1 360	1 816

卫生机构财政补助收入（万元）

2011	2012	2013	2014	2015	2016	2017	2018	2019	2020
322 199	371 839	469 775	477 068	596 541	675 677	730 328	791 845	1 009 009	1 487 696
					14 495	12 124	16 627	17 765	27 917
									10 543
					25 176	23 213	24 523	38 043	34 833
17 184	15 032	38 393	18 369	23 226	23 011	24 542	35 660	56 832	128 398
32 168	40 538	39 834	46 296	56 559	75 017	76 691	84 525	130 731	165 894
30 299	31 371	36 928	26 044	51 028	32 941	34 896	52 498	54 729	96 207
77 485	98 657	122 842	114 162	140 164	162 241	185 392	187 270	252 055	343 837
14 240	12 418	15 130	15 054	16 580	18 624	23 724	27 500	42 069	63 733
16 941	24 565	27 055	30 757	37 823	43 740	40 318	44 104	46 632	90 392
5 315	6 322	7 771	10 085	13 868	13 297	9 770	15 274	15 945	15 039
29 429	29 749	35 304	48 898	45 870	57 966	60 713	54 362	66 132	84 851
10 731	13 968	18 653	21 215	25 291	27 217	30 490	35 494	43 245	63 467
22 026	30 177	44 706	46 421	70 280	37 121	41 479	48 365	44 139	94 642
12 348	13 706	14 151	21 896	23 021	23 326	24 610	25 608	36 749	50 602
5 208	8 349	8 224	6 761	9 681	11 973	9 835	11 711	10 928	18 093
—	—	—	—	—	20 241	23 877	25 446	29 905	46 462
6 661	7 118	10 068	12 536	14 746	15 487	16 950	18 339	18 904	25 790
14 927	9 339	11 181	12 120	16 688	17 387	16 976	18 511	22 049	35 938
4 999	5 370	5 829	5 030	8 021	8 752	11 239	9 907	11 021	18 496
6 824	8 978	12 204	15 821	16 633	14 896	20 238	17 399	18 771	19 594
6 837	4 909	7 563	9 857	10 695	14 531	14 908	14 579	16 282	18 305
5 894	8 637	10 567	11 374	11 119	12 705	13 268	16 509	18 127	16 302
2 683	2 638	3 371	4 372	5 248	5 535	15 076	7 635	17 959	18 364

表 5-11 2002—2020 年成都市各区（市）县医疗

分　类	2002	2003	2004	2005	2006	2007	2008	2009	2010
成都市	376 923	431 265	488 665	574 126	630 464	973 347	1 201 242	1 560 796	2 007 732
四川天府新区									
成都东部新区									
成都高新区									
锦江区	33 087	37 343	42 114	45 948	48 720	64 896	73 883	89 850	108 047
青羊区	75 590	84 670	97 199	108 585	118 268	181 987	224 679	292 605	369 519
金牛区	26 281	40 259	33 963	37 479	41 832	85 230	107 050	135 678	167 504
武侯区	105 236	144 141	168 342	197 890	232 814	306 320	389 350	501 984	671 202
成华区	17 551	11 407	13 192	22 363	13 220	46 790	58 905	74 797	98 704
龙泉驿区	9 006	5 855	9 022	9 493	10 360	21 950	26 939	40 776	45 441
青白江区	4 453	4 614	4 213	7 973	8 890	12 666	14 562	18 140	22 274
新都区	12 734	9 395	11 267	13 016	13 517	35 908	40 041	52 906	68 338
温江区	11 200	13 318	16 234	18 335	19 057	27 417	37 632	46 541	64 240
双流区	15 540	18 233	21 975	25 076	25 176	40 029	51 737	66 980	82 210
郫都区	7 953	5 334	5 681	12 028	11 209	19 187	24 832	31 605	41 454
新津区	3 550	3 727	4 365	5 444	5 762	10 708	13 022	15 410	21 627
简阳市	—	—	—	—	—	—	—	—	—
都江堰市	12 122	14 930	16 871	18 900	19 699	27 175	23 669	41 401	54 436
彭州市	8 743	9 875	10 839	11 907	13 357	18 246	22 790	33 599	44 982
邛崃市	7 780	6 419	7 335	10 583	11 567	15 545	18 238	24 279	28 633
崇州市	8 772	7 882	10 574	10 859	15 366	20 535	26 267	33 241	40 462
金堂县	8 171	5 533	6 218	7 533	8 214	17 666	20 437	25 094	33 701
大邑县	5 986	5 908	6 687	7 776	10 089	13 828	17 577	24 752	30 297
蒲江县	3 168	2 424	2 577	2 938	3 350	7 265	9 633	11 160	14 661

卫生机构医疗收入（万元）

2011	2012	2013	2014	2015	2016	2017	2018	2019	2020
2 527 135	3 211 534	3 703 813	4 332 439	5 020 838	5 751 918	6 401 473	7 317 262	8 555 285	8 193 447
					85 296	102 201	124 420	149 744	142 223
									34 190
					293 348	361 272	456 877	563 316	472 882
131 486	168 135	199 574	257 927	314 955	337 527	378 870	423 833	581 327	556 867
458 994	567 629	662 721	759 048	828 701	940 950	1 027 778	1 156 437	1 298 232	1 199 536
211 385	296 884	326 826	370 349	431 904	483 694	525 413	594 843	702 136	652 764
833 842	1 006 932	1 194 149	1 436 493	1 753 115	1 632 741	1 823 975	2 090 450	2 425 269	2 306 156
125 889	165 919	171 736	199 850	226 455	274 091	300 830	352 065	355 220	340 107
57 473	73 194	83 312	96 339	106 725	116 852	135 351	157 814	187 882	190 872
26 425	34 294	40 830	53 730	58 997	64 934	70 694	77 780	91 392	94 423
88 651	109 678	127 322	147 211	168 779	189 274	205 921	237 236	274 870	263 910
85 505	118 508	135 920	161 908	182 221	196 472	217 019	244 469	302 325	283 240
99 352	122 527	136 577	156 780	176 104	117 117	130 058	144 956	172 770	223 993
56 865	75 503	87 496	94 629	110 633	127 879	141 840	160 927	196 840	192 196
28 897	37 154	42 870	45 539	52 712	57 407	62 795	66 553	79 465	80 080
—	—	—	—	—	177 339	172 840	198 245	229 207	216 000
73 044	100 200	110 946	124 039	136 387	141 623	152 161	170 203	192 391	186 286
64 130	88 469	100 111	108 117	118 830	130 002	145 286	154 797	174 239	170 277
40 379	47 363	54 405	59 200	66 545	72 240	84 166	107 674	130 276	132 806
47 747	65 153	78 101	88 917	93 371	99 754	118 679	128 196	144 851	150 310
40 981	57 400	62 311	72 892	85 692	97 927	115 379	123 968	138 552	140 713
39 200	49 382	59 358	66 115	73 437	78 003	86 167	97 026	110 890	110 888
16 892	27 211	29 249	33 355	35 277	37 451	42 779	48 492	54 091	52 729

表 5-12　2002—2020 年各区（市）县医疗

分　类	2002	2003	2004	2005	2006	2007	2008	2009	2010
成都市	520 918	597 222	666 573	741 884	867 945	1 110 779	1 365 606	1 734 743	2 176 369
四川天府新区									
成都东部新区									
成都高新区									
锦江区	50 379	49 808	57 806	58 471	63 994	76 843	76 489	95 064	109 733
青羊区	88 296	104 063	121 148	135 106	145 121	203 308	244 378	302 798	394 371
金牛区	48 172	64 179	62 879	73 043	87 595	102 795	128 211	147 956	175 326
武侯区	122 648	162 459	190 031	212 589	267 004	327 689	435 665	556 817	697 902
成华区	25 787	28 558	32 619	34 885	40 875	50 027	65 824	81 958	110 482
龙泉驿区	12 915	18 030	15 604	17 470	20 391	26 833	34 178	51 827	57 490
青白江区	10 752	10 495	10 411	11 094	12 308	15 875	17 797	22 351	26 852
新都区	21 088	18 854	20 679	22 010	30 746	41 529	47 645	63 627	76 590
温江区	16 809	16 463	18 430	22 223	23 670	35 900	46 266	49 827	73 244
双流区	22 448	26 947	26 529	34 180	35 860	51 928	65 685	87 868	104 341
郫都区	12 538	11 351	13 687	15 348	19 480	22 725	29 300	37 286	48 007
新津区	6 001	5 829	7 191	8 765	9 721	12 543	15 460	18 606	26 000
简阳市	—	—	—	—	—	—	—	—	—
都江堰市	17 593	18 256	20 417	22 967	25 091	37 973	30 523	49 577	62 648
彭州市	10 975	13 214	14 747	16 003	17 796	21 442	26 109	39 601	47 586
邛崃市	11 722	10 098	11 371	11 364	12 944	16 589	19 909	23 030	31 543
崇州市	14 760	11 685	13 857	13 673	18 344	23 845	29 834	38 194	47 197
金堂县	14 355	13 692	14 336	16 086	18 250	19 424	22 061	27 890	36 679
大邑县	8 806	8 416	9 569	10 900	12 115	15 146	19 638	27 436	34 960
蒲江县	4 874	4 825	5 264	5 710	6 641	8 365	10 635	13 032	15 419

卫生机构总支出（万元）

2011	2012	2013	2014	2015	2016	2017	2018	2019	2020
2 796 424	3 414 010	4 035 957	4 640 590	5 520 116	6 303 990	7 047 101	8 005 796	9 230 509	9 645 241
					112 974	126 046	148 622	173 900	173 843
									46 662
					297 966	376 742	504 062	627 479	604 174
144 838	164 215	215 131	266 292	321 428	351 712	397 989	452 519	562 043	579 758
489 609	596 819	692 367	795 037	895 094	1 056 147	1 103 181	1 218 444	1 340 958	1 357 587
246 207	315 698	355 439	387 233	477 364	502 516	557 417	649 881	751 510	744 917
858 481	1 016 281	1 203 620	1 441 749	1 827 751	1 688 351	1 934 008	2 208 935	2 513 465	2 596 466
144 895	171 002	209 630	212 749	237 681	273 917	305 375	350 299	398 141	473 404
76 406	94 677	110 596	127 948	144 058	160 317	177 951	201 556	237 362	255 986
33 436	40 650	50 309	60 543	70 289	78 099	82 918	93 008	108 804	113 589
108 903	137 121	159 296	191 789	206 300	237 004	274 732	284 984	333 774	327 529
91 554	120 817	143 293	173 728	197 902	215 397	235 876	266 232	321 892	355 349
127 358	154 641	187 650	198 263	253 908	155 126	173 363	191 189	208 172	287 936
66 414	88 435	100 834	113 312	126 471	147 273	164 090	183 150	223 426	238 545
35 267	40 538	51 554	54 515	64 300	72 214	72 368	80 926	91 801	103 475
—	—	—	—	—	198 438	203 650	223 418	253 732	260 679
83 780	107 218	122 054	133 940	152 483	161 098	175 650	196 046	218 740	220 876
80 509	92 941	110 984	119 220	134 737	146 943	163 713	176 056	195 424	200 836
42 045	52 056	58 015	61 763	74 145	81 014	92 395	111 925	135 790	154 191
55 014	72 271	89 892	104 514	113 536	117 599	134 880	150 384	174 178	176 068
46 644	61 946	72 441	81 814	97 605	113 840	134 765	144 708	160 761	169 684
44 924	56 945	69 267	78 994	83 547	93 189	103 018	114 216	127 506	129 677
20 141	29 739	33 585	37 190	41 518	42 856	56 975	55 236	71 651	74 011

表 5-13　2002—2020 年成都市医

分　类	2002	2003	2004	2005	2006	2007	2008	2009	2010
机构数（个）	287	290	306	309	319	312	297	310	344
总收入（万元）	402398	529004	571692	644320	715258	909838	1139055	1476330	1905216
财政补助收入	32360	39465	34722	32604	37282	66064	86098	113632	152910
医疗收入	332427	401343	448006	513445	564877	816929	1018107	1328536	1712639
门急诊收入	134830	150422	167149	190206	208559	306942	371377	475284	594418
住院收入	197597	250921	280857	323230	355754	509986	646731	853252	1118221
总支出（万元）	374115	474631	534329	583250	684807	869217	1065880	1359349	1734152
医疗支出	205460	238221	272448	308301	365111	511961	610217	763528	961441
门诊病人次均医药费用（元）	54.23	59.04	71.98	78.93	82.35	123.23	132.89	148.61	178.01
出院病人人均医药费用（元）	3114.60	3808.69	3731.30	4224.07	4140.37	5266.29	5911.30	6402.98	7197.16
出院病人日均医药费用（元）	324.83	342.28	352.33	385.10	379.24	463.66	512.34	559.71	605.37

院收入与支出

2011	2012	2013	2014	2015	2016	2017	2018	2019	2020
408	439	476	499	524	574	596	605	629	630
2393890	3016544	3529489	4148305	4853060	5499202	6085538	6933220	8065312	8111305
145615	163396	208862	207725	274452	278644	301511	342751	475825	782041
2202559	2782567	3229560	3826747	4450043	5071428	5603394	6376424	7333962	6998352
767017	957025	1150332	1443764	1723419	1994645	2210481	2592306	3022514	2964835
1435543	1825543	2079228	2382983	2726624	3076783	3392912	3784119	4309905	4026871
2273474	2768052	3240315	3803859	4562911	5183952	5751635	6557684	7424109	7633322
1290380	2215761	2627893	3129522	3729600	4291117	4737045	5349046	6264149	6470831
196.08	213.90	235.92	262.17	293.55	307.41	321.46	356.56	367.15	417.77
7708.28	8302.41	8759.08	9222.55	9831.18	10015.34	10273.52	10809.45	11334.78	12264.09
684.37	754.75	806.49	873.72	921.06	959.11	951.09	1065.93	1129.13	1159.32

表 5-14　2002—2020 年成都市公立医院

分　类	2002	2003	2004	2005	2006	2007	2008	2009	2010
机构数（个）	334	276	257	235	235	191	171	170	169
总收入（万元）	391781	516768	556950	622538	684443	853461	1052734	1356389	1718716
财政补助收入	32355	39465	34722	32604	37282	65939	85532	113298	152420
医疗收入	327872	401151	447117	511392	562627	761659	933533	1210105	1528657
门急诊收入	132345	150230	166531	189123	207500	277493	327300	415700	503590
住院收入	195527	250921	280585	322279	354749	484166	606233	794405	1025066
总支出（万元）	362994	462231	517174	559334	654516	815755	988924	1254115	1570753
医疗支出	201145	238106	271914	307215	363869	483629	570121	709010	881550
门诊病人次均医药费用（元）	55.71	62.26	75.12	83.27	86.86	123.64	133.56	151.30	174.09
出院病人人均医药费用（元）	3260.02	3934.25	3859.10	4398.17	4357.22	5519.56	6336.59	6973.53	7837.74
出院病人日均医药费用（元）	333.82	347.51	363.93	404.34	397.98	475.81	539.13	592.99	628.50

收入与支出

2011	2012	2013	2014	2015	2016	2017	2018	2019	2020
167	166	162	167	165	161	156	147	150	148
2101464	2608283	3038595	3567979	4063836	4508843	4836413	5346247	6242158	6314558
144142	161229	207005	205599	272517	277375	298524	335872	472964	781017
1914140	2379322	2743314	3252171	3671094	4094968	4372649	4816425	5542156	5244472
626373	778384	938971	1174438	1385237	1551547	1662374	1864193	2157245	2102341
1287767	1600939	1804343	2077734	2285857	2543421	2710275	2952232	3384945	3142012
2013476	2396961	2775360	3255572	3800392	4243636	4556893	4994794	5608431	5822830
1166277	1975003	2317339	2765535	3207671	3618170	3895211	4248501	5036009	5193115
188.46	205.92	228.13	253.03	283.46	293.45	303.61	324.29	327.06	368.44
8629.02	9478.62	9964.94	10407.98	11028.43	11247.32	11537.64	12007.67	12397.60	13545.05
726.53	815.70	870.41	939.41	982.93	1050.40	1085.76	1163.76	1241.57	1347.23

表 5-15　2002—2020 年成都市医院门诊病人次均医药费用和出院病人

分　类		2002	2003	2004	2005	2006	2007	2008	2009	2010
按经济类型分										
公　立	门诊病人次均医药费用	64.08	71.35	82.66	90.43	93.93	123.64	133.56	151.30	174.09
	出院病人人均医药费用	3 487.09	4 138.07	4 059.42	4 550.64	4 492.70	5 519.56	6 336.59	6 973.53	7 837.74
民　营	门诊病人次均医药费用	25.42	1.56	6.23	7.80	7.36	119.47	128.11	132.21	203.43
	出院病人人均医药费用	602.68	0.00	107.01	293.02	222.87	2 830.71	2 948.72	3 042.52	3 789.26
按机构等级分										
三级机构	门诊病人次均医药费用	86.31	112.16	127.57	137.42	140.15	168.35	180.28	200.02	224.00
	出院病人人均医药费用	6 430.71	8 334.01	8 622.98	7 162.01	8 447.15	9 520.01	10 510.37	11 171.58	12 171.35
二级机构	门诊病人次均医药费用	57.53	55.10	69.87	75.28	79.30	100.77	109.37	125.82	139.55
	出院病人人均医药费用	2 681.84	2 571.84	2 471.72	2 470.84	2 704.27	3 509.68	4 058.73	4 466.81	4 880.62
一级及未定级	门诊病人次均医药费用	50.30	40.18	44.26	63.71	32.74	94.64	102.19	110.71	167.42
	出院病人人均医药费用	1 878.99	1 432.66	1 418.33	4 863.68	987.37	2 794.32	2 983.50	3 167.60	4 165.49

人均医药费用（元）

2011	2012	2013	2014	2015	2016	2017	2018	2019	2020
188.46	205.92	228.13	253.03	283.46	293.45	303.61	324.29	327.06	368.44
8 629.02	9 478.62	9 964.94	10 407.98	11 028.43	11 247.32	11 537.64	12 007.67	12 397.60	13 545.05
239.14	257.31	278.08	311.22	343.68	368.82	391.23	478.45	528.70	620.12
3 994.25	4 405.62	4 881.57	5 195.06	6 289.95	6 578.93	7 159.22	7 982.58	8 627.95	9 181.03
233.67	241.21	259.66	291.61	328.18	332.28	340.29	354.13	360.07	406.75
12 231.20	12 132.90	12 384.67	12 707.41	13 444.24	13 126.67	13 419.01	13 361.02	13 771.10	14 822.01
152.44	156.73	162.02	167.17	178.37	186.41	213.63	243.24	251.32	352.12
5 158.75	5 701.04	5 658.27	5 851.05	6 544.98	6 636.34	6 688.42	6 989.06	7 220.59	8 139.87
202.25	235.45	277.81	298.25	344.46	388.49	408.57	511.66	567.29	618.66
4 442.01	4 420.91	4 993.73	5 096.83	5 331.75	6 128.74	6 976.28	8 107.03	8 359.42	6 525.59

表 5-16　2002—2020 年成都市各区（市）县医院门诊

分　类	2002	2003	2004	2005	2006	2007	2008	2009	2010
成都市	**62.47**	**67.49**	**79.08**	**85.29**	**88.64**	**123.23**	**132.89**	**148.61**	**178.01**
四川天府新区									
成都东部新区									
成都高新区									
锦江区	91.81	123.20	111.83	131.72	128.29	148.90	163.26	167.03	168.87
青羊区	66.24	72.23	87.93	90.89	107.63	177.82	181.47	212.61	237.53
金牛区	53.86	61.91	66.97	66.05	66.90	115.86	130.86	151.55	189.95
武侯区	76.04	81.62	106.49	114.45	132.37	159.25	172.86	187.87	236.10
成华区	65.42	33.58	29.48	66.78	29.38	121.51	136.93	135.72	173.72
龙泉驿区	52.88	30.30	46.78	40.82	44.03	80.63	81.52	97.15	116.72
青白江区	30.52	52.21	43.39	45.33	59.23	74.25	85.65	89.11	112.86
新都区	42.89	42.64	48.17	54.49	44.87	78.38	85.95	95.65	121.66
温江区	52.14	58.93	81.00	79.19	77.77	100.49	105.60	120.73	145.03
双流区	52.61	66.56	90.97	79.32	71.25	88.48	91.29	107.42	124.73
郫都区	34.36	33.59	36.53	48.35	48.55	55.05	60.27	62.28	71.81
新津区	57.16	73.51	82.76	86.42	85.90	63.53	80.52	73.83	88.87
简阳市	—	—	—	—	—	—	—	—	—
都江堰市	43.27	54.87	59.02	60.97	55.98	64.17	57.87	89.09	99.36
彭州市	40.93	47.56	49.89	52.72	53.69	75.86	74.68	99.79	118.87
邛崃市	61.82	70.71	84.12	95.65	85.39	87.24	90.08	132.76	95.37
崇州市	44.12	44.49	55.52	57.36	62.63	72.48	79.84	87.50	120.39
金堂县	57.88	57.83	55.51	60.18	55.84	71.79	90.11	96.73	115.65
大邑县	37.65	39.02	44.48	50.13	55.80	50.75	63.45	81.05	86.62
蒲江县	44.11	51.37	69.37	73.50	77.16	81.35	87.35	94.18	103.54

病人次均医药费用（元）

2011	2012	2013	2014	2015	2016	2017	2018	2019	2020
196.08	**213.90**	**235.92**	**262.17**	**293.55**	**307.41**	**321.46**	**356.56**	**367.15**	**417.77**
					219.70	229.66	249.43	264.53	284.00
									65.14
					228.32	241.82	354.46	404.22	479.73
177.03	196.64	222.38	269.52	288.81	284.87	275.31	282.93	421.20	437.40
244.24	268.28	287.14	296.55	319.87	351.00	379.13	432.51	444.91	509.97
205.91	230.80	257.88	278.51	305.41	342.00	362.90	395.40	393.79	461.81
260.63	280.90	313.59	376.36	451.35	515.57	551.48	602.48	575.01	673.69
210.14	237.18	256.74	268.22	283.30	357.46	397.10	449.21	312.46	382.75
132.38	152.13	173.11	199.80	206.76	200.15	208.90	227.31	243.69	266.49
149.60	134.06	131.42	158.49	170.83	168.95	187.22	192.65	191.36	222.88
146.07	156.81	159.61	168.63	169.53	181.32	187.95	199.68	205.32	239.90
157.58	180.53	207.76	222.48	223.62	230.42	235.81	255.97	266.23	294.16
144.84	160.54	172.07	189.75	197.52	185.85	188.11	193.78	204.77	233.36
79.85	88.55	115.61	106.12	122.08	146.63	147.07	158.21	165.41	190.91
102.54	103.92	128.80	123.36	134.39	141.77	152.89	154.95	167.58	198.19
—	—	—	—	—	231.20	239.23	262.53	278.52	314.83
131.41	141.82	142.29	170.21	177.46	182.62	180.33	176.22	191.42	225.32
127.14	143.77	154.37	158.89	159.79	158.54	160.03	168.86	169.66	186.22
100.63	96.80	110.75	120.39	120.64	128.55	139.03	154.39	163.76	189.37
137.43	152.11	176.62	175.98	179.94	187.76	195.39	194.27	206.08	239.63
126.96	139.53	147.43	163.33	157.44	157.86	166.00	188.20	194.88	221.00
97.56	108.43	108.03	111.05	131.07	146.82	149.75	166.05	174.84	201.84
111.84	107.60	119.64	132.09	138.42	151.22	162.12	174.48	177.53	199.47

表 5-17 2002—2020 年成都市各区（市）县医院

分　类	2002	2003	2004	2005	2006	2007	2008	2009	2010
成都市	3 326.77	4 000.89	3 919.18	4 364.09	4 262.16	5 266.29	5 911.30	6 402.98	7 197.16
四川天府新区									
成都东部新区									
成都高新区									
锦江区	4 593.16	4 925.06	4 520.43	5 603.01	5 333.29	6 539.85	6 916.18	8 240.9	8 588.15
青羊区	4 814.48	5 660.06	5 667.32	5 715.48	5 595.10	7 692.45	8 275.51	9 129.11	9 696.56
金牛区	3 099.86	3 173.43	2 689.42	2 506.18	2 817.62	5 331.37	6 033.94	6 497.25	7 472.84
武侯区	5 803.56	8 246.30	7 482.47	8 764.83	9 255.14	9 007.06	9 733.21	10 293	11 515.8
成华区	2 875.00	2 007.05	2 169.82	2 760.83	1 470.75	4 742.32	5 515.73	5 651.3	6 074.6
龙泉驿区	1 853.67	1 244.54	1 440.14	1 510.54	1 422.53	3 277.98	3 602.65	3 944.18	4 162.07
青白江区	1 084.24	2 374.46	1 918.82	2 300.85	2 525.54	2 598.19	2 716.31	2 991.4	2 879.55
新都区	1 624.11	1 919.00	2 088.64	2 317.31	1 388.28	2 690.79	3 223.61	3 475.99	4 326.5
温江区	2 424.20	2 751.43	3 467.00	3 687.55	3 164.78	3 781.45	4 432.79	4 939.67	6 208.5
双流区	2 040.87	2 360.28	1 663.08	2 236.97	2 216.53	2 866.19	3 238.97	4 047.37	4 550.52
郫都区	1 564.98	1 475.49	1 368.84	2 055.57	1 701.03	2 299.07	2 636.84	2 696.81	3 172.01
新津区	1 613.91	2 025.48	1 928.08	2 483.77	2 384.67	2 498.07	2 907.89	2 766.85	3 150.85
简阳市	—	—	—	—	—	—	—	—	—
都江堰市	1 988.72	2 165.90	2 328.21	2 568.54	2 547.79	2 688.16	2 953.25	3 335.84	4 342.5
彭州市	1 529.76	1 790.01	1 743.96	2 030.24	1 792.16	1 894.56	2 606.35	3 334.25	3 940.71
邛崃市	994.31	1 694.34	2 243.98	2 522.36	2 385.98	2 509.27	2 845.80	3 130.69	3 588.11
崇州市	1 850.93	1 860.15	2 279.09	1 686.83	2 564.94	3 201.69	3 578.71	4 097.31	4 164.51
金堂县	1 583.08	1 640.48	1 460.01	1 691.05	1 521.82	1 907.35	2 253.86	2 500.86	3 066.31
大邑县	1 858.88	2 114.43	2 259.02	2 435.26	2 966.06	2 475.43	2 585.85	2 833.11	3 222.42
蒲江县	2 043.98	2 370.03	2 298.05	2 446.43	2 307.52	2 350.68	2 894.46	2 906.03	3 387.17

出院病人次均医药费用（元）

2011	2012	2013	2014	2015	2016	2017	2018	2019	2020
7 708.28	8 302.41	8 759.08	9 222.55	9 831.18	10 015.3	10 273.5	10 809.5	11 334.8	12 264.1
					6 350.45	6 935.77	8 310.43	8 504.87	9 549.78
									2 586.1
					12 954.7	14 298	14 934.6	15 904.7	16 236.7
9 189.82	10 549.3	10 757	11 661.4	12 119.9	12 766.8	12 644.9	12 916.8	13 346.5	14 487.3
10 734.6	11 350.8	12 223.6	12 594.7	13 762.3	14 347.3	14 738.3	15 112.7	14 724.5	16 048.4
8 048.99	9 296.11	9 752.01	10 018.6	10 849.6	11 487.7	11 434.3	11 921.1	12 457.6	13 923.8
12 014.2	12 755.4	13 501.8	13 821.7	14 556.5	15 720.5	16 445.4	16 990.2	17 538.7	19 069.7
7 014.1	8 218.54	8 069.94	8 381.79	8 490.63	8 772.92	8 530.99	9 013.86	10 341.6	11 907.6
4 404.98	4 936.62	5 089.16	5 315.47	5 674.28	5 679.32	5 774.71	6 280.86	6 842.04	7 946.96
3 299.6	3 784.15	4 750.67	5 773.07	5 630.56	5 662.68	5 919.75	6 149.87	7 104.1	7 735.97
5 394.31	5 669.5	5 909.03	6 735.76	7 226.35	7 205.05	7 140.28	7 778.44	8 120.51	8 736.05
6 999.63	8 475.32	8 634.22	9 593.27	10 067.3	9 812.73	10 284	10 835.7	11 346.3	12 252
5 259.31	5 716.84	5 762.92	6 169.27	6 342.81	6 507.91	6 980.84	7 175.12	7 581.21	9 966.98
3 754.24	3 956.19	4 183.12	4 255.68	5 128.81	5 474.88	5 549.21	5 963.23	6 528.48	7 427.42
3 579.04	3 655.53	3 765.55	4 077.04	4 535.19	4 768.69	4 928.5	5 094.37	5 745.3	6 664.25
—	—	—	—	—	7 028.14	6 530.19	7 421.71	8 335.54	9 567.39
5 140.72	5 804.18	5 582.47	5 805.52	6 092.25	6 176.49	6 114.22	6 495.39	6 727.17	7 146.13
4 583.38	4 353.38	5 270.74	5 317.33	5 546.36	5 823.47	5 867.01	6 088.17	6 781.3	7 293.35
3 117.6	3 456.65	3 880.45	4 075.56	4 371.25	4 471.76	4 988.61	5 918.09	6 638.93	7 143.28
4 297.78	5 282.45	5 854.41	5 857.88	6 227.04	6 137.99	6 423.86	6 456.09	6 755.45	7 262.01
3 361.39	3 826.57	3 964.69	4 373.97	4 893.59	5 379.36	5 900.59	6 210.12	6 421.03	7 632.48
3 770.3	4 053.7	4 643.81	4 824.7	5 100.2	4 889.9	4 925.91	5 200.29	5 494.63	6 025.08
4 109.91	5 022.92	4 925.85	4 826.73	4 773.49	4 789.90	4 885.55	5 217.84	5 510.54	5 809.45

六、医疗服务

简要说明

1. 本部分主要介绍成都市及其 23 个区（市）县 2002—2020 年历年医疗服务量情况，主要包括诊疗人次数、住院人数、病床使用率、平均住院日、医生人均工作量等。

2. 本部分数据来源于四川省卫生健康统计数据综合采集与决策支持系统年报数据库。

3. 本部分涉及医疗卫生机构的口径和指标解释与"医疗卫生机构"部分一致。

主要指标解释

1. **总诊疗人次数**：所有诊疗工作的总人次数，统计界定原则为：① 按挂号数统计，包括门诊、急诊、出诊、预约诊疗、单项健康检查、健康咨询指导（不含健康讲座）人次。患者 1 次就诊多次挂号，按实际诊疗次数统计，不包括根据医嘱进行的各项检查、治疗、处置工作量以及免疫接种、健康管理服务人次数；② 未挂号就诊、本单位职工就诊及外出诊（不含外出会诊）不收取挂号费的，按实际诊疗人次统计。

2. **出院人数**：报告期内所有住院后出院的人数。包括医嘱离院、医嘱转其他医疗机构、非医嘱离院、死亡及其他人数，不含家庭病床撤床人数。统计界定原则为：①"死亡"：包括已办住院手续后死亡、未办理住院手续而实际上已收容入院的死亡者。②"其他"：指正常分娩和未产出院、未治和住院经检查无病出院、无并发症的人工流产或绝育手术出院者。

3. **每百门、急诊入院人数**：入院人数/（门诊人次数+急诊人次数）× 100%

4. **住院病人手术人次数**：施行手术和操作的住院病人总数。1 次住院期间施行多次手术的，按实际手术次数统计。1 次实施多个部位手术的按 1 次统计。

5. **实际开放总床日数**：年内医院各科每日夜晚 12 点开放病床数总和，不论该床是否被病人占用，都应计算在内。包括消毒和小修理等暂停使用的病床，超过半年的加床。不包括因病房扩建或大修而停用的病床及临时增设病床（半年以内）。

6. **实际占用总床日数**：医院各科每日夜晚 12 点实际占用病床数（即每日夜晚 12 点住院人数）总和，包括实际占用的临时加床在内，不包括家庭病床占用床日数。病人入院后于当晚 12 点前死亡或因故出院的病人，按实际占用床位 1 天进行统计，同时统计"出院者占用总床日数"1 天，入院及出院人数各 1 人。

7. **出院者占用总床日数**：所有出院人数的住院床日之总和。包括正常分娩、未产出院、住院经检查无病出院、未治出院及健康人进行人工流产或绝育手术后正常出院者的住院床日数。

8. **病床使用率**：报告期内实际占用总床日数／同期实际开放总床日数×100%

9. **平均住院日**：报告期内出院者占用总床日数／同期出院人数

10. **病床周转次数**：报告期内出院人数／同期平均开放病床数

11. **医师日均担负诊疗人次**：报告期内诊疗人次数／同期平均执业（助理）医师数／报告期内工作日数

12. **医师日均担负住院床日**：报告期内实际占用总床日数／同期平均执业（助理）医师人数／报告期内日历天数

表 6-1 2002—2020 年成都市医疗

分　类	2002	2003	2004	2005	2006	2007	2008	2009	2010
成都市	4 929.23	5 192.27	5 161.29	5 258.54	5 367.67	5 897.43	6 540.55	7 228.29	7 644.40
医　院	1 979.80	2 109.39	2 039.46	2 170.29	2 293.10	2 490.84	2 794.63	3 198.19	3 339.24
综合医院	1 383.72	1 480.55	1 436.92	1 555.84	1 567.58	1 780.53	2 003.01	2 310.12	2 378.76
中医医院	286.18	311.57	296.98	326.47	361.37	393.27	420.69	442.18	471.44
中西医结合医院	0.76	1.23	1.59	7.41	62.02	3.29	3.33	4.18	3.99
民族医院	0.00	0.00	0.00	0.00	0.00	0.00	0.00	0.00	0.00
专科医院	308.65	314.65	303.51	280.47	302.02	313.74	367.61	441.70	485.04
护理院	0.50	1.38	0.46	0.10	0.10	0.00	0.00	0.00	0.00
基层医疗卫生机构	2 834.05	2 951.64	2 992.30	2 923.57	2 876.20	3 158.75	3 463.64	3 714.38	3 938.07
护理站	0.00	0.00	0.00	0.00	0.00	0.00	0.00	0.00	0.00
社区卫生服务中心（站）	45.19	47.60	65.41	123.68	144.10	266.44	445.79	587.02	668.45
社区卫生服务中心	32.52	38.59	55.01	88.82	139.35	242.04	420.93	551.67	619.64
社区卫生服务站	12.67	9.01	10.40	34.87	4.75	24.40	24.87	35.35	48.80
卫生院	953.05	963.48	899.18	882.89	882.50	876.26	927.42	948.01	961.90
门诊部	191.12	130.55	83.88	86.93	81.12	62.97	62.34	69.85	73.79
诊所	920.31	924.90	983.53	940.31	947.26	952.94	1 114.84	1 136.45	1 225.46
卫生所（室）	33.14	34.87	52.78	48.05	47.56	37.74	44.28	43.07	49.81
医务室	54.98	46.34	52.45	49.79	45.87	46.26	55.28	59.55	50.46
中小学卫生保健所	0.00	0.00	0.00	0.00	0.00	0.00	0.10	0.00	0.00
村卫生室	636.27	803.91	855.08	791.92	727.78	916.13	813.59	870.42	908.20
专业公共卫生机构	105.19	131.24	120.78	155.19	184.89	234.65	267.32	315.40	338.65
急救中心（站）	0.00	0.00	0.00	0.00	0.00	0.00	0.00	1.36	1.38
妇幼保健院（所、站）	78.91	104.47	98.15	121.62	153.30	223.76	259.14	305.00	327.72
专科疾病防治院（所、站）	26.28	26.77	22.62	33.56	31.59	10.89	8.18	9.05	9.55
其他卫生机构	10.19	0.00	8.75	9.48	13.48	13.19	14.96	0.32	28.43
疗养院	10.19	0.00	8.75	9.48	13.48	13.19	14.96	0.32	16.84
临床检验中心（所、站）	0.00	0.00	0.00	0.00	0.00	0.00	0.00	0.00	11.59

注：采供血机构、疾病预防控制中心（防疫站）、卫生监督所（局）、健康教育所（站、中心）、计划生育技术服务中心（站）、
　　医学科学研究机构、医学在职培训机构、其他卫生事业机构无总诊疗人次，未予列入。

卫生机构总诊疗人次数（万）

2011	2012	2013	2014	2015	2016	2017	2018	2019	2020
8 677.24	**9 520.41**	**10 155.46**	**10 926.60**	**11 337.98**	**12 762.24**	**13 564.51**	**14 513.06**	**16 451.64**	**14 368.19**
3 911.77	4 474.23	4 876.01	5 506.97	5 870.89	6 488.65	6 876.38	7 270.31	8 232.44	7 096.85
2 906.81	2 990.67	3 215.39	3 641.96	3 869.19	4 232.24	4 405.41	4 617.72	5 257.35	4 498.67
495.18	561.76	616.45	692.70	793.54	874.63	937.81	969.21	1 090.47	980.48
3.82	145.24	183.22	220.19	250.89	279.25	295.65	315.99	354.92	302.95
0.00	0.00	0.00	0.00	0.00	0.00	0.00	0.15	0.27	0.42
505.95	776.56	860.95	952.12	957.27	1 102.53	1 237.42	1 367.13	1 529.16	1 313.97
0.00	0.00	0.00	0.00	0.00	0.00	0.09	0.11	0.26	0.37
4 358.55	4 660.25	4 848.80	4 939.10	4 946.37	5 634.33	6 003.86	6 505.30	7 382.58	6 595.39
0.00	0.00	0.00	0.00	0.00	0.00	0.00	0.00	0.07	0.02
824.23	1 062.55	1 132.60	1 158.69	1 197.53	1 293.13	1 452.67	1 594.01	1 756.36	1 656.95
719.11	947.67	1 008.76	1 043.34	1 086.13	1 193.75	1 362.05	1 505.79	1 671.09	1 592.40
105.12	114.88	123.84	115.34	111.40	99.38	90.61	88.22	85.27	64.55
897.81	982.27	1 012.42	1 039.96	1 066.79	1 283.90	1 380.63	1 458.82	1 542.30	1 380.52
102.15	131.29	147.29	166.68	175.63	184.95	221.71	297.40	443.87	317.72
1 376.61	1 327.01	1 441.24	1 501.47	1 473.13	1 555.06	1 684.52	1 921.35	2 420.83	2 276.78
64.62	71.91	51.68	49.81	49.08	56.18	51.70	48.25	55.38	41.65
52.81	47.60	60.48	56.69	55.56	56.90	59.87	51.84	68.64	62.34
0.92	0.90	0.04	0.04	0.04	0.04	0.04	1.34	0.49	0.21
1 039.40	1 036.72	1 003.05	965.76	928.62	1 204.17	1 152.72	1 132.29	1 094.65	859.19
323.33	371.34	417.08	463.44	499.37	639.25	684.27	737.45	836.62	675.95
1.33	1.40	1.29	0.97	0.79	0.80	0.90	1.24	21.68	19.11
314.37	361.99	407.49	455.53	492.44	632.25	676.51	727.15	802.84	645.79
7.63	7.96	8.30	6.94	6.14	6.20	6.86	9.05	12.10	11.06
83.59	14.58	13.57	17.09	21.35	0.00	0.00	0.00	0.00	0.00
15.42	14.58	13.57	17.09	21.35	0.00	0.00	0.00	0.00	0.00
68.16	0.00	0.00	0.00	0.00	0.00	0.00	0.00	0.00	0.00

表 6-2　2002—2020 年成都市医疗卫生机构

分　类	2002	2003	2004	2005	2006	2007	2008	2009	2010
成都市	**4 807.70**	**5 029.52**	**5 047.02**	**5 087.55**	**5 180.61**	**5 778.31**	**6 385.76**	**7 099.08**	**7 510.29**
医　院	1 903.39	2 006.18	1 979.00	2 127.37	2 204.68	2 435.19	2 718.92	3 141.81	3 292.28
综合医院	1 354.36	1 434.88	1 385.08	1 517.48	1 493.49	1 747.50	1 934.08	2 259.69	2 337.75
中医医院	284.76	309.54	296.29	324.47	353.24	392.37	415.33	440.55	470.42
中西医结合医院	0.72	1.24	1.59	7.41	61.68	3.29	3.33	3.98	3.70
民族医院	0.00	0.00	0.00	0.00	0.00	0.00	0.00	0.00	0.00
专科医院	263.05	259.15	295.59	277.92	296.18	292.04	366.18	437.58	480.43
护理院	0.50	1.38	0.46	0.10	0.10	0.00	0.00	0.00	0.00
基层医疗卫生机构	2 801.76	2 899.59	2 949.63	2 811.55	2 789.40	3 099.16	3 389.44	3 643.23	3 855.80
护理站	0.00	0.00	0.00	0.00	0.00	0.00	0.00	0.00	0.00
社区卫生服务中心（站）	27.07	36.58	52.29	84.60	126.77	243.20	416.90	558.43	631.84
社区卫生服务中心	27.07	36.58	52.29	84.60	126.77	223.28	395.45	527.53	590.21
社区卫生服务站	0.00	0.00	0.00	0.00	0.00	19.92	21.46	30.90	41.62
卫生院	944.06	929.01	878.07	867.55	870.46	863.89	909.94	930.20	937.76
门诊部	191.12	130.55	83.88	86.93	81.12	62.97	62.34	69.85	73.79
诊所	915.49	918.80	977.33	885.62	892.60	945.03	1 107.65	1 131.25	1 221.76
卫生所（室）	32.93	34.57	51.22	46.60	46.10	37.52	44.04	42.65	49.71
医务室	54.82	46.17	51.76	48.33	44.58	46.10	54.91	59.21	50.38
中小学卫生保健所	0.00	0.00	0.00	0.00	0.00	0.00	0.09	0.00	0.00
村卫生室	636.27	803.91	855.08	791.92	727.78	900.46	793.56	851.65	890.57
专业公共卫生机构	94.48	123.75	109.65	139.15	173.05	230.77	262.50	313.72	334.37
急救中心（站）	0.00	0.00	0.00	0.00	0.00	0.00	0.00	1.36	1.38
妇幼保健院（所、站）	76.48	97.01	96.73	116.22	146.12	220.12	254.54	303.40	324.22
专科疾病防治院（所、站）	18.00	26.74	12.92	22.92	26.93	10.65	7.96	8.96	8.76
其他卫生机构	8.06	0.00	8.73	9.48	13.48	13.19	14.90	0.33	27.84
疗养院	8.06	0.00	8.73	9.48	13.48	13.19	14.90	0.33	16.24
临床检验中心（所、站）	0.00	0.00	0.00	0.00	0.00	0.00	0.00	0.00	11.59

注：采供血机构、疾病预防控制中心（防疫站）、卫生监督所（局）、健康教育所（站、中心）、计划生育技术服务中心（站）、
　　医学科学研究机构、医学在职培训机构、其他卫生事业机构无门急诊人次，未予列入。

门急诊人次数（万）

2011	2012	2013	2014	2015	2016	2017	2018	2019	2020
8 469.03	**9 185.76**	**9 834.19**	**10 523.76**	**10 931.38**	**12 332.74**	**13 066.65**	**13 919.04**	**15 752.77**	**13 677.88**
3 821.29	4 343.85	4 757.72	5 328.54	5 699.21	6 332.37	6 718.17	7 110.22	8 061.16	6 940.40
2 834.32	2 892.79	3 143.79	3 512.20	3 746.04	4 138.76	4 304.13	4 507.31	5 130.20	4 385.78
490.16	547.04	596.27	666.58	775.14	852.81	909.93	945.16	1 063.80	950.23
3.56	143.98	181.66	219.05	246.83	276.69	294.38	314.65	353.67	297.42
0.00	0.00	0.00	0.00	0.00	0.00	0.00	0.00	0.15	0.27	0.42
493.25	760.05	836.00	930.72	931.18	1 064.10	1 209.65	1 342.84	1 512.99	1 306.20
0.00	0.00	0.00	0.00	0.00	0.00	0.00	0.08	0.09	0.23	0.37
4 245.89	4 461.00	4 652.82	4 718.17	4 719.06	5 400.18	5 670.53	6 081.95	6 869.29	6 071.56
0.00	0.00	0.00	0.00	0.00	0.00	0.00	0.00	0.05	0.02
779.51	957.72	1 018.52	1 036.60	1 067.81	1 162.96	1 278.13	1 374.10	1 487.28	1 366.18
680.05	853.15	903.63	926.71	961.66	1 066.50	1 190.00	1 287.84	1 404.54	1 303.63
99.46	104.57	114.90	109.88	106.14	96.46	88.13	86.25	82.74	62.56
854.29	922.73	973.56	986.97	1 019.69	1 235.57	1 296.16	1 353.19	1 426.18	1 252.53
102.15	119.24	129.63	142.14	136.75	148.96	162.98	229.76	357.15	253.35
1 371.44	1 324.03	1 434.49	1 495.68	1 470.77	1 548.40	1 679.92	1 902.06	2 388.47	2 243.97
64.44	71.64	51.54	48.91	49.05	56.09	51.66	48.22	55.32	41.60
52.66	47.49	60.41	56.10	55.53	56.83	59.79	51.29	68.11	61.99
0.92	0.90	0.04	0.04	0.04	0.04	0.04	1.24	0.49	0.21
1 020.48	1 017.25	984.63	951.74	919.44	1 191.34	1 141.83	1 122.10	1 086.23	851.69
318.27	366.32	410.09	459.96	491.76	600.21	677.96	726.88	822.32	665.91
1.33	1.40	1.29	0.97	0.79	0.80	0.90	1.24	21.68	19.11
309.43	356.96	400.50	452.48	484.85	593.31	670.35	716.57	788.54	635.79
7.51	7.96	8.30	6.52	6.12	6.10	6.70	9.05	12.10	11.02
83.59	14.58	13.57	17.09	21.35	0.00	0.00	0.00	0.00	0.00
15.43	14.58	13.57	17.09	21.35	0.00	0.00	0.00	0.00	0.00
68.16	0.00	0.00	0.00	0.00	0.00	0.00	0.00	0.00	0.00

表 6-3　2002—2020 年成都市各区（市）县医疗

地　区	2002	2003	2004	2005	2006	2007	2008	2009	2010
成都市	4 929.23	5 192.27	5 161.29	5 258.54	5 367.67	5 897.43	6 540.55	7 228.29	7 644.40
四川天府新区									
成都东部新区									
成都高新区									
锦江区	283.60	267.71	329.20	307.20	315.80	336.25	313.99	354.67	390.66
青羊区	476.82	512.56	511.98	533.46	519.63	572.53	660.02	732.71	791.15
金牛区	401.29	441.66	449.92	458.39	486.30	511.76	569.22	616.77	613.40
武侯区	579.95	619.85	624.15	702.95	698.54	789.53	956.35	1 123.69	1 339.22
成华区	289.99	304.95	269.22	291.85	312.16	290.77	301.06	416.59	441.87
龙泉驿区	175.50	188.76	179.33	186.43	196.16	234.34	274.72	327.62	315.49
青白江区	136.20	142.68	136.21	130.38	136.20	151.30	156.71	173.77	170.16
新都区	317.21	342.20	363.15	366.36	373.25	392.77	370.94	405.56	404.77
温江区	207.33	222.29	214.32	166.70	182.74	220.77	302.31	259.96	270.37
双流区	377.71	375.05	361.23	337.33	359.46	441.67	517.04	550.61	549.15
郫都区	195.06	193.35	211.72	200.55	202.35	230.56	289.53	307.56	343.04
新津区	112.79	99.12	104.95	111.17	107.45	137.53	130.17	155.23	157.29
简阳市	—	—	—	—	—	—	—	—	—
都江堰市	244.39	282.67	278.76	310.39	303.24	327.22	367.12	361.75	361.78
彭州市	116.65	234.33	248.48	260.43	245.10	245.92	274.48	299.75	320.25
邛崃市	204.69	197.31	199.42	162.86	167.04	200.33	209.66	219.25	235.69
崇州市	287.24	281.51	269.87	272.94	278.61	270.07	301.13	343.19	349.31
金堂县	304.45	258.77	208.51	230.13	239.85	260.90	240.93	245.72	254.98
大邑县	126.46	135.07	136.47	138.30	140.48	193.45	210.58	235.24	239.99
蒲江县	91.90	92.42	64.39	90.71	103.30	89.75	94.61	98.67	95.84

卫生机构总诊疗人次数（万）

2011	2012	2013	2014	2015	2016	2017	2018	2019	2020
8 677.24	9 520.41	10 155.46	10 926.60	11 337.98	12 762.24	13 564.51	14 513.06	16 451.64	14 368.19
					307.32	338.11	378.97	446.70	403.94
									189.90
					573.19	755.44	809.30	1 031.73	763.03
413.07	461.72	532.17	581.17	599.78	657.36	728.62	814.37	1 024.86	894.71
962.90	1 063.94	1 161.29	1 300.93	1 354.06	1 427.80	1 487.30	1 547.94	1 695.74	1 343.63
645.48	741.86	718.97	807.55	856.49	914.67	941.19	1 002.97	1 177.28	1 029.19
1 561.49	1 728.64	1 927.65	2 096.96	2 244.09	1 836.19	1 901.13	2 034.02	2 408.99	2 061.34
564.78	572.64	596.70	598.28	575.36	619.80	665.09	703.46	742.08	711.34
357.03	386.11	390.61	427.57	446.09	476.87	542.63	590.56	666.19	594.50
198.77	216.35	222.20	237.31	246.97	251.65	267.83	300.54	312.47	267.94
418.90	433.41	470.77	493.94	547.86	601.42	631.01	679.64	768.58	633.41
267.59	303.36	358.16	389.75	420.85	452.09	483.49	548.44	629.18	600.77
547.10	571.34	634.15	674.23	681.30	448.08	516.47	589.57	669.50	652.26
473.30	583.92	550.06	600.37	592.10	582.99	633.79	676.43	752.97	679.06
152.36	185.85	200.69	228.19	234.03	244.72	263.19	276.91	292.83	247.23
—	—	—	—	—	769.49	649.02	692.97	744.10	531.14
436.10	440.29	488.57	491.23	467.92	479.44	508.86	528.76	564.39	491.53
356.33	410.81	444.93	467.05	488.99	509.35	551.59	568.85	617.28	566.99
265.23	276.71	290.64	315.49	316.89	322.65	342.85	367.88	385.01	349.78
362.95	384.52	397.04	399.41	423.74	424.66	449.77	461.65	505.83	451.77
316.01	345.26	348.97	363.98	382.49	389.11	406.54	419.22	454.34	396.73
269.78	275.99	281.99	298.97	302.91	320.31	335.60	345.25	377.48	334.31
108.07	137.69	139.90	154.22	156.07	153.08	164.99	175.37	184.10	173.72

表 6-4　2002—2020 年成都市各区（市）县医疗

地　区	2002	2003	2004	2005	2006	2007	2008	2009	2010
成都市	4 807.70	5 029.52	5 047.02	5 087.55	5 180.61	5 778.31	6 385.76	7 099.08	7 510.29
四川天府新区									
成都东部新区									
成都高新区									
锦江区	274.29	266.13	316.37	304.91	307.08	315.10	308.17	343.78	375.92
青羊区	465.67	504.35	487.19	525.65	495.41	564.32	635.93	722.90	778.20
金牛区	392.97	426.45	442.22	444.29	469.57	490.93	544.49	601.76	596.36
武侯区	532.14	557.79	617.40	690.00	676.94	779.62	928.68	1 106.36	1 326.87
成华区	286.37	299.72	263.63	288.52	305.54	284.67	295.32	411.36	435.43
龙泉驿区	168.91	185.69	177.61	185.24	194.24	231.54	272.09	324.43	313.61
青白江区	133.96	136.73	132.83	123.27	129.99	149.14	154.82	171.98	167.78
新都区	313.82	317.68	358.02	363.82	370.40	388.69	356.27	381.89	397.73
温江区	204.70	220.28	214.28	162.61	178.89	218.85	300.29	258.13	266.86
双流区	377.53	371.74	358.49	281.00	300.15	436.87	515.17	547.62	543.79
郫都区	193.82	192.55	207.92	196.69	201.95	229.65	287.60	304.56	339.94
新津区	112.31	99.12	104.91	107.19	104.82	134.69	129.06	154.09	155.48
简阳市	—	—	—	—	—	—	—	—	—
都江堰市	242.96	277.94	273.34	294.14	293.16	316.43	363.20	357.74	358.32
彭州市	110.16	233.91	237.55	249.23	240.03	243.84	267.87	296.97	309.61
邛崃市	198.96	196.17	197.17	160.14	160.71	197.48	205.64	213.88	232.56
崇州市	285.38	269.52	266.45	269.90	275.97	266.43	292.69	341.56	346.92
金堂县	297.16	249.20	200.70	214.50	236.73	253.54	231.91	236.28	241.19
大邑县	125.69	134.16	131.38	137.31	137.28	187.99	205.63	229.29	234.55
蒲江县	90.89	90.37	59.55	89.16	101.72	88.54	90.92	94.52	89.17

卫生机构门急诊人次数（万）

2011	2012	2013	2014	2015	2016	2017	2018	2019	2020
8 469.03	9 185.76	9 834.19	10 523.76	10 931.38	12 332.74	13 066.65	13 919.04	15 752.77	13 677.88
					303.24	334.42	372.31	441.94	390.55
									179.93
					539.56	725.45	771.90	975.05	701.54
392.59	444.97	511.57	563.70	589.34	607.49	700.00	788.74	986.43	859.53
940.71	1 026.90	1 106.01	1 231.08	1 275.03	1 356.40	1 400.40	1 455.04	1 575.47	1 269.49
629.29	713.79	694.05	783.31	817.87	880.26	881.65	939.06	1 102.13	958.28
1 541.38	1 693.35	1 880.72	2 049.64	2 185.49	1 786.93	1 851.71	1 993.79	2 374.51	2 042.60
549.28	550.89	577.80	576.05	551.42	597.25	645.43	665.27	698.38	653.86
353.74	384.13	388.49	421.06	436.59	466.12	528.38	552.93	623.74	536.61
189.10	197.20	208.08	220.38	236.04	240.46	256.01	290.23	300.70	253.32
414.56	423.01	462.76	488.13	540.71	599.18	628.65	671.34	752.25	625.97
264.11	292.80	346.41	380.88	407.35	440.29	468.85	529.92	606.79	573.27
536.88	562.22	623.20	660.18	668.33	436.85	504.27	558.58	633.23	610.96
447.27	542.15	524.41	524.20	537.76	575.24	601.36	646.31	726.66	649.14
151.48	182.42	199.87	217.33	222.89	235.01	254.83	268.03	282.63	237.04
—	—	—	—	—	749.10	633.78	677.41	723.66	509.70
431.32	429.28	476.29	476.91	454.77	467.07	492.47	510.47	539.00	463.99
345.73	394.93	432.69	452.29	472.09	490.75	528.44	545.46	593.79	542.43
259.04	264.31	281.62	307.35	305.72	314.25	330.32	349.41	367.44	334.56
359.48	380.09	391.50	393.62	417.65	417.89	437.26	448.83	491.32	438.30
293.90	316.95	326.12	346.83	368.51	373.30	385.10	389.10	422.21	366.55
265.79	268.57	268.65	284.68	294.42	312.22	323.57	333.29	363.95	319.49
103.39	117.80	133.95	146.12	149.38	143.86	154.30	161.60	171.48	160.74

表 6-5　2002—2020 年成都市各类医院

分　类	2002	2003	2004	2005	2006	2007	2008	2009	2010
总　计	**1 979.80**	**2 109.39**	**2 039.46**	**2 170.29**	**2 293.10**	**2 490.84**	**2 794.63**	**3 198.19**	**3 339.24**
按经济类型分									
公　立	1 900.36	1 991.22	1 943.29	2 031.48	2 149.26	2 244.34	2 450.59	2 747.51	2 892.76
民　营	79.44	118.17	96.17	138.81	143.85	246.50	344.05	450.68	446.47
按医院等级分									
三级医院	526.14	651.43	697.77	549.97	833.07	877.60	989.29	1 139.46	1 291.14
二级医院	851.22	840.51	603.83	655.16	903.02	1 063.97	1 187.87	1 287.65	1 352.16
一级医院	51.64	95.99	48.19	64.94	57.27	69.91	69.75	89.72	77.03
未定级	550.80	521.47	689.68	900.23	499.74	479.35	547.73	681.35	618.91
按医院类别分									
综合医院	1 383.72	1 480.55	1 436.92	1 555.84	1 567.58	1 780.53	2 003.01	2 310.12	2 378.76
中医类医院	286.94	312.80	298.57	333.88	423.39	396.56	424.01	446.36	475.43
专科医院	308.65	314.65	303.51	280.47	302.02	313.74	367.61	441.70	485.04

总诊疗人次数（万）

2011	2012	2013	2014	2015	2016	2017	2018	2019	2020
3 911.77	**4 474.23**	**4 876.01**	**5 506.97**	**5 870.89**	**6 488.65**	**6 876.38**	**7 270.31**	**8 232.44**	**7 096.85**
3 323.65	3 779.97	4 115.94	4 641.58	4 886.89	5 287.26	5 475.40	5 748.50	6 595.85	5 706.00
588.12	694.26	760.06	865.39	984.00	1 201.39	1 400.98	1 521.81	1 636.59	1 390.86
1 664.62	2 369.18	2 814.50	3 278.02	3 534.03	4 045.51	4 242.97	4 780.67	5 646.16	5 137.77
1 534.81	1 398.19	1 323.04	1 349.84	1 452.99	1 478.23	1 586.64	1 395.24	1 511.84	1 264.13
106.46	118.21	133.37	123.76	133.58	111.21	117.61	110.03	119.45	193.61
605.88	588.64	605.10	755.34	750.29	853.71	929.16	984.37	954.99	501.35
2 906.81	2 990.67	3 215.39	3 641.96	3 869.19	4 232.24	4 405.41	4 617.72	5 257.35	4 498.67
499.01	707.00	799.67	912.89	1 044.43	1 153.88	1 233.46	1 285.36	1 445.66	1 283.85
505.95	776.56	860.95	952.12	957.27	1 102.53	1 237.42	1 367.13	1 529.16	1 313.97

表 6-6   2002—2020 年成都市各类医院

分　类	2002	2003	2004	2005	2006	2007	2008	2009	2010
总　计	**1 903.39**	**2 006.18**	**1 979.00**	**2 127.37**	**2 204.68**	**2 435.19**	**2 718.92**	**3 141.81**	**3 292.28**
按经济类型分									
公　立	1 826.16	1 893.09	1 886.55	1 992.33	2 067.45	2 202.33	2 389.94	2 714.22	2 867.01
民　营	77.23	113.09	92.45	135.03	137.23	232.86	328.97	427.58	425.27
按医院等级分									
三级医院	522.71	641.25	674.96	546.23	808.96	856.45	945.98	1 118.17	1 279.21
二级医院	799.26	770.63	590.17	636.40	861.86	1 056.67	1 174.77	1 277.49	1 336.24
一级医院	50.35	88.14	47.13	63.86	55.31	69.23	69.56	88.10	75.33
未定级	531.07	506.16	666.73	880.89	478.56	452.84	528.61	658.04	601.51
按医院类别分									
综合医院	1 354.36	1 434.88	1 385.08	1 517.48	1 493.49	1 747.50	1 934.08	2 259.69	2 337.75
中医类医院	285.48	310.76	297.88	331.88	414.91	395.66	418.66	444.54	474.11
专科医院	263.05	259.15	295.59	277.92	296.18	292.04	366.18	437.58	480.43

门急诊人次数（万）

2011	2012	2013	2014	2015	2016	2017	2018	2019	2020
3 821.29	**4 343.85**	**4 757.72**	**5 328.54**	**5 699.21**	**6 332.37**	**6 718.17**	**7 110.22**	**8 061.16**	**6 940.40**
3 256.49	3 696.74	4 022.12	4 495.83	4 751.92	5 200.58	5 367.92	5 641.32	6 476.82	5 591.44
564.80	647.11	735.59	832.70	947.28	1 131.77	1 350.26	1 468.90	1 584.34	1 348.96
1 634.06	2 328.63	2 752.60	3 217.32	3 464.33	3 974.33	4 155.77	4 686.97	5 542.77	5 036.68
1 507.91	1 361.03	1 291.81	1 316.52	1 410.49	1 437.00	1 556.61	1 373.26	1 493.89	1 245.33
104.13	113.01	129.02	121.38	130.98	107.93	113.44	106.82	115.77	186.81
575.20	541.19	584.29	673.33	693.40	813.09	892.36	943.17	908.73	471.59
2 834.32	2 892.79	3 143.79	3 512.20	3 746.04	4 138.76	4 304.13	4 507.31	5 130.20	4 385.78
493.72	691.01	777.93	885.62	1 021.98	1 129.50	1 204.31	1 259.98	1 417.74	1 248.07
493.25	760.05	836.00	930.72	931.18	1 064.10	1 209.65	1 342.84	1 512.99	1 306.20

表 6-7　2002—2020 年成都市各区（市）县

地　区	2002	2003	2004	2005	2006	2007	2008	2009	2010
成都市	1 979.80	2 109.39	2 039.46	2 170.29	2 293.10	2 490.84	2 794.63	3 198.19	3 339.24
四川天府新区									
成都东部新区									
成都高新区									
锦江区	178.93	160.91	191.88	175.60	182.68	174.19	144.29	166.10	177.21
青羊区	368.21	363.02	356.56	366.44	364.08	389.22	470.77	514.03	548.20
金牛区	220.60	299.45	236.94	238.77	244.06	266.71	281.84	313.93	292.54
武侯区	398.24	459.29	433.59	499.02	519.19	591.53	696.49	794.64	876.41
成华区	115.96	112.68	107.23	126.63	135.19	127.53	137.29	176.03	182.03
龙泉驿区	66.32	76.09	70.44	77.34	81.86	86.64	97.45	119.27	111.31
青白江区	26.54	22.69	24.48	26.28	26.69	27.98	30.65	34.03	37.96
新都区	92.23	90.36	96.76	91.18	112.60	112.25	131.58	174.62	143.88
温江区	55.32	57.82	55.06	62.06	60.66	68.85	82.60	89.82	95.34
双流区	93.70	82.79	74.94	93.32	115.10	135.72	165.11	179.96	196.76
郫都区	48.31	50.40	53.15	53.46	58.13	69.06	90.97	109.02	113.28
新津区	18.49	16.93	20.13	21.90	24.98	43.59	46.21	58.52	61.06
简阳市	—	—	—	—	—	—	—	—	—
都江堰市	73.30	79.06	80.54	84.32	94.97	102.99	90.90	92.83	101.55
彭州市	34.74	45.45	60.57	65.06	73.25	59.18	74.06	81.58	90.74
邛崃市	42.64	37.36	33.19	33.60	38.57	42.68	47.69	53.31	58.40
崇州市	56.89	66.17	50.96	55.01	55.70	58.13	64.87	76.60	75.66
金堂县	36.81	37.10	44.70	46.95	53.29	61.33	58.18	67.07	72.96
大邑县	33.36	32.32	32.14	34.77	32.05	51.05	58.07	69.28	76.58
蒲江县	19.20	19.51	16.19	18.59	20.06	22.20	25.60	27.55	27.39

医院总诊疗人次数（万）

2011	2012	2013	2014	2015	2016	2017	2018	2019	2020
3 911.77	4 474.23	4 876.01	5 506.97	5 870.89	6 488.65	6 876.38	7 270.31	8 232.44	7 096.85
					131.16	151.85	177.25	197.18	171.13
									2.64
					368.84	392.82	418.36	457.27	376.51
206.65	232.06	264.28	312.96	356.55	368.85	433.14	459.37	559.82	493.97
689.92	796.08	874.20	999.29	1 002.09	1 072.88	1 099.49	1 125.57	1 229.47	977.78
324.94	369.50	405.37	447.36	479.38	502.82	525.84	550.24	639.72	533.38
1 036.03	1 185.39	1 292.30	1 430.01	1 569.71	1 353.03	1 379.71	1 468.13	1 792.09	1 517.34
192.50	204.04	209.67	254.59	264.12	293.88	296.57	326.57	321.73	307.65
134.63	142.85	153.62	160.39	167.17	176.87	198.18	213.60	236.49	209.47
38.74	47.49	52.03	63.05	67.35	70.85	73.14	94.77	101.55	90.14
152.21	163.52	194.07	230.26	257.11	301.99	315.45	331.32	366.64	298.11
111.95	128.73	136.66	151.14	182.24	209.00	228.11	243.23	279.11	255.44
214.00	236.07	258.42	279.22	292.79	204.20	216.03	224.40	252.37	269.06
159.85	195.83	191.46	250.06	234.15	220.12	235.25	241.42	276.60	240.05
66.82	80.40	81.83	100.09	106.21	115.80	123.35	127.11	130.99	110.65
—	—	—	—	—	158.61	171.46	185.25	204.99	201.89
112.68	141.92	171.04	179.18	190.60	196.46	213.46	224.50	236.01	205.77
107.74	131.74	146.88	163.39	176.83	197.30	217.79	225.15	252.19	223.62
77.74	88.97	95.12	101.53	112.48	113.20	124.88	140.98	148.28	126.03
84.65	96.91	103.07	112.51	115.13	116.56	132.29	134.81	144.90	131.07
83.40	95.57	105.02	112.77	127.95	134.35	148.07	155.15	178.93	154.06
85.65	91.42	95.77	108.83	113.03	124.17	139.05	140.22	157.27	138.54
31.67	45.74	45.19	50.34	56.00	57.72	60.47	62.91	68.83	62.55

表 6-8　2002—2020 年成都市各区（市）县

地　区	2002	2003	2004	2005	2006	2007	2008	2009	2010
成都市	1 903.39	2 006.18	1 979.00	2 127.37	2 204.68	2 435.19	2 718.92	3 141.81	3 292.28
四川天府新区									
成都东部新区									
成都高新区									
锦江区	173.13	159.72	180.94	174.40	177.36	159.88	143.11	164.71	175.42
青羊区	361.50	357.43	333.81	362.20	343.38	385.72	448.23	509.39	540.74
金牛区	214.99	289.32	230.52	231.71	236.65	251.02	262.77	301.94	282.80
武侯区	353.38	399.12	429.51	487.53	502.99	587.82	685.92	785.38	870.61
成华区	112.51	111.81	102.76	124.32	131.82	126.76	136.55	175.73	180.08
龙泉驿区	64.24	74.94	70.32	76.49	80.34	85.62	96.25	117.23	110.76
青白江区	25.94	19.15	21.79	21.10	21.24	27.64	30.64	34.03	37.45
新都区	90.34	88.37	95.02	89.76	110.68	109.88	121.47	155.64	142.47
温江区	53.45	56.15	55.07	59.57	57.38	68.34	82.17	89.40	94.97
双流区	93.51	80.41	74.33	90.21	107.68	135.56	165.01	179.80	194.36
郫都区	48.20	50.40	53.08	52.87	57.92	68.79	90.71	107.28	113.28
新津区	18.15	16.93	20.12	21.46	23.21	43.33	45.90	57.92	59.83
简阳市	—	—	—	—	—	—	—	—	—
都江堰市	72.36	75.65	76.49	83.43	88.32	94.51	90.46	92.67	100.93
彭州市	34.54	45.34	59.67	64.83	73.10	57.82	68.94	80.51	82.55
邛崃市	41.51	37.29	32.60	33.37	34.85	42.68	47.39	52.99	57.98
崇州市	56.79	56.88	50.88	55.00	54.69	56.74	64.49	76.59	75.23
金堂县	36.70	35.73	44.27	45.89	52.61	60.71	57.15	66.75	72.37
大邑县	33.34	32.32	31.84	34.74	31.42	50.57	57.80	67.68	74.90
蒲江县	18.84	19.21	16.01	18.49	19.04	21.81	23.93	26.17	25.54

医院门急诊人次数（万）

2011	2012	2013	2014	2015	2016	2017	2018	2019	2020
3 821.29	**4 343.85**	**4 757.72**	**5 328.54**	**5 699.21**	**6 332.37**	**6 718.17**	**7 110.22**	**8 061.16**	**6 940.40**
					129.99	151.68	174.28	197.09	170.97
									2.49
					347.07	381.57	409.05	453.07	369.99
197.22	227.19	260.09	311.56	353.65	363.64	423.41	449.94	552.17	488.39
682.63	789.02	862.31	982.81	987.94	1 065.83	1 086.18	1 109.18	1 199.28	969.10
315.67	355.25	391.23	434.13	457.61	483.97	495.99	516.13	601.37	506.08
1 022.11	1 169.94	1 272.21	1 409.67	1 545.29	1 324.06	1 363.26	1 457.06	1 784.40	1 512.07
183.35	193.06	198.13	241.54	249.45	283.42	288.68	315.48	310.62	292.37
133.18	142.04	152.69	159.71	166.18	176.40	195.98	212.49	235.34	208.41
38.35	45.73	50.17	59.96	65.94	70.15	72.21	91.64	95.69	83.56
151.05	161.03	190.03	228.67	254.20	300.29	314.37	328.57	362.98	294.53
110.21	121.58	127.91	143.48	171.26	198.93	216.72	237.04	270.03	243.32
207.87	231.37	251.46	267.98	281.78	194.63	205.64	213.38	239.64	259.60
148.52	166.73	183.86	189.21	200.09	218.90	229.94	240.51	271.06	231.78
66.33	78.00	81.54	98.62	105.02	114.68	122.35	126.35	130.60	110.40
—	—	—	—	—	147.56	163.20	176.98	194.66	187.54
110.03	136.06	164.47	173.59	184.07	191.42	208.31	217.78	228.86	195.34
98.50	124.52	142.72	158.26	174.84	191.19	212.57	222.00	247.91	218.89
75.41	81.55	92.53	100.55	103.84	109.48	122.22	137.13	146.93	124.86
83.86	95.76	101.90	111.47	114.16	115.12	127.87	129.80	139.87	125.27
82.32	94.50	103.65	112.22	124.96	131.39	144.67	150.81	176.98	152.49
84.49	89.84	88.88	100.25	106.34	118.67	133.31	134.34	156.17	133.01
30.20	40.70	41.95	44.83	52.60	55.58	58.09	60.27	66.43	59.98

表 6-9　2002—2020 年成都市医疗

分　类	2002	2003	2004	2005	2006	2007	2008	2009	2010
成都市	851 114	940 542	1 009 516	1 076 228	1 215 011	1 475 761	1 685 156	2 059 781	2 302 893
医　院	577 221	614 928	701 641	736 128	830 366	967 412	1 084 573	1 345 784	1 563 386
综合医院	447 384	479 487	551 825	580 268	649 573	763 739	847 366	1 051 370	1 211 800
中医医院	56 540	61 868	67 170	76 510	85 698	104 211	117 361	143 383	157 522
中西医结合医院	0	130	212	314	9 037	293	1 369	2 072	2 956
民族医院	0	0	0	0	0	0	0	0	0
专科医院	73 297	73 443	82 434	79 036	86 058	99 169	118 477	148 959	191 108
护理院	0	0	0	0	0	0	0	0	0
基层医疗卫生机构	233 591	282 247	254 832	289 180	320 932	421 165	507 872	617 459	621 410
社区卫生服务中心（站）	106	1 678	2 865	5 521	16 554	52 056	55 560	74 846	85 569
社区卫生服务中心	106	1 678	2 865	5 521	16 554	52 056	55 560	74 653	84 814
社区卫生服务站	0	0	0	0	0	0	0	193	755
卫生院	229 969	278 424	251 282	283 209	303 554	367 507	449 799	541 868	535 819
门诊部	3 516	2 145	685	450	824	1 602	2 513	745	22
专业公共卫生机构	36 971	43 367	48 325	45 615	58 244	82 130	87 123	94 951	110 464
妇幼保健院（所、站）	22 942	30 537	35 372	37 287	50 142	73 693	79 962	90 716	105 112
专科疾病防治院（所、站）	14 029	12 830	12 953	8 328	8 102	8 437	7 161	4 235	5 352
其他卫生机构	3 331	0	4 718	5 305	5 469	5 054	5 588	1 587	7 633
疗养院	3 331	0	4 718	5 305	5 469	5 054	5 588	1 587	7 633

注：护理站、诊所、卫生所（室）、医务室、中小学卫生保健所、村卫生室、急救中心（站）、采供血机构、疾病预防控制中心（防疫站）、卫生监督所（局）、健康教育所（站、中心）、计划生育技术服务中心（站）、医学科学研究机构、医学在职培训机构、临床检验中心（所、站）、其他卫生事业机构无住院服务，未予列入。

卫生机构入院人数

2011	2012	2013	2014	2015	2016	2017	2018	2019	2020
2 579 228	**2 986 832**	**3 140 000**	**3 300 492**	**3 488 123**	**3 922 387**	**4 210 056**	**4 415 475**	**4 809 598**	**4 125 980**
1 866 281	2 208 762	2 389 519	2 589 661	2 776 783	3 078 849	3 313 702	3 508 960	3 812 987	3 276 616
1 470 599	1 619 593	1 726 226	1 846 379	1 959 146	2 175 812	2 317 323	2 426 612	2 583 719	2 197 310
182 458	211 923	243 960	271 210	316 528	368 088	413 004	432 132	493 047	441 902
2 785	66 776	81 368	103 165	114 755	117 995	118 831	117 936	122 929	94 878
0	0	0	0	0	0	0	429	59	375
210 439	310 470	337 965	368 907	386 354	416 954	464 455	531 601	612 934	541 967
0	0	0	0	0	0	89	250	299	184
597 299	646 748	617 278	569 232	565 328	672 680	713 973	714 111	795 097	688 540
89 431	118 308	103 121	88 597	90 442	104 834	117 211	110 412	124 862	119 113
86 550	114 747	100 538	85 892	87 346	102 761	116 444	109 625	124 862	119 113
2 881	3 561	2 583	2 705	3 096	2 073	767	787	0	0
507 868	528 428	514 157	480 635	474 886	567 846	596 762	603 699	670 235	569 427
0	12	0	0	0	0	0	0	0	0
107 416	123 601	123 210	130 683	134 546	170 858	182 381	192 404	201 514	160 824
104 298	120 152	119 125	126 808	132 644	169 627	180 704	189 402	199 463	159 574
3 118	3 449	4 085	3 875	1 902	1 231	1 677	3 002	2 051	1 250
8 232	7 721	9 993	10 916	11 466	0	0	0	0	0
8 232	7 721	9 993	10 916	11 466	0	0	0	0	0

表 6-10 2002—2020 年成都市医疗卫生机构

分 类	2002	2003	2004	2005	2006	2007	2008	2009	2010
成都市	**169 242**	**189 454**	**246 987**	**258 521**	**286 392**	**331 817**	**366 677**	**449 437**	**533 113**
医 院	141 084	157 751	208 370	213 355	237 481	298 692	325 501	410 827	489 580
综合医院	114 820	125 034	168 936	174 000	185 690	242 829	261 655	331 270	379 969
中医医院	10 144	10 389	11 911	15 287	19 433	25 657	27 584	32 809	40 441
中西医结合医院	0	27	23	10	3 649	45	83	76	0
民族医院	0	0	0	0	0	0	0	0	0
专科医院	16 120	22 301	27 500	24 058	28 709	30 161	36 179	46 672	69 170
护理院	0	0	0	0	0	0	0	0	0
基层医疗卫生机构	19 679	21 854	22 278	27 527	24 800	0	70	29	1
社区卫生服务中心（站）	0	0	82	1 106	2 083	0	0	0	0
社区卫生服务中心	0	0	82	1 106	2 083	0	0	0	0
社区卫生服务站	0	0	0	0	0	0	0	0	0
卫生院	19 606	20 973	22 162	25 961	22 717	0	0	0	0
门诊部	73	881	34	460	0	0	70	29	1
专业公共卫生机构	8 448	9 849	15 528	16 626	23 248	32 263	40 111	38 581	42 221
妇幼保健院（所、站）	7 860	9 363	15 129	16 194	21 879	31 590	39 643	38 196	42 090
专科疾病防治院（所、站）	588	486	399	432	1 369	673	468	385	131
其他卫生机构	31	0	811	1 013	863	862	995	0	1 311
疗养院	31	0	811	1 013	863	862	995	0	1 311

注：护理站、诊所、卫生所（室）、医务室、中小学卫生保健所、村卫生室、急救中心（站）、采供血机构、疾病预防控制中心（防疫站）、卫生监督所（局）、健康教育所（站、中心）、计划生育技术服务中心（站）、医学科学研究机构、医学在职培训机构、临床检验中心（所、站）、其他卫生事业机构无住院服务,未予列入。

住院病人手术人次数

2011	2012	2013	2014	2015	2016	2017	2018	2019	2020
626 285	**714 440**	**748 830**	**867 385**	**873 179**	**990 040**	**1 070 040**	**1 183 631**	**1 435 160**	**1 440 672**
582 826	668 939	705 352	821 300	823 250	931 230	1 005 712	1 113 249	1 365 146	1 377 089
452 799	477 006	498 670	584 750	568 377	654 698	697 559	780 672	948 252	934 831
44 310	49 504	52 561	61 274	67 821	82 871	93 447	98 356	127 800	146 293
0	19 407	25 334	36 276	42 423	45 848	51 266	58 562	82 124	39 967
0	0	0	0	0	0	0	0	0	150
85 717	123 022	128 787	139 000	144 629	147 813	163 440	175 659	206 970	255 848
0	0	0	0	0	0	0	0	0	0
0	0	0	0	0	0	0	0	0	0
0	0	0	0	0	0	0	0	0	0
0	0	0	0	0	0	0	0	0	0
0	0	0	0	0	0	0	0	0	0
0	0	0	0	0	0	0	0	0	0
0	0	0	0	0	0	0	0	0	0
41 921	43 617	41 450	43 955	47 148	58 810	64 328	70 382	70 014	63 583
41 827	43 617	41 450	43 955	47 148	58 677	64 105	70 100	69 790	63 431
94	0	0	0	0	133	223	282	224	152
1 538	1 884	2 028	2 130	2 781	0	0	0	0	0
1 538	1 884	2 028	2 130	2 781	0	0	0	0	0

表 6-11　2002—2020 年成都市医疗卫生机构

分　类	2002	2003	2004	2005	2006	2007	2008	2009	2010
成都市	**1.77**	**1.87**	**2.00**	**2.12**	**2.35**	**2.55**	**2.64**	**2.90**	**3.07**
医　院	3.03	3.07	3.55	3.46	3.77	3.97	3.99	4.28	4.75
综合医院	3.30	3.34	3.98	3.82	4.35	4.37	4.38	4.65	5.18
中医医院	1.99	2.00	2.27	2.36	2.43	2.66	2.83	3.25	3.35
中西医结合医院	0	1.06	1.33	0.42	1.47	0.89	4.11	5.20	8.00
民族医院	0	0	0	0	0	0	0	0	0
专科医院	2.79	2.83	2.79	2.84	2.91	3.40	3.24	3.40	3.98
护理院	0	0	0	0	0	0	0	0	0
基层医疗卫生机构	0.83	0.97	0.86	1.03	1.15	1.36	1.50	1.69	1.61
社区卫生服务中心（站）	0.04	0.46	0.55	0.65	1.31	2.14	1.33	1.34	1.35
社区卫生服务中心	0.04	0.46	0.55	0.65	1.31	2.33	1.40	1.42	1.44
社区卫生服务站	0	0	0	0	0	0	0	0.06	0.18
卫生院	2.44	3.00	2.86	3.26	3.49	4.25	4.94	5.83	5.71
门诊部	0.19	0.17	0.08	0.05	0.10	0.28	0.42	0.11	0.00
专业公共卫生机构	3.91	3.50	4.41	3.28	3.37	3.56	3.32	3.03	3.30
妇幼保健院（所、站）	3.00	3.15	3.66	3.21	3.43	3.35	3.14	2.99	3.24
专科疾病防治院（所、站）	7.79	4.80	10.02	3.63	3.01	7.92	8.99	4.72	6.10
其他卫生机构	4.13	0	5.40	5.59	4.06	3.83	3.75	49.29	2.74
疗养院	4.13	0	5.40	5.59	4.06	3.83	3.75	49.29	4.70

　　注：护理站、诊所、卫生所（室）、医务室、中小学卫生保健所、村卫生室、急救中心（站）、采供血机构、疾病预防控制中心（防疫站）、卫生监督所（局）、健康教育所（站、中心）、计划生育技术服务中心（站）、医学科学研究机构、医学在职培训机构、临床检验中心（所、站）、其他卫生事业机构无住院服务，未予列入。

六、医疗服务

每百门急诊入院人数

2011	2012	2013	2014	2015	2016	2017	2018	2019	2020
3.05	**3.25**	**3.19**	**3.14**	**3.19**	**3.18**	**3.22**	**3.17**	**3.05**	**3.02**
4.88	5.08	5.02	4.86	4.87	4.86	4.93	4.94	4.73	4.72
5.19	5.60	5.49	5.26	5.23	5.26	5.38	5.38	5.04	5.01
3.72	3.87	4.09	4.07	4.08	4.32	4.54	4.57	4.63	4.65
7.82	4.64	4.48	4.71	4.65	4.26	4.04	3.75	3.48	3.19
0	0	0	0	0	0	0	28.71	2.18	8.99
4.27	4.08	4.04	3.96	4.15	3.92	3.84	3.96	4.05	4.15
0	0	0	0	0	0	11.10	28.22	13.18	5.03
1.41	1.45	1.33	1.21	1.20	1.25	1.26	1.17	1.16	1.13
1.15	1.24	1.01	0.85	0.85	0.90	0.92	0.80	0.84	0.87
1.27	1.34	1.11	0.93	0.91	0.96	0.98	0.85	0.89	0.91
0.29	0.34	0.22	0.25	0.29	0.21	0.09	0.09	0.00	0.00
5.94	5.73	5.28	4.87	4.66	4.60	4.60	4.46	4.70	4.55
0	0.00	0	0	0	0	0	0	0	0
3.38	3.37	3.00	2.84	2.74	2.85	2.69	2.65	2.45	2.42
3.37	3.37	2.97	2.80	2.74	2.86	2.70	2.64	2.53	2.51
4.15	4.33	4.92	5.95	3.11	2.02	2.50	3.32	1.70	1.13
0.98	5.30	7.37	6.39	5.37	0	0	0	0	0
5.34	5.30	7.37	6.39	5.37	0	0	0	0	0

· 301 ·

表 6-12 2002—2020 年成都市各区（市）县

地 区	2002	2003	2004	2005	2006	2007	2008	2009	2010
成都市	851 114	940 542	1 009 516	1 076 228	1 215 011	1 475 761	1 685 156	2 059 781	2 302 893
四川天府新区									
成都东部新区									
成都高新区									
锦江区	34 332	33 911	43 070	40 837	45 216	55 173	50 884	58 181	79 359
青羊区	80 933	82 446	97 113	109 250	115 980	143 508	160 627	193 833	237 227
金牛区	44 007	62 652	67 300	76 122	82 812	93 315	97 758	117 733	130 939
武侯区	124 877	130 663	160 268	165 063	180 214	215 667	270 963	334 088	392 617
成华区	38 439	38 919	37 926	48 060	54 641	64 921	68 188	81 506	100 466
龙泉驿区	33 724	39 635	40 289	40 537	51 054	48 827	56 850	75 292	76 794
青白江区	26 165	28 829	28 640	28 715	34 545	48 499	56 522	61 340	62 696
新都区	39 987	37 078	39 359	44 480	67 828	82 944	100 488	130 509	130 495
温江区	38 326	40 907	33 958	35 129	42 515	50 953	67 635	77 519	86 745
双流区	43 284	45 912	70 959	62 333	71 705	85 617	111 261	122 322	141 826
郫都区	39 296	45 491	49 384	61 749	65 020	74 590	81 782	104 337	115 068
新津区	23 817	20 356	26 906	29 477	35 670	41 019	40 091	47 103	63 520
简阳市	—	—	—	—	—	—	—	—	—
都江堰市	50 881	58 293	68 213	72 263	75 402	95 791	91 163	157 423	145 770
彭州市	39 847	47 938	48 314	51 289	54 837	65 455	72 464	90 464	97 338
邛崃市	48 285	67 032	35 818	36 732	44 156	53 402	65 178	81 277	93 696
崇州市	41 181	50 199	37 616	53 410	61 170	75 151	91 322	100 307	99 543
金堂县	51 497	48 914	58 624	56 164	66 158	82 047	92 418	97 803	111 106
大邑县	35 153	44 167	48 241	48 970	44 830	71 106	74 921	93 870	97 557
蒲江县	17 083	17 200	17 518	15 648	21 258	27 776	34 641	34 874	40 131

医疗卫生机构入院人数

2011	2012	2013	2014	2015	2016	2017	2018	2019	2020
2 579 228	2 986 832	3 140 000	3 300 492	3 488 123	3 922 387	4 210 056	4 415 475	4 809 598	4 125 980
						81 978	90 161	91 378	97 478	69 921
									51 441
						152 790	181 573	191 743	196 476	129 309
91 941	103 120	113 848	133 521	155 737	161 421	183 640	201 828	223 364	188 739
258 169	300 984	320 542	352 236	356 705	384 187	397 866	411 879	462 359	378 346
160 389	211 666	212 780	228 994	246 364	255 083	269 526	284 166	314 284	247 217
450 627	507 968	559 378	614 985	679 763	565 995	606 924	661 249	740 760	620 934
106 263	121 460	116 117	123 249	136 650	140 680	154 344	159 027	166 390	139 564
83 667	97 468	103 980	108 424	113 086	124 299	134 771	141 867	150 226	127 830
61 506	77 599	80 505	84 752	90 006	96 450	99 319	101 130	112 451	104 513
131 678	153 923	162 458	158 005	170 271	181 071	197 788	209 269	229 935	196 287
101 172	121 579	135 343	141 164	149 049	158 193	165 305	173 713	190 275	163 805
138 293	155 239	159 115	161 223	175 959	114 569	120 443	121 936	129 099	140 007
130 418	144 588	146 946	141 123	143 148	158 057	171 352	179 941	201 051	171 269
75 429	88 283	95 757	88 958	90 517	91 980	95 301	96 016	105 782	90 097
—	—	—	—	—	242 133	233 147	232 908	247 242	185 393
160 944	177 773	192 429	201 743	200 496	199 098	213 509	228 502	242 352	210 870
127 650	166 058	155 808	159 062	164 075	171 545	186 623	186 494	199 498	176 988
128 402	129 483	131 279	130 708	133 629	139 553	151 919	167 555	185 525	170 753
105 381	120 654	125 471	139 444	136 704	143 763	163 372	172 911	182 925	172 173
120 134	137 837	142 054	143 891	156 080	162 947	176 561	173 074	181 829	163 835
105 669	117 223	129 694	129 823	128 609	132 102	144 449	152 946	164 507	147 903
41 496	53 927	56 496	59 187	61 275	64 493	72 163	75 943	85 790	78 786

表 6-13　2002—2020 年成都市各区（市）县

地　区	2002	2003	2004	2005	2006	2007	2008	2009	2010
成都市	**169 242**	**189 454**	**246 987**	**258 521**	**286 392**	**331 817**	**366 677**	**449 437**	**533 113**
四川天府新区									
成都东部新区									
成都高新区									
锦江区	8 089	10 281	36 486	14 198	18 336	20 467	23 090	21 600	25 563
青羊区	27 047	27 897	34 877	41 656	44 631	66 625	64 221	95 153	111 320
金牛区	9 559	13 650	14 313	18 684	17 848	23 407	25 484	31 207	42 379
武侯区	44 464	49 118	59 905	66 201	73 392	91 924	113 444	134 819	163 405
成华区	7 664	9 231	11 540	13 429	15 005	17 287	18 469	18 695	20 948
龙泉驿区	5 766	6 282	6 734	7 935	8 603	9 186	9 239	13 999	14 871
青白江区	3 617	3 773	4 228	5 328	5 864	4 546	4 730	5 230	5 763
新都区	4 843	5 221	6 870	8 116	11 793	12 141	15 062	17 205	22 039
温江区	4 904	5 225	7 249	6 982	9 002	9 707	11 645	13 183	17 392
双流区	6 857	7 936	9 941	10 947	11 574	12 632	14 208	15 295	18 861
郫都区	4 789	4 726	5 864	7 528	9 501	5 795	8 466	8 770	10 152
新津区	1 767	2 035	2 383	3 220	4 065	4 598	5 939	5 889	6 952
简阳市	—	—	—	—	—	—	—	—	—
都江堰市	4 441	8 216	7 154	12 027	10 829	11 969	6 029	14 054	12 799
彭州市	6 051	6 877	6 816	7 196	8 648	8 476	9 101	13 636	14 886
邛崃市	6 548	6 510	6 231	6 135	7 752	5 622	5 808	6 319	7 890
崇州市	6 939	6 242	6 430	7 522	7 913	8 232	9 745	10 293	11 286
金堂县	7 086	6 969	8 772	9 868	11 062	8 563	9 762	10 566	11 957
大邑县	6 563	6 766	8 474	8 902	7 220	7 404	8 414	9 896	10 899
蒲江县	2 248	2 499	2 720	2 647	3 354	3 236	3 821	3 628	3 751

医疗卫生机构住院病人手术人次数

2011	2012	2013	2014	2015	2016	2017	2018	2019	2020
626 285	**714 440**	**748 830**	**867 385**	**873 179**	**990 040**	**1 070 040**	**1 183 631**	**1 435 160**	**1 440 672**
					14 691	18 664	20 089	17 774	15 892
									0
					62 588	71 431	91 202	108 419	60 037
26 949	30 022	37 806	43 114	48 319	42 022	48 569	51 765	57 755	68 791
127 434	145 182	123 052	174 882	132 549	147 897	162 482	169 462	190 714	160 467
46 804	61 052	59 002	57 854	58 670	59 292	60 889	61 168	68 081	63 798
195 035	223 166	253 540	282 431	306 694	250 935	269 476	268 491	372 393	378 402
21 732	21 724	18 331	22 631	22 779	24 175	24 807	32 443	41 366	35 555
18 019	20 897	23 722	27 040	28 066	34 282	34 135	43 728	56 187	57 446
5 948	6 270	7 572	9 896	11 088	12 750	9 108	8 949	10 723	11 546
26 153	29 847	32 945	36 094	34 815	47 135	56 837	67 906	95 000	11 547
20 438	23 923	29 518	35 482	39 680	46 003	55 606	71 045	83 472	11 548
21 732	23 209	27 704	32 330	36 869	30 746	36 053	41 164	40 240	11 549
13 431	16 823	18 089	19 085	20 073	23 141	21 333	25 662	32 452	11 550
8 497	8 862	9 216	9 388	10 295	11 978	12 910	13 344	14 866	11 551
—	—	—	—	—	47 447	46 663	50 574	59 690	11 552
17 340	18 737	22 923	26 160	28 033	31 079	30 829	41 445	46 146	11 553
18 449	16 735	18 035	20 605	18 424	21 347	23 203	24 697	27 338	11 554
12 272	15 148	15 361	15 564	16 110	14 315	16 259	28 600	22 808	11 555
14 637	15 229	13 867	16 507	17 317	19 291	22 475	22 378	34 056	11 556
15 276	18 605	18 288	18 985	23 830	28 688	26 718	26 630	27 592	11 557
12 267	13 118	13 200	14 014	13 956	14 245	15 484	16 322	18 863	11 558
3 872	5 891	6 659	5 323	5 612	5 993	6 109	6 567	9 225	11 559

表 6-14　2002—2020 年成都市各区（市）县

地　　区	2002	2003	2004	2005	2006	2007	2008	2009	2010
成都市	**1.77**	**1.87**	**2.00**	**2.12**	**2.35**	**2.55**	**2.64**	**2.90**	**3.07**
四川天府新区									
成都东部新区									
成都高新区									
锦江区	1.25	1.27	1.36	1.34	1.47	1.75	1.65	1.69	2.11
青羊区	1.74	1.63	1.99	2.08	2.34	2.54	2.53	2.68	3.05
金牛区	1.12	1.47	1.52	1.71	1.76	1.90	1.80	1.96	2.20
武侯区	2.35	2.34	2.60	2.39	2.66	2.77	2.92	3.02	2.96
成华区	1.34	1.30	1.44	1.67	1.79	2.28	2.31	1.98	2.31
龙泉驿区	2.00	2.13	2.27	2.19	2.63	2.11	2.09	2.32	2.45
青白江区	1.95	2.11	2.16	2.33	2.66	3.25	3.65	3.57	3.74
新都区	1.27	1.17	1.10	1.22	1.83	2.13	2.82	3.42	3.28
温江区	1.87	1.86	1.58	2.16	2.38	2.33	2.25	3.00	3.25
双流区	1.15	1.24	1.98	2.22	2.39	1.96	2.16	2.23	2.61
郫都区	2.03	2.36	2.38	3.14	3.22	3.25	2.84	3.43	3.38
新津区	2.12	2.05	2.56	2.75	3.40	3.05	3.11	3.06	4.09
简阳市	—	—	—	—	—	—	—	—	—
都江堰市	2.09	2.10	2.50	2.46	2.57	3.03	2.51	4.40	4.07
彭州市	3.62	2.05	2.03	2.06	2.28	2.68	2.71	3.05	3.14
邛崃市	2.43	3.42	1.82	2.29	2.75	2.70	3.17	3.80	4.03
崇州市	1.44	1.86	1.41	1.98	2.22	2.82	3.12	2.94	2.87
金堂县	1.73	1.96	2.92	2.62	2.79	3.24	3.99	4.14	4.61
大邑县	2.80	3.29	3.67	3.57	3.27	3.78	3.64	4.09	4.16
蒲江县	1.88	1.90	2.94	1.76	2.09	3.14	3.81	3.69	4.50

医疗卫生机构每百门急诊入院人数

2011	2012	2013	2014	2015	2016	2017	2018	2019	2020
3.05	**3.25**	**3.19**	**3.14**	**3.19**	**3.18**	**3.22**	**3.17**	**3.05**	**3.02**
					2.70	2.70	2.45	2.21	1.79
									2.86
					2.83	2.50	2.48	2.02	1.84
2.34	2.32	2.23	2.37	2.64	2.66	2.62	2.56	2.26	2.20
2.74	2.93	2.90	2.86	2.80	2.83	2.84	2.83	2.93	2.98
2.55	2.97	3.07	2.92	3.01	2.90	3.06	3.03	2.85	2.58
2.92	3.00	2.97	3.00	3.11	3.17	3.28	3.32	3.12	3.04
1.93	2.20	2.01	2.14	2.48	2.36	2.39	2.39	2.38	2.13
2.37	2.54	2.68	2.58	2.59	2.67	2.55	2.57	2.41	2.38
3.25	3.93	3.87	3.85	3.81	4.01	3.88	3.48	3.74	4.13
3.18	3.64	3.51	3.24	3.15	3.02	3.15	3.12	3.06	3.14
3.83	4.15	3.91	3.71	3.66	3.59	3.53	3.28	3.14	2.86
2.58	2.76	2.55	2.44	2.63	2.62	2.39	2.18	2.04	2.29
2.92	2.67	2.80	2.69	2.66	2.75	2.85	2.78	2.77	2.64
4.98	4.84	4.79	4.09	4.06	3.91	3.74	3.58	3.74	3.80
—	—	—	—	—	3.23	3.68	3.44	3.42	3.64
3.73	4.14	4.04	4.23	4.41	4.26	4.34	4.48	4.50	4.54
3.69	4.20	3.60	3.52	3.48	3.50	3.53	3.42	3.36	3.26
4.96	4.90	4.66	4.25	4.37	4.44	4.60	4.80	5.05	5.10
2.93	3.17	3.20	3.54	3.27	3.44	3.74	3.85	3.72	3.93
4.09	4.35	4.36	4.15	4.24	4.37	4.58	4.45	4.31	4.47
3.98	4.36	4.83	4.56	4.37	4.23	4.46	4.59	4.52	4.63
4.01	4.58	4.22	4.05	4.10	4.48	4.68	4.70	5.00	4.90

表 6-15　2002—2020 年成都市各类

分　类	2002	2003	2004	2005	2006	2007	2008	2009	2010
总　计	577 221	614 928	701 641	736 128	830 366	967 412	1 084 573	1 345 784	1 563 386
按经济类型分									
公　立	544 948	593 473	675 908	703 127	784 639	884 716	951 403	1 149 569	1 314 045
民　营	32 273	21 455	25 733	33 001	45 727	82 696	133 170	196 215	249 341
按医院等级分									
三级医院	137 162	185 704	209 627	153 451	272 273	303 329	347 075	438 866	528 307
二级医院	280 567	282 977	270 630	302 959	415 538	513 487	551 121	635 520	703 856
一级医院	13 347	20 044	17 494	15 472	11 473	19 500	21 631	33 862	47 096
未定级	146 145	126 203	203 890	264 246	131 082	131 096	164 746	237 536	284 127
按医院类别分									
综合医院	447 384	479 487	551 825	580 268	649 573	763 739	847 366	1 051 370	1 211 800
中医类医院	56 540	61 998	67 382	76 824	94 735	104 504	118 730	145 455	160 478
专科医院	73 297	73 443	82 434	79 036	86 058	99 169	118 477	148 959	191 108

医院入院人数

2011	2012	2013	2014	2015	2016	2017	2018	2019	2020
1 866 281	**2 208 762**	**2 389 519**	**2 589 661**	**2 776 783**	**3 078 849**	**3 313 702**	**3 508 960**	**3 812 987**	**3 276 616**
1 496 071	1 692 201	1 817 446	1 996 474	2 072 467	2 265 104	2 352 633	2 462 633	2 737 545	2 310 648
370 210	516 561	572 073	593 187	704 316	813 745	961 069	1 046 327	1 075 442	965 968
712 741	980 922	1 145 643	1 327 013	1 417 492	1 650 117	1 731 855	1 983 701	2 286 609	2 109 926
759 549	762 512	757 926	744 617	803 985	812 594	907 402	845 757	920 377	785 557
82 947	94 467	99 324	90 470	107 001	85 885	83 559	83 186	83 081	132 633
311 044	370 861	386 626	427 561	448 305	530 253	590 886	596 316	522 920	248 500
1 470 599	1 619 593	1 726 226	1 846 379	1 959 146	2 175 812	2 317 323	2 426 612	2 583 719	2 197 310
185 243	278 699	325 328	374 375	431 283	486 083	531 835	550 497	616 035	537 155
210 439	310 470	337 965	368 907	386 354	416 954	464 455	531 601	612 934	541 967

表 6-16　　2002—2020 年成都市各区（市）县

地　区	2002	2003	2004	2005	2006	2007	2008	2009	2010
成都市	577 221	614 928	701 641	736 128	830 366	967 412	1 084 573	1 345 784	1 563 386
四川天府新区									
成都东部新区									
成都高新区									
锦江区	33 722	33 510	42 421	40 263	44 918	44 864	40 264	46 186	63 221
青羊区	75 349	76 606	89 028	98 628	105 585	122 845	139 660	170 196	211 373
金牛区	42 904	57 942	61 059	69 373	71 696	80 923	83 894	102 926	113 421
武侯区	117 775	123 283	150 509	156 401	172 332	214 630	268 623	333 785	387 228
成华区	27 473	29 265	32 401	43 656	48 127	45 939	54 327	65 587	78 151
龙泉驿区	20 204	25 706	26 790	28 097	32 106	30 829	35 543	53 370	54 985
青白江区	10 370	12 657	13 688	11 761	13 128	17 210	19 094	20 799	28 367
新都区	27 604	26 712	21 064	24 930	42 763	48 215	55 011	77 559	82 519
温江区	26 598	28 568	28 421	30 244	36 268	41 661	49 415	55 680	66 381
双流区	29 765	31 975	51 454	39 609	45 339	57 270	65 729	70 108	83 000
郫都区	21 285	20 960	22 190	23 012	26 256	32 510	39 628	49 437	60 343
新津区	9 811	10 165	12 569	13 029	13 605	18 381	21 162	27 700	37 903
简阳市	—	—	—	—	—	—	—	—	—
都江堰市	34 608	35 586	39 756	40 691	40 853	49 916	34 042	65 572	62 580
彭州市	13 822	20 387	25 255	26 216	33 656	39 138	39 926	46 603	52 010
邛崃市	27 391	19 424	17 367	16 936	20 558	22 544	25 651	29 719	33 407
崇州市	20 227	22 346	23 012	26 799	31 093	31 721	35 493	39 039	45 790
金堂县	17 194	18 036	21 073	22 744	28 226	31 698	34 322	38 648	44 882
大邑县	15 136	16 131	17 666	17 713	16 815	27 912	32 087	40 466	44 538
蒲江县	5 983	5 669	5 918	6 026	7 042	9 206	10 702	12 404	13 287

医院入院人数

2011	2012	2013	2014	2015	2016	2017	2018	2019	2020
1 866 281	2 208 762	2 389 519	2 589 661	2 776 783	3 078 849	3 313 702	3 508 960	3 812 987	3 276 616
					60 938	68 476	72 786	76 964	57 125
									2 319
					149 863	159 042	169 371	171 319	127 743
72 284	83 091	96 686	116 257	137 513	148 229	170 538	187 951	209 909	177 022
241 945	282 546	303 946	338 426	336 227	358 305	373 959	397 660	447 706	371 401
141 785	187 795	202 196	217 389	231 532	235 143	248 983	263 232	292 163	228 858
445 771	503 200	543 341	597 719	660 729	545 350	583 363	633 433	708 847	594 629
84 056	91 256	90 437	106 588	125 115	128 223	142 085	150 105	158 118	134 294
68 252	79 105	87 517	93 193	98 036	102 672	111 046	117 899	123 656	108 711
29 800	38 920	41 266	47 444	52 531	57 508	57 995	57 931	62 080	55 273
85 014	106 688	118 634	118 377	129 449	151 985	165 946	174 913	190 002	164 025
81 520	94 777	103 029	113 337	122 115	129 733	133 893	140 782	153 841	133 746
94 053	102 332	110 586	114 869	127 195	80 612	82 725	84 113	88 538	108 584
75 261	90 107	97 672	97 277	100 529	108 406	115 154	120 600	131 000	118 168
44 858	55 290	59 696	59 577	62 113	63 225	66 111	67 002	73 448	60 757
—	—	—	—	—	131 266	138 773	137 581	140 260	120 101
85 438	99 973	115 708	121 945	127 820	130 814	141 549	155 052	163 504	142 825
73 846	108 991	105 021	107 790	111 502	117 067	129 867	131 146	138 393	124 688
65 358	69 820	74 408	76 308	82 255	87 048	94 131	105 395	115 620	109 326
54 608	65 381	70 781	80 895	75 379	83 964	99 172	107 485	115 414	114 123
53 796	64 854	70 851	75 725	85 460	92 059	100 521	97 170	106 048	91 990
53 565	59 674	70 949	76 641	79 231	82 880	92 422	96 715	104 912	93 850
15 071	24 962	26 795	29 904	32 052	33 559	37 951	40 638	41 245	37 058

表 6-17   2002—2020 年成都市各区（市）县

地　区	2002	2003	2004	2005	2006	2007	2008	2009	2010
成都市	**141 084**	**157 751**	**208 370**	**213 355**	**237 481**	**298 692**	**325 501**	**410 827**	**489 580**
四川天府新区									
成都东部新区									
成都高新区									
锦江区	8 089	10 281	36 486	13 738	18 336	14 975	13 642	15 426	19 667
青羊区	24 815	25 518	31 345	38 626	40 947	61 659	58 743	89 836	105 058
金牛区	9 291	11 841	11 569	15 826	13 907	20 275	20 987	25 752	35 703
武侯区	43 694	48 179	58 576	65 085	71 940	91 924	113 444	134 819	163 405
成华区	6 794	8 197	10 330	11 764	13 151	14 896	15 538	16 077	18 022
龙泉驿区	5 164	5 666	6 120	7 318	7 681	8 236	8 661	13 269	14 223
青白江区	1 853	1 757	1 843	2 324	2 825	3 092	3 666	3 916	5 018
新都区	3 391	3 629	4 608	5 675	8 933	10 374	12 908	15 995	18 844
温江区	4 117	4 836	6 389	6 095	7 278	9 008	10 641	12 131	15 578
双流区	5 074	5 521	7 672	8 083	8 955	11 486	13 017	14 141	17 551
郫都区	3 169	3 206	2 924	3 561	4 020	4 402	6 152	7 405	8 890
新津区	1 279	1 492	1 739	2 341	2 638	3 709	4 806	4 789	6 297
简阳市	—	—	—	—	—	—	—	—	—
都江堰市	3 414	6 596	5 230	7 143	8 716	10 939	5 014	12 289	10 841
彭州市	3 200	3 701	4 597	5 187	6 245	6 384	7 092	11 108	11 837
邛崃市	4 919	4 149	3 865	3 963	4 721	4 703	5 212	5 391	6 846
崇州市	5 069	5 052	4 928	5 515	5 673	6 912	8 312	8 717	9 554
金堂县	3 271	3 408	4 323	5 179	5 990	7 298	8 400	9 200	10 631
大邑县	2 984	3 360	4 199	4 205	3 456	6 018	6 586	7 971	9 076
蒲江县	1 497	1 362	1 627	1 727	2 069	2 402	2 680	2 595	2 539

医院住院病人手术人次数

2011	2012	2013	2014	2015	2016	2017	2018	2019	2020
582 826	668 939	705 352	821 300	823 250	931 230	1 005 712	1 113 249	1 365 146	1 377 089
					14 691	18 664	20 089	17 774	15 892
									0
					62 588	71 431	91 202	108 419	60 037
20 500	22 622	30 103	35 580	40 671	37 002	43 389	46 613	52 301	63 441
126 735	144 346	122 173	173 895	131 776	147 162	161 504	168 616	189 787	160 041
39 834	53 885	58 010	56 841	57 175	57 264	58 976	59 254	65 994	61 829
195 035	223 166	248 898	277 584	301 857	244 806	261 230	258 778	361 459	368 056
19 211	18 874	16 189	20 187	20 297	21 726	22 410	30 298	39 273	33 768
17 317	20 102	22 945	26 224	25 756	28 755	27 785	37 073	49 186	51 305
5 157	5 252	6 604	8 979	10 307	11 724	7 937	7 899	9 555	10 119
21 287	24 187	27 553	30 596	28 509	42 792	51 701	61 460	91 764	94 092
18 437	21 593	26 872	32 501	36 158	42 613	52 009	67 261	79 442	67 695
20 362	22 155	26 068	29 566	32 208	23 968	29 137	34 241	32 855	65 614
12 195	15 716	16 858	17 777	18 661	21 503	19 644	20 251	28 731	32 147
7 840	8 410	8 658	8 861	9 812	11 280	12 261	12 706	14 149	15 226
—	—	—	—	—	45 529	44 671	48 357	57 399	63 802
14 986	16 455	21 164	24 334	26 352	29 292	29 042	39 257	44 048	55 635
13 695	14 005	15 390	18 056	16 219	18 630	20 593	22 245	24 889	24 414
11 160	13 921	14 140	12 997	14 994	12 921	14 735	27 140	19 933	50 066
11 906	12 034	10 584	13 242	13 721	15 028	18 423	19 343	31 594	34 275
13 799	16 666	16 989	16 817	20 971	23 887	20 929	20 630	20 823	20 044
10 819	11 387	11 632	12 432	12 669	12 721	13 834	14 613	17 238	17 212
2 551	4 163	4 522	4 831	5 137	5 348	5 407	5 923	8 533	12 379

表 6-18   2002—2020 年成都市各区（市）县

地　区	2002	2003	2004	2005	2006	2007	2008	2009	2010
成都市	**3.03**	**3.07**	**3.55**	**3.46**	**3.77**	**3.97**	**3.99**	**4.28**	**4.75**
四川天府新区									
成都东部新区									
成都高新区									
锦江区	1.95	2.10	2.34	2.31	2.53	2.81	2.81	2.80	3.60
青羊区	2.08	2.14	2.67	2.72	3.07	3.18	3.12	3.34	3.91
金牛区	2.00	2.00	2.65	2.99	3.03	3.22	3.19	3.41	4.01
武侯区	3.33	3.09	3.50	3.21	3.43	3.65	3.92	4.25	4.45
成华区	2.44	2.62	3.15	3.51	3.65	3.62	3.98	3.73	4.34
龙泉驿区	3.14	3.43	3.81	3.67	4.00	3.60	3.69	4.55	4.96
青白江区	4.00	6.61	6.28	5.57	6.18	6.23	6.23	6.11	7.57
新都区	3.06	3.02	2.22	2.78	3.86	4.39	4.53	4.98	5.79
温江区	4.98	5.09	5.16	5.08	6.32	6.10	6.01	6.23	6.99
双流区	3.18	3.98	6.92	4.39	4.21	4.22	3.98	3.90	4.27
郫都区	4.42	4.16	4.18	4.35	4.53	4.73	4.37	4.61	5.33
新津区	5.41	6.00	6.25	6.07	5.86	4.24	4.61	4.78	6.33
简阳市	—	—	—	—	—	—	—	—	—
都江堰市	4.78	4.70	5.20	4.88	4.63	5.28	3.76	7.08	6.20
彭州市	4.00	4.50	4.23	4.04	4.60	6.77	5.79	5.79	6.30
邛崃市	6.60	5.21	5.33	5.07	5.90	5.28	5.41	5.61	5.76
崇州市	3.56	3.93	4.52	4.87	5.69	5.59	5.50	5.10	6.09
金堂县	4.69	5.05	4.76	4.96	5.37	5.22	6.01	5.79	6.20
大邑县	4.54	4.99	5.55	5.10	5.35	5.52	5.55	5.98	5.95
蒲江县	3.18	2.95	3.70	3.26	3.70	4.22	4.47	4.74	5.20

医院每百门急诊入院人数

2011	2012	2013	2014	2015	2016	2017	2018	2019	2020
4.88	**5.08**	**5.02**	**4.86**	**4.87**	**4.86**	**4.93**	**4.94**	**4.73**	**4.72**
					4.69	4.51	4.18	3.91	3.34
									9.34
					4.32	4.17	4.14	3.78	3.45
3.67	3.66	3.72	3.73	3.89	4.08	4.03	4.18	3.80	3.62
3.54	3.58	3.52	3.44	3.40	3.36	3.44	3.59	3.73	3.83
4.49	5.29	5.17	5.01	5.06	4.86	5.02	5.10	4.86	4.52
4.36	4.30	4.27	4.24	4.28	4.12	4.28	4.35	3.97	3.93
4.58	4.73	4.56	4.41	5.02	4.52	4.92	4.76	5.09	4.59
5.12	5.57	5.73	5.84	5.90	5.82	5.67	5.55	5.25	5.22
7.77	8.51	8.23	7.91	7.97	8.20	8.03	6.32	6.49	6.61
5.63	6.63	6.24	5.18	5.09	5.06	5.28	5.32	5.23	5.57
7.40	7.80	8.05	7.90	7.13	6.52	6.18	5.94	5.70	5.50
4.52	4.42	4.40	4.29	4.51	4.14	4.02	3.94	3.69	4.18
5.07	5.40	5.31	5.14	5.02	4.95	5.01	5.01	4.83	5.10
6.76	7.09	7.32	6.04	5.91	5.51	5.40	5.30	5.62	5.50
—	—	—	—	—	8.90	8.50	7.77	7.21	6.40
7.76	7.35	7.04	7.02	6.94	6.83	6.79	7.12	7.14	7.31
7.50	8.75	7.36	6.81	6.38	6.12	6.11	5.91	5.58	5.70
8.67	8.56	8.04	7.59	7.92	7.95	7.70	7.69	7.87	8.76
6.51	6.83	6.95	7.26	6.60	7.29	7.76	8.28	8.25	9.11
6.53	6.86	6.84	6.75	6.84	7.01	6.95	6.44	5.99	6.03
6.34	6.64	7.98	7.64	7.45	6.98	6.93	7.20	6.72	7.06
4.99	6.13	6.39	6.67	6.09	6.04	6.53	6.74	6.21	6.18

表 6-19　　2002—2020 年成都市各区（市）县

地　区	2002	2003	2004	2005	2006	2007	2008	2009	2010
成都市	**544 948**	**593 473**	**675 908**	**703 127**	**784 639**	**884 716**	**951 403**	**1 149 569**	**1 314 045**
四川天府新区									
成都东部新区									
成都高新区									
锦江区	33 104	32 797	39 032	37 864	43 295	40 285	37 001	40 925	52 823
青羊区	75 061	76 022	82 718	93 972	100 198	115 292	128 503	147 930	179 557
金牛区	41 848	56 782	58 465	65 223	65 211	65 544	66 603	81 968	92 054
武侯区	104 701	118 630	144 316	150 305	165 302	196 836	223 410	268 807	314 303
成华区	27 124	29 155	32 150	39 996	41 460	37 047	41 843	48 586	54 635
龙泉驿区	19 673	17 963	25 973	27 689	30 302	30 180	34 717	49 383	48 853
青白江区	10 370	12 657	13 688	11 761	13 128	17 210	19 094	19 769	20 510
新都区	27 604	26 712	21 064	24 480	42 493	47 048	53 750	67 799	67 603
温江区	26 598	28 568	28 421	29 844	35 544	40 324	47 567	53 005	64 083
双流区	29 765	31 975	51 454	39 609	45 339	55 744	63 710	66 529	76 483
郫都区	21 285	20 960	22 190	23 012	26 256	32 510	35 167	43 342	51 816
新津区	9 811	10 165	11 687	12 231	12 716	15 948	17 935	21 788	29 803
简阳市	—	—	—	—	—	—	—	—	—
都江堰市	34 128	35 586	38 484	37 654	37 957	46 551	31 579	60 171	56 643
彭州市	13 581	17 993	24 203	24 617	28 931	27 866	28 733	34 881	36 923
邛崃市	17 962	17 744	16 846	16 709	20 331	22 544	17 590	22 478	33 407
崇州市	18 131	20 166	21 482	22 172	25 873	27 742	30 839	34 881	38 343
金堂县	17 194	18 036	20 389	22 488	26 684	30 151	32 013	36 015	39 957
大邑县	11 025	15 893	17 428	17 475	16 577	26 688	30 647	38 908	42 962
蒲江县	5 983	5 669	5 918	6 026	7 042	9 206	10 702	12 404	13 287

公立医院入院人数

2011	2012	2013	2014	2015	2016	2017	2018	2019	2020
1 496 071	1 692 201	1 817 446	1 996 474	2 072 467	2 265 104	2 352 633	2 462 633	2 737 545	2 310 648
					48 909	55 669	31 926	35 229	23 382
									0
					92 936	93 242	90 986	94 772	62 902
60 587	63 184	78 022	95 091	102 501	106 230	93 049	107 559	118 485	96 200
210 049	248 361	264 358	296 643	292 542	313 316	327 216	350 536	399 117	330 786
104 385	123 733	131 476	146 084	151 829	146 288	160 330	176 628	205 622	155 337
352 121	381 309	413 476	453 929	476 009	405 709	434 066	467 228	528 548	443 469
55 607	61 463	62 234	74 395	78 048	73 143	75 345	72 529	78 818	60 512
49 109	54 458	59 238	65 748	68 572	71 729	78 749	83 729	89 246	79 445
21 775	25 226	27 542	34 675	37 433	42 200	41 233	41 586	45 020	38 983
70 751	73 025	78 548	90 651	101 407	121 557	131 509	138 603	151 891	129 699
78 872	89 858	96 838	106 305	111 231	116 622	122 188	128 886	142 707	125 077
83 179	88 701	85 982	87 652	93 928	55 104	57 512	59 315	65 148	90 555
63 258	72 050	76 984	79 276	82 399	90 188	88 666	93 476	102 970	92 792
33 989	40 342	45 377	44 565	47 505	50 223	51 225	51 948	57 765	46 617
—	—	—	—	—	92 069	96 391	102 286	111 042	91 539
78 600	90 293	100 606	103 002	104 872	108 621	111 205	112 107	117 652	98 076
50 025	60 324	64 843	70 849	75 006	82 801	89 314	90 147	98 167	87 813
35 539	40 204	39 146	41 404	45 593	46 022	52 969	64 193	77 162	70 508
44 741	50 179	53 691	59 433	51 610	41 952	45 399	48 585	53 259	47 358
46 807	54 916	61 237	64 110	68 202	71 850	79 291	77 034	83 394	70 566
41 606	55 528	57 837	59 820	59 701	62 476	39 997	43 627	48 609	39 556
15 071	19 047	20 011	22 842	24 079	25 159	28 068	29 719	32 922	29 476

表 6-20   2002—2020 年成都市各区（市）县

地　区	2002	2003	2004	2005	2006	2007	2008	2009	2010
成都市	32 273	21 455	25 733	33 001	45 727	82 696	133 170	196 215	249 341
四川天府新区									
成都东部新区									
成都高新区									
锦江区	618	713	3 389	2 399	1 623	4 579	3 263	5 261	10 398
青羊区	288	584	6 310	4 656	5 387	7 553	11 157	22 266	31 816
金牛区	1 056	1 160	2 594	4 150	6 485	15 379	17 291	20 958	21 367
武侯区	13 074	4 653	6 193	6 096	7 030	17 794	45 213	64 978	72 925
成华区	349	110	251	3 660	6 667	8 892	12 484	17 001	23 516
龙泉驿区	531	7 743	817	408	1 804	649	826	3 987	6 132
青白江区	0	0	0	0	0	0	0	1 030	7 857
新都区	0	0	0	450	270	1 167	1 261	9 760	14 916
温江区	0	0	0	400	724	1 337	1 848	2 675	2 298
双流区	0	0	0	0	0	1 526	2 019	3 579	6 517
郫都区	0	0	0	0	0	0	4 461	6 095	8 527
新津区	0	0	882	798	889	2 433	3 227	5 912	8 100
简阳市	—	—	—	—	—	—	—	—	—
都江堰市	480	0	1 272	3 037	2 896	3 365	2 463	5 401	5 937
彭州市	241	2 394	1 052	1 599	4 725	11 272	11 193	11 722	15 087
邛崃市	9 429	1 680	521	227	227	0	8 061	7 241	0
崇州市	2 096	2 180	1 530	4 627	5 220	3 979	4 654	4 158	7 447
金堂县	0	0	684	256	1 542	1 547	2 309	2 633	4 925
大邑县	4 111	238	238	238	238	1 224	1 440	1 558	1 576
蒲江县	0	0	0	0	0	0	0	0	0

民营医院入院人数

2011	2012	2013	2014	2015	2016	2017	2018	2019	2020
370 210	**516 561**	**572 073**	**593 187**	**704 316**	**813 745**	**961 069**	**1 046 327**	**1 075 442**	**965 968**
					12 029	12 807	40 860	41 735	33 743
									2 319
					56 927	65 800	78 385	76 547	64 841
11 697	19 907	18 664	21 166	35 012	41 999	77 489	80 392	91 424	80 822
31 896	34 185	39 588	41 783	43 685	44 989	46 743	47 124	48 589	40 615
37 400	64 062	70 720	71 305	79 703	88 855	88 653	86 604	86 541	73 521
93 650	121 891	129 865	143 790	184 720	139 641	149 297	166 205	180 299	151 160
28 449	29 793	28 203	32 193	47 067	55 080	66 740	77 576	79 300	73 782
19 143	24 647	28 279	27 445	29 464	30 943	32 297	34 170	34 410	29 266
8 025	13 694	13 724	12 769	15 098	15 308	16 762	16 345	17 060	16 290
14 263	33 663	40 086	27 726	28 042	30 428	34 437	36 310	38 111	34 326
2 648	4 919	6 191	7 032	10 884	13 111	11 705	11 896	11 134	8 669
10 874	13 631	24 604	27 217	33 267	25 508	25 213	24 798	23 390	18 029
12 003	18 057	20 688	18 001	18 130	18 218	26 488	27 124	28 030	25 376
10 869	14 948	14 319	15 012	14 608	13 002	14 886	15 054	15 683	14 140
—	—	—	—	—	39 197	42 382	35 295	29 218	28 562
6 838	9 680	15 102	18 943	22 948	22 193	30 344	42 945	45 852	44 749
23 821	48 667	40 178	36 941	36 496	34 266	40 553	40 999	40 226	36 875
29 819	29 616	35 262	34 904	36 662	41 026	41 162	41 202	38 458	38 818
9 867	15 202	17 090	21 462	23 769	42 012	53 773	58 900	62 155	66 765
6 989	9 938	9 614	11 615	17 258	20 209	21 230	20 136	22 654	21 424
11 959	4 146	13 112	16 821	19 530	20 404	52 425	53 088	56 303	54 294
0	5 915	6 784	7 062	7 973	8 400	9 883	10 919	8 323	7 582

表 6-21　2002—2020 年成都市各类医疗

分　类	2002	2003	2004	2005	2006	2007	2008	2009	2010
成都市	**24.08**	**23.57**	**23.13**	**24.62**	**24.12**	**30.34**	**32.17**	**34.16**	**33.87**
医　院	22.70	20.48	21.06	22.50	21.81	25.87	27.54	29.26	30.35
综合医院	23.78	21.96	22.27	24.08	23.37	28.15	29.74	32.10	33.14
中医医院	24.01	22.28	23.87	23.09	23.07	27.55	26.96	28.90	29.50
中西医结合医院	0	3.39	4.63	4.50	15.53	4.98	11.83	17.97	30.54
民族医院	0	0	0	0	0	0	0	0	0
专科医院	17.16	13.59	14.54	15.07	14.48	15.22	18.79	18.31	20.11
护理院	0	0	0	0	0	0	0	0	0
基层医疗卫生机构	28.91	34.47	30.32	31.72	31.29	45.84	47.35	51.13	44.65
社区卫生服务中心（站）	0.90	19.24	39.60	11.38	12.35	34.06	26.61	31.40	28.39
社区卫生服务中心	0.90	19.24	39.60	11.38	12.35	34.21	26.74	31.67	28.48
社区卫生服务站	0	0	0	0	0	0	0	7.18	20.84
卫生院	34.91	40.44	34.76	37.02	39.30	48.58	52.91	56.21	49.28
门诊部	14.42	37.31	8.24	5.51	3.02	17.05	18.69	17.12	0.59
专业公共卫生机构	23.86	26.01	28.74	29.96	34.58	45.64	48.10	43.75	48.45
妇幼保健院（所、站）	34.94	35.95	37.83	45.58	53.57	61.15	60.12	60.49	65.29
专科疾病防治院（所、站）	15.20	14.82	17.19	11.17	10.72	14.20	14.74	6.17	7.80
其他卫生机构	7.51	0	19.41	18.33	18.78	22.13	14.20	15.87	28.03
疗养院	7.51	0	19.41	18.33	18.78	22.13	14.20	15.87	28.03

卫生机构病床周转次数

2011	2012	2013	2014	2015	2016	2017	2018	2019	2020
33.65	**33.51**	**32.30**	**31.40**	**31.08**	**31.40**	**32.06**	**31.81**	**33.26**	**27.54**
31.36	31.63	31.02	30.54	29.97	29.99	30.65	30.63	31.76	26.27
34.56	33.97	32.80	31.68	31.39	32.23	33.60	34.24	35.85	29.50
28.48	29.36	29.83	29.95	29.75	29.66	30.75	29.48	31.09	26.85
13.65	32.06	30.54	31.33	30.21	31.14	31.34	30.49	30.98	22.60
0	0	0	0	0	0	0	15.46	1.80	6.86
20.35	24.16	24.95	26.03	24.42	21.99	21.25	21.17	21.93	18.39
0	0	0	0	0	0	1.40	3.92	2.21	2.45
41.02	38.97	35.87	32.98	34.26	34.51	35.24	33.91	37.14	31.54
25.84	28.26	26.53	25.05	26.82	27.62	31.46	28.14	30.15	25.51
26.06	28.78	27.04	25.64	27.23	27.55	31.50	28.16	30.16	25.52
20.52	18.03	15.31	14.52	18.63	31.84	26.07	26.10	0.00	0.00
46.21	42.58	38.62	35.05	36.21	36.10	36.10	35.22	38.81	33.19
0	0.00	0	0	0	0	0	0	0	0
47.32	48.95	45.41	47.43	48.55	62.34	61.61	60.21	64.13	49.93
65.86	64.85	60.23	62.40	62.97	62.65	61.99	61.79	64.51	50.32
3.31	4.77	4.87	5.22	2.78	37.10	37.02	23.10	40.76	25.43
30.43	44.64	38.38	38.00	37.93	0	0	0	0	0
30.43	44.64	38.38	38.00	37.93	0	0	0	0	0

表 6-22　2002—2020 年成都市各类医疗

分　类	2002	2003	2004	2005	2006	2007	2008	2009	2010
成都市	**62.72**	**66.03**	**64.06**	**71.63**	**66.29**	**82.01**	**86.86**	**91.87**	**93.88**
医　院	68.78	70.92	68.73	77.59	71.66	86.63	91.69	96.88	98.60
综合医院	66.74	68.67	66.26	76.36	69.83	85.84	92.39	97.08	99.08
中医医院	68.34	70.23	72.25	77.09	75.21	92.19	88.26	101.53	106.75
中西医结合医院	0	14.83	37.16	18.64	74.53	18.84	43.13	47.34	59.21
民族医院	0	0	0	0	0	0	0	0	0
专科医院	78.09	80.94	78.03	84.38	77.64	87.34	91.74	94.12	92.60
护理院	0	0	0	0	0	0	0	0	0
基层医疗卫生机构	44.12	46.58	45.36	51.37	46.07	62.48	70.34	74.14	76.50
社区卫生服务中心（站）	19.38	39.01	21.25	46.16	34.15	66.96	66.83	72.66	76.09
社区卫生服务中心	19.38	39.01	21.25	46.16	34.15	67.15	67.01	72.80	76.35
社区卫生服务站	0	0	0	0	0	24.54	28.56	59.20	54.30
卫生院	43.05	47.24	44.78	51.96	49.02	61.79	71.84	74.76	76.87
门诊部	35.05	55.43	32.15	25.04	7.97	44.41	30.29	17.59	0.78
专业公共卫生机构	64.14	73.12	67.65	65.07	66.62	84.69	85.75	89.10	94.38
妇幼保健院（所、站）	56.00	60.25	53.72	62.86	71.39	88.49	89.73	91.03	96.78
专科疾病防治院（所、站）	70.50	87.61	85.38	67.74	60.63	76.99	74.68	84.76	88.59
其他卫生机构	57.93	0	47.71	48.69	57.18	86.04	53.64	4.48	82.80
疗养院	57.93	0	47.71	48.69	57.18	86.04	53.64	4.48	82.80

注：护理站、诊所、卫生所（室）、医务室、中小学卫生保健所、村卫生室、急救中心（站）、采供血机构、疾病预防控制中心（防疫站）、卫生监督所（局）、健康教育所（站、中心）、计划生育技术服务中心（站）、医学科学研究机构、医学在职培训机构、临床检验中心（所、站）、其他卫生事业机构无住院服务，未予列入。

卫生机构病床使用率（%）

2011	2012	2013	2014	2015	2016	2017	2018	2019	2020
94.07	**93.68**	**89.51**	**86.61**	**86.31**	**86.02**	**87.06**	**85.61**	**87.35**	**73.53**
98.54	97.40	93.18	90.03	89.15	88.51	89.31	87.84	88.98	74.75
98.91	96.35	91.54	87.26	86.67	87.06	89.04	88.49	90.07	74.55
105.76	104.45	98.20	99.28	98.18	94.03	94.75	88.76	91.70	76.78
21.69	111.42	115.18	113.75	108.75	108.68	108.90	102.54	99.12	69.18
0	0	0	0	0	0	0	44.83	4.79	12.06
94.00	95.08	92.20	90.00	88.17	86.05	83.59	83.33	83.61	75.09
0	0	0	0	0	0	20.19	45.00	40.34	43.15
74.71	77.00	72.94	68.93	69.49	72.66	74.78	73.31	77.39	66.98
68.63	74.81	67.96	61.28	63.23	63.92	67.45	65.04	68.86	56.84
70.39	76.88	69.50	62.94	64.26	63.71	67.49	65.07	68.85	56.82
25.26	33.53	33.58	31.31	43.00	76.04	62.27	61.38	100.00	100.00
77.42	77.73	74.41	70.93	71.12	74.69	76.43	75.21	79.44	69.75
0	0.00	0	0	0	0	0	0	0	0
98.31	97.25	89.38	90.61	91.34	87.01	88.19	86.70	92.39	70.69
93.31	91.40	89.20	90.17	89.85	87.16	88.34	88.15	92.46	70.86
110.18	113.49	89.87	91.86	96.07	74.24	78.67	52.41	87.57	60.09
111.61	129.44	94.30	96.50	91.10	0	0	0	0	0
111.61	129.44	94.30	96.50	91.10	0	0	0	0	0

表 6-23　2002—2020 年成都市各类医疗

分　类	2002	2003	2004	2005	2006	2007	2008	2009	2010
成都市	**8.42**	**9.12**	**9.13**	**9.41**	**9.17**	**9.12**	**9.22**	**9.18**	**10.05**
医　院	9.94	11.47	10.89	11.18	11.11	11.36	11.54	11.44	11.89
综合医院	9.11	10.58	10.09	10.57	10.36	10.60	11.00	10.68	10.69
中医医院	9.64	10.72	10.51	11.28	11.15	12.44	11.60	12.33	13.18
中西医结合医院	0	15.34	23.97	3.26	17.27	12.45	10.16	7.86	5.73
民族医院	0	0	0	0	0	0	0	0	0
专科医院	15.37	18.07	16.62	15.68	16.03	16.21	15.11	15.99	18.49
护理院	0	0	0	0	0	0	0	0	0
基层医疗卫生机构	5.02	4.24	4.91	5.37	4.70	4.61	4.84	4.86	5.75
社区卫生服务中心（站）	1.58	4.42	1.75	9.00	8.05	6.80	8.15	7.69	9.16
社区卫生服务中心	1.58	4.42	1.75	9.00	8.05	6.80	8.15	7.65	9.18
社区卫生服务站	0	0	0	0	0	0	0	25.25	6.34
卫生院	4.13	3.74	4.31	4.78	4.02	4.31	4.43	4.47	5.21
门诊部	4.71	4.74	4.13	2.62	5.81	3.47	5.28	2.97	1.77
专业公共卫生机构	6.01	6.59	5.30	5.61	5.31	5.41	5.24	5.50	8.10
妇幼保健院（所、站）	5.52	5.71	4.82	4.86	4.80	5.09	5.23	5.39	5.25
专科疾病防治院（所、站）	6.89	9.00	6.65	9.30	8.53	8.21	5.34	8.02	65.57
其他卫生机构	15.21	0	8.93	9.42	10.81	14.20	12.31	1.01	9.85
疗养院	15.21	0	8.93	9.42	10.81	14.20	12.31	1.01	9.85

注：护理站、诊所、卫生所（室）、医务室、中小学卫生保健所、村卫生室、急救中心（站）、采供血机构、疾病预防控制中
　　心（防疫站）、卫生监督所（局）、健康教育所（站、中心）、计划生育技术服务中心（站）、医学科学研究机构、医学在
　　职培训机构、临床检验中心（所、站）、其他卫生事业机构无住院服务，未予列入。

卫生机构出院者平均住院日

2011	2012	2013	2014	2015	2016	2017	2018	2019	2020
9.87	**9.86**	**9.93**	**9.76**	**9.86**	**9.65**	**10.00**	**9.54**	**9.40**	**9.87**
11.26	11.00	10.86	10.56	10.67	10.44	10.80	10.14	10.04	10.58
10.33	10.14	9.99	9.85	9.86	9.66	9.50	9.33	9.07	9.14
13.37	12.85	11.99	12.06	11.90	11.48	11.15	10.89	10.60	10.36
3.55	12.50	13.47	13.14	13.08	12.71	12.68	12.25	11.63	11.19
0	0	0	0	0	0	0	9.43	9.69	6.42
16.08	13.91	13.84	12.24	13.09	13.00	16.47	12.78	13.34	16.45
0	0	0	0	0	0	47.00	21.56	57.03	62.36
6.20	6.76	6.94	7.01	6.83	7.19	7.48	7.75	7.40	7.59
9.33	9.11	8.94	8.44	7.86	7.81	7.50	8.15	8.16	7.95
9.50	9.19	8.97	8.47	7.86	7.80	7.49	8.15	8.16	7.95
3.96	6.78	7.72	7.45	7.75	8.44	8.76	8.49	0	0
5.65	6.23	6.54	6.74	6.63	7.08	7.48	7.68	7.26	7.52
0.00	0.00	0	0	0	0	0	0	0	0
5.79	5.73	6.93	6.10	6.01	5.07	5.21	5.24	5.19	5.13
5.10	5.15	5.44	5.31	5.24	5.05	5.19	5.20	5.16	5.10
38.16	27.54	57.48	32.79	60.90	7.42	7.63	8.26	8.08	8.80
12.63	10.19	9.20	8.10	8.06	0	0	0	0	0
12.63	10.19	9.20	8.10	8.06	0	0	0	0	0

表 6-24　2002—2020 年成都市各类

分　类	2002	2003	2004	2005	2006	2007	2008	2009	2010
总　计	**68.78**	**70.92**	**68.73**	**77.59**	**71.66**	**86.63**	**91.69**	**96.88**	**98.60**
按经济类型分									
公　立	69.52	72.65	70.98	79.65	75.52	90.71	95.77	102.08	105.04
民　营	55.60	38.56	38.38	56.01	37.51	55.26	69.36	71.52	69.67
按医院等级分									
三级医院	103.16	89.33	85.32	92.07	84.16	101.77	103.50	106.14	111.53
二级医院	65.68	73.12	75.71	79.00	78.70	91.12	97.02	105.40	108.53
一级医院	39.69	51.67	58.52	62.96	59.58	58.34	58.50	60.48	69.38
未定级	55.33	52.77	51.33	70.22	49.40	61.16	71.41	75.52	73.22
按医院类别分									
综合医院	66.74	68.67	66.26	76.36	69.83	85.84	92.39	97.08	99.08
中医类医院	68.34	69.51	71.69	75.94	75.12	91.10	87.09	100.24	105.91
专科医院	78.09	80.94	78.03	84.38	77.64	87.34	91.74	94.12	92.60

医院病床使用率（%）

2011	2012	2013	2014	2015	2016	2017	2018	2019	2020
98.54	**97.40**	**93.18**	**90.03**	**89.15**	**88.51**	**89.31**	**87.84**	**88.98**	**74.75**
106.28	106.39	103.15	101.66	100.91	99.56	99.75	98.26	100.48	81.91
71.43	72.08	67.83	61.45	63.59	67.06	71.15	70.74	70.06	62.85
116.94	114.14	110.27	109.19	106.28	105.35	104.84	102.10	103.54	82.68
104.70	103.40	95.86	92.84	92.35	89.40	89.67	87.28	89.34	74.71
69.86	67.71	66.50	60.33	60.78	55.70	56.74	54.28	55.57	51.69
71.98	68.41	65.38	58.20	59.88	62.94	67.29	66.89	63.40	50.59
98.91	96.35	91.54	87.26	86.67	87.06	89.04	88.49	90.07	74.55
103.25	106.01	102.36	103.15	100.96	97.46	97.87	91.59	93.06	75.05
94.00	95.08	92.20	90.00	88.17	86.05	83.59	83.33	83.61	75.09

表 6-25   2002—2020 年成都市各类

分　类	2002	2003	2004	2005	2006	2007	2008	2009	2010
总　计	**9.94**	**11.47**	**10.89**	**11.18**	**11.11**	**11.36**	**11.54**	**11.44**	**11.89**
按经济类型分									
公　立	10.14	11.69	10.92	11.10	11.15	11.60	11.75	11.76	12.47
民　营	6.41	5.30	9.90	13.03	10.36	9.03	10.04	9.56	8.79
按医院等级分									
三级医院	11.78	14.09	13.75	13.80	13.33	13.53	13.03	13.02	12.53
二级医院	10.07	10.57	10.37	9.95	9.36	10.28	10.58	10.64	10.88
一级医院	6.98	6.74	5.16	9.58	18.46	10.98	9.81	9.12	8.61
未定级	8.29	10.52	9.37	11.17	11.38	10.65	11.82	10.97	13.76
按医院类别分									
综合医院	9.11	10.58	10.09	10.57	10.36	10.60	11.00	10.68	10.69
中医类医院	9.64	10.73	10.55	11.25	11.74	12.44	11.59	12.27	13.04
专科医院	15.37	18.07	16.62	15.68	16.03	16.21	15.11	15.99	18.49

医院平均住院日

2011	2012	2013	2014	2015	2016	2017	2018	2019	2020
11.26	**11.00**	**10.86**	**10.56**	**10.67**	**10.44**	**10.80**	**10.14**	**10.04**	**10.58**
11.88	11.62	11.45	11.08	11.22	10.71	10.63	10.32	9.99	10.05
8.79	8.95	8.97	8.78	9.06	9.70	11.23	9.72	10.17	11.84
11.81	11.31	11.17	10.99	10.98	10.49	10.23	9.69	9.30	9.59
10.59	11.00	10.48	10.53	10.49	10.76	10.90	11.32	11.27	13.20
8.53	8.52	8.62	8.90	8.66	8.89	8.62	8.66	8.60	8.96
12.37	10.80	11.26	9.59	10.53	10.07	12.65	10.17	11.36	11.59
10.33	10.14	9.99	9.85	9.86	9.66	9.50	9.33	9.07	9.14
13.23	12.76	12.36	12.36	12.21	11.78	11.49	11.18	10.81	10.51
16.08	13.91	13.84	12.24	13.09	13.00	16.47	12.78	13.34	16.45

表 6-26　2002—2020 年成都市各区（市）县

地　区	2002	2003	2004	2005	2006	2007	2008	2009	2010
成都市	23.34	20.88	21.49	22.75	22.03	25.87	27.54	29.26	30.35
四川天府新区									
成都东部新区									
成都高新区									
锦江区	33.94	14.80	17.80	17.73	18.46	18.52	24.00	22.55	24.34
青羊区	26.10	19.50	20.31	20.11	21.31	22.12	25.03	24.80	27.48
金牛区	11.39	12.67	12.76	13.65	13.62	15.34	16.69	19.23	22.07
武侯区	27.04	23.18	22.95	24.49	19.71	26.75	26.68	28.07	30.05
成华区	10.45	10.79	12.03	16.59	18.10	17.00	18.89	22.06	23.46
龙泉驿区	20.13	24.72	22.10	26.16	26.17	27.50	26.68	31.52	25.59
青白江区	20.19	23.17	24.48	21.74	22.84	31.13	34.81	32.89	33.39
新都区	31.06	34.01	29.88	34.02	29.18	35.55	37.02	40.26	37.45
温江区	33.06	26.46	24.45	25.94	27.41	33.06	38.05	36.45	35.71
双流区	34.12	36.70	47.18	56.00	31.50	32.53	36.27	36.07	43.00
郫都区	28.22	27.30	29.08	32.00	36.06	39.66	45.51	45.93	49.21
新津区	26.44	28.08	27.07	29.69	32.24	37.92	37.45	42.78	53.59
简阳市	—	—	—	—	—	—	—	—	—
都江堰市	24.10	27.26	24.52	25.44	24.28	29.90	28.79	38.53	34.71
彭州市	37.24	27.48	27.63	28.00	32.62	41.66	33.48	33.37	32.65
邛崃市	46.48	34.18	29.23	30.67	33.37	47.12	45.94	41.40	44.91
崇州市	23.82	22.67	21.35	30.06	26.27	27.93	30.13	30.18	24.77
金堂县	21.68	23.47	25.99	29.07	30.71	36.02	36.49	38.61	35.16
大邑县	20.93	22.95	24.96	25.33	24.05	37.45	39.66	42.29	32.59
蒲江县	20.56	31.11	30.30	28.44	25.87	36.43	44.07	45.59	43.47

医院病床周转次数

2011	2012	2013	2014	2015	2016	2017	2018	2019	2020
31.36	**31.63**	**31.02**	**30.54**	**29.97**	**29.99**	**30.65**	**30.63**	**31.76**	**26.27**
					35.94	37.96	33.39	37.05	27.27
									18.30
					28.76	29.90	28.91	28.51	22.54
25.96	24.30	23.15	25.89	25.37	22.38	23.14	25.02	26.24	21.34
30.05	32.22	32.39	33.21	30.64	31.31	31.47	33.50	35.95	29.62
23.30	22.74	22.94	23.79	24.13	23.60	23.77	22.20	23.43	19.08
32.26	31.72	32.08	32.11	32.66	33.75	34.29	35.83	37.70	31.23
24.47	26.80	25.29	23.31	25.52	25.83	26.62	25.75	27.14	19.53
27.42	27.67	28.91	30.07	30.74	31.94	30.96	31.45	32.23	28.41
32.64	33.58	33.87	32.18	33.40	31.72	33.12	29.97	27.42	23.23
35.76	38.66	34.95	29.02	29.46	31.48	34.11	35.59	37.12	30.59
34.23	33.57	33.94	30.99	25.51	27.32	29.62	29.18	31.53	25.21
37.76	38.04	33.54	30.03	30.19	27.59	27.94	25.28	27.18	22.95
41.29	39.49	38.91	37.72	36.92	38.15	38.06	38.40	40.50	33.89
46.93	45.72	46.66	45.12	41.80	38.31	39.52	38.54	38.94	31.34
—	—	—	—	—	33.76	35.75	35.50	34.83	30.41
34.16	33.12	32.49	33.40	32.50	31.70	33.10	31.49	32.50	27.37
29.96	36.16	31.31	30.37	28.45	28.69	30.10	29.39	29.01	24.03
40.59	38.37	34.48	34.96	37.72	34.33	35.94	36.58	36.98	33.31
27.64	26.61	27.60	27.30	23.77	25.47	25.74	25.39	26.78	25.40
40.79	41.07	37.89	31.02	29.05	25.87	24.92	25.31	24.15	20.50
32.06	33.64	34.03	35.65	36.93	36.03	35.65	34.36	34.23	29.52
41.21	36.37	34.13	36.77	37.02	41.51	39.33	36.43	34.43	30.02

表 6-27　2002—2020 年成都市各区（市）县

地　　区	2002	2003	2004	2005	2006	2007	2008	2009	2010
成都市	68.78	70.92	68.73	77.59	71.66	86.63	91.69	96.88	98.60
四川天府新区									
成都东部新区									
成都高新区									
锦江区	48.43	65.55	62.19	69.57	76.58	84.92	100.54	100.30	104.39
青羊区	70.63	75.67	74.40	78.25	79.42	89.80	90.73	95.10	96.83
金牛区	68.16	69.62	65.81	72.42	69.52	82.87	89.04	97.68	108.54
武侯区	89.85	82.68	78.41	96.07	75.03	91.56	96.32	97.28	101.14
成华区	49.25	53.79	55.54	58.32	61.07	71.84	77.58	84.52	84.61
龙泉驿区	55.86	50.76	61.59	69.86	71.12	83.19	79.30	89.24	81.73
青白江区	55.60	74.89	69.41	66.63	68.62	92.47	98.45	97.11	93.34
新都区	70.90	70.53	66.91	79.09	64.29	85.65	88.48	98.26	91.71
温江区	88.20	77.20	79.34	82.20	76.11	92.73	111.92	106.07	103.62
双流区	63.78	74.49	52.19	88.53	78.54	73.61	85.59	85.84	105.96
郫都区	56.01	53.55	57.90	66.14	76.25	86.02	103.42	100.33	106.01
新津区	57.86	62.37	58.57	65.42	71.31	93.98	93.88	102.25	116.04
简阳市	0	0	0	0	0	0	0	0	0
都江堰市	67.89	72.19	67.73	74.90	68.66	79.26	78.83	103.15	101.81
彭州市	64.38	64.95	65.04	72.26	66.99	89.73	88.46	95.35	94.02
邛崃市	84.64	75.09	71.62	74.10	80.82	110.50	93.24	110.17	124.49
崇州市	64.54	77.02	69.41	93.06	35.13	95.92	96.69	111.16	91.48
金堂县	59.26	65.41	63.26	65.90	67.78	83.15	85.64	97.67	88.54
大邑县	72.88	76.38	78.60	72.34	77.09	97.97	97.20	104.31	85.15
蒲江县	48.77	71.92	68.67	67.51	64.20	88.12	97.01	94.52	93.40

医院病床使用率（%）

2011	2012	2013	2014	2015	2016	2017	2018	2019	2020
98.54	**97.40**	**93.18**	**90.03**	**89.15**	**88.51**	**89.31**	**87.84**	**88.98**	**74.75**
					80.39	85.09	85.34	91.30	73.14
									38.06
					98.12	98.30	87.44	85.36	65.34
104.36	99.51	88.25	93.15	91.58	93.95	96.86	100.80	101.50	84.75
99.90	101.27	98.94	97.08	93.39	91.72	89.08	90.70	90.25	76.00
105.05	100.65	95.36	93.93	95.69	93.03	91.57	85.55	88.34	75.79
103.75	100.27	98.90	96.59	97.04	94.86	93.43	91.84	91.13	75.23
85.43	92.37	85.08	77.91	79.61	78.98	79.30	76.31	80.72	60.46
78.37	79.40	77.65	77.13	76.56	77.66	75.60	75.17	77.20	68.00
87.13	83.92	83.19	82.04	81.08	76.20	80.14	76.61	83.21	71.03
95.50	101.01	92.57	77.56	78.82	81.79	86.16	93.21	95.36	77.99
99.56	99.71	99.65	88.71	83.40	83.70	90.40	89.34	93.50	76.31
97.96	97.53	87.97	77.79	77.37	76.03	79.57	74.47	77.25	65.95
99.27	94.80	89.36	84.89	84.25	86.18	85.95	87.58	91.70	77.67
104.16	96.75	92.89	101.57	93.50	89.74	91.20	91.50	93.84	80.18
—	—	—	—	—	91.91	94.07	94.26	90.92	80.39
101.58	98.13	92.42	93.47	92.90	90.93	93.74	89.31	91.01	77.04
88.22	91.70	87.15	85.65	80.62	82.59	85.21	82.67	81.74	70.54
104.36	98.96	85.92	84.96	94.49	82.92	87.05	90.11	90.81	80.57
91.92	92.20	95.64	94.58	81.04	84.71	87.72	85.06	87.17	83.04
104.03	105.86	94.68	81.23	86.01	79.54	83.63	83.97	86.81	78.86
88.00	87.29	86.33	86.49	87.78	87.39	86.66	84.01	82.86	71.86
90.42	83.85	82.73	83.44	80.75	96.27	89.46	84.64	78.64	67.07

表 6-28   2002—2020 年成都市各区（市）县

地　区	2002	2003	2004	2005	2006	2007	2008	2009	2010
成都市	9.94	11.47	10.89	11.18	11.11	11.36	11.54	11.44	11.89
四川天府新区									
成都东部新区									
成都高新区									
锦江区	7.14	15.85	11.82	14.36	14.63	16.43	14.98	15.82	16.01
青羊区	9.41	13.26	12.11	12.20	12.05	13.40	12.15	12.65	11.69
金牛区	18.34	19.82	18.49	16.44	16.60	16.89	17.84	17.21	22.20
武侯区	11.14	11.85	12.03	13.12	13.45	12.02	12.79	12.25	12.11
成华区	14.34	14.63	13.79	11.68	11.55	13.74	14.43	13.50	13.00
龙泉驿区	8.15	6.45	8.98	8.23	8.83	10.07	10.25	9.87	11.54
青白江区	9.74	12.08	10.24	10.90	10.79	11.05	10.58	11.08	9.81
新都区	8.21	7.63	7.96	8.46	8.03	8.82	8.61	8.93	8.93
温江区	8.68	9.34	11.81	11.18	9.26	9.43	10.68	9.60	10.08
双流区	6.64	7.17	3.97	5.74	8.75	7.73	7.75	8.48	8.98
郫都区	7.00	6.76	6.44	6.97	7.42	7.63	8.02	7.68	7.71
新津区	7.38	8.02	7.78	6.99	7.76	8.67	8.75	8.48	7.48
简阳市	—	—	—	—	—	—	—	—	—
都江堰市	9.56	9.45	9.31	9.22	9.91	8.77	9.20	8.62	9.93
彭州市	5.97	6.70	7.47	7.87	7.15	6.14	8.02	9.37	9.89
邛崃市	6.63	8.06	9.03	8.78	8.41	8.50	7.41	9.52	10.22
崇州市	9.68	10.35	9.44	9.09	4.51	10.76	11.01	12.73	14.26
金堂县	8.62	7.82	7.60	6.88	7.18	7.12	8.34	8.15	9.12
大邑县	11.89	11.00	11.02	10.10	11.52	12.49	8.96	8.75	9.33
蒲江县	8.53	8.24	7.77	7.80	8.03	7.82	8.08	7.56	7.98

医院出院者平均住院日

2011	2012	2013	2014	2015	2016	2017	2018	2019	2020
11.26	**11.00**	**10.86**	**10.56**	**10.67**	**10.44**	**10.80**	**10.14**	**10.04**	**10.58**
					8.05	8.10	9.22	8.78	9.33
									7.34
					11.70	11.52	10.91	10.72	10.57
15.07	14.54	13.64	13.03	13.03	13.61	20.99	11.84	12.51	19.54
11.73	10.90	10.85	10.36	11.41	10.06	10.62	9.80	9.07	9.33
16.25	15.75	14.76	14.28	14.05	14.10	13.97	13.81	13.72	14.41
11.62	11.55	11.16	10.81	10.66	10.24	9.94	9.29	8.73	8.74
12.27	12.26	11.59	11.73	10.89	10.80	10.63	10.52	10.66	11.10
10.59	11.15	12.53	9.22	8.98	8.79	8.74	8.63	8.68	8.70
9.40	9.02	8.58	9.02	8.67	8.59	8.68	9.29	10.98	11.10
9.44	9.16	9.12	9.36	9.63	9.36	9.08	9.35	9.27	9.13
10.51	10.76	10.81	10.22	11.69	10.90	11.15	11.07	10.74	10.82
9.31	9.00	9.41	9.46	9.06	9.63	10.00	10.16	10.12	10.42
8.71	8.74	8.40	8.25	8.41	8.31	8.24	8.33	8.35	8.50
8.03	7.59	7.33	7.66	7.87	8.11	8.25	8.37	8.63	9.33
—	—	—	—	—	9.76	9.37	9.60	9.31	9.53
10.19	10.28	10.27	10.09	10.30	10.48	10.25	10.16	10.09	10.14
10.05	9.01	9.74	10.07	10.07	10.29	10.19	10.15	10.17	10.70
9.44	9.22	8.81	8.57	8.53	8.27	8.50	8.66	8.66	8.73
12.00	11.86	12.99	12.46	11.48	12.02	11.59	11.50	12.32	11.66
9.22	9.14	9.05	9.56	10.69	10.81	11.29	11.31	12.92	14.23
9.63	9.02	9.04	8.54	8.55	8.64	8.64	8.81	8.64	8.59
8.18	8.40	8.54	8.31	7.90	8.34	8.39	8.50	8.28	8.18

表 6-29　2002—2020 年成都市各类医疗卫生机构

分　类	2002	2003	2004	2005	2006	2007	2008	2009	2010
成都市	7.72	8.03	7.47	7.23	7.32	7.20	7.89	8.06	7.82
医　院	7.19	7.33	6.57	6.91	7.13	6.36	6.72	6.94	6.63
综合医院	7.10	7.16	6.30	6.63	6.84	5.99	6.42	6.68	6.38
中医医院	7.12	7.99	8.03	8.38	9.07	8.34	8.36	8.51	8.40
中西医结合医院	1.01	1.89	3.73	5.57	5.42	3.20	3.01	2.92	4.18
民族医院	0	0	0	0	0	0	0	0	0
专科医院	8.04	7.87	7.03	7.47	7.63	6.76	6.94	7.18	6.59
护理院	3.32	18.38	18.25	3.98	3.98	0	0	0	0
基层医疗卫生机构	9.08	9.21	8.83	7.63	7.50	8.27	9.55	9.56	9.39
护理站	0	0	0	0	0	0	0	0	0
社区卫生服务中心（站）	6.75	7.44	7.59	8.62	8.29	7.34	9.90	11.36	11.31
社区卫生服务中心	6.38	7.58	7.52	8.70	8.57	7.32	9.95	11.47	11.25
社区卫生服务站	8.86	6.77	7.97	8.42	4.02	7.54	9.17	9.92	12.23
卫生院	10.68	11.31	10.44	10.82	10.83	9.97	10.67	10.77	10.70
门诊部	10.50	8.80	5.33	6.22	5.97	5.89	5.57	5.69	5.15
诊所	8.34	8.38	8.58	6.26	6.17	7.76	9.05	8.54	8.35
卫生所（室）	5.01	5.76	6.75	6.07	6.13	5.81	8.32	8.17	8.48
医务室	7.22	6.36	7.36	7.08	6.24	6.75	9.70	8.41	7.50
中小学卫生保健所	0	0	0	0	0	0	1.33	0	0
专业公共卫生机构	2.72	5.26	5.28	6.95	7.79	8.66	9.06	10.55	10.48
急救中心（站）	0.00	0.00	0.00	0.00	0.00	0.00	0.00	2.71	3.93
妇幼保健院（所、站）	2.59	5.91	5.77	7.04	8.25	9.79	9.78	11.46	11.31
专科疾病防治院（所、站）	3.42	3.99	4.27	7.60	7.03	2.76	3.04	3.25	3.20
其他卫生机构	7.00	0	4.65	5.04	6.32	6.74	6.08	0.75	12.45
疗养院	7.00	0	4.65	5.04	6.32	6.74	6.08	0.75	7.37
临床检验中心（所、站）	0	0	0	0	0	0	0	0	0

注：1. 不含村卫生室数据。
　　2. 采供血机构、疾病预防控制中心（防疫站）、卫生监督所（局）、健康教育所（站、中心）、计划生育技术服务中心（站）、
　　　 医学科学研究机构、医学在职培训机构、其他卫生事业机构无总诊疗人次，未予列入。

医师人均每日担负诊疗人次

2011	2012	2013	2014	2015	2016	2017	2018	2019	2020
7.99	**8.29**	**8.34**	**8.62**	**8.63**	**8.79**	**8.84**	**9.01**	**9.29**	**7.75**
6.62	6.92	6.89	7.25	7.28	7.40	7.41	7.50	8.07	6.55
6.51	6.51	6.40	6.81	6.87	6.98	6.96	7.21	7.84	6.34
7.99	8.31	8.87	8.46	8.35	8.35	8.31	8.36	8.89	7.42
2.34	7.95	7.64	7.99	8.16	8.82	9.35	8.90	10.27	8.32
0	0	0	0	0	0	0	0.66	1.20	0.35
6.28	7.62	7.68	8.26	8.15	8.24	8.24	7.74	7.98	6.43
0	0	0	0	0	0	0.87	0.42	0.37	1.21
10.04	10.61	10.94	11.13	11.33	11.24	11.30	11.44	10.89	9.52
0	0	0	0	0	0	0	0	2.69	0.92
12.09	14.81	15.55	16.79	17.32	17.04	18.36	19.67	20.45	17.54
12.30	15.42	16.16	17.67	18.04	17.63	19.00	20.41	21.31	18.24
10.82	11.19	11.92	11.55	12.50	12.18	12.20	12.20	11.44	8.99
9.77	10.75	10.74	11.36	11.98	12.02	12.74	13.01	13.40	12.22
5.28	5.18	5.36	5.60	5.36	6.14	6.24	5.89	5.43	3.27
10.18	9.48	9.98	9.76	9.73	9.20	8.67	8.91	8.60	7.96
8.33	11.99	8.80	8.98	9.18	10.81	12.41	11.87	13.37	12.29
6.58	6.77	8.96	7.90	8.11	8.07	7.65	8.20	7.39	7.26
36.52	17.94	1.59	1.64	1.58	1.52	1.55	26.61	6.48	8.45
10.10	11.07	11.68	12.56	11.89	14.80	14.93	15.79	15.63	12.02
3.32	2.79	1.72	1.61	1.21	1.10	1.20	1.60	11.22	12.28
10.97	12.11	12.79	13.66	12.84	15.36	15.38	16.22	15.90	12.00
2.58	2.54	2.67	2.36	2.06	4.75	6.21	8.20	10.96	12.96
33.30	7.45	6.36	7.02	8.34	0	0	0	0	0
6.33	7.45	6.36	7.02	8.34	0	0	0	0	0
905.21	0	0	0	0	0	0	0	0	0

表 6-30　2002—2020 年成都市各类医疗卫生机构

分　类	2002	2003	2004	2005	2006	2007	2008	2009	2010
成都市	**0.87**	**1.06**	**1.10**	**1.17**	**1.22**	**1.45**	**1.58**	**1.75**	**1.85**
医　院	1.31	1.57	1.67	1.84	1.94	2.08	2.20	2.40	2.51
综合医院	1.25	1.46	1.56	1.73	1.86	1.98	2.13	2.29	2.42
中医医院	1.00	1.25	1.38	1.64	1.74	1.84	1.90	2.32	2.53
中西医结合医院	0.00	0.21	0.99	0.23	0.95	0.26	1.13	0.96	1.48
民族医院	0	0	0	0	0	0	0	0	0
专科医院	2.09	2.64	2.58	2.93	2.96	2.99	2.91	3.14	2.99
护理院	0	0	0	0	0	0	0	0	0
基层医疗卫生机构	0.33	0.37	0.35	0.40	0.40	0.53	0.68	0.75	0.82
社区卫生服务中心（站）	0.07	0.12	0.08	0.46	0.69	0.70	0.78	0.85	0.96
社区卫生服务中心	0.08	0.15	0.10	0.62	0.73	0.77	0.83	0.90	1.02
社区卫生服务站	0	0	0	0	0	0.01	0.03	0.11	0.12
卫生院	0.82	0.95	0.94	1.17	1.13	1.33	1.76	2.05	2.32
门诊部	0.10	0.04	0.04	0.03	0.04	0.10	0.09	0.02	0.00
专业公共卫生机构	0.67	1.18	1.24	1.19	1.18	1.41	1.32	1.61	1.66
妇幼保健院（所、站）	0.33	0.73	0.74	0.81	0.90	1.17	1.13	1.28	1.35
专科疾病防治院（所、站）	1.97	2.47	2.98	2.84	2.52	2.91	3.34	5.08	4.95
其他卫生机构	2.98	0	1.53	1.87	1.95	2.52	2.13	0.26	2.46
疗养院	2.98	0	1.53	1.87	1.95	2.52	2.13	0.26	2.46

注：护理站、诊所、卫生所（室）、医务室、中小学卫生保健所、村卫生室、急救中心（站）、采供血机构、疾病预防控制中心（防疫站）、卫生监督所（局）、健康教育所（站、中心）、计划生育技术服务中心（站）、医学科学研究机构、医学在职培训机构、临床检验中心（所、站）、其他卫生事业机构无住院服务，未予列入。

医师人均每日担负住院床日

2011	2012	2013	2014	2015	2016	2017	2018	2019	2020
1.89	**2.03**	**1.98**	**1.97**	**2.02**	**2.04**	**2.04**	**2.00**	**1.91**	**1.59**
2.49	2.63	2.53	2.52	2.57	2.60	2.60	2.60	2.62	2.16
2.36	2.50	2.39	2.38	2.41	2.43	2.42	2.46	2.43	1.97
2.74	2.79	2.88	2.74	2.75	2.78	2.82	2.80	2.96	2.40
0.66	3.16	3.18	3.40	3.36	3.25	3.27	2.81	2.86	2.02
0	0	0	0	0	0	0	1.45	0.16	0.14
3.03	2.99	2.78	2.77	2.97	3.05	3.05	2.96	3.05	2.73
0	0	0	0	0	0	0	2.49	2.70	2.67	2.44
0.82	0.93	0.89	0.83	0.81	0.89	0.88	0.82	0.71	0.61
0.86	1.08	0.91	0.79	0.78	0.77	0.79	0.79	0.83	0.71
0.99	1.24	1.04	0.90	0.87	0.84	0.86	0.86	0.91	0.76
0.09	0.16	0.13	0.15	0.20	0.15	0.06	0.06	0.01	0.01
2.31	2.62	2.60	2.64	2.63	2.75	2.90	2.87	2.97	2.64
0	0	0	0	0	0	0	0	0	0
1.73	1.83	1.69	1.70	1.51	1.38	1.43	1.49	1.36	1.02
1.29	1.42	1.38	1.38	1.24	1.44	1.47	1.51	1.42	1.05
6.21	6.05	5.22	5.65	5.36	0.47	0.80	1.55	1.00	0.89
2.97	2.84	2.87	2.87	2.76	0	0	0	0	0
3.06	2.84	2.87	2.87	2.76	0	0	0	0	0

表 6-31　2002—2020 年成都市各类医院

分　类	2002	2003	2004	2005	2006	2007	2008	2009	2010
总　计	**7.19**	**7.33**	**6.57**	**6.91**	**7.13**	**6.36**	**6.72**	**6.94**	**6.63**
按经济类型分									
公　立	7.36	7.41	6.78	7.08	7.43	6.62	7.01	7.20	7.17
民　营	4.81	6.20	4.01	4.97	4.24	4.69	5.17	5.70	4.46
按医院等级分									
三级医院	8.27	7.03	8.07	8.18	8.92	8.19	8.91	8.19	8.37
二级医院	7.23	8.05	5.15	5.24	6.03	5.71	5.93	6.38	6.57
一级医院	6.26	10.85	6.48	8.06	6.54	6.03	6.58	6.77	5.61
未定级	6.57	6.05	6.84	7.68	7.15	5.53	5.81	6.39	4.75
按医院类别分									
综合医院	7.10	7.16	6.30	6.63	6.84	5.99	6.42	6.68	6.38
中医类医院	7.01	7.89	7.98	8.28	8.25	8.23	8.24	8.36	8.33
专科医院	8.04	7.87	7.03	7.47	7.63	6.76	6.94	7.18	6.59

医师人均每日担负诊疗人次

2011	2012	2013	2014	2015	2016	2017	2018	2019	2020
6.62	**6.92**	**6.89**	**7.25**	**7.28**	**7.40**	**7.41**	**7.50**	**8.07**	**6.55**
7.30	7.68	7.76	8.16	8.26	8.47	8.54	8.78	9.54	7.57
4.36	4.48	4.29	4.53	4.58	4.75	4.88	4.85	4.98	4.22
7.82	8.32	8.27	8.63	8.70	8.91	8.88	9.17	9.80	7.61
7.12	6.83	6.81	6.96	6.98	6.92	7.04	6.28	6.52	5.37
5.22	5.45	5.69	4.91	4.71	4.53	4.79	4.53	4.90	4.17
4.27	4.33	4.04	4.69	4.58	4.62	4.64	4.90	5.08	3.97
6.51	6.51	6.40	6.81	6.87	6.98	6.96	7.21	7.84	6.34
7.85	8.24	8.55	8.34	8.30	8.46	8.53	8.48	9.18	7.56
6.28	7.62	7.68	8.26	8.15	8.24	8.24	7.74	7.98	6.43

表 6-32　2002—2020 年成都市各类医院

分　类	2002	2003	2004	2005	2006	2007	2008	2009	2010
总　计	**1.31**	**1.57**	**1.67**	**1.84**	**1.94**	**2.08**	**2.20**	**2.40**	**2.51**
按经济类型分									
公　立	1.34	1.63	1.73	1.88	2.04	2.22	2.31	2.54	2.73
民　营	0.88	0.70	0.89	1.43	1.07	1.14	1.61	1.76	1.63
按医院等级分									
三级医院	1.89	2.00	2.31	2.28	2.70	2.69	2.83	2.87	2.95
二级医院	1.31	1.57	1.72	1.82	1.88	2.05	2.05	2.35	2.57
一级医院	0.90	0.98	1.30	1.46	1.77	1.59	1.61	1.62	2.21
未定级	1.00	1.25	1.25	1.69	1.37	1.46	1.82	1.99	1.95
按医院类别分									
综合医院	1.25	1.46	1.56	1.73	1.86	1.98	2.13	2.29	2.42
中医类医院	0.98	1.24	1.37	1.60	1.57	1.81	1.88	2.28	2.51
专科医院	2.09	2.64	2.58	2.93	2.96	2.99	2.91	3.14	2.99

医师人均每日担负住院床日

2011	2012	2013	2014	2015	2016	2017	2018	2019	2020
2.49	**2.63**	**2.53**	**2.52**	**2.57**	**2.60**	**2.60**	**2.60**	**2.62**	**2.16**
2.71	2.78	2.68	2.70	2.71	2.71	2.67	2.67	2.72	2.13
1.75	2.13	2.08	1.97	2.16	2.32	2.45	2.45	2.42	2.25
2.74	2.71	2.60	2.66	2.65	2.63	2.55	2.54	2.54	2.07
2.58	2.84	2.79	2.80	2.85	2.91	2.99	3.00	3.09	2.81
2.52	2.68	2.64	2.35	2.40	2.22	2.10	2.13	2.07	1.79
1.97	2.11	2.00	1.87	2.03	2.20	2.35	2.37	2.35	1.61
2.36	2.50	2.39	2.38	2.41	2.43	2.42	2.46	2.43	1.97
2.69	2.87	2.96	2.91	2.90	2.89	2.92	2.80	2.93	2.30
3.03	2.99	2.78	2.77	2.97	3.05	3.05	2.96	3.05	2.73

表 6-33　2002—2020 年成都市各区（市）县医院

地　区	2002	2003	2004	2005	2006	2007	2008	2009	2010
成都市	**7.19**	**7.33**	**6.57**	**6.91**	**7.13**	**6.36**	**6.72**	**6.94**	**6.63**
四川天府新区									
成都东部新区									
成都高新区									
锦江区	4.93	4.68	5.10	5.23	5.17	5.22	5.68	5.76	5.93
青羊区	11.72	11.30	9.42	10.19	10.52	6.67	7.38	7.31	6.98
金牛区	6.41	7.71	6.25	5.77	5.93	6.10	6.15	6.76	5.79
武侯区	7.82	9.07	8.39	9.33	9.36	7.48	7.76	7.70	7.69
成华区	4.43	4.46	4.29	4.43	4.61	4.17	4.23	4.88	4.76
龙泉驿区	5.38	6.33	5.48	6.07	6.45	7.07	7.24	6.97	6.06
青白江区	4.81	4.32	4.45	5.08	5.06	5.33	5.87	5.36	5.02
新都区	9.14	9.40	10.45	10.62	8.64	8.15	8.14	8.25	6.75
温江区	5.46	5.60	5.34	5.57	5.39	5.60	5.55	5.56	5.20
双流区	6.35	6.40	5.19	6.36	6.87	7.12	7.68	8.11	7.80
郫都区	5.89	5.19	5.66	5.62	6.79	6.68	8.73	9.92	9.54
新津区	4.49	2.98	3.60	3.67	4.22	6.68	6.90	8.27	7.49
简阳市	—	—	—	—	—	—	—	—	—
都江堰市	4.69	4.94	4.67	5.04	5.72	5.84	5.29	5.43	5.81
彭州市	8.82	4.67	5.09	6.34	7.28	5.24	6.21	6.00	5.44
邛崃市	5.48	4.48	4.69	4.58	5.47	6.42	6.19	6.38	7.23
崇州市	7.48	8.50	5.34	5.77	5.82	5.39	5.50	6.25	5.42
金堂县	3.93	3.92	4.40	4.42	5.29	6.31	5.93	6.29	6.36
大邑县	4.82	5.03	4.78	4.91	4.61	6.44	6.44	7.46	7.26
蒲江县	7.65	7.85	5.81	6.55	7.20	7.25	8.09	7.78	7.42

医师人均每日担负诊疗人次

2011	2012	2013	2014	2015	2016	2017	2018	2019	2020
6.62	**6.92**	**6.89**	**7.25**	**7.28**	**7.40**	**7.41**	**7.50**	**8.07**	**6.55**
					7.31	8.10	8.55	9.40	8.17
									2.50
					8.26	8.18	9.41	10.21	8.75
6.44	6.47	6.60	7.02	7.15	6.90	7.37	7.42	8.11	6.74
7.85	8.24	8.69	9.44	9.14	9.52	9.23	10.12	9.96	7.26
5.67	5.77	5.92	6.14	6.37	6.62	6.48	6.55	7.41	6.11
7.08	7.29	7.19	7.47	7.55	7.53	7.58	7.34	8.39	6.79
5.24	5.46	5.51	6.13	5.80	6.14	5.87	5.85	6.01	4.85
6.10	5.80	5.54	5.62	5.95	6.07	6.29	6.71	7.08	6.22
5.06	5.55	5.66	6.17	5.53	5.96	6.07	7.21	7.16	5.47
6.66	6.68	6.93	7.02	7.05	7.27	7.31	7.36	7.69	6.00
5.42	5.52	5.16	5.55	6.07	6.40	6.74	6.19	6.65	5.77
7.73	8.06	6.99	6.84	7.09	7.28	7.38	7.56	8.08	6.14
9.11	9.79	9.00	10.83	9.42	8.42	8.47	8.44	8.84	6.80
7.16	7.85	7.55	9.23	9.49	9.82	9.93	9.76	9.68	7.82
—	—	—	—	—	7.43	7.00	7.33	7.83	7.54
5.43	6.33	6.93	6.62	6.79	6.59	6.95	6.80	6.76	5.83
4.82	5.70	5.87	6.25	6.49	7.13	7.53	7.38	8.14	7.12
5.02	6.16	5.96	5.96	7.19	6.42	6.51	7.06	7.13	5.72
5.61	6.11	6.14	5.78	5.67	5.64	5.52	5.34	5.63	4.87
6.45	6.90	7.18	6.83	6.74	6.57	6.45	6.57	6.95	6.21
7.31	6.33	5.77	6.54	6.47	6.64	6.59	6.36	7.34	6.24
7.74	7.82	6.79	7.09	8.48	7.93	7.19	6.10	7.47	6.70

表 6-34　2002—2020 年成都市各区（市）县医院

地　区	2002	2003	2004	2005	2006	2007	2008	2009	2010
成都市	**1.31**	**1.57**	**1.67**	**1.84**	**1.94**	**2.08**	**2.20**	**2.40**	**2.51**
四川天府新区									
成都东部新区									
成都高新区									
锦江区	0.32	1.07	0.98	1.17	1.32	1.47	1.89	1.88	2.24
青羊区	1.08	1.43	1.53	1.90	2.00	2.13	2.02	2.33	2.36
金牛区	1.84	2.05	2.10	2.21	2.26	2.49	2.56	2.81	2.78
武侯区	1.77	1.95	2.46	2.86	2.95	2.43	2.70	2.78	2.85
成华区	1.21	1.44	1.48	1.34	1.38	1.57	1.73	1.73	1.83
龙泉驿区	1.14	1.10	1.43	1.47	1.72	1.90	1.96	2.18	2.39
青白江区	1.28	1.96	1.78	1.74	1.86	2.43	2.60	2.41	2.63
新都区	1.56	1.45	1.46	1.69	1.81	2.10	2.03	2.23	2.36
温江区	1.76	2.03	2.22	2.15	2.22	2.36	2.44	2.49	2.62
双流区	0.94	1.28	0.99	1.07	1.68	1.66	1.82	1.88	2.03
郫都区	1.29	1.06	1.18	1.25	1.62	1.70	2.16	2.46	2.73
新津区	1.28	1.00	1.22	1.20	1.27	1.73	1.99	2.34	2.50
简阳市	0	0	0	0	0	0	0	0	0
都江堰市	1.56	1.59	1.61	1.80	1.74	1.90	1.38	2.31	2.62
彭州市	0.84	1.24	1.25	1.64	1.72	1.85	2.21	2.45	2.26
邛崃市	1.61	1.28	1.51	1.40	1.76	1.98	1.69	2.37	2.86
崇州市	1.80	2.45	1.95	2.17	1.08	2.52	2.42	2.92	3.01
金堂县	1.26	1.33	1.27	1.22	1.54	1.89	2.06	2.28	2.46
大邑县	1.90	2.09	2.06	1.78	1.94	2.29	2.19	2.68	2.75
蒲江县	1.42	1.33	1.20	1.26	1.57	1.81	1.88	1.82	1.93

医师人均每日担负住院床日

2011	2012	2013	2014	2015	2016	2017	2018	2019	2020
2.49	**2.63**	**2.53**	**2.52**	**2.57**	**2.60**	**2.60**	**2.60**	**2.62**	**2.16**
					1.90	2.07	2.23	2.34	1.85
									1.15
					2.86	2.72	2.89	2.87	2.17
2.27	2.37	2.29	2.35	2.48	2.93	3.04	3.06	2.95	2.43
2.28	2.29	2.30	2.35	2.34	2.33	2.23	2.41	2.28	1.78
2.80	3.23	3.05	2.95	3.07	3.05	2.95	3.03	3.19	2.62
2.47	2.44	2.32	2.35	2.37	2.14	2.19	2.04	2.00	1.61
1.99	2.10	1.99	2.14	2.15	2.06	2.09	2.00	2.19	1.65
2.20	2.32	2.11	2.11	2.18	2.15	2.14	2.22	2.22	1.94
2.61	2.85	2.74	2.98	2.62	2.91	2.91	2.83	3.32	2.60
2.48	2.84	2.79	2.43	2.38	2.39	2.43	2.55	2.56	2.11
2.88	3.02	2.86	2.98	3.33	3.04	3.03	2.75	2.73	2.30
2.23	2.27	1.99	1.85	1.99	1.97	2.00	2.09	2.02	1.79
2.54	2.71	2.64	2.37	2.31	2.34	2.34	2.40	2.37	1.93
2.69	2.86	2.73	3.06	3.09	3.15	3.07	3.07	3.28	2.76
—	—	—	—	—	4.20	3.71	3.62	3.50	2.98
3.07	3.28	3.37	3.18	3.27	3.16	3.28	3.33	3.29	2.86
2.41	2.99	2.90	2.88	2.90	3.04	3.19	3.03	3.16	2.92
2.71	3.12	2.88	2.73	3.30	2.99	2.97	3.25	3.41	2.99
3.05	3.53	3.64	3.57	3.19	3.37	3.50	3.57	3.65	3.47
2.67	3.03	3.02	3.00	3.36	3.46	3.68	3.42	3.71	3.62
3.12	2.68	2.67	2.77	2.68	2.68	2.65	2.70	2.96	2.58
2.02	2.45	2.42	2.40	2.68	2.68	2.57	2.30	2.56	2.23

七、基层医疗卫生服务

简要说明

1. 本部分主要介绍成都市及其 23 个区（市）县 2002—2020 年历年基层医疗卫生机构卫生资源和服务利用情况 主要包括卫生资源规模、诊疗人次数、住院人数、病床使用率、平均住院日等。

2. 本部分数据来源于四川省卫生健康统计数据综合采集与决策支持系统年报数据库。

3. 本部分及其他有关社区卫生服务中心（站）数据系登记注册机构数，均不包括医疗机构下设的、未注册的社区卫生服务站数。

4. 本部分涉及的统计口径和指标解释与前一致。

表 7-1　2002—2020 年成都市基层医疗卫生

分　类	2002	2003	2004	2005	2006	2007	2008	2009	2010
机构数	**7 765**	**7 346**	**7 370**	**7 315**	**7 175**	**6 618**	**6 417**	**6 520**	**6 760**
护理站	0	0	0	0	0	0	0	0	0
社区卫生服务中心（站）	83	88	93	144	115	132	139	146	189
社区卫生服务中心	42	48	60	55	92	88	91	95	99
社区卫生服务站	41	40	33	89	23	44	48	51	90
卫生院	376	363	350	329	314	283	261	252	250
门诊部	189	176	117	114	110	102	87	96	119
诊所	3 687	3 247	3 157	3 104	3 095	2 791	2 812	2 874	3 002
卫生所（室）	162	145	157	152	152	112	105	107	114
医务室	256	218	218	211	194	184	168	181	181
中小学卫生保健所	0	0	0	0	0	1	1	0	0
村卫生室	3 012	3 109	3 278	3 261	3 195	3 013	2 844	2 864	2 905

机构数（按机构类别）

2011	2012	2013	2014	2015	2016	2017	2018	2019	2020
6 903	**7 074**	**7 386**	**7 575**	**7 845**	**9 179**	**9 500**	**10 060**	**11 355**	**11 173**
0	0	0	0	0	0	0	0	2	6
278	289	284	273	263	256	253	244	253	255
98	102	103	108	105	117	123	123	127	139
180	187	181	165	158	139	130	121	126	116
251	246	248	247	244	292	292	286	280	264
170	221	219	229	234	236	259	364	556	625
2 906	2 949	3 251	3 470	3 752	4 148	4 531	5 070	6 269	6 410
151	138	145	140	129	116	76	72	71	62
191	183	182	174	172	186	185	151	194	185
1	1	1	1	1	1	1	2	3	1
2 955	3 047	3 056	3 041	3 050	3 944	3 903	3 871	3 727	3 365

表 7-2   2002—2020 年成都市各区（市）县

地 区	2002	2003	2004	2005	2006	2007	2008	2009	2010
成都市	**83**	**88**	**93**	**144**	**115**	**132**	**139**	**146**	**189**
四川天府新区									
成都东部新区									
成都高新区									
锦江区	8	8	11	11	15	15	15	15	15
青羊区	8	8	11	9	21	27	27	28	30
金牛区	31	31	20	21	21	22	22	22	22
武侯区	7	9	9	9	21	21	21	21	44
成华区	7	12	12	11	15	16	16	16	17
龙泉驿区	2	2	1	1	2	2	2	5	5
青白江区	0	0	0	0	0	5	5	6	6
新都区	0	0	0	0	4	4	6	6	6
温江区	0	0	0	5	2	2	2	2	10
双流区	0	0	0	0	1	1	4	4	3
郫都区	4	2	8	9	2	2	1	3	2
新津区	0	0	0	0	2	2	2	2	2
简阳市	1	1	1	2	2	3	3	4	4
都江堰市	0	0	0	22	3	3	3	3	3
彭州市	0	0	0	1	0	2	2	2	2
邛崃市	0	0	0	0	2	2	2	2	2
崇州市	0	0	0	0	2	2	3	3	7
金堂县	16	16	21	45	0	1	3	3	10
大邑县	0	0	0	0	1	1	1	1	1
蒲江县	0	0	0	0	1	2	2	2	2

社区卫生服务中心（站）数

2011	2012	2013	2014	2015	2016	2017	2018	2019	2020
278	**289**	**284**	**273**	**263**	**256**	**253**	**244**	**253**	**255**
					1	1	2	3	3
									1
					18	19	19	21	20
15	16	16	16	16	17	18	16	16	16
33	33	30	29	30	29	30	23	23	23
22	23	23	23	25	25	23	23	23	24
44	45	45	47	47	29	29	29	30	28
35	42	41	39	37	30	29	30	28	25
8	11	11	13	13	9	9	9	9	9
6	6	5	4	4	3	3	3	3	2
6	6	7	8	7	6	6	7	7	6
17	17	16	16	13	14	14	13	14	15
3	3	4	4	3	6	6	6	6	8
12	11	11	11	11	11	9	7	8	9
18	20	20	12	7	7	7	6	2	2
4	4	4	4	4	4	4	4	4	4
32	31	35	35	35	33	33	34	39	33
2	2	2	2	2	3	3	3	3	3
3	3	2	2	2	1	1	1	1	1
10	7	7	7	6	6	5	5	8	11
9	10	6	2	2	1	1	1	2	5
1	1	1	1	1	1	1	1	1	2
2	2	2	2	2	2	2	2	2	5

表 7-3　2002—2020 年成都市各区（市）县

地　区	2002	2003	2004	2005	2006	2007	2008	2009	2010
成都市	**376**	**363**	**350**	**329**	**314**	**283**	**261**	**252**	**250**
四川天府新区									
成都东部新区									
成都高新区									
锦江区	2	2	2	2	2	2	2	2	2
青羊区	0	0	2	0	0	0	0	0	0
金牛区	3	3	3	2	0	0	0	0	0
武侯区	6	6	4	4	4	0	0	0	0
成华区	4	4	0	0	0	0	0	0	0
龙泉驿区	19	19	19	17	12	12	12	12	12
青白江区	16	16	16	13	13	11	11	10	9
新都区	22	23	22	24	23	22	22	16	16
温江区	15	15	15	6	9	9	9	9	6
双流区	30	30	28	26	25	25	20	21	21
郫都区	18	18	16	16	15	15	13	12	15
新津区	15	15	15	15	12	12	12	12	12
简阳市	—	—	—	—	—	—	—	—	—
都江堰市	26	24	24	24	24	22	22	22	22
彭州市	34	30	27	25	23	19	19	19	19
邛崃市	41	41	41	41	39	32	25	24	24
崇州市	34	34	34	34	34	32	31	31	31
金堂县	37	29	28	28	28	25	23	23	23
大邑县	33	33	33	33	33	32	28	27	26
蒲江县	21	21	21	19	18	13	12	12	12

卫生院数

2011	2012	2013	2014	2015	2016	2017	2018	2019	2020
251	**246**	**248**	**247**	**244**	**292**	**292**	**286**	**280**	**264**
					12	12	11	11	11
									21
					0	12	12	12	0
2	2	2	2	2	0	0	0	0	0
0	0	0	0	0	0	0	0	0	0
0	0	0	0	0	0	0	0	0	0
0	0	0	0	0	0	0	0	0	0
0	0	0	0	0	0	0	0	0	0
12	9	9	9	9	9	9	8	8	7
9	9	9	9	9	9	9	9	9	9
12	12	12	11	11	11	11	11	11	11
11	11	11	11	10	10	10	10	8	8
21	21	21	21	21	6	6	6	6	4
12	12	12	12	12	12	12	12	12	12
11	11	11	11	11	11	11	11	11	11
—	—	—	—	—	55	43	43	43	33
23	23	23	23	22	22	22	21	21	21
19	19	19	19	19	19	19	19	19	19
23	23	24	24	24	23	23	23	22	22
32	31	31	31	31	30	30	30	29	25
24	23	23	23	23	23	23	23	21	18
27	27	28	28	28	28	28	25	25	24
13	13	13	13	12	12	12	12	12	8

表 7-4 2002—2020 年成都市各区（市）县

地　区	2002	2003	2004	2005	2006	2007	2008	2009	2010
成都市	3 012	3 109	3 278	3 261	3 195	3 013	2 844	2 864	2 905
四川天府新区									
成都东部新区									
成都高新区									
锦江区	18	18	0	0	0	0	0	0	0
青羊区	20	20	20	20	20	0	0	0	0
金牛区	32	35	39	37	37	35	0	0	0
武侯区	37	36	36	1	1	0	0	1	16
成华区	49	39	39	40	40	33	0	0	0
龙泉驿区	137	135	131	132	125	118	109	111	110
青白江区	147	149	152	146	137	137	137	131	150
新都区	261	276	271	280	281	281	282	280	280
温江区	156	163	157	154	188	158	153	153	153
双流区	303	303	303	303	303	233	233	238	225
郫都区	182	177	191	193	165	148	153	156	160
新津区	75	113	134	134	134	139	137	134	133
简阳市	—	—	—	—	—	—	—	—	—
都江堰市	150	150	150	148	149	153	148	147	147
彭州市	324	349	343	342	333	300	319	319	320
邛崃市	240	240	251	251	211	298	257	259	263
崇州市	315	312	318	318	318	209	205	203	210
金堂县	258	257	292	311	302	312	305	307	307
大邑县	208	237	351	351	351	356	306	327	328
蒲江县	100	100	100	100	100	103	100	98	103

村卫生室数

2011	2012	2013	2014	2015	2016	2017	2018	2019	2020
2 955	**3 047**	**3 056**	**3 041**	**3 050**	**3 944**	**3 903**	**3 871**	**3 727**	**3 365**
					107	107	108	106	96
									305
					13	194	191	186	10
0	0	0	0	0	0	0	0	0	0
0	0	0	0	0	0	0	0	0	0
0	0	0	0	0	0	0	0	0	0
18	16	14	14	13	0	0	0	0	0
0	0	0	0	0	0	0	0	0	0
111	111	113	113	113	114	111	102	96	83
135	132	136	131	134	129	125	123	122	119
281	281	281	281	282	277	287	287	287	263
152	152	153	152	152	152	153	152	148	148
227	219	219	218	213	109	110	110	110	110
178	175	170	170	172	173	170	169	170	166
116	114	103	94	100	83	84	83	77	70
—	—	—	—	—	922	737	734	723	307
161	177	183	180	180	186	186	185	182	181
357	357	357	356	360	359	360	356	347	345
270	270	268	266	266	258	247	240	241	237
215	230	230	231	231	231	231	231	230	230
305	371	373	379	379	379	376	379	306	306
326	323	337	337	335	332	304	304	295	287
103	119	119	119	120	120	121	117	101	102

表 7-5　　2002—2020 年成都市基层医疗

分　类	2002	2003	2004	2005	2006	2007	2008	2009	2010
床位数	**7 788**	**7 567**	**7 711**	**8 030**	**9 081**	**9 690**	**10 921**	**12 649**	**14 105**
社区卫生服务中心（站）	196	144	199	603	1 318	1 714	2 112	2 568	3 056
社区卫生服务中心	196	144	199	603	1 318	1 708	2 104	2 514	3 013
社区卫生服务站	0	0	0	0	0	6	8	54	43
卫生院	7 140	7 225	7 250	7 120	7 490	7 779	8 673	10 037	11 012
门诊部	452	198	262	307	273	197	136	44	37

卫生机构床位数（按机构类别）

2011	2012	2013	2014	2015	2016	2017	2018	2019	2020
15 130	**16 724**	**17 790**	**17 329**	**16 993**	**19 859**	**21 020**	**21 902**	**21 980**	**22 528**
3 714	4 266	4 099	3 584	3 575	3 826	4 001	4 170	4 376	4 937
3 546	4 029	3 932	3 392	3 405	3 731	3 971	4 140	4 373	4 934
168	237	167	192	170	95	30	30	3	3
11 268	12 382	13 503	13 662	13 352	15 978	16 965	17 684	17 501	17 517
148	76	188	83	66	55	54	48	103	74

表 7-6　　2002—2020 年成都市各区（市）县

地　　区	2002	2003	2004	2005	2006	2007	2008	2009	2010
成都市	**196**	**144**	**199**	**603**	**1 318**	**1 714**	**2 112**	**2 568**	**3 056**
四川天府新区									
成都东部新区									
成都高新区									
锦江区	33	28	19	75	125	63	58	108	95
青羊区	24	12	12	240	285	431	428	525	589
金牛区	22	0	9	62	199	147	149	163	295
武侯区	39	26	18	17	56	25	77	46	209
成华区	78	78	131	149	233	352	365	443	602
龙泉驿区	0	0	0	0	11	11	33	75	100
青白江区	0	0	0	0	0	100	100	196	229
新都区	0	0	0	0	43	43	43	43	86
温江区	0	0	0	50	138	97	81	81	136
双流区	0	0	0	0	20	10	236	225	135
郫都区	0	0	10	10	49	30	20	144	0
新津区	0	0	0	0	0	0	50	0	0
简阳市	0	0	0	0	0	0	105	190	170
都江堰市	0	0	0	0	85	175	169	190	208
彭州市	0	0	0	0	0	52	82	112	112
邛崃市	0	0	0	0	34	75	75	75	70
崇州市	0	0	0	0	0	0	49	40	53
金堂县	0	0	0	0	0	33	27	29	29
大邑县	0	0	0	0	0	10	10	13	13
蒲江县	0	0	0	0	40	60	60	60	95

社区卫生服务中心（站）床位数

2011	2012	2013	2014	2015	2016	2017	2018	2019	2020
3 714	4 266	4 099	3 584	3 575	3 826	4 001	4 170	4 376	4 937
					70	70	105	85	85
									75
					78	73	73	79	87
125	140	70	70	70	91	163	202	184	91
595	625	637	553	774	772	702	602	509	490
298	241	251	248	365	387	407	433	437	340
253	224	153	150	150	80	62	80	80	96
1 017	1 013	992	541	313	315	291	208	237	147
110	179	186	186	175	175	204	197	235	215
146	149	146	146	146	146	179	198	194	247
68	110	94	105	105	102	125	125	167	156
146	221	226	228	176	173	202	251	248	270
115	146	186	186	206	263	326	326	336	385
221	318	294	254	205	234	257	259	288	284
28	28	28	28	28	28	31	50	50	50
255	269	269	314	65	60	30	30	30	30
238	379	318	377	380	291	235	334	337	337
122	216	211	196	196	256	256	294	304	304
100	105	80	80	50	50	50	65	65	46
4	0	12	31	31	31	70	70	70	425
0	29	29	29	29	50	90	90	232	487
13	13	50	40	40	40	40	40	40	50
115	130	136	136	136	134	138	138	169	240

表 7-7　2002—2020 年成都市各区（市）县

地　区	2002	2003	2004	2005	2006	2007	2008	2009	2010
成都市	7 140	7 225	7 250	7 120	7 490	7 779	8 673	10 037	11 012
四川天府新区									
成都东部新区									
成都高新区									
锦江区	67	67	50	50	50	35	35	35	15
青羊区	0	0	93	0	0	0	0	0	0
金牛区	35	25	31	11	0	0	0	0	0
武侯区	362	348	303	306	322	0	0	0	0
成华区	105	75	0	0	0	0	0	0	0
龙泉驿区	292	309	308	265	218	353	368	437	414
青白江区	441	458	424	452	522	508	520	583	512
新都区	435	510	483	551	538	559	645	603	588
温江区	352	396	427	315	342	373	570	672	625
双流区	813	811	876	802	1 001	982	911	1 215	1 334
郫都区	392	439	531	535	531	536	556	556	975
新津区	209	209	216	234	243	307	341	362	419
简阳市	1 016	947	778	979	991	1 218	1 416	1 928	1 904
都江堰市	385	355	365	421	418	505	598	804	989
彭州市	748	666	540	490	444	428	484	653	699
邛崃市	597	626	581	575	618	635	664	781	799
崇州市	504	525	519	549	546	687	1 007	1 171	1 239
金堂县	672	651	694	734	863	985	1 048	1 069	1 108
大邑县	509	505	534	536	536	620	640	777	946
蒲江县	222	250	275	294	298	266	286	319	350

卫生院床位数

2011	2012	2013	2014	2015	2016	2017	2018	2019	2020
11 268	**12 382**	**13 503**	**13 662**	**13 352**	**15 978**	**16 965**	**17 684**	**17 501**	**17 517**
					746	754	568	539	532
									1 584
					0	651	666	638	0
68	100	100	87	40	0	0	0	0	0
0	0	0	0	0	0	0	0	0	0
0	0	0	0	0	0	0	0	0	0
0	0	0	0	0	0	0	0	0	0
0	0	0	0	0	0	0	0	0	0
348	287	291	281	267	267	266	242	240	227
638	725	784	779	922	922	951	997	833	908
569	651	646	516	597	625	622	642	814	832
631	627	836	806	381	422	431	435	435	445
1 324	1 461	1 476	1 399	1 346	345	322	337	358	265
557	516	506	553	591	692	778	853	907	913
482	538	513	513	518	518	526	556	581	677
2 143	2 486	2 603	2 679	2 732	2 667	2 472	2 646	2 816	2 165
1 128	1 528	1 611	1 624	1 426	1 356	1 413	1 353	1 361	1 372
807	892	970	966	954	962	1 006	956	966	1 005
773	879	1 009	1 061	1 102	1 153	1 217	1 421	1 507	1 615
1 271	1 259	1 314	1 480	1 531	1 507	1 561	1 660	1 649	1 304
1 272	1 388	1 807	1 931	2 009	2 135	2 255	2 420	1 816	1 622
1 005	1 111	1 179	1 193	1 226	1 234	1 274	1 351	1 329	1 338
395	420	461	473	442	427	466	581	712	713

表 7-8　2002—2020 年成都市基层医疗

分　类	2002	2003	2004	2005	2006	2007	2008	2009	2010
人员数	25 565	25 246	25 966	26 710	27 059	28 505	30 051	32 154	34 589
按机构类别分									
护理站	0	0	0	0	0	0	0	0	0
社区卫生服务中心（站）	679	627	756	1 259	1 762	4 127	5 154	5 895	6 700
社区卫生服务中心	538	502	628	929	1 675	3 797	4 813	5 518	6 282
社区卫生服务站	141	125	128	330	87	330	341	377	418
卫生院	9 339	9 188	8 898	8 616	8 502	9 307	9 643	10 263	10 950
门诊部	1 893	1 569	1 511	1 133	1 070	952	973	1 214	1 495
诊所	8 271	8 175	8 548	8 912	9 164	8 079	8 889	8 984	9 641
卫生所（室）	494	464	620	585	582	452	416	417	428
医务室	456	414	503	451	428	435	399	476	441
中小学卫生保健所	0	0	0	0	0	3	5	0	0
村卫生室	4 433	4 809	5 130	5 754	5 551	5 150	4 572	4 905	4 934
按卫生人员类别分									
卫生技术人员	20 000	19 310	19 811	20 647	21 062	21 475	23 257	24 838	26 802
执业（助理）医师	9 839	9 478	10 295	11 260	11 619	11 542	12 094	12 568	13 561
全科医师	0	0	0	0	0	0	0	0	0
注册护士	3 637	3 601	3 849	3 986	4 103	4 717	5 103	5 731	6 591
乡村医生和卫生员	4 265	4 617	4 716	4 848	4 625	4 497	3 961	4 206	4 188
其他技术人员	206	149	349	240	283	482	602	688	714
管理人员	562	539	534	371	426	649	583	568	931
工勤技能人员	532	631	556	604	663	1 402	1 648	1 854	1 954

卫生机构人员数

2011	2012	2013	2014	2015	2016	2017	2018	2019	2020
36 143	**37 322**	**38 784**	**39 703**	**39 649**	**45 154**	**48 786**	**54 043**	**65 587**	**69 751**
0	0	0	0	0	0	0	0	9	43
7 788	8 284	8 673	8 426	8 555	9 613	10 141	10 479	11 048	12 209
6 871	7 257	7 595	7 419	7 607	8 736	9 358	9 729	10 308	11 500
917	1 027	1 078	1 007	948	877	783	750	740	709
10 903	11 150	11 469	11 396	11 429	13 750	14 242	14 538	14 656	14 380
2 002	2 796	3 036	3 499	3 726	3 791	4 547	7 319	12 327	14 376
9 200	8 989	9 577	10 396	10 054	11 281	13 265	15 382	21 317	22 791
607	483	546	512	484	433	349	354	307	264
606	527	502	526	511	521	566	543	723	677
2	2	1	1	1	1	1	3	7	4
5 035	5 091	4 980	4 947	4 889	5 764	5 675	5 425	5 193	5 007
27 954	28 852	30 286	31 064	31 097	35 441	38 986	43 078	52 602	55 992
13 985	14 518	14 912	15 164	15 035	16 841	18 330	19 957	24 374	25 408
0	1 508	2 594	2 568	2 683	2 673	2 957	3 190	3 703	4 446
7 253	7 794	8 715	9 547	9 980	11 903	13 910	16 430	21 307	23 482
4 194	4 164	4 044	3 971	3 931	4 491	4 303	4 066	3 739	3 517
194	456	575	766	836	944	894	899	1 262	1 433
1 069	904	858	790	975	1 140	1 186	1 607	1 954	2 413
2 732	2 946	3 021	3 112	2 810	3 138	3 417	4 393	6 030	6 396

表 7-9　2002—2020 年成都市各区（市）县

地　区	2002	2003	2004	2005	2006	2007	2008	2009	2010
成都市	**25 565**	**25 246**	**25 966**	**26 710**	**27 059**	**28 505**	**30 051**	**32 154**	**34 589**
四川天府新区									
成都东部新区									
成都高新区									
锦江区	1 325	1 209	1 321	1 315	1 319	1 258	1 420	1 390	1 740
青羊区	1 389	1 385	1 797	1 817	1 917	2 036	2 103	2 372	2 501
金牛区	2 439	1 978	2 133	2 106	2 231	2 347	2 321	2 339	2 462
武侯区	2 327	2 398	2 524	2 420	2 225	2 278	2 458	2 652	3 620
成华区	1 894	1 707	1 822	2 103	2 167	1 923	2 348	2 573	2 796
龙泉驿区	926	938	898	822	874	1 184	1 289	1 508	1 582
青白江区	900	906	916	924	944	1 144	1 119	1 294	1 195
新都区	1 093	1 091	1 164	1 299	1 183	1 357	1 421	1 284	1 361
温江区	832	838	793	775	909	869	1 076	1 054	1 064
双流区	1 950	2 001	1 929	2 658	2 708	2 407	2 538	3 027	2 843
郫都区	1 322	1 255	1 315	1 325	1 273	1 372	1 387	1 537	1 733
新津区	592	646	600	637	645	726	770	802	926
简阳市	—	—	—	—	—	—	—	—	—
都江堰市	1 215	1 267	1 362	1 479	1 698	1 879	1 850	1 927	2 001
彭州市	1 014	1 578	1 381	1 304	1 264	1 698	1 729	1 866	1 872
邛崃市	1 476	1 393	1 376	1 174	1 105	1 307	1 233	1 261	1 319
崇州市	1 625	1 344	1 469	1 332	1 329	1 392	1 565	1 713	1 765
金堂县	1 793	1 861	1 595	1 612	1 672	1 580	1 540	1 573	1 688
大邑县	881	892	1 014	1 051	1 064	1 122	1 176	1 244	1 340
蒲江县	572	559	557	557	532	626	708	738	781

基层医疗卫生机构人员数

2011	2012	2013	2014	2015	2016	2017	2018	2019	2020
36 143	**37 322**	**38 784**	**39 703**	**39 649**	**45 154**	**48 786**	**54 043**	**65 587**	**69 751**
					1 450	1 517	1 627	2 233	2 474
									1 790
					1 418	2 803	3 151	5 683	5 652
1 546	1 636	1 732	1 752	1 275	1 954	2 039	2 329	3 586	3 980
2 669	2 613	2 764	2 865	3 738	3 581	3 697	4 796	5 806	6 012
2 383	2 495	2 914	3 225	3 216	3 318	3 357	4 108	4 705	4 901
3 598	3 802	3 806	4 485	4 772	3 448	4 348	5 038	5 954	6 523
3 141	3 277	3 274	2 749	2 346	2 552	2 698	2 991	3 506	3 785
1 573	1 685	1 795	1 873	1 889	1 946	2 175	2 517	3 038	3 172
1 258	1 285	1 359	1 335	1 388	1 413	1 436	1 487	1 523	1 551
1 481	1 550	1 758	1 778	1 986	2 245	2 539	2 742	3 362	3 519
1 217	1 226	1 299	1 436	1 119	1 182	1 337	1 474	2 236	2 444
2 830	2 756	2 894	3 005	2 996	1 800	2 149	2 423	2 952	3 163
2 152	2 189	2 231	2 323	2 411	2 516	2 583	2 638	3 242	3 396
901	936	930	856	798	745	791	802	806	861
—	—	—	—	—	4 008	3 460	3 563	3 819	2 929
2 220	2 469	2 401	2 310	2 153	2 082	2 248	2 370	2 543	2 476
1 857	1 973	1 983	1 912	1 883	1 965	2 025	2 078	2 187	2 283
1 427	1 449	1 460	1 522	1 448	1 462	1 433	1 574	1 659	1 756
1 797	1 769	1 792	1 836	1 848	1 791	1 821	1 852	2 241	2 322
1 770	1 884	1 984	1 988	2 002	1 911	1 941	2 002	1 876	1 959
1 514	1 504	1 534	1 547	1 516	1 478	1 488	1 578	1 689	1 801
809	824	874	906	865	889	901	903	941	1 002

表 7-10　2002—2020 年成都市各区（市）县

地　区	2002	2003	2004	2005	2006	2007	2008	2009	2010
成都市	679	627	756	1 259	1 762	4 127	5 154	5 895	6 700
四川天府新区									
成都东部新区									
成都高新区									
锦江区	93	104	125	104	122	173	192	194	260
青羊区	105	75	77	300	342	911	937	1 092	1 152
金牛区	168	64	96	147	354	502	542	557	719
武侯区	102	100	56	56	94	548	760	772	1 200
成华区	110	207	291	248	302	698	791	877	1 115
龙泉驿区	34	9	5	1	23	35	112	151	153
青白江区	0	0	0	0	0	139	137	263	296
新都区	0	0	0	0	46	60	63	61	134
温江区	0	0	0	138	146	172	190	198	306
双流区	0	0	0	0	69	74	480	521	434
郫都区	11	4	37	28	81	68	70	345	0
新津区	0	0	0	0	0	0	71	0	0
简阳市	—	—	—	—	—	—	—	—	—
都江堰市	0	0	0	133	85	252	261	288	315
彭州市	0	0	0	6	0	168	184	165	171
邛崃市	0	0	0	0	50	110	71	71	71
崇州市	0	0	0	0	0	0	62	91	110
金堂县	56	64	69	98	0	88	87	84	82
大邑县	0	0	0	0	0	25	30	47	53
蒲江县	0	0	0	0	48	104	114	118	129

社区卫生服务中心（站）人员数

2011	2012	2013	2014	2015	2016	2017	2018	2019	2020
7 788	8 284	8 673	8 426	8 555	9 613	10 141	10 479	11 048	12 209
						185	180	229	307	336
									70
					678	738	822	871	1 097
356	378	359	340	370	709	799	810	772	799
1 202	1 166	1 265	1 158	1 448	1 443	1 396	1 367	1 441	1 454
726	820	959	953	989	1 058	1 176	1 244	1 292	1 345
1 258	1 170	1 275	1 357	1 392	906	1 014	1 033	1 027	1 044
1 455	1 603	1 578	1 170	975	978	1 022	1 035	1 061	1 029
225	380	380	416	418	439	471	496	512	578
190	175	194	201	202	209	206	214	234	232
142	151	169	223	244	259	271	283	352	359
335	358	354	390	348	370	428	434	417	444
432	417	435	464	478	498	521	529	533	646
425	442	434	466	496	511	512	485	531	546
101	79	78	59	62	57	66	61	66	66
—	—	—	—	—	135	139	140	168	183
311	412	422	421	382	352	357	434	443	406
196	204	214	228	215	270	272	274	276	299
118	136	110	116	92	104	101	106	104	103
122	108	109	120	114	121	134	143	165	417
0	77	79	79	71	71	75	74	204	352
58	69	101	94	91	85	85	95	89	136
136	139	158	171	168	175	178	171	183	268

表 7-11　2002—2020 年成都市各区（市）县

地　区	2002	2003	2004	2005	2006	2007	2008	2009	2010
成都市	9 339	9 188	8 898	8 616	8 502	9 307	9 643	10 263	10 950
四川天府新区									
成都东部新区									
成都高新区									
锦江区	82	68	64	64	66	109	131	131	143
青羊区	0	0	88	0	0	0	0	0	0
金牛区	62	59	51	25	0	0	0	0	0
武侯区	382	327	364	387	432	0	0	0	0
成华区	185	143	0	0	0	0	0	0	0
龙泉驿区	337	366	355	293	259	505	519	594	645
青白江区	516	534	556	547	537	512	541	500	442
新都区	508	537	516	609	547	689	790	660	685
温江区	395	391	393	243	328	352	398	482	396
双流区	977	1 049	1 071	1 005	1 034	1 263	982	1 296	1 307
郫都区	620	642	654	686	672	772	831	661	1 045
新津区	306	287	271	294	286	354	373	436	565
简阳市	—	—	—	—	—	—	—	—	—
都江堰市	629	610	652	692	739	784	766	919	952
彭州市	1 014	891	683	594	571	799	799	913	963
邛崃市	759	707	666	643	582	621	635	686	679
崇州市	752	720	698	697	689	837	968	1 024	1 021
金堂县	925	1 002	952	936	922	863	894	894	932
大邑县	519	461	475	514	517	500	594	644	727
蒲江县	371	394	389	387	321	347	422	423	448

卫生院人员数

2011	2012	2013	2014	2015	2016	2017	2018	2019	2020
10 903	**11 150**	**11 469**	**11 396**	**11 429**	**13 750**	**14 242**	**14 538**	**14 656**	**14 380**
					748	732	609	607	618
									1 285
					0	525	521	547	0
151	169	118	115	113	0	0	0	0	0
0	0	0	0	0	0	0	0	0	0
0	0	0	0	0	0	0	0	0	0
0	0	0	0	0	0	0	0	0	0
0	0	0	0	0	0	0	0	0	0
469	375	382	389	383	383	399	435	450	467
616	649	679	652	681	722	766	803	722	737
742	782	868	771	890	910	943	974	996	1 001
413	408	418	445	342	360	396	422	445	460
1 336	1 315	1 314	1 333	1 333	421	420	411	423	330
701	716	769	793	801	879	941	1 026	1 084	1 097
487	515	509	470	450	444	449	448	458	483
—	—	—	—	—	2 326	1 952	2 024	2 107	1 478
1 149	1 248	1 264	1 203	1 104	1 106	1 115	1 080	1 067	1 049
845	998	998	981	999	1 030	1 038	1 025	1 057	1 063
710	702	732	744	798	838	829	831	891	938
1 031	1 020	1 033	1 056	1 061	1 068	1 102	1 149	1 202	964
1 068	1 018	1 102	1 094	1 152	1 193	1 242	1 326	1 117	967
749	788	805	847	853	830	884	933	940	940
436	447	478	503	469	492	509	521	543	503

表 7-12　2002—2020 年成都市各区（市）县

地　区	2002	2003	2004	2005	2006	2007	2008	2009	2010
成都市	4 433	4 809	5 130	5 754	5 551	5 150	4 572	4 905	4 934
四川天府新区									
成都东部新区									
成都高新区									
锦江区	39	31	0	0	0	0	0	0	0
青羊区	49	49	50	49	55	0	0	0	0
金牛区	96	99	111	105	105	87	0	0	0
武侯区	67	70	70	5	4	0	0	4	52
成华区	120	107	108	110	105	84	0	0	0
龙泉驿区	317	295	294	293	332	343	325	352	326
青白江区	266	254	245	251	247	290	238	256	268
新都区	404	378	441	481	372	409	401	397	402
温江区	174	190	173	166	148	210	203	215	217
双流区	523	523	483	1 250	1 156	468	441	509	418
郫都区	296	278	314	325	253	302	275	293	308
新津区	131	172	189	213	230	248	207	254	251
简阳市	—	—	—	—	—	—	—	—	—
都江堰市	358	362	358	363	382	404	387	363	377
彭州市	0	504	511	485	474	505	472	527	507
邛崃市	346	346	389	391	329	418	359	336	344
崇州市	495	381	484	353	358	381	320	393	398
金堂县	406	401	439	443	524	458	404	438	489
大邑县	205	237	351	351	361	418	406	420	420
蒲江县	141	132	120	120	116	125	134	148	157

村卫生室人员数

2011	2012	2013	2014	2015	2016	2017	2018	2019	2020
5 035	**5 091**	**4 980**	**4 947**	**4 889**	**5 764**	**5 675**	**5 425**	**5 193**	**5 007**
					134	127	124	124	108
									365
					33	321	239	238	23
0	0	0	0	0	0	0	0	0	0
0	0	0	0	0	0	0	0	0	0
0	0	0	0	0	0	0	0	0	0
46	44	37	41	37	0	0	0	0	0
0	0	0	0	0	0	0	0	0	0
327	320	304	297	305	258	250	233	207	196
241	231	229	209	223	210	184	182	183	172
401	434	442	460	500	438	432	423	433	435
246	235	239	236	176	171	173	170	173	173
416	392	388	395	361	209	213	216	219	232
328	312	310	360	329	356	392	392	370	355
197	198	187	176	177	122	127	128	108	104
—	—	—	—	—	1 329	1 048	964	957	667
404	466	451	425	420	377	374	375	343	327
558	534	520	491	470	446	442	435	426	424
354	363	355	355	342	320	308	297	297	307
396	375	366	362	396	355	332	319	305	309
514	606	610	620	635	509	488	468	376	380
426	392	371	368	361	342	322	325	318	318
181	189	171	152	157	155	142	135	116	112

表 7-13　2002—2020 年成都市各区（市）县

地　区	2002	2003	2004	2005	2006	2007	2008	2009	2010
成都市	20 000	19 310	19 811	20 647	21 062	21 475	23 257	24 838	26 802
四川天府新区									
成都东部新区									
成都高新区									
锦江区	1 260	1 151	1 275	1 282	1 272	1 181	1 329	1 284	1 617
青羊区	1 295	1 298	1 684	1 696	1 785	1 823	1 896	2 095	2 194
金牛区	2 217	1 809	1 934	1 933	2 026	2 125	2 151	2 186	2 296
武侯区	2 155	2 246	2 349	2 346	2 137	2 086	2 297	2 483	3 297
成华区	1 749	1 555	1 675	1 974	2 017	1 691	2 138	2 328	2 500
龙泉驿区	570	573	541	502	535	770	879	1 026	1 121
青白江区	588	602	621	614	658	774	798	935	838
新都区	631	641	705	767	704	856	881	767	845
温江区	624	615	575	577	714	614	787	781	774
双流区	1 326	1 351	1 316	1 912	1 966	1 833	1 916	2 269	2 174
郫都区	963	914	960	988	975	987	987	1 148	1 333
新津区	447	465	405	418	411	454	508	483	563
简阳市	—	—	—	—	—	—	—	—	—
都江堰市	812	860	954	1 028	1 233	1 330	1 341	1 387	1 416
彭州市	889	978	826	809	791	1 019	1 187	1 264	1 267
邛崃市	1 105	1 000	966	787	778	830	792	847	837
崇州市	1 058	873	943	888	872	925	1 091	1 200	1 230
金堂县	1 287	1 396	1 039	1 073	1 127	1 035	1 032	1 047	1 116
大邑县	610	600	639	649	659	667	707	754	822
蒲江县	414	383	404	404	402	475	540	554	562

基层医疗卫生机构卫生技术人员数

2011	2012	2013	2014	2015	2016	2017	2018	2019	2020
27 954	**28 852**	**30 286**	**31 064**	**31 097**	**35 441**	**38 986**	**43 078**	**52 602**	**55 992**
					1 188	1 255	1 328	1 900	2 102
									1 268
					1 196	2 271	2 415	4 368	4 495
1 379	1 425	1 562	1 613	1 150	1 697	1 762	1 877	2 800	3 122
2 319	2 266	2 380	2 440	3 163	3 037	3 074	3 803	4 578	4 707
2 208	2 280	2 650	2 944	2 946	3 049	3 076	3 677	4 060	4 173
3 230	3 377	3 371	3 892	4 122	2 977	3 773	4 234	4 843	5 098
2 724	2 900	2 825	2 440	2 153	2 342	2 499	2 774	3 196	3 364
1 103	1 238	1 346	1 419	1 445	1 579	1 797	2 130	2 600	2 680
891	933	1 011	1 005	997	1 034	1 103	1 166	1 166	1 224
933	970	1 179	1 167	1 351	1 644	1 957	2 179	2 725	2 907
890	889	982	1 100	859	929	1 074	1 219	1 807	1 995
2 201	2 155	2 311	2 410	2 438	1 513	1 868	2 137	2 625	2 779
1 683	1 693	1 774	1 809	1 916	2 028	2 080	2 117	2 639	2 799
613	661	673	631	594	600	643	666	683	734
—	—	—	—	—	2 544	2 211	2 314	2 563	2 000
1 559	1 699	1 657	1 583	1 487	1 472	1 631	1 739	1 952	1 917
1 211	1 305	1 339	1 269	1 218	1 311	1 400	1 478	1 653	1 758
917	963	975	1 037	981	1 028	1 017	1 140	1 228	1 350
1 303	1 288	1 310	1 344	1 368	1 349	1 427	1 443	1 844	1 912
1 202	1 242	1 317	1 278	1 238	1 241	1 295	1 368	1 364	1 448
981	959	982	989	997	981	1 035	1 131	1 232	1 329
607	609	642	694	674	702	738	743	776	831

表 7-14　2002—2020 年成都市各区（市）县

地　区	2002	2003	2004	2005	2006	2007	2008	2009	2010
成都市	628	576	677	1 147	1 506	3 374	4 299	4 986	5 594
四川天府新区									
成都东部新区									
成都高新区									
锦江区	83	88	105	95	104	131	164	153	203
青羊区	94	75	77	258	292	774	814	934	990
金牛区	157	64	85	134	304	414	437	470	605
武侯区	90	91	50	51	82	387	627	672	1 017
成华区	103	181	249	219	246	581	666	724	910
龙泉驿区	34	9	5	1	22	33	90	131	130
青白江区	0	0	0	0	0	126	125	222	249
新都区	0	0	0	0	32	58	41	47	103
温江区	0	0	0	125	128	134	142	150	246
双流区	0	0	0	0	59	64	406	435	362
郫都区	11	4	37	27	75	56	60	313	0
新津区	0	0	0	0	0	0	57	0	0
简阳市	—	—	—	—	—	—	—	—	—
都江堰市	0	0	0	133	68	187	206	226	248
彭州市	0	0	0	6	0	127	144	138	135
邛崃市	0	0	0	0	49	103	67	65	62
崇州市	0	0	0	0	0	0	47	78	98
金堂县	56	64	69	98	0	73	72	77	76
大邑县	0	0	0	0	0	24	23	38	44
蒲江县	0	0	0	0	45	102	111	113	116

社区卫生服务中心（站）卫生技术人员数

2011	2012	2013	2014	2015	2016	2017	2018	2019	2020
6 446	**6 874**	**7 193**	**6 991**	**7 146**	**8 107**	**8 569**	**8 843**	**9 313**	**10 353**
					158	156	192	261	284
									55
					575	654	716	736	922
271	284	263	259	302	606	677	676	636	653
1 032	991	1 069	959	1 187	1 194	1 131	1 106	1 185	1 186
606	681	779	760	791	858	982	1 047	1 085	1 135
1 088	1 048	1 142	1 199	1 214	802	884	908	889	907
1 127	1 258	1 236	927	805	823	875	884	909	902
186	321	330	363	362	378	377	401	422	477
154	147	160	162	159	165	164	172	179	187
97	113	134	190	203	206	218	228	290	298
273	291	293	332	291	318	366	383	346	381
376	365	390	411	424	447	471	480	487	593
370	378	373	406	425	437	438	413	461	475
87	66	69	57	60	55	64	59	64	64
—	—	—	—	—	110	111	117	142	147
251	317	312	313	287	289	293	333	343	319
151	157	165	174	177	222	222	220	226	252
95	112	98	104	76	86	84	88	88	88
111	95	90	95	102	100	114	122	138	362
0	72	74	67	66	65	69	68	186	313
51	51	73	62	60	56	56	72	73	114
120	127	143	151	155	157	163	158	167	239

表 7-15　2002—2020 年成都市各区（市）县

地　区	2002	2003	2004	2005	2006	2007	2008	2009	2010
成都市	8 347	8 123	7 788	7 650	7 520	7 879	8 119	8 681	9 078
四川天府新区									
成都东部新区									
成都高新区									
锦江区	73	60	53	59	53	89	101	96	116
青羊区	0	0	80	0	0	0	0	0	0
金牛区	49	48	37	19	0	0	0	0	0
武侯区	313	281	330	339	372	0	0	0	0
成华区	165	123	0	0	0	0	0	0	0
龙泉驿区	304	306	295	272	231	416	423	476	525
青白江区	467	482	499	484	488	435	455	421	380
新都区	428	463	435	497	450	595	665	546	588
温江区	360	354	348	224	300	327	368	442	353
双流区	874	920	871	885	882	1 083	827	1 127	1 091
郫都区	552	567	583	645	602	636	681	573	934
新津区	290	278	262	286	277	313	327	355	431
简阳市	—	—	—	—	—	—	—	—	—
都江堰市	578	553	596	589	655	670	648	766	765
彭州市	889	749	579	532	512	588	663	763	796
邛崃市	734	663	621	619	558	555	552	599	530
崇州市	645	630	599	599	581	685	769	837	812
金堂县	832	906	836	834	830	769	786	796	825
大邑县	449	397	414	419	426	403	467	509	551
蒲江县	345	343	350	348	303	315	387	375	381

卫生院卫生技术人员数

2011	2012	2013	2014	2015	2016	2017	2018	2019	2020
9 106	**9 218**	**9 559**	**9 392**	**9 419**	**11 322**	**11 812**	**12 122**	**12 343**	**12 144**
					625	613	508	510	528
									1 042
					0	427	412	443	0
116	127	82	86	85	0	0	0	0	0
0	0	0	0	0	0	0	0	0	0
0	0	0	0	0	0	0	0	0	0
0	0	0	0	0	0	0	0	0	0
0	0	0	0	0	0	0	0	0	0
384	311	318	320	323	319	334	373	394	394
498	531	573	547	529	574	624	663	596	618
626	649	724	600	726	747	775	824	846	865
378	358	366	379	288	302	336	351	372	385
1 113	1 090	1 102	1 130	1 140	367	371	364	379	296
605	608	672	674	678	745	808	871	909	933
391	438	435	411	398	395	397	407	419	441
—	—	—	—	—	1 871	1 557	1 627	1 674	1 153
909	978	1 014	932	879	867	866	851	865	852
694	796	818	774	795	820	848	847	902	906
564	571	583	608	665	720	708	718	781	853
850	844	867	889	887	903	949	975	1 042	832
975	906	965	936	928	961	1 017	1 089	961	827
601	618	636	673	689	674	729	776	766	766
402	393	404	433	409	432	453	466	484	453

表 7-16　2002—2020 年成都市各区（市）县

地　　区	2002	2003	2004	2005	2006	2007	2008	2009	2010
成都市									
四川天府新区									
成都东部新区									
成都高新区									
锦江区									
青羊区									
金牛区									
武侯区									
成华区									
龙泉驿区									
青白江区									
新都区									
温江区									
双流区									
郫都区									
新津区									
简阳市									
都江堰市									
彭州市									
邛崃市									
崇州市									
金堂县									
大邑县									
蒲江县									

基层医疗卫生机构全科医师人员数

2011	2012	2013	2014	2015	2016	2017	2018	2019	2020
	1 508	2 594	2 568	2 683	2 673	2 957	3 190	3 703	4 446
					137	164	195	183	221
									132
					79	101	186	193	175
	21	39	49	47	79	87	80	83	87
	64	153	115	163	161	246	277	226	229
	51	105	114	122	128	174	173	161	166
	89	175	245	299	199	201	179	174	195
	91	140	130	91	102	117	125	132	135
	60	116	119	148	150	156	183	209	224
	59	146	131	126	127	122	137	134	169
	128	113	143	135	140	123	149	179	247
	79	164	103	112	110	82	126	117	162
	163	244	300	289	143	142	143	181	242
	59	181	156	173	141	172	159	200	263
	66	83	70	90	78	88	100	117	128
	—	—	—	—	71	80	94	257	247
	51	112	113	118	127	132	127	165	203
	128	254	204	190	190	189	180	211	252
	119	101	145	157	141	154	159	194	209
	81	149	142	133	119	120	117	148	225
	159	218	201	198	175	195	192	255	289
	16	29	21	24	22	25	27	91	138
	24	72	67	68	54	87	82	93	108

表 7-17　2002—2020 年成都市基层医疗卫生机构

分　类	2002	2003	2004	2005	2006	2007	2008	2009	2010
万元以上设备台数	1 984	1 875	2 071	2 273	2 315	2 811	3 066	3 985	4 968
社区卫生服务中心（站）	59	89	99	248	396	868	1 018	1 534	1 820
社区卫生服务中心	59	89	99	248	396	834	972	1 486	1 759
社区卫生服务站	0	0	0	0	0	34	46	48	61
卫生院	1 401	1 582	1 689	1 789	1 691	1 743	1 862	2 188	2 796
门诊部	524	204	283	236	228	200	186	263	352
万元以上设备总价值（万元）	0	0	0	0	0	12 236	14 035	22 270	31 063
社区卫生服务中心（站）	0	0	0	0	0	3 793	4 918	8 960	11 663
社区卫生服务中心	0	0	0	0	0	3 684	4 673	8 719	11 348
社区卫生服务站	0	0	0	0	0	109	245	241	315
卫生院	0	0	0	0	0	8 062	8 671	12 008	17 354
门诊部	0	0	0	0	0	381	446	1 302	2 046

万元以上设备台数及总价值

2011	2012	2013	2014	2015	2016	2017	2018	2019	2020
6 080	**6 111**	**6 942**	**7 445**	**7 773**	**9 784**	**10 529**	**12 658**	**13 527**	**15 771**
2 313	2 659	3 152	3 335	3 430	4 257	4 526	5 660	5 365	6 641
2 195	2 512	3 007	3 185	3 303	4 128	4 412	5 537	5 240	6 534
118	147	145	150	127	129	114	123	125	107
3 086	3 452	3 790	4 110	4 343	5 527	6 003	6 998	8 162	9 130
681	0	0	0	0	0	0	0	0	0
38 999	**40 678**	**45 861**	**48 618**	**52 039**	**69 492**	**75 600**	**90 286**	**87 088**	**111 344**
15 276	18 523	20 824	22 037	21 931	26 191	28 499	35 871	31 170	44 068
14 767	17 922	20 264	21 512	21 501	25 788	28 178	35 527	30 838	43 788
509	601	560	525	430	403	321	344	332	280
19 472	22 155	25 037	26 581	30 108	43 301	47 101	54 415	55 918	67 276
4 251	0	0	0	0	0	0	0	0	0

表 7-18　2002—2020 年各区（市）县社区卫生服务中心（站）

地　区	2002	2003	2004	2005	2006	2007	2008	2009	2010
成都市	59	89	99	248	396	868	1 018	1 534	1 820
四川天府新区									
成都东部新区									
成都高新区									
锦江区	17	15	14	18	24	26	37	47	60
青羊区	0	0	0	117	101	162	176	197	251
金牛区	11	4	7	18	60	93	134	249	302
武侯区	10	9	6	3	38	132	137	259	375
成华区	21	61	70	62	68	164	189	224	332
龙泉驿区	0	0	0	0	8	12	28	39	49
青白江区	0	0	0	0	0	31	34	71	84
新都区	0	0	0	0	8	5	31	32	44
温江区	0	0	0	28	30	22	36	23	56
双流区	0	0	0	0	4	10	80	90	81
郫都区	0	0	2	2	7	18	18	154	0
新津区	0	0	0	0	0	0	16	0	0
简阳市	—	—	—	—	—	—	—	—	—
都江堰市	0	0	0	0	35	131	18	58	76
彭州市	0	0	0	0	0	4	22	29	36
邛崃市	0	0	0	0	7	26	26	30	29
崇州市	0	0	0	0	0	0	4	1	11
金堂县	0	0	0	0	0	5	5	5	5
大邑县	0	0	0	0	0	5	3	1	2
蒲江县	0	0	0	0	6	22	24	25	27

万元以上设备台数

2011	2012	2013	2014	2015	2016	2017	2018	2019	2020
2 313	2 659	3 152	3 335	3 430	4 257	4 526	5 660	5 365	6 641
					153	180	241	152	231
									11
					466	670	811	491	667
68	79	70	72	67	184	207	242	310	316
321	394	648	576	581	811	445	544	527	911
374	297	325	311	304	241	317	582	558	700
425	502	614	713	733	344	520	484	366	313
415	479	518	439	409	394	405	529	496	619
79	145	148	209	225	261	289	398	321	345
48	63	69	76	91	96	109	168	194	190
53	75	81	94	108	124	164	220	201	260
74	79	87	123	81	88	96	106	282	256
86	124	180	234	303	402	439	533	535	690
193	211	184	245	265	313	295	354	409	326
10	12	17	23	29	30	20	22	34	23
—	—	—	—	—	47	47	13	13	28
47	72	73	80	90	90	90	149	162	164
47	49	67	67	71	109	108	137	64	120
29	30	25	25	29	30	24	24	31	38
12	6	3	4	3	35	37	46	64	143
0	7	5	5	5	5	5	5	97	176
2	2	2	2	2	2	2	21	10	29
30	33	36	37	34	32	57	31	48	85

表 7-19 2002—2020 年成都市各区（市）县社区卫生服务中心（站）

地　区	2002	2003	2004	2005	2006	2007	2008	2009	2010
成都市						3 793	4 918	8 960	11 663
四川天府新区									
成都东部新区									
成都高新区									
锦江区						182	116	150	193
青羊区						883	1 201	1 266	1 338
金牛区						402	641	1 183	1 879
武侯区						335	661	1 384	1 817
成华区						922	601	1 142	2 882
龙泉驿区						52	59	152	213
青白江区						146	158	321	361
新都区						58	108	136	209
温江区						89	122	130	302
双流区						97	599	710	650
郫都区						73	71	1 004	0
新津区						0	20	0	0
简阳市						0	0	0	0
都江堰市						294	212	926	979
彭州市						42	107	178	224
邛崃市						96	101	121	172
崇州市						0	8	5	74
金堂县						11	11	11	11
大邑县						7	16	30	34
蒲江县						104	106	111	325

万元以上设备总价值（万元）

2011	2012	2013	2014	2015	2016	2017	2018	2019	2020
15 276	**18 523**	**20 824**	**22 037**	**21 931**	**26 191**	**28 499**	**35 871**	**31 170**	**44 068**
					922	1 121	1 447	918	2 541
									235
					2 669	4 133	5 005	2 744	3 626
243	237	244	263	267	860	981	1 061	2 233	2 373
1 637	1 887	3 314	2 690	2 809	4 009	2 434	3 078	3 192	7 367
2 251	2 064	2 085	2 092	2 431	1 811	2 237	4 333	3 579	4 421
2 343	3 040	3 681	4 432	4 139	1 988	3 014	2 925	1 657	1 763
3 578	4 598	4 456	3 407	2 713	2 071	2 137	3 019	2 576	3 609
419	723	721	1 046	964	1 579	1 649	2 261	1 751	1 392
224	312	320	330	398	410	501	740	855	822
226	434	519	874	1 124	1 290	1 509	1 947	1 511	2 050
428	463	484	752	391	407	462	507	1 327	1 431
666	779	1 040	1 270	1 922	2 670	2 982	3 639	3 379	5 003
1 518	1 623	1 656	1 847	2 123	2 267	2 285	2 786	2 056	2 524
64	81	92	107	138	177	145	147	98	66
0	0	0	0	0	279	298	183	171	347
758	880	473	1 186	623	611	606	931	956	846
256	268	332	332	371	541	541	699	382	498
193	263	249	249	305	332	293	293	312	250
77	36	27	27	33	330	392	183	263	1 004
0	40	104	104	104	104	104	104	660	1 271
34	34	34	34	34	34	34	147	52	159
361	761	993	995	1 042	830	641	436	498	470

表 7-20　2002—2020 年成都市各区（市）县

地　区	2002	2003	2004	2005	2006	2007	2008	2009	2010
成都市	1 401	1 582	1 689	1 789	1 691	1 743	1 862	2 188	2 796
四川天府新区	0	0	0	0	0	0	0	0	0
成都东部新区	0	0	0	0	0	0	0	0	0
成都高新区	0	0	0	0	0	0	0	0	0
锦江区	14	15	14	7	7	10	11	20	30
青羊区	0	0	39	0	0	0	0	0	0
金牛区	7	11	15	8	0	0	0	0	0
武侯区	69	86	92	161	174	0	0	0	0
成华区	31	28	0	0	0	0	0	0	0
龙泉驿区	49	62	69	59	50	64	67	135	154
青白江区	74	79	90	102	115	128	131	127	115
新都区	99	144	158	197	169	162	183	184	254
温江区	64	76	76	49	58	83	87	119	110
双流区	159	187	185	213	232	245	203	260	309
郫都区	106	148	142	170	153	173	221	175	374
新津区	30	37	38	18	37	46	48	70	99
简阳市	—	—	—	—	—	—	—	—	—
都江堰市	82	85	105	111	114	118	115	185	267
彭州市	179	171	132	171	117	152	189	223	264
邛崃市	116	141	131	136	122	149	134	173	177
崇州市	85	75	101	85	72	112	143	166	205
金堂县	106	105	133	112	128	134	143	160	184
大邑县	87	91	107	127	90	98	120	123	152
蒲江县	44	41	62	63	53	69	67	68	102

卫生院万元以上设备台数

2011	2012	2013	2014	2015	2016	2017	2018	2019	2020
3 086	3 452	3 790	4 110	4 343	5 527	6 003	6 998	8 162	9 130
					292	336	314	435	652
									612
					0	204	206	233	0
31	42	46	34	39	0	0	0	0	0
0	0	0	0	0	0	0	0	0	0
0	0	0	0	0	0	0	0	0	0
0	0	0	0	0	0	0	0	0	0
0	0	0	0	0	0	0	0	0	0
122	162	161	173	221	248	302	398	394	418
160	173	209	236	278	304	325	485	508	635
294	350	357	341	421	442	452	502	774	953
118	137	138	130	99	123	147	209	203	256
450	458	495	584	538	383	430	465	500	451
218	247	254	277	313	309	362	482	488	674
108	122	154	213	230	242	243	291	343	468
—	—	—	—	—	771	676	787	849	628
335	349	404	406	428	524	552	511	671	753
314	343	367	391	407	441	467	597	730	779
164	176	203	230	236	256	283	316	372	512
236	261	290	298	301	314	302	304	451	371
239	256	306	325	343	354	367	402	351	237
196	269	300	331	368	406	415	534	645	603
101	107	106	141	121	118	140	195	215	128

表 7-21　2002—2020 年成都市各区（市）县

地　　区	2002	2003	2004	2005	2006	2007	2008	2009	2010
成都市						8 062	8 671	12 008	17 354
四川天府新区									
成都东部新区									
成都高新区									
锦江区						72	83	105	209
青羊区						0	0	0	0
金牛区						0	0	0	0
武侯区						0	0	0	0
成华区						0	0	0	0
龙泉驿区						311	339	690	773
青白江区						455	460	462	438
新都区						702	759	1 900	2 322
温江区						321	372	452	489
双流区						1 415	953	1 446	1 936
郫都区						882	1 121	1 101	3 227
新津区						153	160	201	309
简阳市						—	—	—	—
都江堰市						327	382	870	1 472
彭州市						457	856	1 046	1 209
邛崃市						878	934	1 067	1 127
崇州市						341	476	1 079	1 520
金堂县						800	758	805	905
大邑县						550	639	427	835
蒲江县						398	379	357	583

卫生院万元以上设备总价值（万元）

2011	2012	2013	2014	2015	2016	2017	2018	2019	2020
19 472	22 155	25 037	26 581	30 108	43 301	47 101	54 415	55 918	67 276
					2 910	3 144	2 872	3 335	5 282
									6 338
					0	1 627	2 080	2 705	0
212	320	334	193	209	0	0	0	0	0
0	0	0	0	0	0	0	0	0	0
0	0	0	0	0	0	0	0	0	0
0	0	0	0	0	0	0	0	0	0
0	0	0	0	0	0	0	0	0	0
735	759	773	985	1 406	1 630	1 767	2 226	1 686	1 921
644	675	793	891	1 239	1 925	2 146	2 748	2 712	3 219
2 188	1 685	2 168	2 530	3 775	3 951	3 896	4 491	5 184	7 999
537	652	655	805	648	868	854	1 216	1 243	1 753
3 625	4 543	5 132	5 164	5 547	3 683	4 359	4 736	4 713	4 762
1 891	2 230	2 210	1 601	1 968	2 374	3 033	3 833	3 125	4 750
458	502	689	1 170	1 005	1 067	1 094	1 393	1 539	2 258
—	—	—	—	—	7 080	6 413	7 071	6 704	7 363
1 611	1 683	1 885	1 957	1 809	2 774	3 142	2 970	3 444	3 820
1 659	1 580	1 536	1 696	2 000	2 792	2 518	3 058	3 699	4 325
1 297	1 401	1 435	1 548	1 853	2 531	2 980	3 149	3 079	3 346
1 681	2 558	2 860	2 545	2 379	2 432	2 363	2 445	3 429	2 792
1 257	1 503	2 381	2 680	2 888	3 332	3 397	3 579	3 015	1 903
1 053	1 380	1 502	1 911	2 423	2 948	3 329	5 269	4 560	4 371
624	684	684	905	959	1 004	1 039	1 279	1 746	1 074

表 7-22　2002—2020 年成都市基层医疗卫生机构业务

分　类	2002	2003	2004	2005	2006	2007	2008	2009	2010
业务用房面积	**610 677**	**636 555**	**618 999**	**632 484**	**664 636**	**748 832**	**826 604**	**910 101**	**1 006 951**
护理站	0	0	0	0	0	0	0	0	0
社区卫生服务中心（站）	18 771	16 646	29 470	42 060	92 974	150 753	201 998	234 626	267 073
社区卫生服务中心	18 771	16 646	29 470	42 060	92 974	140 590	191 247	223 719	255 660
社区卫生服务站	0	0	0	0	0	10 163	10 751	10 907	11 413
卫生院	531 893	560 917	545 361	551 044	533 368	572 210	598 828	639 617	682 791
门诊部	60 013	58 992	44 168	39 380	38 294	25 869	25 778	35 858	57 087
占地面积	**0**	**0**	**0**	**0**	**0**	**0**	**0**	**0**	**0**
护理站	0	0	0	0	0	0	0	0	0
社区卫生服务中心（站）	0	0	0	0	0	0	0	0	0
社区卫生服务中心	0	0	0	0	0	0	0	0	0
社区卫生服务站	0	0	0	0	0	0	0	0	0
卫生院	0	0	0	0	0	0	0	0	0
门诊部	0	0	0	0	0	0	0	0	0

用房面积及占地面积（平方米）

2011	2012	2013	2014	2015	2016	2017	2018	2019	2020
1 137 222	**1 088 683**	**1 130 269**	**1 131 673**	**1 081 004**	**1 247 511**	**1 270 293**	**1 335 795**	**1 364 331**	**1 419 243**
0	0	0	0	0	0	0	0	1 010	1 371
318 102	349 939	374 578	369 408	331 456	385 578	396 022	408 647	439 009	517 775
283 014	310 676	331 119	329 905	299 425	353 619	369 379	383 070	411 901	492 467
35 088	39 263	43 459	39 503	32 031	31 959	26 643	25 577	27 108	25 308
735 180	738 744	755 691	762 265	749 548	861 933	874 271	927 148	924 312	900 097
83 940	0	0	0	0	0	0	0	0	0
2 021 181	**2 529 225**	**2 416 200**	**2 471 022**	**2 234 176**	**2 774 178**	**2 764 218**	**2 505 305**	**2 425 570**	**2 475 991**
0	0	0	0	0	0	0	0	2 000	2 560
234 462	252 434	271 652	270 832	243 889	283 975	288 126	305 320	256 965	360 358
213 958	233 765	247 413	249 582	233 487	275 506	282 100	299 396	249 116	354 016
20 503	18 669	24 239	21 250	10 403	8 469	6 026	5 924	7 849	6 342
1 427 878	1 604 470	1 503 680	1 544 306	1 402 823	1 879 027	1 882 181	1 591 393	1 540 483	1 451 544
49 900	91 692	99 541	102 102	74 764	60 670	59 447	81 968	117 514	104 937

表 7-23　2002—2020 年成都市各区（市）县社区卫生服务中心（站）

地　区	2002	2003	2004	2005	2006	2007	2008	2009	2010
成都市	18 771	16 646	29 470	42 060	92 974	150 753	201 998	234 626	267 073
四川天府新区									
成都东部新区									
成都高新区									
锦江区	2 760	3 180	3 532	4 398	9 140	8 470	8 530	8 386	15 736
青羊区	3 187	3 173	5 474	15 081	22 788	32 876	39 704	44 279	41 108
金牛区	7 263	2 073	4 013	5 120	13 383	15 752	16 352	16 602	19 924
武侯区	2 541	2 754	1 154	1 600	3 225	11 280	23 260	23 499	42 836
成华区	3 020	5 466	13 297	6 445	15 800	27 936	34 523	40 062	45 242
龙泉驿区	0	0	0	0	2 042	0	3 642	6 232	6 232
青白江区	0	0	0	0	0	6 792	7 209	11 316	13 848
新都区	0	0	0	0	2 231	2 231	2 231	2 231	4 465
温江区	0	0	0	8 416	10 584	10 557	10 937	10 654	18 758
双流区	0	0	0	0	800	2 500	21 279	20 136	15 743
郫都区	0	0	2 000	1 000	2 770	2 770	1 770	13 260	0
新津区	0	0	0	0	0	0	3 922	0	0
简阳市	—	—	—	—	—	—	—	—	—
都江堰市	0	0	0	0	4 083	7 000	6 000	9 838	13 530
彭州市	0	0	0	0	0	6 880	6 880	6 880	6 880
邛崃市	0	0	0	0	2 528	6 406	6 406	7 406	7 406
崇州市	0	0	0	0	0	0	50	3 400	4 920
金堂县	0	0	0	0	0	3 875	3 875	3 897	3 897
大邑县	0	0	0	0	0	1 300	1 300	1 300	1 300
蒲江县	0	0	0	0	3 600	4 128	4 128	5 248	5 248

业务用房面积（平方米）

2011	2012	2013	2014	2015	2016	2017	2018	2019	2020
318 102	349 939	374 578	369 408	331 456	385 578	396 022	408 647	439 009	517 775
					8 300	8 313	14 893	17 739	18 139
									2 866
					21 665	23 625	23 973	35 863	42 409
14 662	15 696	15 700	15 161	12 286	33 964	39 289	36 719	35 513	35 513
46 995	48 197	58 011	43 468	53 667	54 370	42 463	41 913	42 387	58 743
22 654	25 100	32 162	32 178	38 284	38 684	42 044	44 073	48 369	48 613
43 502	45 047	44 636	51 959	47 807	26 774	28 528	29 028	28 918	31 442
66 637	74 042	72 564	64 056	32 546	32 164	32 094	30 614	35 094	35 118
8 344	13 138	20 039	20 207	19 798	22 292	22 292	22 407	23 728	25 217
9 973	11 193	11 193	11 193	11 136	11 136	11 136	10 960	11 969	11 840
4 405	11 440	6 914	9 770	10 036	12 669	12 669	12 748	19 808	19 452
21 983	21 983	20 728	21 253	14 357	15 187	15 127	15 187	17 363	18 093
15 368	20 809	26 988	29 240	22 321	27 265	33 065	42 467	26 199	36 852
14 296	15 156	12 816	13 166	12 700	12 692	12 303	11 003	13 841	14 011
3 620	3 240	3 390	2 431	2 031	1 731	2 171	1 640	1 640	1 640
—	—	—	—	—	9 412	9 412	9 412	10 620	13 170
16 397	14 883	20 491	22 193	20 750	18 514	17 713	22 918	25 435	24 560
6 495	6 830	6 830	6 830	6 830	13 385	14 389	14 629	13 655	11 100
7 279	7 279	6 282	7 035	5 472	5 472	5 472	4 146	4 146	4 146
6 597	5 379	4 535	8 111	7 279	7 176	7 016	3 016	3 976	17 663
0	1 602	1 722	1 580	1 580	1 580	4 400	4 400	9 744	26 965
1 400	1 400	1 400	1 400	5 006	5 006	5 006	5 006	5 006	5 892
7 495	7 525	8 177	8 177	7 570	6 140	7 495	7 495	7 996	14 331

表 7-24　2002—2020 年成都市各区（市）县

地　区	2002	2003	2004	2005	2006	2007	2008	2009	2010
成都市									
四川天府新区									
成都东部新区									
成都高新区									
锦江区									
青羊区									
金牛区									
武侯区									
成华区									
龙泉驿区									
青白江区									
新都区									
温江区									
双流区									
郫都区									
新津区									
简阳市									
都江堰市									
彭州市									
邛崃市									
崇州市									
金堂县									
大邑县									
蒲江县									

社区卫生服务中心（站）占地面积（平方米）

2011	2012	2013	2014	2015	2016	2017	2018	2019	2020
234 462	**252 434**	**271 652**	**270 832**	**243 889**	**283 975**	**288 126**	**305 320**	**256 965**	**360 358**
					10 656	12 545	29 595	22 019	22 019
									0
					20 390	27 842	26 718	30 576	35 585
8 806	7 706	8 716	7 206	6 766	14 968	16 016	11 536	11 823	11 823
21 589	22 300	26 394	16 348	24 161	24 303	16 835	16 835	16 854	27 032
16 592	17 902	23 942	23 981	25 730	25 450	20 323	22 117	19 713	17 803
29 305	28 375	28 375	34 029	31 524	13 004	9 754	7 832	7 832	8 796
31 652	32 483	32 391	28 839	13 993	12 827	12 577	12 577	13 335	13 720
8 476	18 186	20 691	20 911	19 049	19 313	17 312	16 572	15 572	13 043
10 221	10 221	10 221	10 221	10 223	10 223	10 223	10 223	13 827	13 827
2 802	4 655	7 692	9 862	9 726	14 773	14 773	14 911	18 672	18 672
24 542	24 542	21 959	22 808	4 400	8 093	9 700	9 760	8 831	8 831
20 852	30 309	30 709	30 709	32 309	37 878	48 544	48 005	1 750	1 750
6 004	5 854	5 314	5 264	4 146	4 446	5 413	5 413	7 283	6 783
5 010	4 560	4 700	4 767	3 400	1 524	3 400	3 400	3 400	3 400
—	—	—	—	—	7 891	7 891	7 911	7 913	7 913
14 744	10 799	18 587	19 259	19 652	17 835	17 725	21 404	15 614	9 372
4 352	4 432	4 432	4 432	4 432	7 823	7 820	7 820	7 820	8 296
15 641	15 641	12 731	12 731	10 300	10 300	10 300	10 300	10 300	10 300
2 199	1 765	1 068	5 735	9 257	7 456	7 297	7 297	7 497	97 301
0	1 898	1 898	1 898	0	0	0	0	1 858	1 858
1 400	531	531	531	2 545	2 545	2 545	2 545	2 545	4 177
10 275	10 275	11 301	11 301	12 277	12 277	9 291	12 549	11 931	18 057

表 7-25　2002—2020 年成都市各区（市）县

地　区	2002	2003	2004	2005	2006	2007	2008	2009	2010
成都市	531 893	560 917	545 361	551 044	533 368	572 210	598 828	639 617	682 791
四川天府新区									
成都东部新区									
成都高新区									
锦江区	3 844	3 599	1 956	2 656	2 956	5 056	5 856	5 056	5 676
青羊区	0	0	4 278	0	0	0	0	0	0
金牛区	4 535	4 372	4 820	1 948	0	0	0	0	0
武侯区	21 444	14 622	17 144	21 481	19 547	0	0	0	0
成华区	10 992	14 114	0	0	0	0	0	0	0
龙泉驿区	21 626	24 126	17 436	16 789	19 114	31 187	35 941	37 532	38 370
青白江区	28 219	31 726	30 516	32 197	35 167	31 686	32 851	28 615	27 206
新都区	53 292	57 627	54 051	63 479	63 077	61 534	59 802	51 905	52 363
温江区	17 719	20 783	21 356	16 706	18 454	22 122	33 407	35 250	25 550
双流区	46 902	47 092	53 078	55 554	59 088	66 406	51 312	58 416	61 441
郫都区	35 814	36 655	41 109	43 033	41 169	41 169	41 109	37 459	47 359
新津区	12 284	16 451	15 887	20 820	16 606	22 402	23 390	26 058	29 439
简阳市	—	—	—	—	—	—	—	—	—
都江堰市	33 074	33 456	35 272	35 405	37 237	40 228	27 726	42 478	51 028
彭州市	63 921	58 686	48 114	37 516	40 376	55 268	60 437	62 661	66 070
邛崃市	48 852	49 449	46 060	49 522	50 148	47 156	62 090	65 698	68 364
崇州市	36 326	38 232	35 975	39 004	39 164	43 817	47 723	57 082	62 852
金堂县	40 827	51 585	52 474	53 499	49 441	51 108	56 700	58 886	72 057
大邑县	29 115	30 235	32 757	31 619	31 639	38 078	37 373	49 235	48 603
蒲江县	23 107	28 107	33 078	29 816	10 185	14 993	23 111	23 286	26 413

卫生院业务用房面积（平方米）

2011	2012	2013	2014	2015	2016	2017	2018	2019	2020
735 180	**738 744**	**755 691**	**762 265**	**749 548**	**861 933**	**874 271**	**927 148**	**924 312**	**900 097**
					43 488	43 304	37 303	37 333	32 406
									62 823
					0	26 892	26 892	30 780	0
1 956	1 956	2 675	7 167	5 067	0	0	0	0	0
0	0	0	0	0	0	0	0	0	0
0	0	0	0	0	0	0	0	0	0
0	0	0	0	0	0	0	0	0	0
0	0	0	0	0	0	0	0	0	0
29 465	26 788	35 076	26 889	27 796	27 870	28 589	36 036	36 090	28 341
34 869	34 869	36 878	37 016	38 418	39 332	39 290	53 265	50 466	53 927
55 425	54 783	54 111	47 659	45 931	47 121	49 020	60 329	58 722	58 925
24 182	23 182	23 182	26 332	14 812	14 812	18 138	18 138	18 453	18 453
73 866	74 902	67 572	75 853	82 449	26 550	26 550	26 358	26 512	18 599
34 124	34 948	34 948	36 453	36 190	35 890	38 398	38 494	37 177	44 843
29 116	28 260	29 514	27 100	27 100	28 895	28 895	28 895	28 959	32 080
—	—	—	—	—	126 688	102 567	101 165	106 768	88 421
60 623	61 972	59 540	59 663	59 298	61 814	61 551	58 349	57 224	61 343
61 179	63 630	63 103	62 026	61 061	58 197	57 009	59 018	58 885	61 809
94 378	86 271	101 854	98 746	91 752	91 887	92 967	116 532	120 852	97 935
75 925	83 782	76 943	80 769	79 856	77 627	74 718	75 773	75 009	67 482
83 371	87 200	92 080	95 833	91 079	90 693	90 773	95 900	80 861	72 528
50 854	50 224	51 724	52 474	61 969	63 264	67 805	67 555	71 382	73 970
25 847	25 977	26 491	28 285	26 770	27 805	27 805	27 146	28 839	26 212

表 7-26 2002—2020 年成都市各区（市）县

地　区	2002	2003	2004	2005	2006	2007	2008	2009	2010
成都市									
四川天府新区									
成都东部新区									
成都高新区									
锦江区									
青羊区									
金牛区									
武侯区									
成华区									
龙泉驿区									
青白江区									
新都区									
温江区									
双流区									
郫都区									
新津区									
简阳市									
都江堰市									
彭州市									
邛崃市									
崇州市									
金堂县									
大邑县									
蒲江县									

卫生院占地面积（平方米）

2011	2012	2013	2014	2015	2016	2017	2018	2019	2020
1 427 878	1 604 470	1 503 680	1 544 306	1 402 823	1 879 027	1 882 181	1 591 393	1 540 483	1 451 544
					108 843	98 053	92 203	93 312	85 976
									111 043
					0	58 276	58 276	61 828	0
2 661	2 661	3 061	1 600	0	0	0	0	0	0
0	0	0	0	0	0	0	0	0	0
0	0	0	0	0	0	0	0	0	0
0	0	0	0	0	0	0	0	0	0
0	0	0	0	0	0	0	0	0	0
60 335	57 707	57 708	57 708	57 227	68 127	61 260	53 770	57 270	55 723
59 738	59 737	59 737	64 007	63 675	64 517	63 517	51 516	59 603	70 319
96 844	98 499	99 155	97 123	95 941	97 882	98 123	99 248	101 568	99 076
42 860	37 796	37 796	37 496	22 178	22 178	28 811	28 811	25 688	25 688
136 006	277 918	157 998	183 816	193 085	68 017	68 017	68 017	9 042	0
32 781	41 781	41 781	42 143	51 722	51 722	47 722	47 722	56 803	88 825
44 317	45 727	45 727	44 857	44 857	44 856	44 856	44 856	44 856	45 646
—	—	—	—	—	429 680	386 517	135 608	130 723	82 249
123 621	123 362	121 982	121 982	93 165	103 827	107 519	102 246	76 874	41 837
113 232	115 026	119 275	119 155	119 480	119 241	118 919	118 158	118 160	120 160
259 723	255 741	265 687	278 515	281 215	280 289	281 599	272 295	294 861	280 676
148 740	155 809	150 140	154 022	154 272	153 528	158 389	159 722	157 972	119 988
132 789	153 410	163 256	165 554	42 421	80 444	73 480	76 451	73 911	54 214
109 571	115 496	117 205	115 950	124 580	126 870	128 118	123 489	119 340	118 025
64 660	63 800	63 172	60 378	59 005	59 005	59 005	59 005	58 672	52 099

表 7-27　2002—2020 年成都市基层医疗

分　类	2002	2003	2004	2005	2006	2007	2008	2009	2010
诊疗人次	28 340 549	29 516 425	29 923 045	29 235 740	28 761 954	31 587 451	34 636 353	37 143 805	39 380 734
护理站	0	0	0	0	0	0	0	0	0
社区卫生服务中心（站）	451 889	475 969	654 133	1 236 838	1 441 019	2 664 410	4 457 942	5 870 225	6 684 454
社区卫生服务中心	325 184	385 877	550 140	888 185	1 393 539	2 420 380	4 209 271	5 516 706	6 196 408
社区卫生服务站	126 705	90 092	103 993	348 653	47 480	244 030	248 671	353 519	488 046
卫生院	9 530 460	9 634 798	8 991 801	8 828 885	8 825 009	8 762 562	9 274 186	9 480 141	9 619 026
门诊部	1 911 234	1 305 513	838 780	869 342	811 221	629 726	623 427	698 452	737 926
诊所	9 203 089	9 248 958	9 835 276	9 403 077	9 472 605	9 529 389	11 148 394	11 364 537	12 254 621
卫生所（室）	331 382	348 673	527 810	480 480	475 623	377 439	442 773	430 667	498 133
医务室	549 795	463 380	524 451	497 914	458 676	462 632	552 772	595 540	504 586
中小学卫生保健所	0	0	0	0	0	0	1 000	0	0
村卫生室	6 362 700	8 039 134	8 550 794	7 919 204	7 277 801	9 161 293	8 135 859	8 704 243	9 081 988

卫生机构诊疗人次数

2011	2012	2013	2014	2015	2016	2017	2018	2019	2020
43 585 547	46 602 503	48 487 970	49 390 996	49 463 680	56 343 318	60 038 556	65 053 016	73 825 841	65 953 863
0	0	0	0	0	0	0	0	675	230
8 242 282	10 625 464	11 325 957	11 586 853	11 975 279	12 931 276	14 526 662	15 940 129	17 563 569	16 569 524
7 191 123	9 476 680	10 087 577	10 433 441	10 861 255	11 937 512	13 620 544	15 057 936	16 710 903	15 924 021
1 051 159	1 148 784	1 238 380	1 153 412	1 114 024	993 764	906 118	882 193	852 666	645 503
8 978 127	9 822 708	10 124 242	10 399 567	10 667 872	12 838 952	13 806 289	14 588 226	15 423 039	13 805 172
1 021 526	1 312 936	1 472 860	1 666 843	1 756 288	1 849 541	2 217 132	2 974 037	4 438 687	3 177 201
13 766 099	13 270 103	14 412 372	15 014 652	14 731 316	15 550 645	16 845 174	19 213 472	24 208 306	22 767 813
646 203	719 087	516 794	498 137	490 757	561 818	517 012	482 535	553 757	416 505
528 124	475 982	604 816	566 926	555 595	569 037	598 698	518 353	686 432	623 386
9 166	9 006	400	411	396	382	388	13 359	4 881	2 120
10 394 020	10 367 217	10 030 529	9 657 607	9 286 177	12 041 667	11 527 201	11 322 905	10 946 495	8 591 912

表 7-28   2002—2020 年成都市各区（市）县

地　区	2002	2003	2004	2005	2006	2007	2008	2009	2010
成都市	**451 889**	**475 969**	**654 133**	**1 236 838**	**1 441 019**	**2 664 410**	**4 457 942**	**5 870 225**	**6 684 454**
四川天府新区									
成都东部新区									
成都高新区									
锦江区	51 105	42 693	84 524	81 765	144 397	175 961	146 184	233 441	290 365
青羊区	64 108	31 146	29 370	163 385	166 115	485 667	548 378	713 498	907 566
金牛区	111 037	82 470	104 216	157 907	337 597	321 343	393 489	450 289	553 596
武侯区	93 495	87 524	117 290	140 745	142 443	471 515	1 252 867	1 567 324	2 206 170
成华区	32 921	171 386	220 184	144 211	130 612	432 335	566 850	765 219	784 930
龙泉驿区	42 586	1 500	500	50	36 650	33 611	102 809	154 939	150 632
青白江区	0	0	0	0	0	152 435	153 029	240 805	242 288
新都区	0	0	0	0	48 377	50 065	41 760	54 194	99 870
温江区	0	0	0	251 808	232 311	216 551	232 141	281 557	392 344
双流区	0	0	0	0	12 701	18 468	635 402	699 511	545 948
郫都区	9 221	6 280	36 828	24 950	32 703	26 306	27 130	329 991	0
新津区	0	0	0	0	0	0	27 637	0	0
简阳市	—	—	—	—	—	—	—	—	—
都江堰市	0	0	0	146 667	47 666	67 594	77 818	79 836	103 671
彭州市	0	0	0	584	0	38 507	41 767	57 670	79 197
邛崃市	0	0	0	0	57 029	37 653	50 142	88 264	100 838
崇州市	0	0	0	0	0	0	6 980	3 132	73 873
金堂县	47 416	52 970	61 221	124 766	0	20 323	18 661	16 095	16 736
大邑县	0	0	0	0	0	0	5 095	7 096	8 845
蒲江县	0	0	0	0	52 418	116 076	129 803	127 364	127 585

社区卫生服务中心（站）诊疗人次数

2011	2012	2013	2014	2015	2016	2017	2018	2019	2020
8 242 282	10 625 464	11 325 957	11 586 853	11 975 279	12 931 276	14 526 662	15 940 129	17 563 569	16 569 524
					373 984	384 382	464 899	557 991	629 028
									39 577
					1 328 346	1 475 420	1 639 929	1 817 564	1 723 736
343 678	400 268	511 480	518 040	552 906	824 535	1 149 727	1 335 792	1 347 651	967 764
1 139 226	1 419 091	1 621 423	1 710 206	1 879 611	2 010 500	2 165 157	2 246 741	2 306 177	1 596 482
506 868	851 582	962 153	1 160 035	1 251 331	1 344 280	1 530 367	1 542 013	1 667 071	1 585 167
2 495 943	2 913 472	2 889 439	2 985 412	3 150 785	1 971 653	2 097 210	2 112 829	2 266 890	2 027 532
1 044 537	1 420 512	1 530 715	1 232 436	1 100 990	1 239 435	1 345 174	1 461 476	1 589 779	1 561 736
268 514	511 856	539 059	611 676	644 529	661 426	721 869	866 963	987 195	948 597
245 083	298 100	301 352	288 928	303 672	210 470	231 487	244 423	274 592	231 279
159 958	172 648	280 342	267 514	287 530	290 315	319 405	405 343	477 868	416 837
328 477	398 488	390 793	366 225	342 180	366 832	391 697	532 099	577 761	594 725
497 784	508 290	526 345	559 209	571 469	463 235	645 183	847 462	949 658	1 167 152
499 791	716 791	695 130	801 726	806 161	671 436	769 462	776 722	835 944	835 456
40 209	44 850	53 225	56 297	56 277	56 634	57 717	59 121	69 497	74 911
—	—	—	—	—	47 837	42 573	50 844	67 896	93 842
189 821	277 857	291 165	307 119	304 884	299 051	313 016	423 766	535 395	441 613
92 262	117 191	180 776	229 819	238 450	259 583	283 674	309 857	335 408	304 764
135 497	164 872	155 041	152 001	144 978	149 800	208 449	182 083	195 800	208 000
127 522	101 564	100 365	78 479	74 946	89 834	107 860	115 498	173 770	432 762
0	116 825	121 240	50 047	51 869	52 269	54 886	55 791	227 396	304 181
11 726	13 515	6 016	18 035	18 560	16 491	11 574	37 628	63 977	117 714
115 386	177 692	169 898	193 649	194 151	203 330	220 373	228 850	238 289	266 669

表 7-29 2002—2020 年成都市各区（市）县

地　区	2002	2003	2004	2005	2006	2007	2008	2009	2010
成都市	9 530 460	9 634 798	8 991 801	8 828 885	8 825 009	8 762 562	9 274 186	9 480 141	9 619 026
四川天府新区									
成都东部新区									
成都高新区									
锦江区	80 580	80 951	40 074	60 158	58 317	69 255	98 641	132 106	103 912
青羊区	0	0	98 566	0	0	0	0	0	0
金牛区	29 999	39 975	33 391	8 892	0	0	0	0	0
武侯区	343 210	274 623	275 171	354 557	421 709	0	0	0	0
成华区	144 879	93 955	0	0	0	0	0	0	0
龙泉驿区	431 844	493 455	407 038	378 501	333 843	489 062	682 057	730 979	746 016
青白江区	523 456	548 052	534 403	510 990	518 725	438 351	427 111	347 237	313 064
新都区	768 905	1 034 254	813 764	855 942	902 839	847 862	902 464	810 325	835 151
温江区	420 134	385 830	413 621	188 070	265 277	304 033	310 138	337 572	246 033
双流区	999 218	1 038 892	1 088 347	1 235 032	1 174 873	1 264 996	831 103	1 016 692	1 101 849
郫都区	379 283	410 790	408 330	381 084	445 696	491 561	547 634	499 463	1 062 341
新津区	312 355	278 558	361 154	402 829	316 793	377 905	358 646	394 682	388 878
简阳市	—	—	—	—	—	—	—	—	—
都江堰市	736 351	804 210	860 502	988 236	889 999	939 538	1 023 233	1 079 448	926 531
彭州市	731 322	718 215	476 378	429 784	381 495	503 457	597 035	555 031	554 493
邛崃市	673 212	691 517	636 898	584 431	570 269	575 175	705 288	685 746	578 970
崇州市	807 846	932 572	934 049	851 011	885 841	939 598	1 087 611	1 105 041	990 326
金堂县	1 189 740	941 695	842 065	834 292	889 823	824 059	932 078	861 618	867 488
大邑县	526 356	425 784	399 568	394 507	398 527	429 190	455 031	597 157	564 481
蒲江县	431 770	441 470	368 482	370 569	370 983	268 520	316 116	327 044	339 493

卫生院诊疗人次数

2011	2012	2013	2014	2015	2016	2017	2018	2019	2020
8 978 127	9 822 708	10 124 242	10 399 567	10 667 872	12 838 952	13 806 289	14 588 226	15 423 039	13 805 172
					605 171	694 051	703 418	718 585	696 717
									1 001 667
					0	423 036	507 928	528 357	0
116 572	173 459	99 138	94 913	103 794	0	0	0	0	0
0	0	0	0	0	0	0	0	0	0
0	0	0	0	0	0	0	0	0	0
0	0	0	0	0	0	0	0	0	0
0	0	0	0	0	0	0	0	0	0
651 728	481 509	450 643	472 100	496 498	524 537	546 123	585 520	606 320	643 245
446 351	518 263	484 516	496 885	526 488	519 561	557 220	582 418	595 635	591 223
806 920	774 834	774 622	677 080	795 919	842 223	911 338	955 928	1 026 574	869 516
225 548	271 198	280 005	327 552	313 322	317 918	347 657	442 331	489 468	515 535
954 242	1 007 898	998 154	1 054 234	1 058 909	386 071	422 558	492 411	533 146	412 914
774 218	932 007	988 337	948 993	960 931	917 455	1 110 751	1 228 158	1 385 949	1 279 048
314 128	457 456	552 794	603 183	599 834	619 129	639 581	678 161	731 650	627 463
—	—	—	—	—	2 080 586	1 606 657	1 779 702	1 866 846	1 195 584
860 265	884 797	985 810	1 010 734	900 916	935 150	1 042 422	998 828	1 118 381	1 027 236
472 412	566 665	604 268	612 585	650 315	685 790	783 332	786 993	854 784	842 921
539 805	556 764	706 128	768 733	823 020	821 988	857 411	891 408	953 485	862 919
921 209	1 059 731	1 119 620	1 199 814	1 277 716	1 266 472	1 350 539	1 364 615	1 405 949	1 010 206
1 077 454	1 114 879	1 071 461	1 041 826	1 119 123	1 199 290	1 284 688	1 331 097	1 250 706	1 022 733
489 127	573 641	608 296	631 087	626 183	674 456	750 746	764 729	833 458	754 324
328 148	449 607	400 450	459 848	414 904	443 155	478 179	494 581	523 746	451 921

表 7-30 2002—2020 年成都市各区（市）县基层医疗卫生机构诊疗

地 区	2002	2003	2004	2005	2006	2007	2008	2009	2010
成都市	**100.00**	**100.00**	**100.00**	**100.00**	**100.00**	**100.00**	**100.00**	**100.00**	**100.00**
四川天府新区									
成都东部新区									
成都高新区									
锦江区	3.36	3.29	4.50	4.50	4.62	4.21	3.99	4.06	4.49
青羊区	3.22	4.38	4.43	4.70	4.39	4.22	4.02	4.26	4.67
金牛区	6.23	4.09	6.34	6.55	7.37	6.58	7.05	6.90	6.83
武侯区	6.39	5.44	6.37	6.98	6.24	6.27	7.50	8.86	11.75
成华区	5.84	6.19	5.29	5.52	5.72	4.66	4.11	5.78	5.62
龙泉驿区	3.72	3.65	3.48	3.54	3.71	4.35	4.78	5.24	4.75
青白江区	3.69	3.87	3.53	3.32	3.55	3.66	3.43	3.52	3.11
新都区	7.43	8.25	8.45	8.92	8.36	8.14	6.12	5.79	5.76
温江区	5.27	5.48	5.22	3.47	4.08	4.65	6.18	4.40	4.24
双流区	9.74	9.64	9.38	8.15	8.15	9.41	9.87	9.63	8.52
郫都区	5.02	4.70	5.15	4.87	4.82	4.89	5.48	5.07	5.56
新津区	3.20	2.68	2.70	2.91	2.69	2.80	2.25	2.37	2.25
简阳市	—	—	—	—	—	—	—	—	—
都江堰市	5.95	6.81	6.54	7.64	7.05	6.97	7.80	7.01	6.34
彭州市	2.58	5.96	5.83	6.09	5.27	5.58	5.39	5.44	5.41
邛崃市	5.48	5.29	5.43	4.25	4.27	4.78	4.48	4.31	4.34
崇州市	7.93	7.13	7.12	7.10	7.39	6.39	6.46	6.79	6.55
金堂县	9.24	7.30	5.24	5.97	6.15	5.97	4.92	4.43	4.21
大邑县	3.19	3.42	3.43	3.46	3.59	4.37	4.23	4.28	3.93
蒲江县	2.52	2.42	1.57	2.05	2.60	2.09	1.94	1.86	1.68

人次数占成都市的比例（%）

2011	2012	2013	2014	2015	2016	2017	2018	2019	2020
100.00	100.00	100.00	100.00	100.00	100.00	100.00	100.00	100.00	100.00
					3.13	3.10	3.10	3.38	3.53
									2.84
					3.63	6.04	6.01	7.52	5.58
3.84	3.86	4.36	4.18	3.64	3.81	4.14	4.70	5.56	5.34
5.81	5.30	5.51	5.73	6.78	5.98	6.14	6.21	6.05	5.28
6.07	6.64	6.23	7.01	7.12	6.70	6.33	6.39	6.69	6.93
11.54	11.66	11.74	12.09	12.12	7.06	7.19	7.24	6.86	6.91
6.81	7.19	7.30	6.22	5.55	5.14	5.49	5.18	5.14	5.62
4.66	4.79	4.41	4.89	5.11	4.54	4.82	4.90	4.94	5.06
3.41	3.38	3.25	3.27	3.38	2.78	2.71	2.64	2.32	2.25
5.38	5.03	5.06	4.60	4.90	4.78	4.71	4.81	4.93	4.52
3.35	3.46	4.23	4.43	4.37	3.82	3.70	4.13	4.19	4.75
7.24	6.74	7.13	7.26	7.12	3.55	4.18	4.80	4.93	5.19
6.92	8.06	7.11	6.78	6.91	6.01	6.12	6.10	5.82	6.13
1.81	2.02	2.15	2.30	2.29	2.02	2.05	2.05	1.90	1.76
—	—	—	—	—	10.52	7.60	7.45	6.94	4.68
7.12	6.08	6.17	5.91	5.22	4.58	4.52	4.28	4.08	4.00
5.33	5.55	5.67	5.55	5.66	4.86	4.91	4.65	4.33	4.69
4.05	3.86	3.86	4.14	3.94	3.43	3.31	3.16	2.92	3.13
6.01	5.78	5.68	5.39	5.78	5.01	4.80	4.52	4.43	4.55
4.94	4.96	4.64	4.67	4.71	4.03	3.72	3.45	3.17	3.17
4.03	3.75	3.61	3.59	3.48	3.08	2.84	2.69	2.55	2.58
1.68	1.89	1.88	2.00	1.91	1.54	1.56	1.52	1.37	1.51

表 7-31 2002—2020 年成都市基层医疗

分　类	2002	2003	2004	2005	2006	2007	2008	2009	2010
入院人数	**233 591**	**282 247**	**254 832**	**289 180**	**320 932**	**421 165**	**507 872**	**617 459**	**621 410**
社区卫生服务中心（站）	106	1 678	2 865	5 521	16 554	52 056	55 560	74 846	85 569
社区卫生服务中心	106	1 678	2 865	5 521	16 554	52 056	55 560	74 653	84 814
社区卫生服务站	0	0	0	0	0	0	0	193	755
卫生院	229 969	278 424	251 282	283 209	303 554	367 507	449 799	541 868	535 819
门诊部	3 516	2 145	685	450	824	1 602	2 513	745	22

卫生机构入院人数（按机构类别）

2011	2012	2013	2014	2015	2016	2017	2018	2019	2020
597 299	**646 748**	**617 278**	**569 232**	**565 328**	**672 680**	**713 973**	**714 111**	**795 097**	**688 540**
89 431	118 308	103 121	88 597	90 442	104 834	117 211	110 412	124 862	119 113
86 550	114 747	100 538	85 892	87 346	102 761	116 444	109 625	124 862	119 113
2 881	3 561	2 583	2 705	3 096	2 073	767	787	0	0
507 868	528 428	514 157	480 635	474 886	567 846	596 762	603 699	670 235	569 427
0	12	0	0	0	0	0	0	0	0

表 7-32　2002—2020 年成都市各区（市）县

地　区	2002	2003	2004	2005	2006	2007	2008	2009	2010
成都市	106	1 678	2 865	5 521	16 554	52 056	55 560	74 846	85 569
四川天府新区									
成都东部新区									
成都高新区									
锦江区	0	0	0	0	0	0	237	1 580	3 624
青羊区	106	98	0	3 622	3 719	10 128	11 177	13 571	14 612
金牛区	0	0	0	103	3 031	3 171	3 590	4 103	5 721
武侯区	0	0	0	0	0	1 037	2 340	303	5 389
成华区	0	1 580	2 689	886	2 366	13 722	8 301	10 531	16 207
龙泉驿区	0	0	0	0	109	230	897	1 421	2 160
青白江区	0	0	0	0	0	8 104	8 957	13 888	8 652
新都区	0	0	0	0	637	844	1 322	1 460	2 178
温江区	0	0	0	479	732	665	582	587	2 631
双流区	0	0	0	0	1 200	5	4 387	5 498	5 565
郫都区	0	0	176	431	1 694	3 539	695	7 445	0
新津区	0	0	0	0	0	0	667	0	0
简阳市	—	—	—	—	—	—	—	—	—
都江堰市	0	0	0	0	968	3 406	3 536	4 473	6 139
彭州市	0	0	0	0	0	1 198	2 488	4 658	4 273
邛崃市	0	0	0	0	1 436	1 948	1 749	871	3 147
崇州市	0	0	0	0	0	0	194	163	177
金堂县	0	0	0	0	0	1 271	1 014	980	1 341
大邑县	0	0	0	0	0	0	5	216	288
蒲江县	0	0	0	0	662	2 788	3 422	3 098	3 465

社区卫生服务中心（站）入院人数

2011	2012	2013	2014	2015	2016	2017	2018	2019	2020
89 431	**118 308**	**103 121**	**88 597**	**90 442**	**104 834**	**117 211**	**110 412**	**124 862**	**119 113**
					1 476	1 503	2 237	1 772	818
									2 145
					2 927	3 213	2 957	3 053	1 566
4 195	4 208	1 443	1 376	1 575	1 603	2 050	2 434	1 620	1 292
14 773	16 564	14 932	12 108	18 926	24 122	22 306	12 743	13 220	5 895
5 669	9 374	6 749	7 106	6 638	9 070	10 839	10 461	10 689	9 153
4 856	4 768	4 564	4 065	5 273	1 517	1 413	1 394	1 922	121
16 274	23 629	19 936	10 390	4 739	5 012	5 800	2 614	2 049	639
1 763	4 582	4 491	4 302	4 340	4 137	5 519	5 503	6 085	3 724
4 939	4 815	5 174	6 069	6 631	6 631	7 233	7 205	8 588	8 077
2 397	1 762	1 708	1 455	1 593	1 674	2 602	2 728	3 017	2 193
2 672	5 721	7 013	6 005	5 291	5 146	6 275	7 204	7 902	7 820
4 525	5 545	4 438	4 797	5 920	10 268	11 814	11 525	12 564	12 466
9 005	12 454	10 307	7 904	7 483	9 205	10 927	10 723	12 163	9 577
1 013	899	1 311	860	1 058	976	1 391	1 622	1 671	1 148
—	—	—	—	—	270	270	121	299	176
2 648	4 370	3 903	5 365	5 860	5 060	4 673	9 045	10 408	7 971
5 282	6 556	6 205	6 387	6 643	7 026	7 719	7 447	9 298	7 317
4 865	5 811	3 327	2 814	967	1 072	1 529	1 421	1 250	1 049
17	0	94	484	552	852	1 471	1 754	1 662	11 642
0	1 649	1 629	1 361	1 406	1 436	2 574	2 653	6 918	12 212
426	85	288	297	194	470	568	694	794	1 564
4 112	5 516	5 609	5 452	5 353	4 884	5 522	5 927	7 918	10 548

表 7-33　2002—2020 年成都市各区（市）县

地　区	2002	2003	2004	2005	2006	2007	2008	2009	2010
成都市	**229 969**	**278 424**	**251 282**	**283 209**	**303 554**	**367 507**	**449 799**	**541 868**	**535 819**
四川天府新区									
成都东部新区									
成都高新区									
锦江区	293	182	191	178	0	212	428	247	411
青羊区	0	0	1 518	0	0	0	0	0	0
金牛区	266	253	160	0	0	0	0	0	0
武侯区	6 879	7 380	9 759	8 662	7 882	0	0	0	0
成华区	8 648	5 508	0	0	0	0	0	0	0
龙泉驿区	12 694	12 879	12 238	10 978	17 225	15 761	17 524	17 753	16 903
青白江区	13 522	13 800	12 402	13 925	17 768	18 046	22 603	20 770	19 916
新都区	5 715	7 123	10 044	10 625	14 749	23 903	33 743	46 617	34 204
温江区	9 276	9 832	3 679	2 692	3 882	6 309	13 937	17 659	13 650
双流区	11 997	12 589	18 204	21 437	23 525	25 580	37 793	43 619	49 517
郫都区	15 369	21 601	23 762	34 928	32 710	33 474	35 935	41 851	48 039
新津区	11 079	9 236	12 876	14 733	20 426	20 029	15 880	17 133	22 782
简阳市	—	—	—	—	—	—	—	—	—
都江堰市	14 837	21 213	26 787	29 724	31 084	39 417	49 999	80 355	69 024
彭州市	24 235	26 053	21 472	22 828	18 193	21 471	26 707	34 834	35 684
邛崃市	17 481	45 802	16 590	17 776	19 969	26 195	35 416	47 851	54 004
崇州市	20 954	25 253	11 820	23 881	25 634	38 910	50 885	55 870	45 113
金堂县	30 418	27 779	34 486	33 152	33 178	43 905	51 947	52 480	59 413
大邑县	18 700	24 266	26 861	28 718	24 514	39 403	37 692	46 752	45 381
蒲江县	7 606	7 675	8 433	8 972	12 815	14 892	19 310	18 077	21 778

卫生院入院人数

2011	2012	2013	2014	2015	2016	2017	2018	2019	2020
507 868	**528 428**	**514 157**	**480 635**	**474 886**	**567 846**	**596 762**	**603 699**	**670 235**	**569 427**
					19 564	20 182	16 355	18 742	11 978
									46 977
					0	19 318	19 415	22 104	0
1 321	1 875	1 401	605	838	0	0	0	0	0
0	0	0	0	0	0	0	0	0	0
0	0	0	0	0	0	0	0	0	0
0	0	0	0	0	0	0	0	0	0
0	0	0	0	0	0	0	0	0	0
10 866	10 620	8 887	7 543	6 901	7 361	6 450	5 928	7 299	4 842
21 846	27 188	26 562	24 359	25 735	26 195	27 352	29 873	35 131	35 343
29 913	28 632	23 831	18 761	20 443	18 967	20 264	22 609	27 779	22 126
12 298	15 158	19 072	15 558	14 863	15 355	16 240	16 351	18 300	15 570
35 988	42 516	36 752	32 657	33 348	12 119	13 672	13 934	15 196	9 503
40 155	36 278	33 412	30 524	28 960	31 238	34 297	36 560	44 682	34 871
25 826	27 570	29 675	24 133	23 081	23 299	22 898	22 452	25 377	23 638
—	—	—	—	—	103 480	86 077	86 947	98 633	59 310
65 483	66 379	65 550	67 354	60 479	55 821	60 121	57 396	61 530	54 355
39 413	39 686	34 405	33 926	35 334	34 413	36 105	34 944	38 595	34 430
54 975	50 462	50 387	48 163	46 762	46 387	51 084	54 913	62 218	55 316
43 026	46 985	47 313	50 321	52 023	49 517	53 686	54 450	57 560	40 157
60 798	65 593	64 399	60 499	62 476	60 532	61 076	58 907	54 209	46 977
45 152	47 802	50 282	45 086	42 328	40 650	42 470	46 712	49 750	45 937
20 808	21 684	22 229	21 146	21 315	22 948	25 470	25 953	33 130	28 097

表 7-34 2002—2020 年成都市各区（市）县

地 区	2002	2003	2004	2005	2006	2007	2008	2009	2010
成都市	**100.00**	**100.00**	**100.00**	**100.00**	**100.00**	**100.00**	**100.00**	**100.00**	**100.00**
四川天府新区									
成都东部新区									
成都高新区									
锦江区	0.13	0.06	0.07	0.06	0	0.05	0.13	0.30	0.65
青羊区	0.05	0.03	0.60	1.25	1.16	2.40	2.20	2.20	2.35
金牛区	0.19	0.09	0.06	0.04	0.97	0.75	0.71	0.66	0.92
武侯区	3.04	2.61	3.83	3.00	2.46	0.25	0.46	0.05	0.87
成华区	3.70	2.51	1.06	0.31	0.74	3.26	1.63	1.71	2.61
龙泉驿区	5.43	4.62	4.80	3.80	5.40	3.80	3.71	3.12	3.07
青白江区	5.79	4.89	4.87	4.82	5.54	6.21	6.21	5.61	4.60
新都区	2.45	2.52	3.94	3.67	4.79	5.88	6.90	7.79	5.85
温江区	4.35	3.80	1.59	1.10	1.44	1.72	3.03	2.96	2.62
双流区	5.14	4.46	7.15	7.41	7.70	6.20	8.43	7.95	8.86
郫都区	6.60	7.65	9.43	12.29	10.72	8.79	7.21	7.98	7.73
新津区	4.74	3.27	5.05	5.09	6.36	4.76	3.26	2.77	3.67
简阳市	—	—	—	—	—	—	—	—	—
都江堰市	6.35	7.52	10.51	10.28	9.99	10.17	10.54	13.74	12.10
彭州市	10.37	9.23	8.43	7.89	5.67	5.38	5.75	6.40	6.43
邛崃市	7.48	16.26	6.54	6.15	6.67	6.68	7.32	7.89	9.20
崇州市	8.97	8.95	4.64	8.26	7.99	9.24	10.06	9.07	7.29
金堂县	13.95	10.20	13.59	11.56	10.57	10.92	10.55	8.77	9.78
大邑县	8.01	8.60	10.54	9.93	7.64	9.36	7.42	7.61	7.35
蒲江县	3.26	2.72	3.31	3.10	4.20	4.20	4.48	3.43	4.06

基层医疗卫生机构入院人数占成都市的比例（%）

2011	2012	2013	2014	2015	2016	2017	2018	2019	2020
100.00	100.00	100.00	100.00	100.00	100.00	100.00	100.00	100.00	100.00
					3.13	3.04	2.60	2.58	1.86
									7.13
					0.44	3.16	3.13	3.16	0.23
0.92	0.94	0.46	0.35	0.43	0.24	0.29	0.34	0.20	0.19
2.47	2.56	2.42	2.13	3.35	3.59	3.12	1.78	1.66	0.86
0.95	1.45	1.09	1.25	1.17	1.35	1.52	1.46	1.34	1.33
0.81	0.74	0.74	0.71	0.93	0.23	0.20	0.20	0.24	0.02
2.72	3.65	3.23	1.83	0.84	0.75	0.81	0.37	0.26	0.09
2.11	2.35	2.17	2.08	1.99	1.71	1.68	1.60	1.68	1.24
4.48	4.95	5.14	5.35	5.73	4.88	4.84	5.19	5.50	6.31
5.41	4.70	4.14	3.55	3.90	3.07	3.20	3.55	3.87	3.53
2.51	3.23	4.23	3.79	3.57	3.05	3.15	3.30	3.30	3.40
6.78	7.43	6.67	6.58	6.95	3.33	3.57	3.57	3.49	3.19
8.23	7.54	7.08	6.75	6.45	6.01	6.33	6.62	7.15	6.46
4.49	4.40	5.02	4.39	4.27	3.61	3.40	3.37	3.40	3.60
—	—	—	—	—	15.42	12.09	12.19	12.44	8.64
11.41	10.94	11.25	12.77	11.73	9.05	9.08	9.30	9.05	9.05
7.48	7.15	6.58	7.08	7.43	6.16	6.14	5.94	6.02	6.06
10.02	8.70	8.70	8.96	8.44	7.06	7.37	7.89	7.98	8.19
7.21	7.26	7.68	8.93	9.30	7.49	7.73	7.87	7.45	7.52
10.18	10.40	10.70	10.87	11.30	9.21	8.91	8.62	7.69	8.60
7.63	7.40	8.19	7.97	7.52	6.11	6.03	6.64	6.36	6.90
4.17	4.21	4.51	4.67	4.72	4.14	4.34	4.46	5.16	5.61

表 7-35　2002—2020 年成都市基层医疗卫生机构

分　类	2002	2003	2004	2005	2006	2007	2008	2009	2010
病床使用率	**44.12**	**46.58**	**45.36**	**51.37**	**46.07**	**62.48**	**70.34**	**74.14**	**76.50**
社区卫生服务中心（站）	19.38	39.01	21.25	46.16	34.15	66.96	66.83	72.66	76.09
社区卫生服务中心	19.38	39.01	21.25	46.16	34.15	67.15	67.01	72.80	76.35
社区卫生服务站	0	0	0	0	0	24.54	28.56	59.20	54.30
卫生院	43.05	47.24	44.78	51.96	49.02	61.79	71.84	74.76	76.87
门诊部	35.05	55.43	32.15	25.04	7.97	44.41	30.29	17.59	0.78

病床使用率（％）（按机构类别）

2011	2012	2013	2014	2015	2016	2017	2018	2019	2020
74.71	**77.00**	**72.94**	**68.93**	**69.49**	**72.66**	**74.78**	**73.31**	**77.39**	**66.98**
68.63	74.81	67.96	61.28	63.23	63.92	67.45	65.04	68.86	56.84
70.39	76.88	69.50	62.94	64.26	63.71	67.49	65.07	68.85	56.82
25.26	33.53	33.58	31.31	43.00	76.04	62.27	61.38	100.00	100.00
77.42	77.73	74.41	70.93	71.12	74.69	76.43	75.21	79.44	69.75
0	0	0	0	0	0	0	0	0	0

表 7-36　2002—2020 年成都市各区（市）县

地　区	2002	2003	2004	2005	2006	2007	2008	2009	2010
成都市	19.38	39.01	21.25	46.16	34.15	66.96	66.83	72.66	76.09
四川天府新区									
成都东部新区									
成都高新区									
锦江区	0	0	50.00	18.75	0	94.75	62.89	84.05	90.59
青羊区	6.07	29.79	0	66.04	51.47	72.23	77.76	85.02	87.81
金牛区	0	0	0	7.03	35.59	62.46	74.20	75.20	60.54
武侯区	81.37	70.70	0	100.15	0.00	52.90	79.84	46.22	51.41
成华区	6.89	36.27	20.71	32.07	30.66	57.45	62.36	65.36	79.50
龙泉驿区	0	0	0	0	26.40	45.25	89.65	109.03	66.15
青白江区	0	0	0	0	0	82.93	83.75	76.21	67.47
新都区	0	0	0	0	41.59	39.87	73.02	76.03	59.59
温江区	0	0	0	13.88	29.02	40.32	51.36	59.07	53.85
双流区	0	0	0	0	25.00	95.24	36.87	42.38	73.68
郫都区	0	0	27.43	61.29	37.25	78.99	90.68	79.43	0
新津区	0	0	0	0	0	0	20.58	0	0
简阳市	—	—	—	—	—	—	—	—	—
都江堰市	0	0	0	0	51.72	79.69	72.41	81.31	104.06
彭州市	0	0	0	0	0	50.75	77.71	86.97	98.29
邛崃市	0	0	0	0	54.68	83.10	76.18	64.45	84.54
崇州市	0	0	0	0	0	0	72.73	31.49	43.32
金堂县	0	0	0	0	0	75.00	33.04	41.60	47.32
大邑县	0	0	0	0	0	0	1.37	1.37	18.97
蒲江县	0	0	0	0	36.27	85.35	88.37	84.35	87.70

社区卫生服务中心（站）病床使用率（%）

2011	2012	2013	2014	2015	2016	2017	2018	2019	2020
68.63	**74.81**	**67.96**	**61.28**	**63.23**	**63.92**	**67.45**	**65.04**	**68.86**	**56.84**
					52.61	53.95	53.11	37.28	34.52
									54.94
					72.61	86.11	76.61	86.33	42.50
75.31	73.49	48.73	49.11	54.98	46.43	39.43	46.99	29.09	38.25
91.33	93.87	81.13	71.06	66.65	64.36	63.09	61.30	70.97	39.43
60.22	80.35	69.22	77.35	85.04	73.19	67.37	63.80	64.70	61.85
49.07	64.88	60.32	54.33	43.64	44.08	52.65	52.02	50.45	20.62
68.23	80.14	65.50	54.94	52.76	56.38	54.91	46.29	30.30	18.91
39.16	54.09	52.05	51.10	54.06	51.33	56.75	58.33	63.47	33.20
62.13	61.97	57.67	72.11	83.54	85.67	84.90	74.43	98.47	77.31
64.27	50.96	55.08	38.04	31.31	39.03	50.67	45.43	47.02	32.52
52.12	56.93	67.57	55.94	63.10	61.71	70.55	69.09	74.58	69.04
78.21	78.93	52.83	48.92	62.19	72.41	83.45	72.68	78.91	63.45
77.10	91.50	102.91	73.35	84.03	85.74	92.38	91.50	89.60	62.84
38.59	27.30	94.32	93.07	65.06	70.69	85.09	61.05	63.65	45.67
—	—	—	—	—	22.40	17.64	17.23	26.11	13.80
37.15	36.47	37.15	41.60	42.33	44.43	55.31	67.29	71.42	55.60
83.11	82.46	80.33	85.86	84.57	83.98	78.94	67.80	76.49	64.86
78.26	79.15	74.04	75.67	69.34	72.34	87.01	80.41	77.01	92.67
8.29	0	44.76	39.32	39.32	55.44	55.33	53.69	51.78	58.67
0	93.66	85.17	76.68	85.01	64.06	74.78	78.51	82.13	65.36
42.63	12.54	20.99	21.26	20.70	25.47	33.04	35.78	40.88	56.17
92.36	92.22	78.95	68.22	71.10	66.33	76.41	81.82	87.03	81.19

表 7-37　2002—2020 年成都市各区（市）县

地 区	2002	2003	2004	2005	2006	2007	2008	2009	2010
成都市	**43.05**	**47.24**	**44.78**	**51.96**	**49.02**	**61.79**	**71.84**	**74.76**	**76.87**
四川天府新区									
成都东部新区									
成都高新区									
锦江区	6.90	4.04	7.60	6.79	0	8.89	76.12	72.60	54.70
青羊区	0	0	48.95	0	0	0	0	0	0
金牛区	23.09	13.87	8.11	0	0	0	0	0	0
武侯区	72.28	64.71	53.45	61.62	58.23	0	0	0	0
成华区	75.67	51.52	0	0	0	0	0	0	0
龙泉驿区	30.17	32.69	28.67	30.15	40.18	57.06	63.64	69.15	66.26
青白江区	58.09	62.73	66.00	54.17	71.22	80.33	81.28	80.94	89.30
新都区	21.10	24.76	26.93	33.08	32.28	53.09	63.46	72.97	71.50
温江区	72.43	82.03	51.94	64.53	66.00	76.12	81.07	81.11	74.92
双流区	36.80	37.87	44.12	74.69	37.71	41.25	64.70	58.10	60.95
郫都区	39.38	52.75	48.68	38.36	66.86	73.80	81.21	90.81	65.72
新津区	25.73	27.25	38.91	44.84	51.47	67.21	57.90	64.34	76.16
简阳市	—	—	—	—	—	—	—	—	—
都江堰市	31.30	39.73	46.74	45.29	45.47	64.24	77.88	93.50	100.10
彭州市	49.40	55.65	47.11	51.28	48.26	67.52	62.23	68.32	81.62
邛崃市	35.89	50.67	45.65	53.24	41.88	60.27	80.20	77.29	90.73
崇州市	45.10	41.40	32.41	68.52	32.48	67.95	76.21	74.76	73.32
金堂县	46.81	48.30	48.48	52.09	58.85	62.98	67.67	74.56	81.63
大邑县	43.47	58.00	52.30	56.73	58.27	61.20	67.44	72.41	73.54
蒲江县	37.14	36.11	33.99	35.00	35.93	55.03	79.76	73.60	79.36

卫生院病床使用率（%）

2011	2012	2013	2014	2015	2016	2017	2018	2019	2020
77.42	**77.73**	**74.41**	**70.93**	**71.12**	**74.69**	**76.43**	**75.21**	**79.44**	**69.75**
					69.92	75.42	58.37	67.85	44.10
									69.20
					0	78.16	64.92	80.81	0
58.08	37.96	31.72	21.51	61.73	0	0	0	0	0
0	0	0	0	0	0	0	0	0	0
0	0	0	0	0	0	0	0	0	0
0	0	0	0	0	0	0	0	0	0
0	0	0	0	0	0	0	0	0	0
58.68	69.92	53.91	51.40	49.73	53.71	48.06	48.50	54.56	39.24
84.20	84.20	79.94	75.88	75.02	81.38	80.06	85.31	85.08	81.01
72.74	75.19	68.59	72.52	68.84	62.56	66.93	71.16	73.02	57.09
84.27	98.95	91.99	89.82	71.70	75.65	75.54	78.30	85.62	68.82
58.55	61.23	55.86	56.04	59.45	70.07	83.19	78.30	81.40	68.24
83.07	94.12	94.98	81.51	78.37	87.67	86.06	85.65	92.23	73.35
80.12	77.98	88.23	71.69	72.45	78.03	77.68	79.20	84.57	75.55
—	—	—	—	—	82.37	83.19	79.22	84.80	73.88
90.85	83.42	81.86	77.92	81.05	80.93	85.36	83.68	87.84	80.42
87.36	76.52	63.62	60.86	65.44	66.22	68.63	70.74	78.50	69.14
98.58	85.11	80.47	78.71	77.02	77.94	85.29	84.08	87.82	72.04
59.98	63.67	66.46	66.17	70.19	67.93	69.03	66.66	70.67	66.18
80.71	84.40	78.51	71.36	74.43	74.25	72.30	72.95	67.43	66.01
75.82	77.91	74.21	69.93	65.64	62.77	64.34	67.75	72.82	66.15
83.26	77.04	74.45	72.21	71.64	80.28	84.09	77.61	81.18	76.93

表 7-38　2002—2020 年成都市市基层医疗卫生机构出院者

分　类	2002	2003	2004	2005	2006	2007	2008	2009	2010
出院者平均住院日	5.02	4.24	4.91	5.37	4.70	4.61	4.84	4.86	5.75
社区卫生服务中心（站）	1.58	4.42	1.75	9.00	8.05	6.80	8.15	7.69	9.16
社区卫生服务中心	1.58	4.42	1.75	9.00	8.05	6.80	8.15	7.65	9.18
社区卫生服务站	0.00	0.00	0.00	0.00	0.00	0.00	0.00	25.25	6.34
卫生院	4.13	3.74	4.31	4.78	4.02	4.31	4.43	4.47	5.21
门诊部	4.71	4.74	4.13	2.62	5.81	3.47	5.28	2.97	1.77

平均住院日（按机构类别）

2011	2012	2013	2014	2015	2016	2017	2018	2019	2020
6.20	**6.76**	**6.94**	**7.01**	**6.83**	**7.19**	**7.48**	**7.75**	**7.40**	**7.59**
9.33	9.11	8.94	8.44	7.86	7.81	7.50	8.15	8.16	7.95
9.50	9.19	8.97	8.47	7.86	7.80	7.49	8.15	8.16	7.95
3.96	6.78	7.72	7.45	7.75	8.44	8.76	8.49	0	0
5.65	6.23	6.54	6.74	6.63	7.08	7.48	7.68	7.26	7.52
0	0	0	0	0	0	0	0	0	0

表 7-39　2002—2020 年成都市各区（市）县

地　区	2002	2003	2004	2005	2006	2007	2008	2009	2010
成都市	**1.58**	**4.42**	**1.75**	**9.00**	**8.05**	**6.80**	**8.15**	**7.69**	**9.16**
四川天府新区									
成都东部新区									
成都高新区									
锦江区	0.00	0.00	0.00	0.00	0.00	0.00	8.33	10.46	7.43
青羊区	1.58	6.63	0.00	8.10	8.07	9.41	9.70	11.40	11.94
金牛区	0.00	0.00	0.00	5.23	7.54	9.25	9.76	9.95	9.70
武侯区	0.00	0.00	0.00	0.00	0.00	0.78	7.64	17.06	5.84
成华区	0	4.15	1.64	19.34	10.75	5.04	8.96	9.05	10.27
龙泉驿区	0.00	0.00	0.00	0.00	6.94	7.83	11.21	11.54	9.87
青白江区	0.00	0.00	0.00	0.00	0.00	3.73	3.41	3.81	6.47
新都区	0.00	0.00	0.00	0.00	9.04	6.76	7.56	7.25	7.30
温江区	0.00	0.00	0.00	4.50	18.80	19.64	21.85	25.54	9.84
双流区	0.00	0.00	0.00	0.00	1.77	10.00	5.57	5.68	5.93
郫都区	0.00	0.00	5.28	4.35	3.73	2.45	6.45	4.63	0.00
新津区	0.00	0.00	0.00	0.00	0.00	0.00	5.89	0.00	0.00
简阳市	—	—	—	—	—	—	—	—	—
都江堰市	0.00	0.00	0.00	0.00	14.53	10.13	15.37	8.94	12.86
彭州市	0.00	0.00	0.00	0.00	0.00	7.40	8.68	5.86	9.46
邛崃市	0.00	0.00	0.00	0.00	4.70	11.41	11.59	9.68	6.87
崇州市	0.00	0.00	0.00	0.00	0.00	0.00	10.12	7.15	9.63
金堂县	0.00	0.00	0.00	0.00	0.00	6.38	3.21	4.49	3.08
大邑县	0.00	0.00	0.00	0.00	0.00	0.00	8.00	0.19	3.00
蒲江县	0.00	0.00	0.00	0.00	8.00	6.70	5.65	6.04	8.55

社区卫生服务中心（站）出院者平均住院日

2011	2012	2013	2014	2015	2016	2017	2018	2019	2020
9.33	**9.11**	**8.94**	**8.44**	**7.86**	**7.81**	**7.50**	**8.15**	**8.16**	**7.95**
					9.30	9.41	8.99	7.31	6.98
									7.01
					6.65	7.02	6.67	7.50	7.92
8.34	8.90	8.37	7.81	9.00	8.19	8.49	9.15	9.39	8.81
12.45	12.24	11.58	11.40	8.81	8.61	6.69	10.10	10.04	10.86
10.16	6.73	8.56	8.60	8.57	7.16	6.23	7.26	8.45	8.11
9.34	8.54	6.22	6.47	4.56	8.17	8.28	8.18	7.50	8.22
12.11	11.04	10.65	9.24	9.56	9.83	9.51	11.01	10.82	11.80
8.97	7.65	7.28	7.50	6.84	7.27	7.03	7.20	7.23	7.08
6.09	6.80	5.96	6.30	6.60	6.80	7.06	7.40	8.04	8.31
6.00	9.42	8.29	7.27	6.85	6.84	6.93	6.98	7.13	7.88
9.87	7.80	8.15	7.76	7.39	7.54	8.27	8.21	7.47	7.48
7.21	7.60	6.91	6.62	6.74	6.08	6.57	6.42	6.52	6.69
6.63	8.08	8.51	7.68	7.58	7.79	7.82	7.88	7.49	6.64
3.92	9.98	6.00	11.00	6.23	7.40	6.84	6.78	7.02	7.30
—	—	—	—	—	6.50	6.65	7.65	9.96	8.35
10.99	10.49	11.01	10.43	9.32	8.73	9.14	8.31	8.08	8.18
7.04	10.02	9.84	9.48	9.05	9.23	9.66	9.70	9.13	9.88
5.86	5.18	6.49	7.91	13.08	12.58	10.40	12.70	14.99	14.90
3.29	0.00	6.00	7.36	6.16	7.32	5.99	7.91	7.93	6.93
0.00	5.93	5.43	6.19	6.14	5.73	8.96	9.53	10.04	9.38
4.22	7.00	3.46	7.00	10.02	7.91	8.49	7.53	6.56	7.07
8.88	7.56	7.18	6.19	6.59	6.56	6.89	7.02	6.55	6.55

表 7-40　2002—2020 年成都市各区（市）县

地　区	2002	2003	2004	2005	2006	2007	2008	2009	2010
成都市	**4.13**	**3.74**	**4.31**	**4.78**	**4.02**	**4.31**	**4.43**	**4.47**	**5.21**
四川天府新区									
成都东部新区									
成都高新区									
锦江区	5.76	5.43	4.37	6.97	0.00	4.93	4.50	4.62	7.29
青羊区	0.00	0.00	7.37	0.00	0.00	0.00	0.00	0.00	0.00
金牛区	4.75	5.00	5.57	0.00	0.00	0.00	0.00	0.00	0.00
武侯区	8.81	5.58	5.90	7.23	8.78	0.00	0.00	0.00	0.00
成华区	2.56	2.56	0.00	0.00	0.00	0.00	0.00	0.00	0.00
龙泉驿区	2.19	2.69	2.58	2.57	2.99	3.50	4.01	5.87	5.72
青白江区	5.24	7.12	7.42	6.50	7.56	8.00	5.93	7.31	7.23
新都区	6.01	6.33	4.75	5.33	3.79	3.98	4.13	2.94	4.67
温江区	6.33	5.80	12.16	22.98	11.83	14.31	5.22	9.16	9.36
双流区	8.78	5.25	5.80	8.41	4.19	5.42	5.24	5.27	4.90
郫都区	3.38	3.51	3.79	3.97	3.82	3.87	3.93	4.21	4.64
新津区	1.70	2.25	2.35	2.53	2.25	3.76	4.55	4.89	5.13
简阳市	—	—	—	—	—	—	—	—	—
都江堰市	2.33	2.07	2.29	2.28	2.17	3.04	4.86	3.28	4.79
彭州市	5.09	4.53	4.16	4.56	4.13	4.53	3.91	3.90	5.21
邛崃市	4.50	2.43	5.37	5.99	4.74	4.74	4.07	3.75	4.94
崇州市	3.77	2.98	6.40	6.18	2.39	3.99	4.68	4.83	6.27
金堂县	2.71	3.81	3.54	3.81	4.21	3.93	3.94	5.16	4.63
大邑县	4.21	4.16	3.78	3.68	4.55	3.25	3.90	3.64	5.25
蒲江县	3.93	3.99	3.60	3.56	3.00	3.89	4.23	4.78	4.61

卫生院出院者平均住院日

2011	2012	2013	2014	2015	2016	2017	2018	2019	2020
5.65	**6.23**	**6.54**	**6.74**	**6.63**	**7.08**	**7.48**	**7.68**	**7.26**	**7.52**
					9.08	9.74	7.26	7.02	6.80
									8.01
					0	7.05	7.51	7.62	0.00
7.77	7.53	8.20	8.23	10.45	0.00	0.00	0.00	0.00	0.00
0.00	0.00	0.00	0.00	0.00	0.00	0.00	0.00	0.00	0.00
0.00	0.00	0.00	0.00	0.00	0.00	0.00	0.00	0.00	0.00
0.00	0.00	0.00	0.00	0.00	0.00	0.00	0.00	0.00	0.00
0.00	0.00	0.00	0.00	0.00	0.00	0.00	0.00	0.00	0.00
6.12	6.49	6.00	6.44	5.96	6.21	5.93	5.87	6.25	6.31
7.78	7.21	7.92	8.14	9.28	10.01	9.88	10.35	7.31	7.43
5.10	6.18	6.58	7.14	6.65	7.14	7.22	7.06	7.48	7.60
11.20	11.46	11.19	13.89	6.50	6.88	6.95	7.36	6.93	6.99
6.68	6.85	6.71	7.44	8.29	6.44	6.52	6.69	6.80	6.82
4.10	4.68	5.04	5.23	5.43	6.60	6.67	6.85	6.78	6.76
5.40	5.57	5.39	5.49	5.88	6.22	6.42	7.01	7.08	7.46
—	—	—	—	—	7.39	8.07	8.34	8.23	9.12
5.15	6.51	7.14	6.76	6.61	6.86	7.35	7.00	7.14	7.24
5.60	6.22	6.53	6.41	6.20	6.48	6.83	6.79	6.90	7.10
4.92	5.29	5.74	6.17	6.19	6.59	6.95	7.49	7.49	7.44
5.67	5.83	6.21	6.47	6.85	7.07	6.87	7.03	7.00	7.47
5.63	6.18	6.66	6.52	6.58	7.25	9.09	10.28	7.87	8.04
5.91	6.36	6.25	6.52	6.47	6.71	6.74	6.88	6.53	6.82
5.28	5.48	5.52	5.60	5.18	5.52	5.76	6.07	6.21	6.88

表 7-41 2002—2020 年成都市基层医疗卫生机构医师

分 类	2002	2003	2004	2005	2006	2007	2008	2009	2010
医师人均每日担负诊疗人次	**10.47**	**11.42**	**10.81**	**9.00**	**8.65**	**11.04**	**11.89**	**11.84**	**11.59**
护理站	0.00	0.00	0.00	0.00	0.00	0.00	0.00	0.00	0.00
社区卫生服务中心（站）	6.75	7.44	7.59	8.62	8.29	7.34	9.90	11.36	11.31
社区卫生服务中心	6.38	7.58	7.52	8.70	8.57	7.32	9.95	11.47	11.25
社区卫生服务站	8.86	6.77	7.97	8.42	4.02	7.54	9.17	9.92	12.23
卫生院	10.68	11.31	10.44	10.82	10.83	9.97	10.67	10.77	10.70
门诊部	10.50	8.80	5.33	6.22	5.97	5.89	5.57	5.69	5.15
诊所	8.34	8.38	8.58	6.26	6.17	7.76	9.05	8.54	8.35
卫生所（室）	5.01	5.76	6.75	6.07	6.13	5.81	8.32	8.17	8.48
医务室	7.22	6.36	7.36	7.08	6.24	6.75	9.70	8.41	7.50
中小学卫生保健所	0.00	0.00	0.00	0.00	0.00	0.00	1.33	0.00	0.00
村卫生室	18.90	27.28	24.00	16.39	14.66	60.93	58.93	53.76	53.21

人均每日担负诊疗人次（按机构类别）

2011	2012	2013	2014	2015	2016	2017	2018	2019	2020
12.46	**12.84**	**13.02**	**13.05**	**13.14**	**13.34**	**13.08**	**13.03**	**12.12**	**10.38**
0.00	0.00	0.00	0.00	0.00	0.00	0.00	0.00	2.69	0.92
12.09	14.81	15.55	16.79	17.32	17.04	18.36	19.67	20.45	17.54
12.30	15.42	16.16	17.67	18.04	17.63	19.00	20.41	21.31	18.24
10.82	11.19	11.92	11.55	12.50	12.18	12.20	12.20	11.44	8.99
9.77	10.75	10.74	11.36	11.98	12.02	12.74	13.01	13.40	12.22
5.28	5.18	5.36	5.60	5.36	6.14	6.24	5.89	5.43	3.27
10.18	9.48	9.98	9.76	9.73	9.20	8.67	8.91	8.60	7.96
8.33	11.99	8.80	8.98	9.18	10.81	12.41	11.87	13.37	12.29
6.58	6.77	8.96	7.90	8.11	8.07	7.65	8.20	7.39	7.26
36.52	17.94	1.59	1.64	1.58	1.52	1.55	26.61	6.48	8.45
53.43	48.54	48.09	44.84	42.48	42.76	38.95	38.49	34.86	26.45

表 7-42　2002—2020 年成都市各区（市）县社区卫生服务中心（站）医师

地　区	2002	2003	2004	2005	2006	2007	2008	2009	2010
成都市	**6.75**	**7.44**	**7.59**	**8.62**	**8.29**	**7.34**	**9.90**	**11.36**	**11.31**
四川天府新区									
成都东部新区									
成都高新区									
锦江区	6.17	5.15	8.63	9.87	11.74	13.48	13.87	15.76	14.83
青羊区	7.30	4.77	2.62	6.42	6.00	5.50	6.50	7.33	8.18
金牛区	5.08	14.29	10.13	10.15	9.41	6.92	7.92	8.71	8.23
武侯区	9.55	8.72	24.59	18.69	14.55	10.86	18.77	22.06	19.98
成华区	2.91	8.87	8.52	4.83	4.41	7.46	8.86	10.70	9.14
龙泉驿区	15.42	0	0	0	29.20	11.16	12.05	11.43	11.54
青白江区	0.00	0.00	0.00	0.00	0.00	11.04	10.51	9.99	9.46
新都区	0.00	0.00	0.00	0.00	14.83	5.87	9.79	9.39	9.04
温江区	0.00	0.00	0.00	13.38	15.96	13.48	13.40	16.02	13.36
双流区	0.00	0.00	0.00	0.00	1.53	2.83	14.22	13.93	12.87
郫都区	6.12	8.34	11.29	9.97	4.34	4.56	5.40	9.81	0.00
新津区	0.00	0.00	0.00	0.00	0.00	0.00	4.40	0.00	0.00
简阳市	—	—	—	—	—	—	—	—	—
都江堰市	0.00	0.00	0.00	9.13	7.91	4.49	4.43	4.75	5.51
彭州市	0.00	0.00	0.00	0.58	0.00	3.41	2.64	4.18	5.44
邛崃市	0.00	0.00	0.00	0.00	12.62	3.49	5.40	14.07	18.26
崇州市	0.00	0.00	0.00	0.00	0.00	0.00	1.39	1.56	8.41
金堂县	9.94	8.44	8.13	10.58	0.00	1.97	1.86	1.42	1.48
大邑县	0.00	0.00	0.00	0.00	0.00	0.00	1.85	4.71	3.52
蒲江县	0.00	0.00	0.00	0.00	9.94	9.07	9.40	9.23	9.24

人均每日担负诊疗人次

2011	2012	2013	2014	2015	2016	2017	2018	2019	2020
12.09	**14.81**	**15.55**	**16.79**	**17.32**	**17.04**	**18.36**	**19.67**	**20.45**	**17.54**
					22.92	24.31	22.87	22.23	22.78
									7.88
					24.96	23.70	23.93	25.23	20.50
12.68	13.75	19.22	20.64	20.98	14.54	19.09	21.04	24.52	17.85
10.27	13.33	14.88	17.34	15.87	15.96	17.97	19.46	19.97	13.36
7.77	13.10	12.33	15.51	16.08	17.91	17.52	17.07	16.99	16.36
21.52	26.08	25.75	25.97	26.82	27.66	28.91	29.64	30.31	26.75
8.89	11.34	12.65	13.09	14.24	16.74	16.85	19.09	19.98	20.27
14.46	14.26	13.42	13.93	15.10	16.17	16.82	19.63	20.70	18.17
14.36	18.27	18.47	16.93	17.28	12.70	14.88	13.91	17.09	13.96
16.34	17.64	20.31	16.65	18.18	17.26	17.92	20.97	20.69	16.77
11.28	12.50	13.78	11.77	15.15	14.61	13.34	16.82	17.84	16.34
11.67	13.32	13.11	16.14	14.32	11.53	15.21	19.08	19.40	19.54
11.85	18.91	18.34	19.72	18.78	15.55	18.47	20.23	20.56	21.75
5.93	6.16	7.85	13.19	10.68	12.54	12.10	10.24	12.04	11.48
—	—	—	—	—	3.53	3.33	3.75	4.43	5.75
7.49	8.86	8.72	9.56	10.66	10.93	11.55	14.43	16.93	14.91
6.34	7.78	11.08	14.09	14.39	13.09	14.49	16.68	15.54	12.65
13.17	13.68	15.44	15.14	19.92	20.58	28.64	24.18	26.00	27.62
11.82	6.53	11.11	8.23	7.66	11.93	13.86	15.34	18.22	14.49
0.00	10.58	10.98	5.25	5.59	6.51	7.05	7.41	11.47	9.47
3.11	3.59	1.84	5.53	8.22	7.30	5.12	8.33	15.93	16.75
8.07	12.87	11.47	13.78	14.59	15.58	16.26	16.00	16.37	11.42

表 7-43　2002—2020 年成都市各区（市）县

地　区	2002	2003	2004	2005	2006	2007	2008	2009	2010
成都市	**10.68**	**11.31**	**10.44**	**10.82**	**10.83**	**9.97**	**10.67**	**10.77**	**10.70**
四川天府新区									
成都东部新区									
成都高新区									
锦江区	12.84	21.50	7.26	11.98	11.62	6.90	7.56	11.70	9.41
青羊区	0.00	0.00	10.07	0.00	0.00	0.00	0.00	0.00	0.00
金牛区	6.29	8.85	8.31	7.09	0.00	0.00	0.00	0.00	0.00
武侯区	10.85	12.72	10.34	9.48	10.31	0.00	0.00	0.00	0.00
成华区	11.10	8.71	0.00	0.00	0.00	0.00	0.00	0.00	0.00
龙泉驿区	12.29	13.47	11.26	27.42	20.15	10.15	13.72	13.42	13.21
青白江区	13.28	14.00	12.75	14.24	13.78	10.46	10.01	9.28	10.31
新都区	19.03	22.77	17.81	16.16	18.83	13.30	13.88	14.04	14.04
温江区	9.56	8.99	10.05	8.33	8.07	8.35	8.41	7.64	7.10
双流区	11.37	11.37	11.09	11.31	10.96	10.77	10.16	11.25	10.76
郫都区	8.39	9.74	8.30	7.44	9.65	9.07	8.94	10.99	13.48
新津区	9.88	8.95	12.40	12.84	10.18	11.86	11.16	12.00	10.13
简阳市	—	—	—	—	—	—	—	—	—
都江堰市	14.10	15.18	16.02	21.63	16.34	15.93	17.57	15.58	13.62
彭州市	7.40	9.57	7.14	8.48	8.04	7.90	8.20	7.50	7.64
邛崃市	7.87	9.15	8.27	8.11	8.84	7.77	10.29	9.49	9.53
崇州市	9.96	11.54	12.00	10.06	11.42	10.79	12.71	12.51	11.21
金堂县	12.61	9.67	8.92	8.31	8.24	8.35	9.35	8.12	8.21
大邑县	9.66	7.85	7.20	7.41	7.45	8.14	7.88	10.77	9.78
蒲江县	9.25	9.46	7.49	7.57	8.45	6.81	7.12	7.94	9.80

卫生院医师人均每日担负诊疗人次

2011	2012	2013	2014	2015	2016	2017	2018	2019	2020
9.77	**10.75**	**10.74**	**11.36**	**11.98**	**12.02**	**12.74**	**13.01**	**13.40**	**12.22**
					9.24	10.55	12.57	13.01	12.28
									10.18
					0.00	10.53	12.73	11.89	0.00
9.29	15.02	13.17	13.04	15.32	0.00	0.00	0.00	0.00	0.00
0.00	0.00	0.00	0.00	0.00	0.00	0.00	0.00	0.00	0.00
0.00	0.00	0.00	0.00	0.00	0.00	0.00	0.00	0.00	0.00
0.00	0.00	0.00	0.00	0.00	0.00	0.00	0.00	0.00	0.00
0.00	0.00	0.00	0.00	0.00	0.00	0.00	0.00	0.00	0.00
14.92	13.70	12.21	12.13	13.83	14.41	14.04	14.05	12.85	13.63
10.28	12.44	10.97	10.88	11.99	11.13	11.62	10.50	11.14	11.27
12.51	11.35	9.80	10.83	11.57	12.71	14.13	13.22	13.45	11.47
6.07	7.89	8.20	9.74	12.12	11.84	11.45	14.33	14.77	14.78
8.68	9.04	8.94	9.11	9.31	10.61	11.08	12.82	13.28	12.75
16.95	19.14	17.98	18.18	18.95	14.68	16.83	16.42	17.10	15.17
9.34	11.91	13.94	15.31	14.57	14.26	14.90	15.01	16.10	13.30
—	—	—	—	—	11.10	10.74	11.78	11.73	11.56
11.35	10.62	12.31	12.78	13.24	14.44	16.61	15.42	16.38	14.77
7.16	7.60	7.87	8.97	9.67	9.69	11.11	11.16	11.06	10.02
8.34	8.37	10.34	11.18	11.59	12.04	13.04	13.20	13.81	12.32
10.31	12.03	12.39	13.10	13.91	14.21	14.58	14.42	14.98	13.03
8.85	10.09	9.18	9.39	10.27	11.46	12.39	12.57	13.08	12.06
7.35	9.22	9.66	9.67	9.98	10.66	11.00	10.69	11.99	10.26
7.47	11.63	10.29	12.72	12.15	12.35	13.23	12.09	12.49	12.00

表 7-44 2002—2020 年成都市基层医疗

分　类	2002	2003	2004	2005	2006	2007	2008	2009	2010
医师人均每日担负住院床日	**0.74**	**0.88**	**0.85**	**1.05**	**1.04**	**1.15**	**1.42**	**1.60**	**1.78**
社区卫生服务中心（站）	0.07	0.12	0.08	0.46	0.69	0.70	0.78	0.85	0.96
社区卫生服务中心	0.08	0.15	0.10	0.62	0.73	0.77	0.83	0.90	1.02
社区卫生服务站	0.00	0.00	0.00	0.00	0.00	0.01	0.03	0.11	0.12
卫生院	0.82	0.95	0.94	1.17	1.13	1.33	1.76	2.05	2.32

卫生机构医师人均每日担负住院床日

2011	2012	2013	2014	2015	2016	2017	2018	2019	2020
1.69	**1.94**	**1.86**	**1.85**	**1.82**	**1.92**	**2.01**	**2.00**	**2.06**	**1.76**
0.86	1.08	0.91	0.79	0.78	0.77	0.79	0.79	0.83	0.71
0.99	1.24	1.04	0.90	0.87	0.84	0.86	0.86	0.91	0.76
0.09	0.16	0.13	0.15	0.20	0.15	0.06	0.06	0.01	0.01
2.31	2.62	2.60	2.64	2.63	2.75	2.90	2.87	2.97	2.64

表 7-45　2002—2020 年成都市各区（市）县社区卫生服务中心（站）医师

地　区	2002	2003	2004	2005	2006	2007	2008	2009	2010
成都市	**0.07**	**0.12**	**0.08**	**0.46**	**0.69**	**0.70**	**0.78**	**0.85**	**0.96**
四川天府新区									
成都东部新区									
成都高新区									
锦江区	0.00	0.00	0.08	0.09	0	0.44	0.88	1.43	1.01
青羊区	0.02	0.07	0.00	1.09	1.02	0.75	0.99	1.10	1.12
金牛区	0.00	0.00	0.00	0.02	0.50	0.49	0.54	0.57	0.62
武侯区	0.49	0.31	0	0.30	0	0.01	0.18	0.05	0.22
成华区	0.06	0.23	0.24	0.41	0.61	0.89	0.89	1.00	1.40
龙泉驿区	0.00	0.00	0.00	0.00	0.58	0.41	0.82	0.83	1.16
青白江区	0.00	0.00	0.00	0.00	0	1.51	1.44	1.52	1.52
新都区	0.00	0.00	0.00	0.00	1.38	0.50	1.85	1.42	1.16
温江区	0.00	0.00	0.00	0.09	0.69	0.61	0.60	0.68	0.63
双流区	0.00	0.00	0.00	0.00	0.15	0.38	0.47	0.47	0.60
郫都区	0.00	0.00	0.21	0.41	0.61	1.03	0.91	0.85	0.00
新津区	0.00	0.00	0.00	0.00	0.00	0.00	0.41	0.00	0.00
简阳市	—	—	—	—	—	—	—	—	—
都江堰市	0.00	0.00	0.00	0.00	1.83	1.58	1.89	2.18	2.88
彭州市	0.00	0.00	0.00	0.00	0.00	0.56	0.99	1.40	1.90
邛崃市	0.00	0.00	0.00	0.00	1.03	1.44	1.52	1.93	2.69
崇州市	0.00	0.00	0.00	0.00	0.00	0.00	1.74	0.40	0.66
金堂县	0.00	0.00	0.00	0.00	0.00	0.54	0.22	0.27	0.30
大邑县	0.00	0.00	0.00	0.00	0.00	0.00	0.01	0.02	0.25
蒲江县	0.00	0.00	0.00	0.00	0.69	1.00	0.96	0.92	1.51

人均每日担负住院床日

2011	2012	2013	2014	2015	2016	2017	2018	2019	2020
0.86	**1.08**	**0.91**	**0.79**	**0.78**	**0.77**	**0.79**	**0.79**	**0.83**	**0.71**
					0.57	0.60	0.69	0.37	0.17
									2.06
					0.25	0.25	0.20	0.24	0.10
0.87	0.82	0.32	0.34	0.37	0.19	0.22	0.35	0.21	0.16
1.19	1.36	1.16	1.00	1.09	0.98	0.87	0.79	0.79	0.38
0.65	0.73	0.55	0.64	0.74	0.82	0.63	0.60	0.62	0.54
0.27	0.27	0.21	0.18	0.14	0.12	0.11	0.11	0.14	0.01
1.18	1.59	1.22	0.79	0.51	0.56	0.47	0.27	0.19	0.07
0.57	0.68	0.60	0.52	0.50	0.51	0.62	0.62	0.64	0.35
1.21	1.42	1.30	1.55	1.74	1.90	2.29	2.11	2.98	2.81
1.12	1.44	0.94	0.51	0.52	0.50	0.73	0.74	0.68	0.51
0.64	0.99	1.35	1.03	1.20	1.06	1.20	1.26	1.25	1.10
0.53	0.76	0.52	0.66	0.73	1.19	1.35	1.20	1.23	1.03
1.01	1.93	1.76	1.15	1.01	1.17	1.43	1.55	1.57	1.15
0.40	0.26	0.98	1.53	0.87	1.10	1.39	1.33	1.38	0.88
—	—	—	—	—	0.19	0.10	0.10	0.13	0.06
0.77	0.97	0.89	1.23	1.41	1.13	1.20	1.92	1.90	1.58
1.75	2.97	2.61	2.59	2.51	2.24	2.59	2.63	2.70	2.06
1.91	1.73	1.48	1.51	1.20	1.25	1.50	1.61	1.67	1.42
0.01	0.00	0.04	0.32	0.31	0.57	0.77	1.25	0.95	1.98
0.00	0.62	0.56	0.59	0.67	0.73	2.01	2.34	2.41	2.49
0.37	0.11	0.21	0.65	0.92	1.13	1.47	0.80	1.02	0.97
1.86	2.18	1.82	1.66	1.82	1.70	1.90	1.98	2.45	2.03

表 7-46　2002—2020 年成都市各区（市）县

地　区	2002	2003	2004	2005	2006	2007	2008	2009	2010
成都市	**0.82**	**0.95**	**0.94**	**1.17**	**1.13**	**1.33**	**1.76**	**2.05**	**2.32**
四川天府新区									
成都东部新区									
成都高新区									
锦江区	0.18	0.18	0.10	0.17	0.00	0.07	0.57	0.56	0.19
青羊区	0.00	0.00	1.17	0.00	0.00	0.00	0.00	0.00	0.00
金牛区	0.18	0.19	0.15	0.00	0.00	0.00	0.00	0.00	0.00
武侯区	1.40	2.08	1.53	1.21	1.15	0.00	0.00	0.00	0.00
成华区	1.52	0.91	0.00	0.00	0.00	0.00	0.00	0.00	0.00
龙泉驿区	0.54	0.60	0.61	1.36	1.33	0.84	1.08	1.35	1.22
青白江区	1.58	1.85	1.68	1.97	2.48	2.44	2.49	3.07	3.56
新都区	0.57	0.70	0.72	0.81	0.91	1.11	1.53	1.65	1.77
温江区	1.39	1.52	1.36	2.23	1.72	1.96	2.82	3.10	3.39
双流区	0.82	0.84	0.99	1.27	0.88	0.88	1.69	1.90	1.88
郫都区	0.84	1.37	1.32	1.62	1.93	1.74	1.72	2.68	2.04
新津区	0.43	0.46	0.72	0.84	1.01	1.63	1.54	1.76	2.08
简阳市	—	—	—	—	—	—	—	—	—
都江堰市	0.50	0.64	0.79	1.04	0.88	1.39	2.67	2.66	3.45
彭州市	0.89	1.08	0.96	1.16	1.13	1.10	1.04	1.34	1.87
邛崃市	0.63	1.02	0.86	1.03	1.00	1.16	1.57	1.84	2.96
崇州市	0.68	0.63	0.48	1.27	0.57	1.28	2.12	2.39	2.58
金堂县	0.79	0.80	0.90	0.91	1.18	1.52	1.74	1.88	2.14
大邑县	1.02	1.37	1.27	1.43	1.47	1.80	1.86	2.46	3.02
蒲江县	0.44	0.45	0.48	0.48	0.61	1.00	1.38	1.44	2.01

卫生院医师人均每日担负住院床日

2011	2012	2013	2014	2015	2016	2017	2018	2019	2020
2.31	**2.62**	**2.60**	**2.64**	**2.63**	**2.75**	**2.90**	**2.87**	**2.97**	**2.64**
					1.95	2.12	1.48	1.65	1.02
									2.71
					0.00	2.45	2.68	2.88	0
0.76	0.83	1.06	0.50	0.91	0.00	0.00	0.00	0.00	0.00
0.00	0.00	0.00	0.00	0.00	0.00	0.00	0.00	0.00	0.00
0.00	0.00	0.00	0.00	0.00	0.00	0.00	0.00	0.00	0.00
0.00	0.00	0.00	0.00	0.00	0.00	0.00	0.00	0.00	0.00
0.00	0.00	0.00	0.00	0.00	0.00	0.00	0.00	0.00	0.00
1.09	1.41	1.06	0.91	0.89	0.88	0.68	0.58	0.69	0.45
2.91	3.58	3.54	3.25	3.95	3.97	3.95	3.83	3.27	3.42
1.61	1.80	1.41	1.50	1.41	1.44	1.60	1.55	1.90	1.57
3.56	4.53	5.65	5.40	2.64	2.81	2.66	2.76	2.82	2.19
1.70	2.00	1.79	1.69	1.73	1.67	1.75	1.72	1.82	1.39
2.53	2.50	2.19	2.17	2.22	2.30	2.41	2.33	2.57	1.87
2.83	2.72	2.86	2.34	2.28	2.33	2.35	2.42	2.69	2.57
—	—	—	—	—	2.91	3.31	3.33	3.63	3.64
3.24	3.75	4.11	4.02	4.23	4.14	4.74	4.22	4.39	3.96
2.45	2.27	2.01	2.16	2.31	2.24	2.45	2.40	2.45	2.05
2.95	2.82	2.96	3.05	2.99	3.12	3.77	4.12	4.56	4.09
2.08	2.28	2.31	2.64	2.93	2.85	2.81	2.85	3.05	2.74
2.05	2.66	2.68	3.11	3.32	3.75	3.90	4.00	3.17	3.15
2.87	3.44	3.47	3.21	3.10	3.07	2.97	3.14	3.45	3.01
1.72	2.10	2.21	2.37	2.32	2.40	2.71	2.55	3.36	3.49

表 7-47　2002—2020 年成都市基层医疗卫生机构

分　类	2002	2003	2004	2005	2006	2007	2008	2009	2010
总资产	63 451	69 572	121 724	80 510	94 707	124 098	153 501	190 270	247 176
护理站	0	0	0	0	0	0	0	0	0
社区卫生服务中心（站）	1 673	2 000	3 299	8 570	16 006	36 045	51 380	64 540	83 040
社区卫生服务中心	1 673	2 000	3 299	8 570	16 006	34 818	50 136	63 311	80 989
社区卫生服务站	0	0	0	0	0	1 227	1 244	1 229	2 051
卫生院	53 437	57 971	63 391	67 227	73 942	83 629	96 255	115 423	150 233
门诊部	8 341	9 601	55 033	4 714	4 759	4 425	5 867	10 307	13 903
负债	14 471	15 729	16 843	18 390	21 007	31 867	41 533	46 881	58 526
护理站	0	0	0	0	0	0	0	0	0
社区卫生服务中心（站）	89	239	248	1 924	3 817	13 022	16 020	16 814	20 073
社区卫生服务中心	89	239	248	1 924	3 817	12 609	15 613	16 310	19 592
社区卫生服务站	0	0	0	0	0	413	407	503	482
卫生院	12 891	14 320	15 020	15 392	16 106	17 166	23 463	24 128	28 849
门诊部	1 491	1 170	1 574	1 075	1 083	1 680	2 050	5 940	9 604

注：诊所、卫生所（室）、医务室、中小学卫生保健所、村卫生室无业务用房面积和占地面积数据，未予列入。

总资产与负债（万元）（按机构类别）

2011	2012	2013	2014	2015	2016	2017	2018	2019	2020
295 248	**332 892**	**378 514**	**405 128**	**437 558**	**503 564**	**538 307**	**587 303**	**526 274**	**582 664**
0	0	0	0	0	0	0	0	110	36
103 006	127 184	158 772	151 820	168 461	195 779	209 684	235 935	223 412	267 671
99 452	123 293	154 336	147 302	159 013	181 461	205 596	231 678	219 536	264 310
3 554	3 891	4 436	4 518	9 448	14 318	4 088	4 257	3 875	3 361
171 391	205 708	219 742	253 308	269 097	307 785	328 622	351 368	302 752	314 957
20 851	0	0	0	0	0	0	0	0	0
66 061	**77 780**	**87 493**	**95 491**	**99 020**	**115 954**	**132 538**	**143 207**	**177 911**	**201 759**
0	0	0	0	0	0	0	0	94	27
24 932	37 285	47 700	39 810	42 118	52 616	62 562	76 219	89 469	112 575
24 051	36 209	46 149	38 281	40 415	48 088	61 054	74 814	88 382	111 399
881	1 076	1 551	1 529	1 703	4 528	1 508	1 405	1 088	1 176
31 318	40 495	39 793	55 680	56 901	63 339	69 976	66 988	88 348	89 157
9 811	0	0	0	0	0	0	0	0	0

表 7-48 2002—2020 年成都市各区（市）县

地 区	2002	2003	2004	2005	2006	2007	2008	2009	2010
成都市	1 673	2 000	3 299	8 570	16 006	36 045	51 380	64 540	83 040
四川天府新区									
成都东部新区									
成都高新区									
锦江区	642	176	273	277	623	1 226	1 324	771	1 514
青羊区	268	181	132	4 868	6 229	10 080	13 715	18 184	22 385
金牛区	218	194	207	372	3 275	4 400	5 106	5 655	7 504
武侯区	230	198	138	235	632	5 445	6 636	6 327	11 070
成华区	315	1 251	2 498	1 356	1 633	4 489	7 594	8 573	12 682
龙泉驿区	0	0	0	0	162	274	742	1 959	1 753
青白江区	0	0	0	0	0	1 523	1 426	3 491	4 206
新都区	0	0	0	0	561	728	782	979	1 875
温江区	0	0	0	1 409	1 209	1 599	1 749	1 659	3 189
双流区	0	0	0	0	171	296	4 313	5 089	4 649
郫都区	0	0	52	54	579	710	645	3 648	0
新津区	0	0	0	0	0	0	596	0	0
简阳市	—	—	—	—	—	—	—	—	—
都江堰市	0	0	0	0	495	1 239	1 611	2 037	4 094
彭州市	0	0	0	0	0	2 359	2 692	2 865	3 396
邛崃市	0	0	0	0	143	873	1 106	1 294	1 432
崇州市	0	0	0	0	0	0	263	103	986
金堂县	0	0	0	0	0	309	407	455	459
大邑县	0	0	0	0	0	0	46	335	212
蒲江县	0	0	0	0	293	496	629	1 118	1 636

社区卫生服务中心（站）总资产（万元）

2011	2012	2013	2014	2015	2016	2017	2018	2019	2020
103 006	**127 184**	**158 772**	**151 820**	**168 461**	**195 779**	**209 684**	**235 935**	**223 412**	**267 671**
					7 207	7 056	11 964	12 018	10 569
									1 107
					12 418	15 093	15 746	12 648	16 675
2 681	3 395	3 838	3 995	4 413	17 396	16 346	17 708	16 584	20 767
24 259	25 455	29 987	23 174	30 838	33 400	33 975	35 381	32 669	37 763
10 288	10 763	14 746	15 942	18 431	19 863	22 340	25 851	27 995	31 132
13 719	22 660	27 108	25 876	25 557	14 269	15 888	17 417	18 484	21 914
17 156	21 579	33 375	21 904	16 888	13 472	16 225	17 054	16 057	17 283
1 997	4 867	5 534	6 557	8 388	10 142	10 631	11 471	9 025	9 579
2 588	2 745	2 932	3 093	3 211	3 458	3 544	3 775	3 018	3 213
2 748	3 676	4 385	7 881	10 746	7 609	8 140	10 243	9 924	11 668
3 896	4 360	5 342	5 965	5 231	6 178	7 499	8 135	9 012	7 786
5 207	6 458	8 663	12 136	13 206	14 760	18 819	20 164	19 171	27 603
4 256	5 133	5 462	5 866	5 860	6 714	8 175	8 481	6 596	8 174
357	552	601	582	760	692	935	908	717	843
—	—	—	—	—	1 614	1 870	1 754	1 890	2 802
4 972	5 396	5 284	5 424	10 919	11 219	6 443	8 522	8 454	9 090
3 524	3 705	4 276	4 967	5 392	6 148	6 659	9 392	8 378	9 342
1 927	2 264	2 400	2 307	2 275	2 140	2 294	3 217	1 973	2 077
1 309	1 102	1 421	1 556	1 603	1 896	2 086	2 514	2 571	8 260
0	593	585	669	701	1 084	1 094	1 248	2 358	3 799
306	306	306	1 199	1 267	1 346	1 641	1 796	1 170	2 239
1 818	2 175	2 528	2 727	2 777	2 755	2 932	3 196	2 701	3 989

表 7-49　2002—2020 年成都市各区（市）县

地　区	2002	2003	2004	2005	2006	2007	2008	2009	2010
成都市	89	239	248	1 924	3 817	13 022	16 020	16 814	20 073
四川天府新区									
成都东部新区									
成都高新区									
锦江区	14	20	8	33	64	136	288	234	330
青羊区	31	29	11	1 109	2 036	4 955	5 426	5 893	8 103
金牛区	0	32	29	41	277	670	770	845	1 024
武侯区	44	30	30	23	84	2 037	2 435	2 471	2 650
成华区	0	128	171	86	310	1 162	1 350	1 503	2 527
龙泉驿区	0	0	0	0	22	36	569	265	292
青白江区	0	0	0	0	0	180	101	434	713
新都区	0	0	0	0	20	33	85	119	465
温江区	0	0	0	632	545	407	405	387	670
双流区	0	0	0	0	61	102	628	751	458
郫都区	0	0	0	0	163	285	188	1 334	0
新津区	0	0	0	0	0	0	98	0	0
简阳市	—	—	—	—	—	—	—	—	—
都江堰市	0	0	0	0	182	449	1 006	1 239	1 274
彭州市	0	0	0	0	0	1 882	1 804	618	721
邛崃市	0	0	0	0	7	404	482	369	408
崇州市	0	0	0	0	0	0	37	22	71
金堂县	0	0	0	0	0	192	179	149	136
大邑县	0	0	0	0	0	0	38	9	37
蒲江县	0	0	0	0	49	92	132	174	195

社区卫生服务中心（站）负债（万元）

2011	2012	2013	2014	2015	2016	2017	2018	2019	2020
24 932	**37 285**	**47 700**	**39 810**	**42 118**	**52 616**	**62 562**	**76 219**	**89 469**	**112 575**
					384	1 241	3 677	7 341	5 740
									1 107
					3 465	6 269	7 513	8 586	11 180
941	1 595	1 665	1 474	1 724	9 452	7 961	9 715	8 024	11 381
8 821	8 471	11 019	7 406	10 907	11 911	11 188	12 452	13 253	15 430
1 631	1 624	2 693	2 679	3 796	3 917	4 941	6 462	9 870	12 886
3 833	10 040	12 486	8 847	7 779	7 417	9 413	12 530	13 726	17 591
3 302	7 824	9 527	7 375	4 449	3 915	6 024	7 116	5 975	7 907
284	598	466	421	545	396	738	673	824	823
332	250	351	282	342	317	367	229	604	727
717	348	808	3 454	5 028	1 037	1 522	1 647	2 044	3 228
830	882	1 602	1 566	1 412	1 099	1 001	931	1 564	1 242
766	1 506	1 826	1 690	1 222	2 124	3 164	2 591	3 353	5 214
907	1 349	2 134	2 346	1 970	2 663	3 339	3 243	3 959	4 211
65	139	60	100	160	184	320	336	443	563
—	—	—	—	—	804	1 022	840	855	1 022
537	613	1 533	482	683	783	1 009	1 864	3 873	4 149
1 229	924	676	839	1 033	1 418	1 327	1 941	2 022	2 134
317	279	68	74	109	180	131	800	350	391
122	261	376	312	388	440	482	502	675	1 357
0	166	214	173	202	243	309	407	1 245	2 974
36	36	36	139	171	227	430	431	393	843
264	382	163	154	199	241	365	323	493	475

表 7-50　2002—2020 年成都市各区（市）县

地　区	2002	2003	2004	2005	2006	2007	2008	2009	2010
成都市	53 437	57 971	63 391	67 227	73 942	83 629	96 255	115 423	150 233
四川天府新区									
成都东部新区									
成都高新区									
锦江区	384	563	526	589	431	656	845	873	1 064
青羊区	0	0	1 287	0	0	0	0	0	0
金牛区	424	564	381	144	0	0	0	0	0
武侯区	3 134	3 656	4 955	5 761	6 526	0	0	0	0
成华区	1 632	1 445	0	0	0	0	0	0	0
龙泉驿区	1 880	2 251	2 335	2 066	2 185	5 576	7 300	8 180	10 223
青白江区	3 262	3 795	4 591	5 050	6 081	5 597	6 991	5 911	5 996
新都区	6 970	7 328	8 081	9 867	10 095	11 559	11 910	12 080	14 670
温江区	2 261	2 557	3 236	2 131	3 011	3 556	4 778	6 607	6 717
双流区	6 147	7 635	8 127	9 060	9 417	10 991	8 605	12 751	16 605
郫都区	3 957	4 632	5 284	6 290	6 723	6 943	8 503	8 621	13 854
新津区	1 024	1 116	1 173	1 399	1 408	1 741	2 178	2 616	6 135
简阳市	—	—	—	—	—	—	—	—	—
都江堰市	3 005	2 897	3 453	3 190	3 511	5 123	6 579	9 305	18 572
彭州市	5 961	5 112	4 567	4 389	5 715	10 914	9 663	10 799	12 157
邛崃市	3 112	3 469	3 755	4 029	4 388	5 181	5 969	8 109	10 240
崇州市	2 995	2 854	2 884	3 584	3 715	4 717	6 676	11 068	11 526
金堂县	3 868	4 334	4 406	4 649	5 205	5 494	6 626	7 634	8 788
大邑县	1 998	2 079	2 497	2 898	3 260	3 178	5 177	6 281	8 222
蒲江县	1 423	1 685	1 855	2 132	2 273	2 405	4 453	4 591	5 465

卫生院总资产（万元）

2011	2012	2013	2014	2015	2016	2017	2018	2019	2020
171 391	**205 708**	**219 742**	**253 308**	**269 097**	**307 785**	**328 622**	**351 368**	**302 752**	**314 957**
					21 101	20 814	16 919	12 643	14 466
									28 127
					0	10 732	10 881	13 127	0
1 144	1 662	1 469	2 724	2 778	0	0	0	0	0
0	0	0	0	0	0	0	0	0	0
0	0	0	0	0	0	0	0	0	0
0	0	0	0	0	0	0	0	0	0
0	0	0	0	0	0	0	0	0	0
8 589	7 146	7 485	8 037	9 835	10 463	12 982	13 286	10 711	12 415
8 045	8 625	10 131	10 826	11 335	12 220	12 367	13 952	10 371	14 448
14 889	19 082	20 524	33 049	37 584	26 824	28 690	33 730	27 344	32 448
6 870	7 159	8 423	8 945	6 592	6 895	7 855	8 496	6 464	6 933
20 305	23 259	26 053	35 332	38 881	13 315	15 837	17 005	17 944	15 236
9 050	10 908	11 812	12 293	12 787	13 268	14 657	16 870	14 492	19 832
6 230	7 426	8 104	7 974	8 355	8 288	9 116	9 853	7 534	8 862
0	0	0	0	0	45 797	38 652	40 419	37 924	30 458
21 165	26 030	24 487	25 198	25 473	26 128	26 179	24 999	22 268	21 763
16 815	18 974	18 962	19 303	20 655	20 824	23 013	24 674	21 401	22 099
11 502	15 458	17 341	18 618	19 311	21 084	22 048	24 446	24 813	23 249
14 646	17 290	19 060	20 824	22 401	23 857	24 590	28 214	22 450	16 324
16 717	20 909	20 361	22 012	23 335	26 581	27 765	29 377	18 780	15 236
9 093	14 755	18 073	20 437	21 988	23 300	24 915	28 561	26 516	26 474
6 330	7 026	7 457	7 738	7 787	7 840	8 412	9 687	7 972	6 587

表 7-51　2002—2020 年成都市各区（市）县

地　　区	2002	2003	2004	2005	2006	2007	2008	2009	2010
成都市	12 891	14 320	15 020	15 392	16 106	17 166	23 463	24 128	28 849
四川天府新区									
成都东部新区									
成都高新区									
锦江区	116	126	151	249	54	46	156	200	334
青羊区	0	0	174	0	0	0	0	0	0
金牛区	66	69	46	79	0	0	0	0	0
武侯区	394	578	391	518	943	0	0	0	0
成华区	122	87	0	0	0	0	0	0	0
龙泉驿区	423	570	547	249	280	645	1 106	1 614	2 427
青白江区	762	842	924	1 068	953	1 253	1 653	1 329	1 191
新都区	1 911	1 935	2 008	2 538	2 258	2 579	2 532	1 935	2 516
温江区	784	780	1 199	590	516	358	1 096	1 672	1 972
双流区	780	1 481	1 446	1 659	1 569	1 780	2 000	2 628	2 836
郫都区	1 413	1 571	1 712	1 932	1 941	1 706	2 886	1 614	3 393
新津区	137	114	316	142	104	330	520	609	684
简阳市	0	0	0	0	0	0	0	0	0
都江堰市	1 199	1 340	1 399	1 248	1 335	1 541	2 221	3 152	3 507
彭州市	1 568	1 253	923	1 192	1 938	1 673	2 468	1 975	1 828
邛崃市	560	539	587	524	537	703	725	807	1 328
崇州市	409	369	449	640	732	1 228	1 652	1 011	884
金堂县	1 368	1 772	1 902	1 912	2 041	2 235	2 647	2 619	2 740
大邑县	566	388	504	430	496	638	918	1 993	2 061
蒲江县	313	504	343	425	409	451	884	971	1 146

卫生院负债（万元）

2011	2012	2013	2014	2015	2016	2017	2018	2019	2020
31 318	**40 495**	**39 793**	**55 680**	**56 901**	**63 339**	**69 976**	**66 988**	**88 348**	**89 157**
					3 537	4 500	3 412	2 624	2 502
									16 685
					0	6 100	5 104	5 073	0
271	408	314	1 335	1 510	0	0	0	0	0
0	0	0	0	0	0	0	0	0	0
0	0	0	0	0	0	0	0	0	0
0	0	0	0	0	0	0	0	0	0
0	0	0	0	0	0	0	0	0	0
1 279	518	596	367	424	297	2 118	1 824	1 878	1 875
1 905	1 609	2 121	1 899	1 733	1 662	1 514	1 843	2 049	3 453
2 637	2 140	2 304	15 493	17 346	5 019	4 114	4 106	5 361	5 732
1 883	1 970	2 863	2 739	1 403	1 017	984	880	1 510	1 074
3 899	6 040	5 325	5 107	4 609	1 260	1 823	1 495	2 091	1 790
1 963	3 195	3 287	3 401	3 206	3 541	4 109	4 266	5 625	7 303
672	1 071	1 121	1 196	1 587	1 406	1 802	1 594	1 968	2 353
—	—	—	—	—	18 873	13 319	12 830	24 251	10 375
3 809	5 851	5 521	5 355	5 689	4 977	6 454	7 147	10 357	11 023
3 004	2 168	1 734	1 845	2 294	2 077	3 493	2 051	2 345	2 860
1 113	1 470	1 466	2 106	2 565	3 672	3 291	2 695	3 478	3 285
812	1 168	1 364	2 134	2 214	3 816	2 592	3 740	3 146	2 454
5 061	9 059	8 158	8 736	9 084	8 871	9 099	9 202	10 281	10 802
1 950	2 568	2 367	2 894	2 289	2 388	3 432	3 637	4 457	4 206
1 060	1 262	1 250	1 074	950	925	1 233	1 165	1 856	1 386

表 7-52　2002—2020 年成都市基层医疗卫生机构

分　类	2002	2003	2004	2005	2006	2007	2008	2009	2010
总收入	**107 447**	**79 013**	**85 112**	**93 680**	**116 406**	**157 784**	**164 201**	**222 514**	**286 964**
护理站	0	0	0	0	0	0	0	0	0
社区卫生服务中心（站）	2 124	2 581	3 431	7 978	16 411	36 527	49 791	72 982	104 588
社区卫生服务中心	1 680	2 287	3 218	7 188	15 779	34 914	48 371	71 025	101 354
社区卫生服务站	444	294	213	790	632	1 613	1 420	1 956	3 235
卫生院	37 050	43 201	46 191	49 547	58 333	67 523	82 947	103 519	131 397
门诊部	6 637	7 160	5 883	4 558	5 016	4 284	4 872	6 392	8 775
诊所	18 719	19 282	20 208	22 256	28 179	24 742	24 806	28 185	29 281
卫生所（室）	930	729	1 377	1 209	1 217	1 257	982	979	1 280
医务室	3 897	827	1 054	852	783	875	787	1 154	1 052
中小学卫生保健所	0	0	0	0	0	15	8	0	0
村卫生室	38 090	5 234	6 968	7 281	6 468	22 560	8	9 303	10 591
总支出	**103 283**	**76 175**	**79 468**	**85 439**	**100 939**	**145 159**	**152 152**	**208 893**	**260 638**
护理站	0	0	0	0	0	0	0	0	0
社区卫生服务中心（站）	2 052	2 534	3 213	7 226	15 723	36 441	47 279	68 086	90 770
社区卫生服务中心	1 637	2 278	3 011	6 453	15 067	34 764	45 791	66 066	87 651
社区卫生服务站	415	256	203	773	656	1 677	1 489	2 020	3 119
卫生院	36 456	43 792	43 394	46 802	52 521	63 989	77 370	99 612	124 253
门诊部	6 511	5 925	5 806	4 413	5 364	4 035	4 571	5 663	9 429
诊所	17 288	17 702	18 426	18 767	19 831	21 321	21 195	25 106	24 678
卫生所（室）	926	662	1 171	1 147	1 171	1 163	958	921	1 219
医务室	4 680	811	1 054	857	800	819	764	1 097	984
中小学卫生保健所	0	0	0	0	0	12	8	0	0
村卫生室	35 370	4 750	6 403	6 226	5 530	17 380	7	8 408	9 306

总收入与总支出（万元）（按机构类别）

2011	2012	2013	2014	2015	2016	2017	2018	2019	2020
345 376	**450 099**	**505 110**	**525 094**	**577 324**	**706 574**	**804 953**	**954 412**	**1 167 861**	**1 304 430**
0	0	0	0	0	0	0	0	11	18
136 807	186 113	212 228	204 780	225 992	268 949	288 084	333 388	388 638	448 134
131 195	179 376	204 464	197 135	217 778	259 728	279 500	324 855	380 852	441 008
5 612	6 737	7 764	7 645	8 214	9 221	8 584	8 533	7 786	7 126
143 689	184 439	200 235	217 027	233 683	287 896	316 868	354 510	396 091	412 786
15 714	21 176	27 501	31 020	36 340	50 319	80 161	123 073	193 811	252 638
31 750	37 850	42 945	47 670	55 179	64 624	85 316	107 634	149 731	156 726
2 356	1 934	1 842	2 037	2 021	1 946	2 116	1 892	1 609	1 197
1 390	1 213	1 561	2 453	2 534	2 648	2 977	3 105	6 980	5 287
17	17	0.3	0.4	6	6	7	18	12	5
13 655	17 356	18 798	20 107	21 569	30 186	29 424	30 792	30 977	27 641
312 600	**401 740**	**463 556**	**470 971**	**529 248**	**661 710**	**774 910**	**913 948**	**1 117 475**	**1 232 205**
0	0	0	0	0	0	0	0	9	40
121 028	162 210	190 499	184 753	204 283	245 699	280 847	327 069	377 655	430 983
115 928	155 639	183 098	177 516	196 524	236 420	272 394	318 753	370 001	423 601
5 100	6 571	7 401	7 237	7 759	9 280	8 453	8 316	7 654	7 382
134 735	172 311	195 786	200 972	225 915	284 486	315 054	346 373	381 066	394 349
15 698	18 642	22 793	26 410	30 783	44 656	74 576	115 029	191 950	234 929
26 052	30 467	35 105	38 827	46 316	56 791	74 573	95 088	134 401	142 344
2 218	1 878	1 865	1 954	1 944	2 001	2 103	1 868	1 715	1 337
1 427	2 609	2 639	2 661	2 668	2 846	2 892	2 810	5 181	4 833
17	15	0.3	0.4	6	6	7	21	12	5
11 426	13 610	14 869	15 395	17 334	25 224	24 858	25 690	25 485	23 385

表 7-53　2002—2020 年成都市各区（市）县

地　区	2002	2003	2004	2005	2006	2007	2008	2009	2010
成都市	2 124	2 581	3 431	7 978	16 411	36 527	49 791	72 982	104 588
四川天府新区									
成都东部新区									
成都高新区									
锦江区	273	324	369	738	1 974	955	1 390	2 013	3 871
青羊区	166	139	136	3 322	3 717	6 837	10 251	14 431	19 619
金牛区	641	201	350	675	3 590	4 382	5 293	6 687	9 778
武侯区	554	625	364	568	1 272	7 385	8 371	12 720	26 690
成华区	260	1 212	2 006	1 145	1 438	4 858	6 173	8 353	14 945
龙泉驿区	121	5	2	1	235	337	1 054	2 068	2 206
青白江区	0	0	0	0	0	1 362	1 634	3 228	3 654
新都区	0	0	0	0	458	697	706	858	2 028
温江区	0	0	0	845	1 958	2 881	2 137	2 326	3 974
双流区	0	0	0	0	261	741	5 769	6 898	6 323
郫都区	11	8	106	174	468	620	670	4 472	0
新津区	0	0	0	0	0	0	539	0	0
简阳市	0	0	0	0	0	0	0	0	0
都江堰市	0	0	0	348	501	2 718	1 769	3 282	3 874
彭州市	0	0	0	1	0	860	1 103	1 622	2 382
邛崃市	0	0	0	0	127	561	790	914	1 253
崇州市	0	0	0	0	0	0	401	497	741
金堂县	98	67	98	161	0	289	332	419	428
大邑县	0	0	0	0	0	132	67	485	421
蒲江县	0	0	0	0	413	914	1 344	1 711	2 404

社区卫生服务中心（站）总收入（万元）

2011	2012	2013	2014	2015	2016	2017	2018	2019	2020
136 807	186 113	212 228	204 780	225 992	268 949	288 084	333 388	388 638	448 134
						7 178	6 843	12 948	15 591	15 411
										1 430
					27 542	27 635	30 528	39 878	40 467
5 862	4 750	5 500	6 037	6 768	12 495	18 000	23 062	25 486	28 252
27 659	32 786	38 560	31 780	40 652	45 018	45 222	46 387	50 340	56 470
14 328	19 495	22 867	23 009	23 757	26 058	29 740	35 245	39 765	47 614
32 170	44 506	53 532	53 225	61 081	42 110	32 658	37 721	43 685	47 797
20 360	31 064	30 686	21 834	17 919	22 805	26 343	28 947	34 329	36 118
3 074	7 588	8 746	9 606	11 251	13 208	14 001	17 224	19 035	22 778
2 758	3 434	3 644	4 253	4 498	5 052	5 297	5 604	6 605	6 936
3 334	3 906	5 229	5 774	6 505	7 357	7 948	9 326	12 370	15 932
4 448	6 146	7 295	8 407	7 137	7 443	9 581	12 164	14 554	17 810
5 725	8 186	9 866	12 517	13 569	14 889	19 749	20 448	23 976	30 763
5 647	8 062	8 961	10 383	12 204	13 915	16 297	18 095	20 805	21 450
584	758	1 032	809	1 170	862	1 387	1 557	1 889	2 126
0	0	0	0	0	1 567	2 116	2 739	2 721	4 299
1 731	2 519	2 834	2 908	3 741	3 986	4 370	6 770	7 578	8 475
2 785	4 332	4 590	4 788	5 821	6 602	7 746	9 693	9 393	10 273
2 332	2 366	2 403	1 750	1 891	2 034	2 694	3 279	3 659	4 758
846	1 071	1 387	1 840	2 015	2 464	3 101	3 553	4 033	11 260
0	1 080	973	1 021	1 068	1 473	1 605	1 676	5 213	7 335
588	512	541	1 035	1 135	1 192	1 609	1 936	2 436	3 337
2 576	3 552	3 584	3 804	3 811	3 699	4 144	4 484	5 299	7 043

表 7-54　2002—2020 年成都市各区（市）县

地　区	2002	2003	2004	2005	2006	2007	2008	2009	2010
成都市	2 052	2 534	3 213	7 226	15 723	36 441	47 279	68 086	90 770
四川天府新区									
成都东部新区									
成都高新区									
锦江区	280	285	408	599	1 985	962	1 331	1 769	3 300
青羊区	206	135	144	3 027	3 265	6 824	9 280	13 133	19 277
金牛区	499	166	348	646	3 231	4 055	4 943	6 157	9 107
武侯区	489	637	349	539	1 206	6 545	7 965	10 919	17 978
成华区	342	1 234	1 777	1 001	1 584	4 563	5 894	8 348	13 484
龙泉驿区	139	5	2	1	228	313	1 197	2 020	2 269
青白江区	0	0	0	0	0	1 362	1 634	3 176	3 706
新都区	0	0	0	0	442	580	651	710	1 768
温江区	0	0	0	804	1 905	2 786	2 249	2 215	3 832
双流区	0	0	0	0	253	683	5 533	6 756	5 228
郫都区	11	7	95	112	549	642	583	4 243	0
新津区	0	0	0	0	0	0	488	0	0
简阳市	0	0	0	0	0	0	0	0	0
都江堰市	0	0	0	349	499	4 450	1 944	3 730	3 994
彭州市	0	0	0	2	0	918	1 076	1 487	1 996
邛崃市	0	0	0	0	123	555	740	733	1 188
崇州市	0	0	0	0	0	0	239	405	627
金堂县	86	66	91	147	0	275	239	345	426
大邑县	0	0	0	0	0	20	94	312	409
蒲江县	0	0	0	0	455	908	1 201	1 628	2 181

社区卫生服务中心（站）总支出（万元）

2011	2012	2013	2014	2015	2016	2017	2018	2019	2020
121 028	**162 210**	**190 499**	**184 753**	**204 283**	**245 699**	**280 847**	**327 069**	**377 655**	**430 983**
					6 528	6 624	12 590	16 183	14 414
									1 607
					23 791	27 326	29 736	36 855	39 321
5 448	5 436	6 713	8 879	6 272	13 554	18 690	23 720	25 833	27 861
26 679	32 005	37 607	31 199	41 228	43 932	44 838	46 295	50 501	52 777
12 846	17 721	21 259	21 787	22 543	24 017	28 146	35 217	37 739	45 769
22 100	28 422	37 613	36 011	43 875	30 122	32 905	39 505	41 430	46 378
19 738	29 298	29 413	22 782	19 032	22 131	26 030	27 239	33 841	36 807
2 840	6 778	8 475	9 160	9 884	11 458	12 863	16 016	19 461	22 472
2 777	3 415	3 636	4 060	4 466	4 915	5 285	5 491	6 545	6 843
3 115	3 713	4 944	5 282	6 029	7 085	7 911	9 087	11 912	15 434
4 255	5 709	7 155	8 215	6 864	7 175	9 180	12 072	13 820	16 964
5 408	7 831	8 595	9 398	11 874	13 629	17 085	18 879	20 886	26 003
5 407	7 771	8 851	10 365	12 051	13 719	16 211	17 967	21 091	20 225
605	595	956	868	1 162	916	1 295	1 618	1 889	2 125
—	—	—	—	—	1 646	2 222	2 560	2 629	3 951
1 814	2 469	2 837	2 789	3 612	4 279	4 358	6 647	7 655	8 126
2 405	3 101	3 771	4 502	5 515	6 200	7 001	8 117	8 917	9 660
1 929	2 010	1 973	1 852	1 900	2 246	2 507	3 078	3 765	4 695
588	847	1 265	1 749	1 935	2 313	2 995	3 348	3 949	11 192
0	1 062	1 074	893	1 065	1 257	1 756	1 747	5 195	8 468
509	513	879	1 387	1 093	1 196	1 543	1 884	2 444	3 023
2 566	3 514	3 483	3 575	3 884	3 590	4 076	4 259	5 117	6 870

表 7-55　2002—2020 年成都市各区（市）县

地　区	2002	2003	2004	2005	2006	2007	2008	2009	2010
成都市	37 050	43 201	46 191	49 547	58 333	67 523	82 947	103 519	131 397
四川天府新区									
成都东部新区									
成都高新区									
锦江区	310	504	364	415	338	483	673	1 136	1 347
青羊区	0	0	1 131	0	0	0	0	0	0
金牛区	287	327	244	86	0	0	0	0	0
武侯区	2 444	3 233	3 200	4 221	5 225	0	0	0	0
成华区	1 092	947	0	0	0	0	0	0	0
龙泉驿区	1 589	2 059	1 882	1 995	1 928	3 933	5 324	6 738	8 388
青白江区	2 386	3 047	3 323	3 720	4 115	3 955	4 224	4 803	5 343
新都区	3 467	4 017	4 051	5 050	5 629	7 216	7 364	8 460	10 266
温江区	1 612	1 891	2 041	1 294	2 206	2 669	4 429	5 746	5 445
双流区	4 669	5 535	6 548	6 972	7 826	11 613	10 725	13 951	18 692
郫都区	2 493	3 063	3 567	4 486	5 268	5 835	8 011	7 441	13 715
新津区	867	922	1 265	1 551	1 686	2 516	2 864	3 788	5 137
简阳市	—	—	—	—	—	—	—	—	—
都江堰市	1 915	2 316	2 769	3 105	4 917	4 501	5 940	9 333	11 286
彭州市	3 904	4 146	3 615	3 180	3 662	5 888	5 711	8 618	10 075
邛崃市	2 068	2 395	2 506	2 628	3 051	4 111	5 806	6 520	8 897
崇州市	2 022	1 960	2 108	2 567	2 989	4 773	7 365	8 916	9 188
金堂县	3 013	3 364	3 712	3 953	4 678	4 908	6 485	8 287	10 553
大邑县	1 729	1 959	2 100	2 445	2 693	2 731	4 724	6 108	7 807
蒲江县	1 183	1 518	1 767	1 880	2 123	2 392	3 304	3 676	5 258

卫生院总收入（万元）

2011	2012	2013	2014	2015	2016	2017	2018	2019	2020
143 689	**184 439**	**200 235**	**217 027**	**233 683**	**287 896**	**316 868**	**354 510**	**396 091**	**412 786**
					21 116	22 118	17 918	21 647	24 511
									41 869
					0	11 359	15 442	19 400	0
1 952	2 348	1 613	1 973	1 990	0	0	0	0	0
0	0	0	0	0	0	0	0	0	0
0	0	0	0	0	0	0	0	0	0
0	0	0	0	0	0	0	0	0	0
0	0	0	0	0	0	0	0	0	0
8 143	8 337	8 833	9 743	10 931	12 049	12 731	14 097	15 829	18 754
7 184	8 863	10 055	10 889	11 640	13 372	13 452	15 685	16 618	20 596
14 492	16 358	16 568	16 057	18 299	19 928	24 082	29 123	31 100	36 121
5 708	6 827	8 540	8 457	7 268	8 081	8 979	10 809	12 060	14 057
17 070	22 911	29 394	34 348	34 632	11 478	13 562	14 108	15 535	14 073
9 147	11 862	13 272	15 890	17 003	19 675	24 219	29 771	34 523	37 638
5 946	8 083	9 224	8 685	9 120	8 680	10 264	10 624	12 075	13 631
—	—	—	—	—	46 725	39 257	47 024	54 709	39 168
12 371	19 381	18 671	19 593	21 403	20 011	21 970	22 067	24 575	25 546
13 556	15 211	13 951	15 267	17 694	17 721	19 856	20 943	24 742	25 787
10 492	12 758	13 390	13 129	15 052	15 463	17 374	19 312	23 322	23 984
9 224	13 232	14 993	17 549	20 334	21 495	23 070	25 816	28 600	21 475
13 880	17 185	19 115	21 621	23 351	26 630	27 760	27 479	24 450	20 541
9 026	13 659	14 659	14 880	15 771	15 903	15 533	21 753	22 373	22 235
5 498	7 424	7 956	8 948	9 195	9 571	11 283	12 538	14 535	12 800

表 7-56　2002—2020 年成都市各区（市）县

地　区	2002	2003	2004	2005	2006	2007	2008	2009	2010
成都市	36 456	43 792	43 394	46 802	52 521	63 989	77 370	99 612	124 253
四川天府新区									
成都东部新区									
成都高新区									
锦江区	292	482	344	416	337	491	669	1 126	1 345
青羊区	0	0	981	0	0	0	0	0	0
金牛区	326	335	267	85	0	0	0	0	0
武侯区	2 164	2 736	2 635	3 277	4 149	0	0	0	0
成华区	962	820	0	0	0	0	0	0	0
龙泉驿区	1 539	1 927	1 873	1 954	1 835	3 766	5 315	6 814	8 375
青白江区	2 317	2 986	3 260	3 722	4 137	4 017	4 295	4 761	5 334
新都区	3 226	3 632	3 916	4 646	4 749	5 795	7 050	8 118	9 765
温江区	1 509	1 705	1 823	1 148	1 662	2 459	4 114	5 453	5 271
双流区	4 481	8 320	5 668	6 523	7 697	11 529	9 956	15 285	18 227
郫都区	2 263	2 685	3 174	3 946	4 683	5 683	6 885	6 373	12 358
新津区	1 016	931	1 234	1 570	1 819	2 409	2 838	3 550	4 925
简阳市	0	0	0	0	0	0	0	0	0
都江堰市	1 993	2 359	2 748	3 139	3 133	4 285	5 446	9 077	11 398
彭州市	4 107	4 125	3 475	3 197	3 525	4 896	4 937	7 649	8 792
邛崃市	2 262	2 233	2 466	2 552	2 948	3 978	5 625	5 976	7 866
崇州市	2 026	1 772	2 126	2 552	2 845	4 712	6 574	8 204	8 275
金堂县	3 063	3 405	3 706	3 946	4 448	5 102	6 125	7 628	10 140
大邑县	1 702	1 858	1 944	2 263	2 549	2 538	4 328	5 704	7 354
蒲江县	1 208	1 482	1 756	1 868	2 006	2 331	3 213	3 893	4 829

卫生院总支出（万元）

2011	2012	2013	2014	2015	2016	2017	2018	2019	2020
134 735	172 311	195 786	200 972	225 915	284 486	315 054	346 373	381 066	394 349
					20 092	23 051	18 157	20 006	21 321
									42 119
					0	11 219	14 514	16 925	0
1 696	2 128	1 691	1 702	2 115	0	0	0	0	0
0	0	0	0	0	0	0	0	0	0
0	0	0	0	0	0	0	0	0	0
0	0	0	0	0	0	0	0	0	0
0	0	0	0	0	0	0	0	0	0
7 640	7 839	8 554	9 286	9 741	11 017	12 850	14 415	15 525	17 133
7 202	8 430	9 830	10 418	11 361	12 897	14 024	15 447	16 226	20 093
13 675	14 792	15 724	15 408	16 872	19 711	24 014	27 832	29 594	31 440
5 495	6 516	8 206	8 180	6 989	7 752	8 496	10 389	11 316	13 775
17 021	22 827	28 203	24 843	32 437	11 337	12 656	12 816	13 263	11 275
8 900	11 298	12 860	15 532	16 525	19 934	23 964	29 582	33 727	33 865
6 028	6 912	8 768	8 939	9 398	8 776	9 861	10 454	11 956	13 150
0	0	0	0	0	48 574	40 499	46 347	54 956	36 314
12 072	18 892	19 427	18 364	21 030	19 887	22 999	23 077	25 549	25 914
12 086	12 087	13 030	14 671	16 765	17 144	18 590	21 053	22 233	24 536
9 605	12 235	12 996	12 710	15 516	15 948	16 948	17 374	22 550	24 675
7 332	11 890	14 013	16 105	19 580	20 652	21 865	24 617	27 672	21 245
12 836	17 410	20 455	21 619	23 146	25 380	27 629	28 232	24 809	23 012
8 326	11 909	13 912	14 516	15 329	15 822	15 442	20 485	20 776	20 863
4 821	7 146	8 117	8 679	9 112	9 565	10 948	11 581	13 984	13 620

表 7-57   2002—2020 年成都市基层医疗卫生机构财政

分　类	2002	2003	2004	2005	2006	2007	2008	2009	2010
财政拨款收入	**3 346**	**3 645**	**3 886**	**6 342**	**9 046**	**23 214**	**30 703**	**40 685**	**57 992**
社区卫生服务中心（站）	98	22	21	790	1 458	9 264	13 806	19 320	30 000
社区卫生服务中心	98	22	21	790	1 458	9 056	13 590	19 124	29 558
社区卫生服务站	0	0	0	0	0	208	216	196	441
卫生院	3 103	3 623	3 865	5 552	7 587	13 879	16 808	21 272	27 826
门诊部	145	0	0	0	1	72	90	93	167
医疗收入	**35 403**	**15 519**	**23 335**	**34 734**	**37 298**	**110 076**	**126 287**	**164 825**	**209 184**
护理站	0	0	0	0	0	0	0	0	0
社区卫生服务中心（站）	1 463	885	2 105	4 311	5 588	24 634	33 346	50 769	70 423
社区卫生服务中心	1 463	885	2 105	4 311	5 588	23 350	32 227	49 122	67 763
社区卫生服务站	0	0	0	0	0	1 284	1 119	1 647	2 660
卫生院	31 167	13 925	21 006	29 809	31 549	50 324	62 698	78 437	99 611
门诊部	2 773	710	224	615	161	4 156	4 721	6 238	8 532
诊所	0	0	0	0	0	16 486	24 227	27 866	29 003
卫生所（室）	0	0	0	0	0	603	698	743	991
医务室	0	0	0	0	0	442	592	771	624
中小学卫生保健所	0	0	0	0	0	15	5	0	0
村卫生室	0	0	0	0	0	13 417	0	0	0

注：护理站、诊所、卫生所（室）、医务室、中小学卫生保健所、村卫生室无财政拨款收入数据未予列入。

拨款收入与医疗收入（万元）（按机构类别）

2011	2012	2013	2014	2015	2016	2017	2018	2019	2020
89 940	**112 324**	**141 524**	**151 898**	**172 122**	**206 108**	**204 024**	**234 981**	**254 470**	**306 499**
45 448	61 246	74 347	76 475	92 309	110 940	101 515	116 667	127 889	160 882
44 445	59 753	72 843	75 096	90 694	109 424	100 248	115 480	126 951	159 922
1 003	1 494	1 504	1 379	1 616	1 515	1 267	1 187	937	960
44 082	51 077	67 177	75 423	79 813	95 169	102 509	118 314	126 582	145 618
410	0	0	0	0	0	0	0	0	0
231 627	**307 872**	**333 525**	**337 412**	**372 963**	**465 728**	**556 093**	**669 650**	**854 482**	**941 132**
0	0	0	0	0	0	0	0	11	7
87 493	120 286	133 850	122 871	128 937	148 273	167 333	196 040	234 816	261 467
83 113	115 134	127 780	116 868	122 538	141 262	160 149	188 798	228 093	255 386
4 380	5 152	6 070	6 002	6 399	7 010	7 183	7 242	6 723	6 081
95 860	126 670	128 060	134 970	146 907	185 038	205 242	228 249	260 620	259 257
14 688	17 399	23 374	26 243	30 669	47 921	78 918	120 024	190 879	250 638
30 913	29 828	34 274	38 446	50 394	63 694	84 294	105 976	145 747	152 200
1 871	1 398	1 353	1 372	1 750	1 814	1 776	1 541	1 258	972
786	762	1 117	1 919	2 049	2 291	2 477	2 356	6 285	4 749
17	10	0.3	0.4	6	6	7	10	12	5
0	11 520	11 498	11 592	12 251	16 692	16 048	15 455	14 854	11 840

表 7-58　2002—2020 年成都市各区（市）县

地　区	2002	2003	2004	2005	2006	2007	2008	2009	2010
成都市	**98**	**22**	**21**	**790**	**1 458**	**9 264**	**13 806**	**19 320**	**30 000**
四川天府新区									
成都东部新区									
成都高新区									
锦江区	0	0	0	0	0	58	135	83	383
青羊区	8	0	0	564	781	1 394	2 288	3 397	4 279
金牛区	11	0	0	63	296	752	934	888	1 807
武侯区	79	22	21	57	71	2 690	5 138	7 812	13 714
成华区	0	0	0	22	35	659	867	966	2 534
龙泉驿区	0	0	0	0	34	150	147	439	509
青白江区	0	0	0	0	0	227	219	787	732
新都区	0	0	0	0	45	217	135	211	826
温江区	0	0	0	84	66	824	335	425	898
双流区	0	0	0	0	104	379	1 736	1 697	2 669
郫都区	0	0	0	0	23	169	274	959	0
新津区	0	0	0	0	0	0	294	0	0
简阳市	—	—	—	—	—	—	—	—	—
都江堰市	0	0	0	0	0	1 216	276	323	188
彭州市	0	0	0	0	0	275	259	312	401
邛崃市	0	0	0	0	4	34	138	382	386
崇州市	0	0	0	0	0	0	306	288	259
金堂县	0	0	0	0	0	35	161	188	189
大邑县	0	0	0	0	0	132	46	0	0
蒲江县	0	0	0	0	0	53	119	165	226

社区卫生服务中心（站）财政补助收入（万元）

2011	2012	2013	2014	2015	2016	2017	2018	2019	2020
45 448	61 246	74 347	76 475	92 309	110 940	101 515	116 667	127 889	160 882
					3 142	1 991	3 171	3 679	5 388
									660
					19 255	16 104	15 666	19 950	19 976
562	1 230	1 430	1 858	1 858	2 662	4 008	3 057	4 166	4 783
7 101	6 892	7 081	6 995	9 678	10 589	10 649	12 319	12 526	20 269
5 343	5 903	6 403	7 055	8 114	8 603	9 906	12 174	12 340	15 802
17 100	25 011	30 508	29 508	36 392	22 482	10 229	12 062	12 151	13 363
3 730	4 793	6 440	5 295	6 097	7 227	8 681	10 455	12 119	15 224
1 232	4 070	5 022	5 589	6 950	8 509	7 525	9 654	9 764	11 979
602	890	918	1 075	1 015	1 348	1 355	1 756	1 757	1 833
1 715	1 578	1 683	2 130	2 549	3 434	3 196	3 888	4 905	5 995
1 061	1 180	1 659	1 856	2 398	2 574	2 844	3 779	4 342	5 411
2 428	3 668	5 309	6 928	7 074	8 441	10 321	10 020	10 861	13 930
1 042	1 305	1 671	1 893	2 636	3 009	3 371	3 857	4 325	6 266
218	331	431	344	526	327	671	579	512	606
—	—	—	—	—	1 099	1 653	2 160	2 058	2 706
594	646	1 011	1 069	1 412	1 483	1 580	2 307	2 277	3 086
746	1 236	1 643	1 466	1 654	2 025	2 137	3 641	3 081	3 306
897	1 013	1 117	816	1 101	1 195	1 464	1 569	1 513	1 892
334	382	601	721	756	1 031	1 052	1 328	1 451	3 419
0	333	468	557	593	867	774	804	1 478	1 865
381	402	440	765	708	761	886	1 218	1 385	1 210
362	386	513	553	799	878	1 120	1 204	1 250	1 916

表 7-59　2002—2020 年成都市各区（市）县

地　　区	2002	2003	2004	2005	2006	2007	2008	2009	2010
成都市	1 463	885	2 105	4 311	5 588	24 634	33 346	50 769	70 423
四川天府新区									
成都东部新区									
成都高新区									
锦江区	271	238	195	51	0	798	1 213	1 868	3 161
青羊区	55	9	0	2 492	2 551	4 915	7 331	10 521	14 939
金牛区	427	0	295	0	0	3 509	4 169	5 600	7 793
武侯区	450	0	0	484	769	4 298	2 843	4 783	12 257
成华区	260	638	1 567	583	52	3 746	4 841	6 924	11 096
龙泉驿区	0	0	0	0	195	183	892	1 474	1 556
青白江区	0	0	0	0	0	1 129	1 413	2 368	2 809
新都区	0	0	0	0	0	475	546	625	1 183
温江区	0	0	0	602	860	1 340	1 337	1 780	2 708
双流区	0	0	0	0	151	331	3 918	5 039	3 608
郫都区	0	0	48	99	390	425	377	3 214	0
新津区	0	0	0	0	0	0	185	0	0
简阳市	—	—	—	—	—	—	—	—	—
都江堰市	0	0	0	0	501	1 494	1 472	2 939	3 550
彭州市	0	0	0	0	0	466	807	1 285	1 973
邛崃市	0	0	0	0	120	524	615	521	863
崇州市	0	0	0	0	0	0	90	194	462
金堂县	0	0	0	0	0	197	147	203	226
大邑县	0	0	0	0	0	0	22	150	141
蒲江县	0	0	0	0	0	804	1 129	1 283	2 100

社区卫生服务中心（站）医疗收入（万元）

2011	2012	2013	2014	2015	2016	2017	2018	2019	2020
87 493	**120 286**	**133 850**	**122 871**	**128 937**	**148 273**	**167 333**	**196 040**	**234 816**	**261 467**
					3 880	3 527	4 421	8 121	8 897
									719
					7 884	11 174	14 351	18 191	19 145
4 942	3 443	4 028	4 082	4 804	6 385	6 893	9 581	9 817	9 722
19 833	24 705	30 163	23 753	30 143	32 706	32 875	33 221	35 992	34 729
8 519	13 112	16 296	15 407	15 379	17 299	19 468	22 429	25 730	29 714
15 051	19 482	22 866	23 289	23 915	19 357	22 266	25 351	29 121	33 241
15 248	24 892	23 888	16 251	11 721	15 358	17 436	18 297	21 610	19 651
1 732	3 203	3 574	3 803	4 058	4 451	5 939	7 190	9 005	10 602
2 149	2 534	2 721	3 178	3 480	3 667	3 911	3 845	4 770	5 053
1 587	2 300	3 265	3 352	3 594	3 601	4 107	5 394	7 253	9 845
3 203	4 695	5 537	5 692	4 468	4 591	6 160	7 732	9 748	11 890
3 175	4 433	3 628	4 706	5 566	5 089	6 421	10 282	13 055	16 213
4 517	6 684	7 181	8 308	9 346	10 663	11 329	13 902	15 994	14 445
297	385	530	293	578	492	693	961	1 250	1 439
—	—	—	—	—	458	448	472	651	1 562
1 054	1 803	1 755	1 787	2 317	2 311	2 386	4 385	5 262	5 354
2 028	3 072	2 901	3 277	4 130	4 503	5 144	5 643	6 178	6 538
1 395	1 283	1 269	925	787	826	1 227	1 706	2 143	2 863
508	591	777	1 106	1 189	1 404	2 009	2 146	2 533	7 731
0	715	473	432	436	513	762	790	3 388	5 194
167	109	102	241	149	229	242	701	983	1 907
2 089	2 847	2 896	2 990	2 878	2 608	2 917	3 240	4 024	5 011

表 7-60　2002—2020 年成都市各区（市）县

地　区	2002	2003	2004	2005	2006	2007	2008	2009	2010
成都市	3 103	3 623	3 865	5 552	7 587	13 879	16 808	21 272	27 826
四川天府新区									
成都东部新区									
成都高新区									
锦江区	11	36	10	0	0	26	48	116	142
青羊区	0	0	73	0	0	0	0	0	0
金牛区	67	81	70	28	0	0	0	0	0
武侯区	274	275	189	263	376	0	0	0	0
成华区	237	222	0	0	0	0	0	0	0
龙泉驿区	237	215	173	390	436	1 036	1 495	2 166	2 999
青白江区	281	302	405	532	723	1 222	777	1 074	937
新都区	117	273	248	378	937	1 965	977	1 802	2 847
温江区	202	303	238	125	603	844	1 038	1 379	1 338
双流区	763	931	1 604	2 282	1 888	3 868	3 239	3 660	7 144
郫都区	302	0	0	394	681	739	1 788	1 584	2 420
新津区	131	139	158	199	182	318	717	1 252	1 631
简阳市	—	—	—	—	—	—	—	—	—
都江堰市	18	60	12	23	41	458	1 322	888	1 189
彭州市	168	282	234	377	801	1 881	1 664	2 878	2 083
邛崃市	109	144	204	144	433	763	840	941	923
崇州市	52	152	12	192	199	379	1 226	1 238	1 301
金堂县	28	21	31	104	179	141	727	1 379	1 548
大邑县	52	94	85	31	5	64	573	551	856
蒲江县	54	93	118	90	106	176	380	364	470

卫生院财政拨款收入（万元）

2011	2012	2013	2014	2015	2016	2017	2018	2019	2020
44 082	**51 077**	**67 177**	**75 423**	**79 813**	**95 169**	**102 509**	**118 314**	**126 582**	**145 618**
					9 288	8 368	7 246	8 806	11 477
									9 883
					0	3 026	5 229	7 230	0
372	170	182	309	390	0	0	0	0	0
0	0	0	0	0	0	0	0	0	0
0	0	0	0	0	0	0	0	0	0
0	0	0	0	0	0	0	0	0	0
0	0	0	0	0	0	0	0	0	0
4 636	4 784	5 669	6 137	7 158	8 075	8 065	8 744	9 429	12 147
1 931	2 349	2 792	2 998	2 932	3 907	3 054	4 214	3 932	5 115
6 026	6 735	7 098	7 527	8 405	9 501	12 232	15 136	14 084	18 555
1 647	1 511	2 377	2 470	2 662	2 959	3 196	4 212	4 670	5 518
7 301	9 220	16 365	19 562	17 061	6 478	7 447	6 923	7 090	6 746
2 055	2 720	3 366	5 422	5 213	5 764	6 367	8 877	8 850	13 973
1 678	2 306	2 651	2 389	2 729	2 539	4 056	3 863	3 979	4 128
—	—	—	—	—	9 567	8 548	12 559	13 989	15 390
2 969	3 961	4 755	5 058	6 837	6 858	6 897	5 906	6 276	7 247
3 925	4 425	5 255	5 536	6 764	7 138	7 525	7 569	10 059	10 956
1 880	2 509	2 961	2 389	3 251	3 291	4 768	4 423	5 159	5 951
2 307	3 829	4 181	4 853	5 070	6 419	5 831	6 476	7 000	5 542
4 627	2 306	4 176	4 997	5 142	7 130	6 459	6 082	5 497	3 954
1 738	3 138	3 854	4 214	4 178	4 081	3 675	7 757	7 531	6 481
989	1 115	1 496	1 563	2 022	2 173	2 994	3 101	3 003	2 557

表 7-61　2002—2020 年成都市各区（市）县

地　区	2002	2003	2004	2005	2006	2007	2008	2009	2010
成都市	31 167	13 925	21 006	29 809	31 549	50 324	62 698	78 437	99 611
四川天府新区									
成都东部新区									
成都高新区									
锦江区	270	416	282	328	203	388	577	917	1 090
青羊区	0	0	911	0	0	0	0	0	0
金牛区	196	210	165	46	0	0	0	0	0
武侯区	2 113	811	2 963	3 938	4 497	0	0	0	0
成华区	715	437	0	0	0	0	0	0	0
龙泉驿区	1 248	0	1 455	1 415	1 302	2 585	3 408	4 067	4 846
青白江区	2 031	0	0	3 097	2 874	2 639	3 266	3 480	4 098
新都区	3 130	0	0	0	0	5 044	6 264	6 169	7 243
温江区	1 271	1 380	1 509	1 076	1 424	1 747	3 257	4 225	3 644
双流区	3 637	4 210	5 804	5 184	5 851	7 323	7 035	9 777	11 133
郫都区	2 079	0	0	3 816	2 493	4 952	6 004	5 650	11 098
新津区	588	0	0	0	0	1 819	2 057	2 452	3 155
简阳市	—	—	—	—	—	—	—	—	—
都江堰市	1 715	2 000	2 375	2 750	2 748	3 735	4 279	7 807	9 757
彭州市	3 421	3 501	2 903	2 485	2 475	3 696	3 949	5 582	7 833
邛崃市	1 869	0	0	2 412	2 486	3 200	4 434	5 446	7 876
崇州市	1 780	0	1 564	2 027	2 631	4 144	5 925	7 449	7 715
金堂县	2 579	0	0	0	0	4 457	5 631	6 829	8 964
大邑县	1 543	961	1 076	1 236	2 564	2 561	3 906	5 428	6 547
蒲江县	982	0	0	0	0	2 034	2 708	3 161	4 612

卫生院医疗收入（万元）

2011	2012	2013	2014	2015	2016	2017	2018	2019	2020
95 860	126 670	128 060	134 970	146 907	185 038	205 242	228 249	260 620	259 257
					10 054	10 916	10 006	11 894	11 535
									31 183
					0	8 241	9 945	11 844	0
1 444	1 836	1 289	1 017	1 231	0	0	0	0	0
0	0	0	0	0	0	0	0	0	0
0	0	0	0	0	0	0	0	0	0
0	0	0	0	0	0	0	0	0	0
0	0	0	0	0	0	0	0	0	0
3 283	3 503	3 080	3 490	3 703	3 915	4 663	5 344	6 369	6 607
4 921	6 285	7 095	7 697	8 476	9 033	9 869	10 802	12 246	14 686
8 178	9 198	8 751	7 929	9 645	9 877	11 531	13 828	16 888	17 360
3 844	5 183	6 005	5 877	4 514	4 974	5 499	6 301	7 291	8 258
9 326	13 302	12 164	13 248	15 133	4 648	5 341	7 111	8 358	7 170
6 926	9 014	9 777	10 280	11 540	13 613	17 213	20 177	24 683	22 904
3 914	5 473	6 267	5 574	5 914	5 819	5 928	6 609	7 819	9 111
—	—	—	—	—	36 480	30 385	32 988	39 835	23 175
9 080	14 679	13 602	14 321	14 414	12 960	14 958	16 025	18 218	18 237
9 361	9 737	8 385	9 252	10 594	9 989	11 769	12 242	13 361	14 154
8 266	9 676	10 225	10 559	11 694	11 931	12 397	14 766	17 902	17 827
6 836	8 809	10 422	12 396	14 638	14 729	16 716	18 699	20 942	15 477
9 210	14 410	14 311	16 007	17 413	18 672	20 248	20 480	17 106	16 305
6 995	9 785	10 448	10 288	11 310	11 360	11 591	13 727	14 429	15 224
4 276	5 779	6 240	7 036	6 689	6 984	7 976	9 199	11 434	10 043

表 7-62　2002—2020 年成都市基层医疗卫生机构

分　类	2002	2003	2004	2005	2006	2007	2008	2009	2010
门诊病人次均医药费	**9.99**	**3.60**	**5.13**	**7.97**	**8.57**	**16.42**	**25.08**	**29.65**	**33.86**
护理站	0.00	0.00	0.00	0.00	0.00	0.00	0.00	0.00	0.00
社区卫生服务中心（站）	23.50	15.48	29.16	26.53	29.42	65.39	53.58	60.85	73.55
社区卫生服务中心	29.26	18.39	34.17	35.60	30.32	66.67	54.35	61.83	75.31
社区卫生服务站	0.00	0.00	0.00	0.00	0.00	52.62	40.61	45.46	51.29
卫生院	23.34	10.48	16.92	22.74	24.12	34.75	35.80	41.00	46.82
门诊部	12.15	3.93	2.33	4.94	1.01	63.63	72.00	89.31	115.62
诊所	2.23	0.29	0.00	1.39	1.37	0	21.53	24.50	23.67
卫生所（室）	3.19	0.00	0.00	0.00	0.00	0.00	15.77	15.85	19.88
医务室	0.00	0.00	0.00	0.00	0.00	0.00	10.68	12.86	12.36
中小学卫生保健所	0.00	0.00	0.00	0.00	0.00	0.00	50.00	0.00	0.00
村卫生室	5.25	0.32	0.00	0.00	0.00	0.00	0.00	0.00	0.00
门诊病人次均药费	**5.64**	**1.97**	**2.66**	**4.13**	**4.44**	**8.04**	**13.34**	**15.80**	**18.25**
护理站	0.00	0.00	0.00	0.00	0.00	0.00	0.00	0.00	0.00
社区卫生服务中心（站）	13.88	6.30	12.23	13.90	14.20	30.71	28.58	33.27	45.63
社区卫生服务中心	17.28	7.49	14.33	18.66	14.64	30.69	28.86	33.63	46.45
社区卫生服务站	0.00	0.00	0.00	0.00	0.00	30.91	23.87	27.68	35.23
卫生院	13.16	5.76	8.97	11.66	12.58	17.80	18.88	22.02	23.71
门诊部	6.30	1.99	1.51	2.70	0.71	25.36	26.45	25.39	35.98
诊所	1.25	0.22	0.00	0.78	0.77	0.00	12.10	13.73	12.20
卫生所（室）	1.54	0.00	0.00	0.00	0.00	0.00	10.30	9.67	12.08
医务室	0.00	0.00	0.00	0.00	0.00	0.00	6.59	8.09	7.51
中小学卫生保健所	0.00	0.00	0.00	0.00	0.00	0.00	30.00	0.00	0.00
村卫生室	3.11	0.25	0.00	0.00	0.00	0.00	0.00	0.00	0.00

门诊病人次均医药费与药费（元）（按机构类别）

2011	2012	2013	2014	2015	2016	2017	2018	2019	2020
35.98	**41.28**	**46.09**	**46.59**	**53.90**	**59.32**	**69.06**	**79.06**	**91.95**	**117.60**
0.00	0.00	0.00	0.00	0.00	0.00	0.00	0.00	167.41	282.61
78.33	81.65	92.17	85.64	85.90	92.37	94.04	103.99	114.35	138.66
84.18	86.55	97.89	89.69	89.32	94.53	95.23	105.47	116.16	140.46
38.25	41.24	45.58	48.99	52.56	66.40	76.27	78.69	78.85	94.20
49.18	58.01	59.50	62.00	64.00	65.19	69.82	72.95	77.12	90.91
142.31	126.78	150.10	148.08	165.12	251.99	347.40	395.84	430.04	788.77
22.46	22.48	23.78	25.59	34.21	40.96	50.04	55.16	60.21	66.85
28.95	19.44	26.18	27.54	35.66	32.29	34.34	31.93	22.71	23.33
14.89	16.00	18.46	33.85	36.88	40.26	41.36	27.60	91.56	76.18
18.00	11.10	7.50	9.73	138.89	149.21	167.53	7.41	25.20	24.06
0.00	0.00	0.00	0.00	13.19	13.86	13.92	13.65	13.57	13.78
17.92	**21.04**	**24.46**	**23.90**	**27.17**	**28.26**	**30.77**	**33.46**	**38.19**	**50.74**
0.00	0.00	0.00	0.00	0.00	0.00	0.00	0.00	0.00	0.00
47.52	49.80	59.98	54.19	52.02	54.28	53.91	57.64	68.04	98.02
51.69	52.99	64.29	57.17	54.35	55.93	55.09	58.81	69.46	100.23
18.97	23.52	24.85	27.27	29.30	34.43	36.11	37.66	40.17	43.64
20.10	23.38	25.80	27.97	28.61	28.53	29.47	31.51	39.86	49.39
34.17	42.35	46.15	42.79	45.75	49.58	45.81	51.99	50.71	78.31
11.45	11.43	11.38	11.80	16.19	19.42	25.30	27.00	27.32	30.42
17.97	13.76	17.41	17.67	18.70	16.62	21.39	20.57	14.63	15.69
8.90	9.05	7.14	8.11	12.39	15.18	16.49	18.17	17.39	17.36
12.66	7.77	7.50	9.73	65.66	70.68	77.32	5.76	19.87	18.40
0	0	0	0	8.72	9.33	9.45	9.28	9.40	9.50

表 7-63 2002—2020 年成都市各区（市）县社区卫生服务中心（站）

地 区	2002	2003	2004	2005	2006	2007	2008	2009	2010
成都市	23.50	15.48	29.16	26.53	29.42	65.39	53.58	60.85	73.55
四川天府新区									
成都东部新区									
成都高新区									
锦江区	53.03	55.70	23.11	6.27	0.00	45.35	70.69	61.72	77.51
青羊区	4.13	1.48	0.00	69.92	69.41	59.78	81.32	94.28	108.25
金牛区	38.46	0.00	28.26	0.00	0.00	87.83	85.95	101.77	110.21
武侯区	48.13	0.00	0.00	24.44	53.96	76.10	20.56	29.85	51.79
成华区	78.98	36.48	70.83	32.30	3.39	65.77	63.61	64.98	86.55
龙泉驿区	0.00	0.00	0.00	0.00	50.67	48.47	63.97	67.57	65.72
青白江区	0.00	0.00	0.00	0.00	0.00	49.53	57.99	50.10	64.16
新都区	0.00	0.00	0.00	0.00	0.00	64.82	83.36	74.33	81.72
温江区	0.00	0.00	0.00	22.04	35.56	42.30	46.34	50.61	55.86
双流区	0.00	0.00	0.00	0.00	119.12	178.31	55.05	62.44	52.62
郫都区	0.00	0.00	4.37	6.92	61.10	101.80	89.42	63.54	0.00
新津区	0.00	0.00	0.00	0.00	0.00	0.00	38.17	0.00	0.00
简阳市	—	—	—	—	—	—	—	—	—
都江堰市	0.00	0.00	0.00	0.00	27.06	80.89	72.17	132.03	144.64
彭州市	0.00	0.00	0.00	0.00	0.00	90.94	83.13	86.63	103.36
邛崃市	0.00	0.00	0.00	0.00	19.06	51.76	57.26	24.39	32.55
崇州市	0.00	0.00	0.00	0.00	0.00	0.00	106.59	103.77	59.78
金堂县	0.00	0.00	0.00	0.00	0.00	77.74	51.55	102.76	84.97
大邑县	0.00	0.00	0.00	0.00	0.00	0.00	39.45	100.62	129.23
蒲江县	0.00	0.00	0.00	0.00	0.00	39.71	48.38	57.60	78.47

门诊病人次均医药费（元）

2011	2012	2013	2014	2015	2016	2017	2018	2019	2020
78.33	**81.65**	**92.17**	**85.64**	**85.90**	**92.37**	**94.04**	**103.99**	**114.35**	**138.66**
					92.43	81.15	82.23	139.15	138.18
									92.98
					54.87	71.32	84.17	96.75	109.08
113.57	57.21	67.12	72.49	77.92	70.96	55.11	66.03	68.82	96.21
125.79	125.20	134.79	106.19	111.31	113.48	111.08	116.37	125.47	191.05
129.29	102.84	141.55	108.96	101.56	104.14	102.78	124.09	131.49	165.71
55.84	63.00	76.02	75.52	72.92	96.85	104.91	118.66	126.99	163.64
94.91	114.12	114.80	101.15	93.03	109.86	116.46	118.10	132.38	124.65
51.86	47.67	54.61	52.56	52.43	55.94	70.29	72.38	80.06	103.92
61.67	59.71	62.54	74.94	72.50	110.99	97.50	91.68	97.33	124.50
64.78	111.56	105.59	115.51	115.53	114.02	115.75	122.27	140.33	225.95
78.16	89.04	102.09	122.64	105.72	101.95	128.31	116.71	141.32	171.64
52.46	71.50	57.72	70.15	78.69	76.03	69.31	97.69	113.85	118.37
57.54	56.36	65.78	71.93	82.61	112.62	102.26	130.69	137.02	137.00
47.70	61.16	67.56	34.55	76.78	61.99	87.27	122.05	140.22	165.28
—	—	—	—	—	81.44	87.24	85.56	86.74	160.83
24.89	35.18	37.50	36.24	43.82	50.04	50.23	65.20	61.81	83.93
106.44	120.49	92.19	85.72	114.33	120.09	123.86	126.59	120.93	153.96
43.39	40.84	50.04	35.83	37.65	37.44	42.95	76.44	93.61	124.91
39.80	58.20	76.22	125.08	133.55	137.39	161.18	153.31	125.61	120.29
0.00	50.00	27.22	62.92	61.21	69.64	80.37	68.95	84.72	83.65
111.72	56.23	57.68	110.84	63.90	94.60	115.78	149.09	125.87	137.78
91.36	79.80	89.91	87.11	80.13	73.06	73.66	71.50	89.42	90.66

表 7-64　2002—2020 年成都市各区（市）县

地　区	2002	2003	2004	2005	2006	2007	2008	2009	2010
成都市	23.34	10.48	16.92	22.74	24.12	34.75	35.80	41.00	46.82
四川天府新区									
成都东部新区									
成都高新区									
锦江区	29.78	47.74	65.15	52.71	46.40	54.80	50.10	66.69	98.78
青羊区	0.00	0.00	71.20	0.00	0.00	0.00	0.00	0.00	0.00
金牛区	56.34	43.95	39.23	51.96	0	0.00	0.00	0.00	0.00
武侯区	44.75	21.84	74.38	79.78	81.24	0.00	0.00	0.00	0.00
成华区	34.65	41.29	0.00	0.00	0.00	0.00	0.00	0.00	0.00
龙泉驿区	23.18	0.00	28.03	30.92	29.37	31.11	27.79	30.44	35.09
青白江区	24.13	0.00	0.00	32.98	30.73	29.70	36.54	45.97	58.69
新都区	33.22	0.00	0.00	0.00	0.00	39.76	45.37	49.83	54.91
温江区	22.37	25.96	25.27	32.43	36.84	31.40	53.00	55.90	55.47
双流区	28.32	32.50	43.21	33.30	39.71	46.04	48.70	53.87	48.22
郫都区	33.75	0.00	0.00	49.66	25.56	52.19	55.66	53.14	53.41
新津区	16.14	0.00	0.00	0.00	0.00	30.43	40.91	40.64	37.27
简阳市	0.00	0.00	0.00	0.00	0.00	0.00	0.00	0.00	0.00
都江堰市	18.47	18.99	20.00	19.64	21.04	21.56	20.80	24.07	36.48
彭州市	29.51	31.27	39.16	36.60	39.98	42.85	34.04	50.25	59.66
邛崃市	24.15	0.00	0.00	34.04	34.92	42.38	33.91	41.18	54.90
崇州市	15.18	0.00	12.33	16.47	18.34	25.38	27.26	33.92	42.44
金堂县	14.91	0.00	0.00	0.00	0.00	28.62	29.46	37.65	42.46
大邑县	12.84	9.20	11.08	12.96	30.59	24.58	35.51	32.89	34.23
蒲江县	14.01	0.00	0.00	0.00	0.00	35.76	33.90	41.05	43.71

卫生院门诊病人次均医药费（元）

2011	2012	2013	2014	2015	2016	2017	2018	2019	2020
49.18	58.01	59.50	62.00	64.00	65.19	69.82	72.95	77.12	90.91
					83.18	83.43	84.50	105.20	122.96
									125.97
					0.00	90.84	99.58	109.63	0.00
100.75	86.63	89.87	84.90	88.76	0.00	0.00	0.00	0.00	0.00
0.00	0.00	0.00	0.00	0.00	0.00	0.00	0.00	0.00	0.00
0.00	0.00	0.00	0.00	0.00	0.00	0.00	0.00	0.00	0.00
0.00	0.00	0.00	0.00	0.00	0.00	0.00	0.00	0.00	0.00
0.00	0.00	0.00	0.00	0.00	0.00	0.00	0.00	0.00	0.00
34.67	44.77	49.23	53.86	55.06	53.14	68.35	76.24	82.49	87.00
51.97	54.84	68.61	77.26	74.95	78.89	82.08	75.47	77.04	95.20
64.45	71.35	71.39	74.83	78.48	78.75	90.29	98.00	103.70	138.12
61.00	77.60	80.25	74.83	73.06	78.92	85.34	76.58	82.43	102.60
49.49	59.65	62.51	68.57	75.95	65.18	64.29	82.06	90.01	107.78
51.65	52.84	57.12	66.95	71.42	85.94	94.10	101.83	108.21	117.93
45.22	53.72	55.38	43.07	45.78	44.22	47.67	49.74	51.41	72.68
—	—	—	—	—	71.41	78.11	79.70	84.83	81.78
35.68	52.02	41.79	49.37	47.28	46.47	48.90	55.15	52.49	67.45
78.40	70.28	67.15	71.20	74.00	68.80	70.43	73.52	72.69	84.75
58.01	64.17	59.45	54.87	54.30	55.46	52.18	53.37	57.64	73.82
43.87	49.35	53.28	56.33	58.20	57.11	60.89	61.64	67.38	70.87
38.59	64.18	65.24	69.38	65.29	63.08	64.45	57.80	53.21	58.72
43.26	48.63	53.29	51.49	59.03	55.14	54.47	56.78	56.36	68.36
44.43	47.19	62.52	60.53	60.47	56.56	58.81	64.71	67.25	69.98

表 7-65 2002—2020 年成都市基层医疗卫生机构出院病人

分 类	2002	2003	2004	2005	2006	2007	2008	2009	2010
出院病人人均医药费	**377.87**	**137.94**	**228.66**	**396.58**	**396.46**	**648.79**	**771.71**	**885.79**	**1 229.61**
社区卫生服务中心（站）	0.00	64.40	68.10	1 609.56	1 154.53	1 393.87	1 683.57	1 975.59	2 517.81
社区卫生服务中心	0.00	64.40	68.10	1 609.56	1 154.53	1 393.87	1 683.57	1 975.16	2 521.06
社区卫生服务站	0.00	0.00	0.00	0.00	0.00	0.00	0.00	2 150.54	2 146.17
卫生院	378.56	138.46	232.36	350.48	341.94	543.39	658.62	733.49	1 025.28
出院病人人均药费	**132.80**	**46.45**	**80.92**	**134.08**	**135.43**	**258.53**	**345.79**	**427.63**	**625.73**
社区卫生服务中心（站）	0.00	24.34	10.08	663.76	465.71	580.62	801.92	992.50	1 326.94
社区卫生服务中心	0.00	24.34	10.08	663.76	465.71	580.62	801.92	992.30	1 323.60
社区卫生服务站	0.00	0.00	0.00	0.00	0.00	0.00	0.00	1 075.27	1 709.02
卫生院	133.05	46.61	82.56	113.95	111.67	212.96	289.22	348.69	514.50

人均医药费与药费（元）（按机构类别）

2011	2012	2013	2014	2015	2016	2017	2018	2019	2020
1 260.90	**1 613.94**	**1 594.02**	**1 664.37**	**1 849.24**	**1 957.44**	**1 972.65**	**2 139.21**	**2 224.91**	**2 414.29**
2 599.61	2 870.96	2 864.98	2 657.19	2 844.57	2 881.41	2 646.75	2 742.95	2 740.52	2 661.48
2 640.62	2 924.37	2 894.99	2 700.10	2 881.86	2 899.24	2 640.60	2 735.19	2 740.52	2 661.48
1 315.64	1 167.84	1 677.32	1 294.18	1 770.01	2023.08	3 579.50	3 828.86	0	0
1 026.44	1 333.10	1 336.49	1 479.02	1 657.01	1 793.81	1 840.37	2 028.23	2 128.84	2 362.26
585.04	**835.17**	**784.56**	**797.31**	**876.67**	**851.98**	**790.08**	**804.01**	**858.74**	**860.50**
1 323.67	1 573.85	1 536.36	1 375.81	1 428.38	1 425.40	1 208.01	1 146.10	1 117.78	1 007.95
1 336.85	1 601.08	1 550.86	1 398.53	1 446.08	1 431.45	1 206.58	1 144.01	1 117.78	1 007.95
911.02	705.44	962.52	653.90	918.35	1 134.58	1 424.44	1 439.34	0.00	0.00
455.68	670.14	632.22	689.32	770.12	750.43	708.07	741.13	810.47	829.46

表 7-66　2002—2020 年成都市各区（市）县社区卫生服务中心（站）

地　区	2002	2003	2004	2005	2006	2007	2008	2009	2010
成都市	0	64.40	68.10	1 609.56	1 154.53	1 393.87	1 683.57	1 975.59	2 517.81
四川天府新区									
成都东部新区									
成都高新区									
锦江区	0.00	0.00	0.00	0.00	0.00	0.00	3 190.91	2 469.09	2 636.07
青羊区	0.00	0.00	0.00	1 854.73	1 900.88	1 997.81	2 359.43	2 842.59	3 499.90
金牛区	0.00	0.00	0.00	0.00	0.00	2 173.31	2 236.21	2 559.22	3 040.61
武侯区	0.00	0.00	0.00	0.00	0.00	6 838.96	1 220.55	3 692.31	1 567.26
成华区	0.00	80.38	12.71	49.33	30.61	660.78	1 497.82	1 879.85	2 701.33
龙泉驿区	0.00	0.00	0.00	0.00	842.11	895.20	2 687.29	3 049.32	2 594.50
青白江区	0.00	0.00	0.00	0.00	0.00	461.01	586.47	836.90	1 450.51
新都区	0.00	0.00	0.00	0.00	0.00	1 773.85	1 516.13	1 533.52	1 679.80
温江区	0.00	0.00	0.00	519.75	3 270.98	6 282.96	4 600.35	5 911.67	1 962.34
双流区	0.00	0.00	0.00	0.00	0.00	4 000.00	976.09	1 254.86	1 343.38
郫都区	0.00	0.00	1 888.24	1 661.36	1 122.20	446.97	1 922.97	1 545.79	0.00
新津区	0.00	0.00	0.00	0.00	0.00	0.00	1 276.36	0.00	0.00
简阳市	—	—	—	—	—	—	—	—	—
都江堰市	0.00	0.00	0.00	0.00	4 039.09	2 865.31	2 972.25	3 910.56	3 496.42
彭州市	0.00	0.00	0.00	0.00	0.00	994.85	1 867.89	1 669.29	2 726.20
邛崃市	0.00	0.00	0.00	0.00	75.91	1 688.21	1 862.99	1 677.47	1 707.85
崇州市	0.00	0.00	0.00	0.00	0.00	0.00	810.53	165.64	1 146.89
金堂县	0.00	0.00	0.00	0.00	0.00	305.51	499.01	383.67	631.58
大邑县	0.00	0.00	0.00	0.00	0.00	0.00	3 000.00	3 620.37	909.72
蒲江县	0.00	0.00	0.00	0.00	0.00	1 250.64	1 486.06	1 797.91	3 208.53

出院病人人均医药费（元）

2011	2012	2013	2014	2015	2016	2017	2018	2019	2020
2 599.61	**2 870.96**	**2 864.98**	**2 657.19**	**2 844.57**	**2 881.41**	**2 646.75**	**2 742.95**	**2 740.52**	**2 661.48**
					2 942.24	2 796.16	2 651.31	2 032.50	2 438.10
									1 637.13
					2 036.25	2 045.55	1 878.52	1 920.76	2 154.52
2 536.73	3 018.86	4 247.14	2 439.46	3 285.15	3 382.76	2 797.79	3 076.05	3 320.88	3 114.39
3 733.22	4 290.87	5 531.13	4 587.58	4 709.74	4 945.26	3 975.09	5 510.51	5 412.38	6 970.33
3 516.64	4 695.24	4 092.17	3 987.03	4 013.68	3 674.02	3 461.71	3 141.54	3 584.49	3 742.13
2 333.61	2 387.63	1 965.27	1 772.87	1 795.29	1 774.46	1 913.11	1 967.76	1 749.08	4 418.44
3 362.90	3 689.05	3 183.72	3 684.81	3 123.60	3 475.46	3 081.85	3 862.99	2 753.05	2 771.90
2 007.68	1 716.57	1 402.18	1 384.18	1 559.61	1 825.80	1 581.32	1 655.81	1 821.40	1 947.63
1 296.50	1 564.58	1 623.18	1 665.84	1 930.70	2 019.43	2 292.57	2 245.49	2 460.46	2 702.85
2 295.29	2 131.62	1 852.46	1 793.84	1 685.02	1 730.36	1 585.59	1 600.15	1 800.79	1 949.32
2 359.58	2 007.70	2 219.91	1 981.52	1 615.22	1 666.08	1 828.04	2 131.37	2 041.40	2 170.86
1 278.17	1 448.58	1 362.06	1 654.41	1 816.31	1 542.13	1 667.69	1 733.17	1 799.39	1 931.45
1 825.88	2 136.50	2 420.45	2 946.65	3 277.26	3 379.58	3 187.47	3 475.68	3 745.71	3 089.81
1 044.69	1 222.59	1 320.68	1 126.44	1 379.15	1 442.05	1 368.76	1 498.75	1 668.28	1 765.85
—	—	—	—	—	2 478.26	2 848.15	3 016.53	2 097.97	2 977.27
2 312.77	1 907.16	1 714.51	1 271.78	1 683.78	1 630.30	1 797.04	1 811.91	1 886.19	2 111.64
1 996.75	2 574.11	1 990.80	2 058.11	2 116.71	1 990.66	2 141.58	2 326.98	2 293.16	2 533.21
1 659.82	1 042.77	1 482.42	1 361.75	2 490.68	2 516.16	2 193.12	2 260.81	2 581.53	2 549.04
117.65	0.00	1 255.32	2 611.34	3 304.04	2 064.48	1 929.44	2 198.24	2 177.02	2 178.06
0.00	797.92	883.88	895.42	839.26	1 048.69	1 260.80	1 524.65	2 120.30	2 163.82
845.07	3 905.88	2 319.44	1 383.84	1 572.16	1 557.45	1 904.93	2 023.05	2 215.00	1 921.83
2 588.94	2 638.23	2 531.26	2 387.03	2 468.07	2 321.13	2 364.52	2 708.50	2 414.25	2 465.44

表 7-67　2002—2020 年成都市各区（市）县

地　区	2002	2003	2004	2005	2006	2007	2008	2009	2010
成都市	378.56	138.46	232.36	350.48	341.94	543.39	658.62	733.49	1 025.28
四川天府新区									
成都东部新区									
成都高新区									
锦江区	1 023.89	1 593.41	1 099.48	612.36	0.00	386.79	1 941.59	1 457.49	1 549.88
青羊区	0.00	0.00	1 405.11	0.00	0.00	0.00	0.00	0.00	0.00
金牛区	1 015.04	1 341.27	2 119.50	0.00	0.00	0.00	0.00	0.00	0.00
武侯区	843.81	289.63	934.13	1 279.06	1 053.62	0.00	0.00	0.00	0.00
成华区	246.50	88.71	0.00	0.00	0.00	0.00	0.00	0.00	0.00
龙泉驿区	194.76	0.00	263.03	223.31	303.68	676.96	865.66	1 039.05	1 331.04
青白江区	570.37	0.00	0.00	1 005.71	763.72	752.83	760.31	913.02	1 161.20
新都区	1 010.88	0.00	0.00	0.00	0.00	699.64	644.16	477.58	777.29
温江区	357.72	385.16	1 230.57	1 719.25	1 170.29	1 265.90	1 171.54	1 339.75	1 696.38
双流区	674.75	669.24	607.34	502.06	512.59	593.50	806.58	992.36	1 184.25
郫都区	528.93	0.00	0.00	663.07	416.39	711.81	823.61	715.22	1 137.92
新津区	75.94	0.00	0.00	0.00	0.00	338.65	372.88	497.62	758.11
简阳市	—	—	—	—	—	—	—	—	—
都江堰市	239.69	222.73	244.35	272.56	281.79	434.44	430.92	649.36	929.45
彭州市	524.55	484.22	482.94	419.44	522.08	720.20	721.01	805.57	1 268.76
邛崃市	138.71	0.00	0.00	223.37	240.76	291.16	577.46	550.31	870.07
崇州市	263.45	0.00	349.66	266.87	372.41	453.40	583.49	664.28	781.80
金堂县	218.71	0.00	0.00	0.00	0.00	479.70	550.43	688.74	894.77
大邑县	465.55	235.35	245.42	253.65	555.08	383.09	612.34	717.73	1 025.92
蒲江县	497.49	0.00	0.00	0.00	0.00	734.17	863.58	1 014.39	1 451.91

卫生院出院病人人均医药费（元）

2011	2012	2013	2014	2015	2016	2017	2018	2019	2020
1 026.44	**1 333.10**	**1 336.49**	**1 479.02**	**1 657.01**	**1 793.81**	**1 840.37**	**2 028.23**	**2 128.84**	**2 362.26**
					2 606.46	2 579.43	2 502.65	2 314.64	2 464.83
									3 961.51
					0.00	2 297.24	2 519.36	2 711.37	0.00
2 069.84	1 819.77	2 841.32	3 353.97	3 722.02	0.00	0.00	0.00	0.00	0.00
0.00	0.00	0.00	0.00	0.00	0.00	0.00	0.00	0.00	0.00
0.00	0.00	0.00	0.00	0.00	0.00	0.00	0.00	0.00	0.00
0.00	0.00	0.00	0.00	0.00	0.00	0.00	0.00	0.00	0.00
0.00	0.00	0.00	0.00	0.00	0.00	0.00	0.00	0.00	0.00
943.90	1 268.28	971.04	1 237.49	1 415.01	1 524.89	1 452.43	1 502.73	1 824.66	2 084.81
1 230.69	1 305.34	1 472.49	1 617.94	1 767.71	1 900.14	1 946.59	2 169.50	2 200.51	2 566.30
1 001.61	1 289.04	1 361.46	1 528.43	1 682.19	1 734.18	1 643.44	1 983.37	2 277.98	2 424.60
2 053.85	2 051.99	1 986.05	2 198.02	1 479.94	1 604.60	1 563.01	1 778.71	1 797.43	1 938.37
1 281.19	1 730.83	1 638.81	1 852.28	2 133.36	1 716.44	1 931.05	2 200.06	2 351.92	2 846.17
730.23	1 128.24	1 241.26	1 288.50	1 625.36	1 840.91	1 996.96	2 102.71	2 169.56	2 253.21
966.92	1 113.15	1 087.74	1 245.19	1 382.36	1 325.19	1 289.75	1 449.88	1 617.86	1 937.99
—	—	—	—	—	2 085.61	2 081.71	2 161.45	2 443.04	2 275.44
926.83	1 532.18	1 462.99	1 420.41	1 682.18	1 549.23	1 657.87	1 843.68	2 032.46	2 100.40
1 462.12	1 470.40	1 271.67	1 462.26	1 613.14	1 560.61	1 747.01	1 857.70	1 857.04	2 054.39
934.10	1 219.58	1 207.61	1 325.36	1 536.87	1 602.63	1 565.54	1 838.98	2 015.37	2 086.30
652.29	771.83	956.76	1 132.83	1 394.39	1 526.95	1 598.99	1 914.39	2018.34	2 076.34
840.95	1 117.81	1 159.85	1 461.93	1 621.53	1 841.61	1 964.19	2 159.12	1 930.99	2 201.00
1 087.59	1 475.29	1 456.64	1 567.16	1 795.75	1 888.18	1 788.76	2 026.38	1 971.11	2 201.06
1 364.50	1 712.53	1 682.08	1 966.89	1 946.86	1 989.82	2 048.03	2 348.62	2 438.69	2 486.59

八、城乡居民健康相关指标

简要说明

1. 本部分主要介绍成都市人民健康水平，包括期望寿命、婴儿死亡率等。
2. 本部分数据来源于历年《成都市卫生健康事业发展统计公报》和《成都市卫生健康统计资料汇编》。

主要指标解释

期望寿命：又称"平均期望寿命"，指 0 岁时的预期寿命。一般用"岁"表示，即在某一死亡水平之下。已经活动 X 岁年龄的人民平均还有可能继续存活的年岁数。

表 8-1　2001—2020 年成都市城乡居民

分　类	2000	2001	2002	2003	2004	2005	2006	2007	2008	2009	2010
婴儿死亡率（‰）	17.60	17.80	16.00	17.07	14.26	13.40	12.18	7.28	8.27	7.70	6.01
孕产妇死亡率（1/10万）	25.00	21.40	19.82	18.28	23.05	21.00	20.97	19.34	18.71	12.78	12.17
居民人均期望寿命（岁）	74.15	74.76	75.19	74.51	75.54	75.49	74.78	75.57	77.12	77.28	77.02
其中：男（岁）	72.05	72.52	72.72	72.08	72.92			73.19	74.66	74.69	74.43
女（岁）	76.64	77.47	78.36	77.54	78.8			78.82	80.06	80.35	80.09

健康相关指标

2011	2012	2013	2014	2015	2016	2017	2018	2019	2020
5.73	5.22	4.92	4.30	3.58	3.49	2.83	2.77	2.39	2.27
12.63	10.19	10.26	6.00	9.00	9.51	4.66	6.23	6.91	4.55
77.43	77.94	78.15	78.42	79.01	79.33	79.89	80.54	81.01	81.52
75.05	75.52	75.71	76.27	76.68	77.05	77.56	78.22	78.42	78.97
80.25	80.69	80.91	80.89	81.85	81.86	82.48	83.13	83.84	84.29

附录一　2001年至2020年成都市行政区划调整情况

一、撤县设区

（一）新都撤县设区

2001年11月，新都县撤销，设立新都区，行政区域未变。（国函〔2001〕149号）

（二）温江撤县设区

2002年4月，温江县撤销，设立温江区，原行政区域未变。（川府函〔2002〕128号）

（三）双流撤县设区

2015年12月，双流县撤销，设立双流区，原行政区域未变。（川府函〔2015〕257号）

（四）郫县撤县设区

2016年11月，撤销郫县设立郫都区，原行政区域未变。（国函〔2016〕186号）

（五）新津撤县设区

2020年6月，新津县撤销设立新津区，原行政区域未变。（国函〔2020〕82号）

二、新设区（市）县与行政区划调整

（一）设立四川天府新区

2014年10月，设立四川天府新区（国函〔2014〕133号）。按照"以路为界"的原则，锦江、古城、四河、菜蔬、伏龙、二江寺、鹤林、通济桥、华新街、半边街、正东街、广福、沙河、香山14个完整社区和骑龙、河池、清河、一心4个社区元华路以东部分划归四川天府新区管理。（市政府办公厅《关于划定天府新区成都党工委、管委会直管区范围的通知》（成委办〔2013〕25号））

（二）简阳市划归成都市代管

2016年5月，简阳市划归成都市代管。（国函〔2016〕78号）

（三）简阳市部分乡（镇）划归高新区管理

2017 年 2 月，简阳市丹景乡、玉成乡、草池乡、新民乡、三岔镇、福田乡、芦葭镇、董家埝乡、清风乡、坛罐乡、海螺乡、石板凳镇共 12 个乡（镇）委托高新区管理，简阳市石桥镇同心村和燕子村、高明乡农丰村移交高新区管理。（成委厅〔2017〕25 号）

（四）设立成都东部新区

2020 年 4 月，设立成都东部新区。简阳市海螺镇、芦葭镇、董家埝镇、壮溪镇、玉成街道、草池街道、石板凳街道、福田街道、养马街道、石盘街道等 10 个街道（镇）以及高明镇、三岔街道、贾家街道所属部分行政区域划入东部新区。（川府函〔2020〕84 号）